Dr. med.
Aviva Romm

DER AUFSTAND
DER HORMONE

An alle Frauen,
die sich nicht gesehen
und nicht gehört fühlen:
ihr seid nicht unsichtbar
und ihr seid nicht alleine.
An alle, denen gesagt wird:
»Das bildest du dir nur ein«.
Hört nicht darauf.
Und an alle die sich fühlen,
als hätten sie zu lange geschlafen:
Wacht auf.
Lasst uns gemeinsam Berge versetzen!

Wenn schlafende Frauen erwachen,
bewegen sich Berge.
Chinesisches Sprichwort

Dr. med.
Aviva Romm

DER AUFSTAND
DER HORMONE

Wie unser Lebensstil Schilddrüse,
Nebennieren und Stoffwechsel stresst

Aus dem Amerikanischen
von Wolfgang Seidel

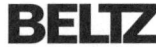

Der Verlag dankt Nicola Pomhoff, Fachärztin für Allgemeinmedizin,
für die Durchsicht des Manuskripts

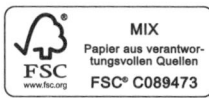

Dieses Buch ist erhältlich als:
ISBN 978-3-407-86530-4 Print
ISBN 978-3-407-86531-1 E-Book (EPUB)
1. Auflage 2018
© 2018 im Beltz Verlag
in der Verlagsgruppe Beltz • Weinheim Basel
Werderstraße 10, 69469 Weinheim
Alle deutschsprachigen Rechte vorbehalten

© 2017 by Aviva Romm, M. D.
Titel der amerikanischen Originalausgabe: The Adrenal Thyroid Revolution. A Proven
4-Week Program to Rescue Your Metabolism, Hormones, Mind & Mood,
published by arrangement with HarperOne, an imprint of HarperCollins Publishers, LLC

Lektorat: Judith Roth, Frankfurt/M.
Umschlaggestaltung: www.stefanielevers.de (Gestaltung), www.stephanengelke.de (Beratung)
Bildnachweis: Vorlage von lil_22/Fotolia.com

Herstellung: Sonja Frank
Satz: Publikations Atelier, Dreieich
Gesamtherstellung: Beltz Grafische Betriebe, Bad Langensalza
Printed in Germany

Weitere Informationen zu unseren Autor_innen und Titeln finden Sie unter: www.beltz.de

INHALT

Einleitung
SPÜREN SIE SICH SELBST WIEDER

Als ich mich entschied, Medizin zu studieren, um Ärztin zu werden, war meine Absicht keineswegs von vornherein, mich auf weibliche Nebennieren- und Schilddrüsenhormone zu spezialisieren. Natürlich war ich mir darüber im Klaren, wie wichtig diese Drüsen für die Gesundheit insbesondere von Frauen sind, aber ich hätte mir anfänglich nicht träumen lassen, welche Schlüsselrolle sie später in meiner ärztlichen Praxis spielen würden. Doch die diffusen Symptome, die schwer zu erklärenden Beschwerden meiner Patientinnen rückten für mich die Nebennieren- und Schilddrüsenfunktionen immer mehr in den Fokus. Die Frauen, die zu mir in die Praxis kamen, litten nicht nur an diffusen körperlichen Beschwerden. Es machte ihnen auch zu schaffen, dass sie keine Antworten oder gar Therapien angesichts ihrer offensichtlichen gesundheitlichen Probleme bekamen.

Sehr, sehr viele Frauen in meiner Sprechstunde hatten all die typischen Beschwerden, mit denen ein Allgemeinmediziner, der sprichwörtliche Hausarzt, tagtäglich konfrontiert wird: Übergewicht, Kopfschmerzen, hohe Cholesterinwerte, Schwankungen im Hormonhaushalt. Dabei fiel mir eine Gemeinsamkeit auf, die auf die meisten meiner Patientinnen zutraf: das gleichzeitige Auftreten von Symptomen, die eigentlich gar nichts miteinander zu tun haben; jedenfalls gemäß den Vorgaben der Schulmedizin. Und es handelte sich keineswegs nur um Unwohlsein, sondern um ernst zu nehmende Symptome, nicht nur aus Sicht der Patientinnen, sondern auch aus meiner, denn ich weiß natürlich, dass es sich um Anzeichen chronischer Entzündungen handelt, die sich zu ernsthaften chronischen Krankheiten entwickeln können. In etlichen Fällen war es auch bereits so weit gekommen.

Ein Leitsymptom bei mehr als 80 Prozent der Frauen war Übermüdung bis hin zur Erschöpfung. Viele Frauen hatten sich bereits fest an Kaffee plus Süßigkeiten, also an viele Kohlenhydrate, gewöhnt, um den Tag zu überstehen; das war noch nicht besonders dramatisch. Aber viele andere gerieten regelmäßig so sehr an den Rand der Erschöpfung, dass sie große Schwierigkeiten hatten, ihre häuslichen, familiären, beruflichen Aufgaben und Pflichten zu erfüllen; von irgendeiner Art von Lebensgenuss oder einfach Freude am Leben konnte gar keine Rede mehr sein. Die allermeisten hatten Schlafprobleme: Viele konnten schlecht einschlafen, andere hatten Durchschlafprobleme, und sehr viele wünschten sich nach dem Aufwachen am Morgen nichts sehnlicher, als einfach wieder die Bettdecke über den Kopf zu ziehen, weil sie sich nach einer schlechten Nacht schon in der Frühe erschöpft fühlten. Folglich wird dann schon am Morgen die Kaffeespirale in Gang gesetzt, mit den ersten ein oder zwei Tassen. Ungefähr ein Drittel der Patientinnen nahm Medikamente gegen Depression, zur Dämpfung von Angstzuständen oder Schlaftabletten – oder alle drei.

Weit verbreitet sind ferner Konzentrations- und Gedächtnisstörungen, selbst bei jungen Frauen unter 30, die deswegen meinen, sie litten jetzt schon an Frühformen von Demenz. Frauen in ihren 30ern und 40ern kämpfen bereits häufig mit Gewichtsproblemen (und hadern dementsprechend mit ihrem Erscheinungsbild), Verdauungsproblemen, ernst zu nehmendem Prädiabetes, zu hohem Cholesterinspiegel, Bauchfett und zu hohem Blutdruck. Typische Verdauungsprobleme sind Verstopfung, Sodbrennen, Blähungen, Völlegefühl und Reizdarm.

Am alarmierendsten ist allerdings die große Zahl von Patientinnen mit allen möglichen Anzeichen von Autoimmunkrankheiten. Diese waren früher selten, aber mittlerweile leidet eine von acht Patientinnen daran, sei es unter rheumatischer Arthritis, Sjögren-Syndrom (Entzündung der Tränen- und Speicheldrüsen), Morbus Crohn (chronische Darmentzündung), Psoriasis (Schuppenflechte), Zöliakie (Darmschleimhautentzündung wegen Glutenunverträglichkeit) und am häufigsten unter Hashimoto-Thyreoiditis (Autoimmun-Schilddrüsenentzündung).

Fast alle meine Patientinnen sind oder waren permanent überlastet, ständigem Stress ausgesetzt. Ihr Alltag besteht aus einer endlos langen Reihe von Aufgaben und Pflichten für die Familie, für die Arbeit, für die Einkäufe, für den Haushalt – Tag für Tag. Sie haben oder hatten so gut wie nie Zeit für sich selbst, noch nicht einmal für die Zubereitung einer ordentlichen Mahlzeit, die sie dann auch in Ruhe genießen könnten. Frauen leiden zunehmend unter einer für den Beginn des 21. Jahrhunderts typisch gewordene Ansammlung von chronischen Beschwerden und Gesundheitsbeeinträchtigungen. Unwohlsein, Übelkeit, Erschöpfung und Schwindel sind zum Dauerzustand geworden, und sie können sich gar nicht erklären, warum. Wieder und wieder höre ich von vielen, ganz unterschiedlichen Patientinnen den Satz: »Dr. Romm, ich möchte einfach nur mal wieder ich selbst sein.«

Eine Frau nach der anderen kommt zu mir in die Praxis, nachdem sie bereits bei bis zu fünf anderen Fachärzten und Spezialisten gewesen war, die auch keine anderen Antworten für sie auf Lager hatten als diejenigen, die auf einen Rezeptblock passen – meist in Form eines Antidepressivums. Und das war's dann schon. Diese Patientinnen fühlten sich bei dieser Art von »Behandlung« unverstanden, im Stich gelassen und alle wussten im Grunde, dass dies nicht die Lösung des Problems war.

Dieses Buch soll der Versuch einer umfassenden Antwort auf diese Fragen sein. Wir wollen wirklich verstehen, was die Gründe, die wahren Ursachen für diesen schlechten gesundheitlichen Allgemeinzustand so vieler Frauen sind und wie er sich verbessern lässt. In diesem Buch stelle ich Ihnen den gleichen Heil- und Behandlungsplan vor, den ich bei den Patientinnen in meiner Praxis tagtäglich anwende. Ich möchte diesen Plan, in dem all mein Wissen steckt, jeder Frau zugänglich machen. Das Ziel dieses Heilprogramms ist es, die Faktoren, welche Ihr Wohlgefühl beeinträchtigen, zu beseitigen, diesen ganzen Symptom-Cluster abzubauen und Ihnen dabei zu helfen, von einem Zustand der Erschöpfung in einen Zustand von Wohlgefühl und Lebensfreude zu wechseln.

Das Hauptaugenmerk bei meinem Heilprogramm, das ich Ihnen in diesem Buch vorstelle und erläutere, liegt auf zwei Hormonsystemen: dem der Nebennieren und dem der Schilddrüse. Gerade bei Frauen sind diese Hormondrüsen leicht überreizt und überlastet. Die Überlastung resultiert aus einer Vielzahl von Faktoren, die Ihre Gesundheit beeinflussen und beeinträchtigen; Sie werden die Zusammenhänge kennenlernen und dann verstehen, wie man damit umgeht und was sich ändern muss. Was sich im Zusammenhang mit der ärztlichen Behandlung von Frauen, die an dieser Zusammenballung von Zivilisationskrankheiten leiden, ändern muss, kommt einer Revolution gleich. Es ist höchste Zeit für eine grundlegende Veränderung in der Art und Weise, wie das Gesundheitssystem insgesamt mit diesen Beschwerden umgeht. Ärzte und Mediziner im weiteren Sinn sollten endlich aufmerken und uns zuhören, was wir ihnen sagen wollen und ihnen zu sagen haben. Weder darf es länger so sein, dass Frauen unnötig leiden, noch darf es sein, dass sie abgewimmelt, ignoriert oder sonstwie respektlos übergangen werden. Das Leben von uns Frauen steht auf dem Spiel, also sollte so etwas gar nicht vorkommen. *Es darf einfach nicht mehr vorkommen.* Dieses Buch eröffnet eine grundlegend neue, daher revolutionäre Sichtweise auf Körper, Wohlbefinden und Gesundheit: Das richtig verstandene Normale und Gesunde ist, völlig beschwerdefrei und energiegeladen sein Leben zu leben und nicht eingezwängt und behindert von einem anfälligen Körper. Außerdem möchte ich mithilfe dieses Buches und des darin beschriebenen Gesundheitsprogramms die Initiative, gesund zu werden und gesund zu bleiben, wieder zurück in Ihre eigenen Hände legen: Wir werden die Selbstheilungskräfte Ihres Körpers wecken und Sie werden sich tatsächlich selbst heilen. Um von Unwohlsein und echten chronischen Beschwerden zu natürlichem körperlichem Wohlgefühl, einer stabilen Gesundheit und innerer Balance zu finden, müssen die hormonellen Ungleichgewichte, die den stärksten Einfluss auf Ihren allgemeinen Gesundheitszustand haben, an der Wurzel gepackt werden. Ich werde Ihnen zeigen, wie Sie dank einfacher, aber nahrhafter und nachhaltiger Ernährung und einigen Korrekturen in der Lebensweise wieder zu einem beschwerdefreien Dasein voller Vitalität zurückfinden. Ich habe Tausenden von Frauen dabei helfen können, ihr Leben und ihre Gesundheit wieder in den Griff zu bekommen, und es würde mich sehr freuen, wenn ich auch Ihnen helfen kann.

Frauen, die nicht richtig beachtet wurden

Während meines Medizinstudiums musste ich, wie alle anderen Kommilitonen und Kommilitoninnen auch, lernen, wie man eine unendliche Vielzahl verschiedenster Krankheiten diagnostiziert – und natürlich, wie man sie behandelt. Ich hatte das Glück, bei einigen der renommiertesten und bekanntesten Ärzte und in einigen der besten, fortschrittlichsten medizinischen Einrichtungen der Welt studieren zu können. Allerdings spielten dort die am häufigsten vorkommenden Beschwerden und Probleme, deretwegen Frauen in eine Arztpraxis kommen, so gut wie keine Rolle: Müdigkeit, ständige Erschöpfung, Gedächtnis- und Konzentrationsschwierigkeiten, Hormonschwankungen, Schlaflosigkeit, depressive Zustände, Nervosität, Angstsyndrome und hartnäckiges Übergewicht. All das kam in der medizinischen Ausbildung so gut wie nicht vor; allenfalls wurde uns beigebracht, wie man mit bestimmten Medikamenten das eine oder andere Symptom kurieren kann. Weder wurde zwischen diesen unterschiedlichen Symptomen eine Verbindung hergestellt noch zu ihren möglichen Ursachen. Es gab lediglich ganz summarische Erklärungen, das sei genetisch bedingt oder die Patientinnen bildeten sich das nur ein. Niemand machte sich Gedanken darüber, warum eine deutlich zunehmende Zahl von Patientinnen einhellig und immer wieder über diese Symptome klagte. Möglicherweise ging es diesen Frauen ähnlich wie Ihnen. Bei vielen wurden ihre Beschwerden als »medizinisch nicht verifizierbar« oder »unspezifisch« bezeichnet und sie wurden oft als »schwierige Patientinnen« nicht ernst genommen.

Ich möchte Ihnen jetzt einige dieser Patientinnen vorstellen, die mit solchen Beschwerden zu mir kamen nachdem sie von anderen Ärzten abgewimmelt worden waren. Bei ihnen hat mein Heilprogramm ihr Leben verändert.

Bethany: Akku leer mit entsprechenden Folgen

Die 47 Jahre alte Bethany war schon am Morgen immer so erschöpft, dass sie sich den ganzen Tag über nur mit Kaffee und süßen Snacks einigermaßen wachhalten konnte. Bereits gegen vier Uhr nachmittags erwartete sie nichts sehnlicher als den Moment am Abend, wenn sie sich endlich selbst hinlegen konnte, nachdem sie ihre Kinder ins Bett gebracht hatte. Ihr Arzt hatte bereits einen hohen Cholesterinspiegel, hohen Blutdruck und Prädiabetes festgestellt; dieser Komplex wird unter der Bezeichnung »Metabolisches Syndrom« zusammengefasst (im Wesentlichen eine Fettstoffwechselstörung, deutlich sichtbar an massivem Übergewicht). Dazu tritt typischerweise ein erhöhtes Risiko für Herz-Kreislauf-Erkrankungen bis hin zum Herzinfarkt.

Als erste Gegenmaßnahme hatte ihr Hausarzt ihr ein cholesterinsenkendes Mittel verschrieben, eine Statin-Therapie. Das wollte sie zwar nicht. Doch ihr blieb kaum eine andere Wahl, nachdem weder ein striktes Entschlackungsprogramm noch die regelmäßige Teilnahme an Cycling-Kursen fünfmal pro Woche zu einer nennenswerten Gewichtsreduzierung geführt hatten. Sie verlor dabei lediglich ein paar von ihren 16 kg Übergewicht, die sie nach der Geburt ihres vierten Kindes fünf Jahre zuvor zugelegt hatte. Ihr TSH-Wert, ein wichtiger Laborwert für die Funktion der Schilddrüse, hatte sich im Jahr zuvor verdoppelt, was ein Hinweis auf eine Schilddrüsenunterfunktion sein kann. Ihr Arzt hatte ihr jedoch versichert, ihre Schilddrüsenfunktion sei normal. Er führte ihren Erschöpfungszustand darauf zurück, dass sie als Mutter von vier Kindern überlastet sei.

Nachdem sie das SOS-Programm zur Umstellung der Ernährung und zu einer gesünderen Lebensweise durchgezogen hatte, das Sie im zweiten Teil dieses Buches kennenlernen werden, konnte Bethanys Schilddrüsenfunktion endlich richtig getestet werden. Das führte dann zu einer entsprechend korrekten Diagnose und Behandlung sowie im Endeffekt zu einer völligen Umkehr ihres Zustandes; sie wurde wieder ganz vital und beschwerdefrei. Voraussetzung dafür war, dass sie vor allem ihren Zucker- und Kaffeekonsum deutlich einschränkte; so fielen die damit verbundenen heftigen Ausschläge des Blutzuckers weg. Im Laufe weniger Monate normalisierten sich sowohl ihr Cholesterinspiegel als auch ihr Gewicht, das sich auf die Werte vor der Geburt einpendelte.

Liz: Gedächtnisprobleme und ein hormonelles Ungleichgewicht

Im Alter von 39 Jahren wollte Liz endlich eine Familie gründen und ein Kind bekommen; doch sie hatte Probleme mit ihren Hormonen, und zwar schon, seit sie Mitte 20 war. Sie litt stark an prämenstruellem Syndrom (PMS) und an Endometriose (Gebärmutterschleimhautwucherung). Nun wollte sie schwanger werden, doch das ging nicht so leicht. Außerdem war sie mittlerweile so erschöpft, dass sie in ihrer Krankenschwesternausbildung immer wieder Pausen einlegen musste. Sie konnte sich auch nur schwer konzentrieren und sprach in diesem Zusammenhang immer wieder von Vergesslichkeit und Schwindel. Das ging mittlerweile so weit, dass sie sich ernsthaft fragte, ob sie körperlich und geistig überhaupt in der Lage sei, einen so anspruchsvollen Beruf wie den einer Krankenschwester auszuüben, ja, ob sie überhaupt Mutter werden solle.

Nachdem auch sie mein SOS-Programm absolviert und einige Monate lang durchgehalten hatte, konnte Liz problemlos schwanger werden. Sie hat inzwischen eine süße kleine Tochter, um die sie sich so problemlos kümmern kann, wie sie sich das immer vorgestellt hat, weil sie wieder energiegeladen und konzentriert ist.

Anna: Übermüdet, frustriert und eine unerwartete Krankheit

Anna war 36 Jahre alt und musste, ein halbes Jahr bevor sie zu mir in die Praxis kam, ihre Stundenzahl im Job um die Hälfte reduzieren, weil sie ständig übermüdet war; davor hatte sie zehn Jahre lang problemlos Vollzeit gearbeitet. In diesem kritischen halben Jahr hat sie auch fast 15 Kilo Gewicht zugelegt, obwohl sie sich nicht anders ernährt hatte als zuvor. Nach den Essen wirkte sie aufgrund von Blähungen immer so, als sei sie im sechsten Monat schwanger. Wegen dieser Verschlechterung ihres Gesundheitszustandes und ihres Erscheinungsbildes war sie verzweifelt – zudem hatte man soeben eine Autoimmunkrankheit bei ihr diagnostiziert: Hashimoto-Thyreoiditis.

Nachdem Anna mit meinem Ernährungsprogramm begonnen hatte, stellte sich alsbald heraus, dass der Hauptauslöser für ihren schlechten Zustand eine Glutenunverträglichkeit war. Daher vermied sie fortan sämtliche glutenhaltigen Nahrungsmittel und hielt sich strikt an meinen Plan, um ihren Magen-Darm-Trakt zu heilen; so konnte schließlich auch die Hashimoto-Thyreoiditis zurückgedrängt werden. Anna verlor auch wieder das Übergewicht, das sich als Reaktion auf die erhebliche Entzündung und das Schilddrüsenproblem aufgebaut hatte; die Übermüdung verschwand ebenfalls wieder ganz.

Debra: Dauerbelastung, Schmerzen und das Gefühl, zu alt zu sein

Mit Ende 50 hatte Debra den Eindruck, auf einmal nicht mehr so energiegeladen wie früher zu sein, sondern schlaff und müde und um Jahre gealtert. Auch sie hatte rasch viel Gewicht zugelegt – fast zehn Kilo innerhalb von drei Monaten; bei ihrer Arbeit in der Buchhaltung konnte sie sich auch nicht mehr so gut konzentrieren wie gewohnt. Außerdem schlief sie schlecht und klagte über diffuse Beschwerden wie Gelenkschmerzen und Verdauungsprobleme, hauptsächlich Verstopfung. Als sie zu mir kam, hatte sie bereits verschiedene Ärzte konsultiert, die eine ganze Reihe verschiedener Diagnosen gestellt und ihr eine ganze Liste verschiedener Medikamente verschrieben hatten. »Dabei möchte ich mich einfach wieder normal und gut fühlen, so wie bis vor Kurzem auch, Dr. Romm«, sagte sie zu mir. »Ich bin doch noch keine 80.«

Schon bald nachdem sie angefangen hatte, sich in ihrer Ernährung nach meinem Programm zu richten, konnte sie besser schlafen und ihre Schmerzen nahmen spürbar ab. Sie fühlte sich insgesamt beweglicher und vitaler. Als sie lernte, sich so zu ernähren, dass Entzündungen reduziert wurden oder gar nicht erst entstehen konnten, kehrte sie zu alter Kraft zurück; der Schlüssel zum Erfolg lag darin, die Lebensmittel zu vermeiden, die der eigentliche Auslöser für ihre Beschwerden waren.

Es ist kaum zu glauben, dass Bethany, Liz, Anna und Debra, bevor sie sich nach den Regeln meines SOS-Heilprogramms ernährten, von ärztlicher Seite gesagt worden war, sie müssten ihre Beschwerden und Symptome eben einfach hinnehmen, das sei nun mal Teil des Lebens. Diese Art von herablassender Behandlung durch den medizinischen Betrieb ist für Frauen nichts Neues. Das beruht auf uralten Vorurteilen, die immer noch tief im medizinischen System vorhanden sind. Noch in der ersten Hälfte des 20. Jahrhunderts wurden »instabile« Frauen pauschal »Hysterikerinnen« genannt. Diese Bezeichnung stammt von dem griechischen Wort *hystera* für Gebärmutter.

»Hypochondrisch« war auch so ein Pauschalwort, das man früher auf Frauen anwandte, die mit diffusen Beschwerden ankamen, für die es angeblich keine eindeutig diagnostizierbare körperliche Ursache gab. Bei Frauen kam es sehr viel häufiger als bei Männern vor, dass keine richtige Diagnose gestellt und dementsprechend auch nichts unternommen wurde. Es ist keineswegs ungewöhnlich, dass Frauen jahrelang mit chronischen Beschwerden, wie wir sie in den Beispielen kennengelernt haben, zu tun haben, ohne dass jemals eine ordentliche Diagnose gestellt wurde. Weil so viele Frauen es so oft erlebt haben, dass sie in Arztpraxen nicht ernst genommen oder gar herabgesetzt, als Jammerlappen, »schwierig« oder hypochondrisch bezeichnet wurden, kommt es am Ende so weit, dass sie sich selbst bei wirklich akuten Problemen gar nicht mehr zum Arzt trauen.

Da Sie sich dieses Buch besorgt haben, gehe ich davon aus, dass Sie noch nicht aufgegeben haben, immer noch nach einer natürlichen, einfachen Lösung suchen oder wenigstens nach einem anderen medizinischen Ansatz. Darüber bin ich sehr froh, denn für Sie habe ich dieses Buch geschrieben. Alles fängt mit diesem ersten Schritt an, den Sie bereits aus eigenem Antrieb unternommen haben. In den folgenden Kapiteln werde ich Ihnen genau zeigen, welche Grundursachen es für Ihre Symptome gibt und wie sie gegensteuern können. Gerade daran wird sich auch zeigen, dass Sie sich diese Beschwerden nicht bloß eingebildet haben.

Ich möchte es noch einmal in aller Deutlichkeit wiederholen: Sie bilden sich das alles nicht ein. Sie sind keineswegs verrückt.

Wenn Sie verstehen, worin die tieferen Gründe für Ihre Beschwerden, die sprichwörtlichen »Wurzeln allen Übels« liegen, dann lassen sich diese Leiden auch behandeln. Wenn diese Probleme nachhaltig gelöst sind, finden Sie auch wieder Kraft und Energie und Freude am Leben.

Ein überlastetes System führt zu einer Vielfalt von Symptomen

Da Sie dieses Buch nun zur Hand genommen und zu lesen begonnen haben, gehe ich davon aus, dass Sie an einer der folgenden Beschwerden leiden: Übermüdung, Gedächtnis- oder Konzentrationsschwäche, Angstzustände, Depression, Übergewicht (wobei nicht nachvollziehbar ist, wie es dazu kam oder warum sie es nicht mehr runterbringen, egal wie sehr Sie sich mit dem Essen zurückhalten und/oder Sport treiben). Vielleicht leiden Sie zudem noch unter Schlafstörungen, was Ihnen die Stimmung verdirbt und Ihre Konzentrationsfähigkeit beeinträchtigt, obwohl Sie im Alltag »funktionieren« müssen.

Möglicherweise wird Ihre Gesundheit zusätzlich noch von hormonellen Faktoren oder Irritationen wie PMS, PCOS (polyzystisches Ovar-Syndrom), Endometriose, Fruchtbarkeitsproblemen oder Akne beeinträchtigt. Außerdem kämpfen sie eventuell noch mit Begleitbeschwerden wie Verdauungsproblemen, Kopfschmerzen, Migräne und haben eine generelle Anfälligkeit für Fieberbläschen, Infektionen des Harntrakts, jahreszeitlich bedingte Allergien oder Lebensmittelunverträglichkeiten.

Denkbar sind auch allgemeine Verdauungsprobleme, chronische Müdigkeit, Fibromyalgie (Ganzkörper-Schmerzsyndrom), rheumatische Arthritis oder andere Autoimmunkrankheiten wie Hashimoto. Wenn so etwas hinzukommt, sind Sie wirklich schwer gebeutelt. Möglicherweise wurde bei Ihnen auch bereits Bluthochdruck, ein zu hoher Cholesterinspiegel, Insulinresistenz, (Fett-)Stoffwechselstörungen oder Diabetes diagnostiziert und Sie möchten diese Probleme wieder loswerden.

Wahrscheinlich zeigen sich bei Ihnen, wie bei den meisten meiner Patientinnen, nur eine Handvoll dieser Symptome. Möglicherweise mussten Sie Ihr Arbeitspensum schon reduzieren und können nicht mehr so am Leben teilnehmen, wie Sie es gerne täten. Vielleicht sind Sie manchmal zu erschöpft, um noch mit Ihren Kindern zu spielen

oder mit Ihrem Partner oder Ihren Freundinnen zusammen auszuge-
hen. Vielleicht geht es Ihnen wie so vielen meiner Patientinnen, die
alles daransetzen, damit es so aussieht, als kämen sie gut zurecht, dabei hängt Ihre Gesundheit bereits an einem seidenen Faden.

Was geht hier eigentlich vor? Warum treten bei Frauen, die so unterschiedlich sind und unter so unterschiedlichen Umständen leben,
immer wieder die gleichen Symptomkomplexe auf? Gibt es eine gemeinsame Ursache für diese Entgleisungen der Gesundheit?

Alles ist mit allem verbunden

Aus meiner über 30-jährigen Erfahrung als Hebamme und Naturheil-
kundlerin weiß ich, wie wichtig es ist, Frauen einen ganzheitlichen
Weg zu gesunder Lebensführung zu weisen, statt als Erstes zum Rezeptblock zu greifen – und es dabei zu belassen. Geburtshilfe und
Naturheilkunde, insbesondere die Behandlung mit pflanzlichen Heil-
mitteln, beruhen auf der Überzeugung, dass der menschliche Körper
über starke Selbstheilungskräfte verfügt: Ganz von selbst tendiert der
menschliche Organismus immer dazu, Wunden zu heilen und Wohlbefinden herzustellen. Nach dieser Auffassung gibt es auch keine
Trennung zwischen Leib und Seele, Körper und Geist, vielmehr sind
Gehirn/Geist und Körper ein integrales Ganzes und nicht irgendwie
getrennte Systeme. Chronische Krankheiten beginnen auch nicht erst
dann, wenn die entsprechende Diagnose gestellt wird, sondern sie
sind – von seltenen Ausnahmen abgesehen, das Produkt einer ganzen
Reihe von Faktoren, die zusammenkommen müssen, damit irgendwann die innere körperliche Balance vom gesunden Zustand Richtung Krankheit kippt.

Diese Vorstellungen und Ideen sind keineswegs neu – anders
meine Lösung der Probleme: Das ist in der Tat ein Neuansatz. Es handelt sich bei dieser ganzheitlichen Betrachtungsweise von Gesundheit
und Krankheit auch nicht um eine Form von esoterischer Philoso-

phie. Nach 25 Jahren intensiver wissenschaftlicher Forschung hat sich mittlerweile das neue medizinische Fachgebiet der Psychoneuroimmunologie (PNI) herauskristallisiert. Dieses interdisziplinäre Forschungsgebiet beschäftigt sich mit den Wechselwirkungen von Psyche, Nervensystem und Immunsystem. Hier werden die eindeutigen Zusammenhänge zwischen Stress, Gefühlen, Immunsystem, Stimmung, Bewusstsein und Hormonen aufgezeigt und näher untersucht. Ich selbst habe mithilfe des ersten Buches, das sich mit PNI befasste, die Zusammenhänge sehr viel besser erkannt.

Als Erstes las ich das Buch des amerikanischen Neuroendokrinologen Prof. Robert Sapolsky von der Stanford University (Kalifornien) mit dem Titel *Why Zebras Don't Get Ulcers* (deutsche Ausgabe: Warum Zebras keine Migräne kriegen). Sapolsky zeigt darin nicht nur die wissenschaftlichen Erkenntnisse über die physiologischen Zusammenhänge zwischen scheinbar getrennten Körperfunktionen und Symptomen auf, sondern auch die Auswirkungen einer ganzen Reihe von Stressfaktoren. Auslöser sind meistens Reize aus den evolutionär alten Überlebensmechanismen, die auf die sogenannte Hypothalamus-Hypophysen-Nebennierenrinden-Achse wirken (HPA-Achse), welche für die Stressreaktion ausschlaggebend ist. Diese Achse beginnt im Gehirn und zieht sich durch den ganzen Körper. Sie verbindet unser Nervensystem, das Immunsystem, das Verdauungssystem und den Blutkreislauf durch das Ausschütten hormoneller und anderer chemischer Botenstoffe. Wenn dieses System an irgendeiner Stelle gestört wird, führt das zu den Beschwerden und Krankheitssymptomen, unter denen meine Patientinnen leiden.

Mir war von Anfang an klar, dass das Buch von Sapolsky ein Volltreffer war und die Probleme und Zusammenhänge genau beschrieb. Mit der Zeit entwickelte ich auf dieser Grundlage mein Gesundheits- und Ernährungsprogramm, das ich für meine Patientinnen in meiner Praxis entwickelt habe, damit sie es zu Hause wie eine Art Kur zur Heilung durchführen können. Diesen SOS-Plan, wie ich ihn der Kürze halber meist nennen werde, möchte ich Ihnen in diesem Buch vorstellen und näherbringen.

Sind Sie andauernd im SOS-Modus?

Die HPA-Achse steuert eine relativ kurzlebige Stressreaktion, die einige Minuten bis zu wenigen Stunden andauern kann. Dieser Stress- oder Notfallmodus war nicht dafür gedacht, so oft aktiviert zu werden, wie das bei uns heutzutage der Fall ist. Wegen des Stresses, dem wir ständig ausgesetzt sind, wird dieser Modus viel zu häufig aufgerufen oder »eingeschaltet«. Sobald das der Fall ist, schaltet der Körper automatisch auf Überlebensmodus – das war bei Jägern und Sammlern, die unbehaust in der freien Wildbahn lebten, sinnvoll, um bei plötzlich auftauchenden Gefahren, etwa bei einem Raubtierangriff, ungeahnte Kräfte zur Flucht oder zur Abwehr zu mobilisieren; der gleiche Überlebensmodus wird bei einer Viren- oder Bakterieninfektion aktiviert, in einer gefährlichen Situation im Straßenverkehr oder wenn keine Nahrung mehr vorhanden ist (Hungersnot oder vorübergehend fehlende Nahrungsmittel). Und das sind nur die Hauptstörfälle, die den Modus aktivieren. Allerdings unterscheidet das Gehirn nicht zwischen echten, lebensbedrohlichen Gefahren und anderen stressauslösenden Unannehmlichkeiten wie unbezahlten Rechnungen, unerwarteten Telefonanrufen, alarmierenden Textnachrichten auf Smartphones, sich stapelnden Akten, die abgearbeitet werden müssen, oder alarmierenden Nachrichten über eine geplante Restrukturierung in Ihrer Firma oder über den globalen Klimawandel. Heutzutage sind wir sehr viel mehr Stress auslösenden Reizen ausgesetzt; die Alarmglocken läuten sozusagen permanent, der SOS-Modus kommt nie zu Ruhe beziehungsweise wird nie abgeschaltet.

Mit den Erkenntnissen der Psychoneuroimmunologie im Hinterkopf ließen sich die verschiedenartigen Beschwerden meiner Patientinnen plötzlich schlüssig erklären. Wenn die HPA-Achse aktiviert ist, löst das eine komplexe Kaskade körperlicher Reaktionen aus, welche die Kampf- und/oder Fluchtfähigkeit des Körpers immens verstärken, um in einer akuten Gefahrensituation die Überlebenschancen zu erhöhen. Dazu gehören schlagartig erhöhte Aufmerksamkeit, Wahrnehmungsfähigkeit und geistige Präsenz, ein deutlich erhöhter

Blutzucker als Energielieferant für Muskeln und Hirn und eine massive Stimulation des Immunsystems. Die im Körper bereits im Umlauf befindliche Energie wird blitzschnell von wichtigen, aber in einer akuten Gefahrensituation sekundären Funktionen wie Verdauung oder Produktion von Ei- oder Samenzellen abgezogen. Wenn diese und andere damit im Zusammenhang stehende Reaktionen, die ich gleich im Einzelnen erläutern werde, ständig abgerufen und stimuliert werden, wofür sie eigentlich nicht gedacht waren, dann führen sie zu genau jenen Beschwerden und Krankheitssymptomen, die meinen Patientinnen so zu schaffen machen. Ich will Ihnen dabei helfen, sie zu neutralisieren und die Ursachen zu beheben.

Die meisten Frauen, die ich behandele oder behandelt habe, stehen in solchen Lebenssituationen, in denen permanent dieser Überlebensalarm ausgelöst wird (ohne dass dafür ein echter Grund besteht). Nicht wenige meiner Patientinnen haben sich von sich aus ganz in diesem Sinne geäußert. Deswegen habe ich dieses Phänomen, diese explosive Mischung aus ständiger Überforderung und daraus resultierenden negativen Effekten für die Gesundheit *Survival Overdrive Syndrome*, kurz SOS genannt (deutsch etwa: Überlebens-Überreaktions-Syndrom).

Doch auch nachdem ich diesen Ausdruck geprägt hatte, spürte ich, dass ich immer noch etwas Wichtiges übersehen hatte. Einerseits hatte ich jede Menge Patientinnen, die für längere Zeit genau solche Stressphasen durchgemacht hatten, bevor sich bei ihnen die entsprechenden Symptome und Beschwerden einstellten. Aber bei anderen war das keineswegs der Fall. Obwohl sie offensichtlich nicht im Dauerstress steckten und keine schweren Gefühlstraumata zu verarbeiten hatten, traten auch bei ihnen die typischen Symptome auf, die man mit dem *Survival Overdrive Syndrome* verbindet. Deswegen musste ich der Sache weiter nachgehen und weitere Nachforschungen anstellen. Wo lag der springende Punkt, der alles miteinander verband? Warum traten auch bei diesen nachweislich weniger gestressten Frauen SOS-Symptome auf?

Mehr als nur eine vage Ahnung

Erst eine Analyse der wissenschaftlichen Erkenntnisse über die komplexen körperlichen, vor allem hormonellen Vorgänge bei der Stressreaktion und eine vertiefte Beschäftigung mit ihnen führten mich zu weiter reichenden Erkenntnissen. Die wichtigste Erkenntnis war, dass nicht nur permanenter emotionaler, mentaler und sozialer Stress den SOS-Modus auslöst. Vielmehr gibt es eine ganze Reihe weiterer Stressoren und Reizauslöser, die unser natürliches Gefahrenabwehr- und Selbstheilungssystem übertölpeln und quasi missbrauchen. Erst als ich anfing, diese Reizauslöser bei meinen Patienten systematisch auszuschalten, erzielte ich wirklich sichtbare, positive Resultate und Therapieerfolge. Das wurde zum Kern meines SOS-Programms. Die wesentlichen Reizauslöser sind: chronische Entzündungen, Umweltgifte, Unterfunktion der körpereigenen Entgiftungsorgane, Schlafmangel, falsche Ernährung, Blutzuckerschwankungen, ein kranker Darm und Virusinfektionen, von denen meine Patientinnen gar nichts wussten.

Die Ursachen des Ungleichgewichts

Das, was wir als Symptome bezeichnen, ja selbst das, was wir als Krankheiten bezeichnen, sind nur äußere Anzeichen dessen, was auf einer ganz anderen, tiefer gelegenen Ebene im Innern des Körpers vor sich geht. Hier liegen die eigentlichen Ursachen, die Wurzeln aller gesundheitlichen Probleme. Ich will sie Grundursachen nennen. Es gibt fünf solcher Grundursachen, die Ihre natürliche Stressreaktion (die Gefahrenabwehr) in den SOS-Modus versetzen:

1. Chronischer emotionaler und geistiger Stress: wenn die Bewältigung der Alltagsprobleme nie abreißt und Ihnen keine Zeit mehr für Sie selbst lässt oder zu Schlafproblemen führt.

2. Falsche Ernährung: Viele Nahrungsmittel bergen das Risiko, entzündliche Prozesse im Körper auszulösen. Möglicherweise fehlen Ihrem Körper auch wichtige Nährstoffe, die er für die natürliche Selbstheilung benötigt. Starke Schwankungen des Blutzuckers können auch dazu beitragen, unnötig SOS auszulösen.

3. Verdauungsprobleme: vor allem Schäden an der Darmschleimhaut (die die Verdauung unterstützt und das Körperinnere gegen Schadstoffe aus der Nahrung schützt) oder am Mikrobiom (den Darmbakterien, die eine wesentliche Rolle bei der Verdauung spielen). Ursache dafür können falsche Ernährung, Stress oder auch Medikamente sein (gerade auch rezeptfreie Medikamente).

4. Umweltgifte: Zusätzlich zu den Umweltgiften in Luft, Wasser und Boden enthalten auch viele unserer Haushaltsgegenstände (z. B. Küchenutensilien) und Lebensmittel schädliche Stoffe oder Chemikalien. So bleiben zu viele Schadstoffe im Körper zurück und häufen sich an.

5. Verborgene Infektionen: Das können Neuinfektionen sein (meist Virusinfektionen), aber auch alte schlummernde Infektionen, die zwar nicht zum Ausbruch kommen, Ihr Immunsystem aber ständig übermäßig auf Trab halten und dadurch Abwehrkräfte binden, die woanders gebraucht werden.

Wenn man sich auf die Bekämpfung der Grundursachen fokussiert und die Hindernisse beseitigt, die dem natürlichen Selbstheilungsprozess des Körpers im Wege stehen, und darüber hinaus dessen natürliche Heilkräfte fördert, dann findet der Organismus ganz von selbst zu seinem gesunden Gleichgewicht zurück. Die moderne Wissenschaft hilft uns dabei: Die Forschung hat uns gezeigt, dass bereits einfache Veränderungen von Lebensgewohnheiten und Ernährung die meisten Symptome zum Verschwinden bringen, ja sogar richtige Krankheiten vermeiden helfen können, darunter 93 Prozent der

Diabetesfälle, 81 Prozent der Herzinfarkte, 50 Prozent der Gehirnschläge und 36 Prozent aller Krebserkrankungen. Und durch die gleichen Veränderungen kehrt die Vitalität in Ihren Körper zurück, Ihr Gedächtnis wird sich verbessern, Ihr Hormonhaushalt kommt wieder ins Gleichgewicht, Sie werden Ihr Übergewicht los und sehr viel mehr.

Raus aus dem SOS-Modus: Der SOS-Heilplan

Sämtliche Details zu meinem SOS-Gesundheits- und Ernährungsprogramm werden Sie im zweiten Teil dieses Buches kennenlernen, wo ich sie Ihnen ausführlich erkläre und begründe. Es beruht auf zwei grundlegenden Gedanken:

1. Ihr Körper tendiert von Natur aus zur Selbstheilung, zu innerem Gleichgewicht und gesunden Körperfunktionen.
2. Um die Selbstheilungskräfte zur Entfaltung zu bringen, sollten Sie einfach auf alles verzichten, was Ihnen schadet, und dem Körper das geben, was er zur Selbstheilung braucht.

Anders als andere Diät- und Gesundheitsprogramme, bei denen hauptsächlich von Essverboten, Verzicht und Selbstkasteiung die Rede ist, liefert Ihnen mein SOS-Programm konkrete Anleitungen für leckere und gleichzeitig gesunde Ernährung und Ratschläge zu aktiver Lebensgestaltung. Der Körper bekommt einfach, was er braucht, um gesund zu sein oder gesund zu werden; dazu gehören die richtigen Nahrungsmittel und gesunde Lebensgewohnheiten. Gleichzeitig werden Störfaktoren und Hindernisse, die Grundursachen für SOS, entfernt. Ich weiß, dass das verblüffend einfach klingt, aber mehr braucht es nicht, um Ihre Selbstheilungskräfte zu wecken.

Bereits zwei Wochen nachdem sie mit meinem SOS-Heilprogramm begonnen hatten, konnte ich feststellen, wie bei vielen meiner Patientinnen die Pfunde purzelten; manche hatten schnell bis zu zehn Pfund verloren. Dementsprechend wurde die Taille schmaler und die Kleidergröße kleiner. Schwindel und Gedächtnisprobleme schwanden. Eine meiner Patientinnen formulierte es folgendermaßen:»Dr. Romm, es kommt mir so vor, als hätte jemand die Scheibenwischer an meinem Gehirn eingeschaltet – jetzt kann ich wieder klar denken.« Das Verlangen nach Zucker, Süßigkeiten und Junkfood verschwindet. Die Verdauung und der Schlaf meiner Patientinnen bessern sich; sie sind ruhiger, ausgeglichener und so vital wie seit Jahren nicht mehr. Auch das Aussehen verbessert sich; denn wenn die Hautzellen besser ernährt werden, wirkt die Haut frischer, jünger und strahlender. Ich habe in vielen Fällen miterlebt, wie seit Jahren bestehende, chronische Gelenkschmerzen innerhalb von zwei Wochen stark zurückgegangen sind oder ganz aufgehört haben, wie Diabetes rückgängig gemacht wurde und wie Autoimmunkrankheiten, die als unheilbar gelten, gänzlich abgeklungen sind. Das wurde möglich, weil meine Patientinnen es schafften, alles, was ihnen schadete, wegzulassen. Und es ist schön und erfreulich, zu sehen, dass sie meinen Heilplan nicht nur als Kur für eine begrenzte Zeit verwenden, sondern das Programm zur Grundlage einer dauerhaft gesunden Lebensweise gemacht haben.

Wenn Sie sich mit dem Plan näher befassen, werden Sie sehen, wie ich in mehreren Schritten gegen die fünf Grundursachen für übermäßigen chronischen Stress angehe. So werden innerhalb von zwei bis vier Wochen Ergebnisse greifbar und sichtbar. Ich will nicht übertreiben und gleich von einer Wiedergeburt reden, aber es würde mich freuen, wenn Sie diesen Plan als eine Art Neustart in ein gesünderes Leben begreifen.

Ich schlage vor, dass Sie folgendermaßen vorgehen:

Neustart: Eine Ernährungsumstellung und -verbesserung ist zweifellos das wichtigste Instrument für eine gesündere Lebensweise. In einer dreiwöchigen Neustart-Phase werden Sie zunächst herausfinden, welche Nahrungsmittel bei den meisten Frauen für die fatalen SOS-Reize sorgen und welche für Sie selbst besonders bedenklich sind, sodass Sie von Anfang an Ihre persönlichen, individuellen Grundlagen für eine bessere Ernährung kennenlernen und zusammenstellen können. Sie werden sicherlich froh sein und Ihren Spaß daran haben, aus Ihrem Küchenschrank, Ihrem Arzneimittelkästchen und Ihrem Kosmetikregal und bei Körperpflegemitteln endlich alles auszusortieren, was Schadstoffe enthält – denn diese sind mit schuld daran, dass Ihre Hormone, Ihre Schilddrüse, Ihr Kopf, Ihr Immunsystem und Ihre Verdauung verrücktspielen. Gleich von Anfang an werden Sie erfahren, wie Sie Ihren Blutzucker in den Griff bekommen und welche Nährstoffe Sie brauchen, damit Ihr Körper gesunden kann.

Neuausrichtung: Sie spüren es vielleicht bereits, aber Sie werden bald deutlich sehen, dass es nicht damit getan ist, die eigene Wohnung und Umgebung oder die Lebensmittel zu entgiften. Sie werden auch lernen, wie Sie Änderungen an Ihrer inneren Einstellung, Ihrer Lebensweise und in Ihrem sozialen Umfeld vornehmen, um Stress, falsche Rücksichtnahme und Überforderungen abzubauen. Für ein gesünderes Leben brauchen Sie auch ausreichend Zeit für sich, um die Akkus wiederaufzuladen. Selbst wenn Sie im Moment – und womöglich schon seit langer Zeit – stark eingespannt sind und es sich gerade gar nicht vorstellen können: Es ist möglich. Ich werde Ihnen zeigen, wie Sie bestimmte schlechte Gewohnheiten, falsche Überzeugungen und Vorstellungen einfach loslassen und über Bord werfen. Denn auch das blockiert Sie auf Ihrem Weg zu einem gesünderen, besseren Leben. Die Themenkomplexe, an die ich dabei denke, sind unter anderem Perfektionismus oder der Glaube, immer nett sein zu müssen und es allen recht machen zu müssen (*Good-Girl-Syndrom* genannt), oder die Angst, irgendwas zu verpassen. Eines der besten Dinge, die Sie für sich selbst tun können, ist, wieder guten Schlaf zu finden; ich werde versuchen, Ihnen auch dazu Wege aufzuzeigen. Wenn Sie gesund leben und Ihres Lebens froh werden wollen, müssen Sie auch mehr an sich denken und Ihr ganzes Leben anders ausrichten.

Innere Erneuerung: Im sechsten Kapitel werde ich Sie Schritt für Schritt durch ein medizinisches Kernprogramm führen, um die verschiedenen Defekte Ihres Verdauungsapparates, des Immunsystems, des Hormonhaushalts und der Entgiftungsorgane abzustellen. Ich werde Ihnen pflanzliche und andere sinnvolle Nährstoffe und Nahrungsergänzungsmittel entsprechend dem neuesten Stand der Wissenschaft empfehlen. Sie sollen Ihren Körper und seine verschiedenen Organe bei dem Gesamtgesundungsprozess unterstützen, damit alle körperlichen Funktionen gut ablaufen können, statt Sie zu belasten. Das sind notwendige Schritte, um aus dem stressigen SOS-Modus herauszukommen. Letztlich sollen auch die Nebennieren und die Schilddrüse wieder normal funktionieren.

Neue Kraft tanken: Im siebten Kapitel werden Sie erfahren, auf welche Weise Sie mithilfe von Kräutern, bestimmten Ergänzungsstoffen und der richtigen Art von Energiezufuhr die Nebennieren und die Schilddrüsen so stärken können, dass sie wieder normal und sinnvoll arbeiten. Dort halte ich auch Ratschläge für Sie bereit: Mit welchen Schilddrüsentests können Sie verborgene Schilddrüsenprobleme erkennen? Welche Behandlungsmethoden sind wirklich sinnvoll, in welchen Fällen ist eine Schilddrüsenbehandlung unumgänglich? Ich gebe Ihnen Tipps, wie Sie zusammen mit Ihrem Arzt das für *Sie* passende Mittel finden und wie Sie weitere Informationen zu dem ganzen Hormonkomplex um Nebennieren und Schilddrüsen erhalten.

Neues Leben genießen: Nachdem Sie die Phasen von *Neustart, Neuausrichtung, innerer Erneuerung* und *neue Kraft tanken* durchlaufen haben, sind Sie auf dem besten Weg, das Leben sinnvoll genießen zu können. Grundlage dafür wird ein Füllhorn frischer, unverfälschter Lebensmittel sein, die sich an den Zutaten und Zubereitungen der mediterranen Küche orientieren, die viel Energie liefern und gleichzeitig Fett verbrennen. Daraus lässt sich eine Fülle wohlschmeckender Gerichte für Sie und Ihre ganze Familie zubereiten – nicht einmal Avocado-Dip und Schokolade werden fehlen. Damit verfügen Sie dann stets über ausreichend Energie und kommen nie mehr auf dem Zahnfleisch daher.

#takebackyourhealth

Kein Mensch muss an chronischen Beschwerden oder Dauerkrankheiten leiden. Lassen Sie nicht zu, dass dies zu Ihrem Schicksal wird. Lassen Sie nicht zu, dass Sie wegen aller möglichen Wehwehchen und echter Beschwerden von Pillen und Tropfen abhängig werden. Ihr Körper hat die natürliche Fähigkeit zur Selbstheilung und Sie selbst haben viel mehr Einfluss auf Ihre Gesundheit, als Sie sich im Augenblick vielleicht vorstellen können. Wenn es Ihnen schlecht geht, gibt es dafür einen klaren Grund; das hat nichts mit dem Alterungsprozess oder schlechten Genen zu tun. Aber Sie müssen Ihrem Körper Tag für Tag das geben, was er braucht, um seine Selbstheilungskräfte mobilisieren zu können.

Aus diesem Grund habe ich dieses Buch verfasst. Ich möchte hiermit meine gesammelten Erkenntnisse in Ihre Hände legen, damit Sie selbst Ihren Weg zu Gesundheit und Vitalität finden. Meine Kenntnisse und Erkenntnisse habe ich in jahrzehntelanger Forschung und Praxis im Bereich der Naturheilkunde gesammelt, zuletzt in zehnjähriger medizinischer Arbeit insbesondere auf dem Gebiet der Psychoneuroimmunologie und der Behandlung von Störungen der Schilddrüse und Nebennieren. All das habe ich immer wieder erprobt und weiterentwickelt in der täglichen medizinischen Praxis im Umgang mit meinen Patientinnen. Und nun ist es mein Anliegen, Ihnen die Quintessenz all dieser Erkenntnisse auf möglichst verständliche Weise nahezubringen. Ich gelte als weltweit führende Spezialistin für pflanzliche Ernährung und Pflanzenmedizin, insbesondere für Frauen. Mein Ziel ist es, Ihnen ein Heilprogramm an die Hand zu geben, das Ihnen Irrwege erspart: Ganz auf sich allein gestellt, würden Sie sonst nach dem Prinzip von Versuch und Irrtum mal dieses Schilddrüsen-medikament, mal jenen Pflanzenwirkstoff ausprobieren oder jeweils die nächstbeste Diät beziehungsweise die nächstbesten Ernährungs-tipps befolgen. Dieser Heilplan ist ein komplett neuer medizinischer Ansatz für Frauen auf der Basis gesunder Ernährung, Eigenmedika-tion und gesundheitlicher Selbstertüchtigung. Es geht um das Wie-deraufladen Ihrer Akkus und darum, dieses hohe Energieniveau dann aufrechtzuhalten.

Ich will Sie damit aber auch keinesfalls überrumpeln oder überfor-dern und ich sehe es nicht als etwas,»was man ja auch noch mal aus-probieren könnte«. Mein Heilprogramm ist nicht als Zeitvertreib ge-dacht, sondern es ist das Beste, was Sie ab sofort für sich selbst tun können – und Sie werden schnell merken, wie es Ihnen guttut und wie wohl Sie sich dabei fühlen.

»Wie bitte, Dr. Romm? Das lässt sich alles innerhalb von vier Wo-chen umsetzen?«

Jawohl! Dafür ist es nur nötig, dass Sie mir vier Wochen lang Ihr Vertrauen schenken, dass Sie zulassen, vermittels dieses Buches Ihr Leben vier Wochen lang mit mir zu teilen, in denen ich Sie begleite und in denen wir zusammenarbeiten, so wie ich die Patientinnen in meiner Praxis berate und mit ihnen zusammenarbeite. Meinen Pati-entinnen fällt die Umsetzung meistens leicht und so sollte es auch bei Ihnen der Fall sein. Gesund zu werden und gesund zu bleiben ist gar nicht so schwer. Ich gebe Ihnen hiermit einen sanften, leicht umsetz-baren Plan in die Hand, der Sie in jeder Hinsicht darin unterstützen soll, die Ergebnisse zu erreichen, die Sie sich wünschen.

Brechen wir also zu unserer vierwöchigen gemeinsamen Unterneh-mung auf, die Ihr Leben verändern wird!

Selbst eine Reise von tausend Kilometern beginnt mit dem ersten Schritt.

Teil 1

Die Ursachen für den SOS-Modus

1. WENN GEHIRN UND KÖRPER NOTSIGNALE SENDEN

Mit einem tiefen Seufzer ließ sich Barbara mir gegenüber nieder. Sie wirkte erschöpft und niedergeschlagen. »Frau Dr. Romm, ich bin ständig fix und fertig, und mir ist es selbst schon peinlich, dass ich mich einfach nicht beherrschen kann. Als wäre ich ein Süßigkeiten-Junkie«, erklärte sie mit schiefem Lächeln, »habe ich ständig einen Heißhunger auf Schokosnacks und Chips. Ich weiß zwar, dass das nicht gut für mich ist, und ich gebe mir alle Mühe, aber ich komme davon einfach nicht los. Es ist ein ewiger Kampf. Seit Jahren versuche ich es mit Diäten, aber ich habe nie auch nur ein Pfund abgenommen. Ich sage Ihnen ganz ehrlich, dass ich meinen eigenen Körper regelrecht verfluche, nicht nur wegen meines Übergewichts. Es kommt mir so vor, als hätte ich ständig abwechselnd entweder eine Erkältung oder eine Pilzinfektion. Und jetzt habe ich auch noch eine Arthritis in den Knien. Ich stehe ständig so unter Druck, und jedes Mal, wenn ich so weit bin, dass ich denke, ich habe alles wieder im Griff, haut mich wieder irgendwas um.«

Mit 45 litt Barbara eindeutig am Metabolischen Syndrom, einer Kombination aus Prädiabetes bei gleichzeitigem Bluthochdruck, hohem Cholesterinspiegel sowie hohen Blutzuckerwerten. Ihr Hausarzt behandelte ihre schwerwiegenden Probleme lediglich mit Standardmedikamenten, wegen ihrer Knie verschrieb er Schmerzmittel und schlug eine Operation vor. Doch sie wehrte sich gegen die Vorstellung, dauerhaft Medikamente schlucken zu müssen. »Ich bin erst Mitte 40 und habe bereits so viele gesundheitliche Probleme wie eine alte Frau! Das kann doch nicht sein.«

Barbara ist bei Weitem nicht die Einzige, der es so geht. Jeden Tag kommen Frauen in meine Praxis, die von den vielen Anforderungen des Alltags überwältigt werden; sie sind mit ihren Nerven und Kräften am Ende, kränkeln permanent. Hinzu kommen Schlafstörungen, viel zu oft Übelkeit, und wenn es das nicht ist, bleibt stets das Gefühl, bei Weitem nicht so fit und leistungsfähig zu sein, wie sie sein könnten oder sollten. Typischerweise fällt es ihnen schwer, abzunehmen; sie schaffen es nicht, eine Diät durchzuhalten, und können sich von Süßem einfach nicht loseisen. Es fehlt ihnen die nötige Durchhaltekraft. Sie fühlen sich wie im Hamsterrad gefangen, haben das Gefühl, nur noch so gerade eben den Alltag meistern zu können und kein selbstbestimmtes Leben mehr zu führen.

Nachdem Barbara mir ihr Leid geklagt hatte, fragte ich sie: »Wie würden Sie sich denn gerne fühlen?«

»Diese Frage hat mir noch nie ein Arzt gestellt.« Sie war den Tränen nahe. »Es wird mir einfach alles zu viel. Ich bin mir sicher, dass meine Töchter, sie sind im Teenageralter, nichts mehr von mir wissen wollen, denn sie behandeln mich fast wie Luft und eine leidet unter Angstneurosen. Mein Mann legt zwar eine Engelsgeduld an den Tag, doch im Bett lasse ich ihn abblitzen, weil ich selbst meinen Körper überhaupt nicht mehr begehrenswert finde.«

»Ich verstehe, Sie kämpfen an vielen Fronten«, sagte ich und lehnte mich ein Stück weit vor. Mit sanfter Stimme hakte ich nach: »Trotzdem möchte ich meine Frage noch mal stellen: Wie würden Sie denn gerne sein?«

»Ich wünschte, ich könnte wieder ich selbst sein, mein Leben im Griff haben. Mich einfach wieder unbeschwert wohlfühlen, so wie früher. Und außerdem«, fügte sie noch hinzu, »habe ich nicht die geringste Lust, mich an Medikamente zu gewöhnen oder meine Knie operieren zu lassen. Ich will einfach nur wieder ganz normal gesund und beschwerdefrei mein Leben leben.«

Barbara ist nur eine von vielen Patientinnen mit solchen typischen Symptomen. Typische Symptome, weil sie seit wenigen Jahrzehnten in den Vereinigten Staaten gehäuft auftreten. Hier sind einige beunruhigende statistische Rahmendaten dazu:

Stress, Schlafstörungen, Übermüdung und Erschöpfung im Alltag: Laut dem von der *American Psychological Association* jährlich erstellten Stressreport, leiden 75 Prozent aller Frauen unter mittlerem bis schwerem Stress, 49 Prozent berichten von Schlafproblemen und mehr als 40 Prozent von körperlichen Beschwerden als direkter Folge von Stress. Neueren Studien zufolge leiden die meisten auch an chronischer Übermüdung und Erschöpfung. Millionen Frauen greifen jede Nacht zu Schlaftabletten und sehr viel mehr nehmen »gelegentlich« welche ein. Das ist insofern besonders erschreckend, weil die Kombination aus Stress, Schlafstörungen und chronischer Erschöpfung eine Grundlage für spätere Herzprobleme und Krebs legt. Bei Frauen, besonders bei solchen, die eine Vielzahl von Aufgaben und Rollen zu bewältigen haben, führt Überforderung zu derartigen Symptomen und Gesundheitskrisen.

Fettleibigkeit: Inzwischen sind 34 Prozent der Erwachsenen über zwanzig übergewichtig, 34 Prozent sind fettleibig und 6 Prozent sind stark fettleibig. Frauen im Alter zwischen zwanzig und sechzig zeigen eine viel stärkere Tendenz zu Übergewicht als Männer. Mit Schrecken muss man feststellen, dass damit zu rechnen ist, dass 2030, also in etwas mehr als zehn Jahren, die Hälfte der erwachsenen Bevölkerung in den USA an Diabetes leiden wird; Diabetes wiederum erhöht die Anfälligkeit für Herzkrankheiten und wohl auch für Demenz.

Depressionen und Angstsyndrome: Eine von vier Frauen hat mittlerweile ausgedehnte Phasen von schwerer Depression erlebt. Dementsprechend viele Frauen nehmen regelmäßig Antidepressiva oder

Medikamente gegen Angstzustände oder beides. Daraus folgt auch, dass sie ihr Leben und ihren Alltag nicht so unbeschwert und fröhlich erleben, wie es eigentlich sein sollte.

Autoimmunkrankheiten: Autoimmunkrankheiten sind inzwischen die dritthäufigste Klasse von Krankheitsvorkommen in den USA und zählen zu den zehn häufigsten Todesursachen von Frauen. Vorsichtigen Schätzungen zufolge sind 78 Prozent aller Patienten von Autoimmunkrankheiten weiblich. Hashimoto-Thyreoiditis ist dabei die mit Abstand häufigste Erkrankung; daran leiden fast ausschließlich Frauen.

Einige dieser Krankheiten und Beschwerden sind mittlerweile so alltäglich geworden, dass die Ärzte sie als normal ansehen oder als typische Alterserscheinung abhaken.

In den USA konsumieren Frauen außerdem auf geradezu beängstigend gefährliche Weise übermäßig viele Medikamente – sehr viel mehr im Vergleich zu Männern – und das noch nicht einmal aus echten medizinischen Gründen; Veränderungen der Lebensweise würden vollauf genügen. Dazu kommt, dass Frauen sehr viel eher unter den Nebenwirkungen dieser Medikamente leiden.

Statine, also Cholesterinhemmer, gehören beispielsweise zu den am häufigsten verschriebenen Medikamenten für Frauen; mittlerweile steht fest, dass sie bei der Hälfte der Patientinnen, die sie einnehmen, Diabetes auslösen, und zwar selbst dann, wenn sie von ansonsten ganz gesunden Frauen prophylaktisch eingenommen werden. Das ist alles andere als harmlos und das sind keine Zahlen, die man mit einem Schulterzucken abtun kann: Denn es ist eine Tatsache, dass die Hälfte der amerikanischen Frauen über 50 täglich mindestens zwei verschiedene Medikamente einnimmt, dass 10 Prozent aller Amerikaner in einem beliebigen Zeitraum von 30 Tagen fünf verschiedene Medikamente einnehmen und dass die dritthäufigste Todesursache in den Vereinigten Staaten nach Herzkrankheiten und Krebs im Medikamentenmissbrauch liegt. Einige dieser Medikamente sind zwar durchaus in der Lage, Krankheitssymptome zu bekämpfen, aber keines beseitigt die Ursachen der Krankheiten und heilt diese tatsächlich und nachhaltig. Und alle haben unerwünschte Nebenwirkungen.

Warum Ihr Arzt davon keine Ahnung hat

Warum bietet die Schulmedizin keine Lösungen für derart verbreitete gesundheitliche Probleme; warum gibt es keine nachhaltige Heilung? Warum weiß Ihr Hausarzt oder Ihre Hausärztin keine Antwort auf Ihre Fragen? Weil der großen Mehrheit der Schulmediziner einfach nicht beigebracht wurde, die verschiedenen Punkte miteinander zu verknüpfen. In unserer Ausbildung wird eben nicht gelehrt, wie die komplexen Faktoren Ernährung, Umwelt, Lebensgewohnheiten zusammenwirken und Krankheiten hervorrufen. Während meines siebenjährigen Medizinstudiums gab es einen einzigen 50-minütigen Kurs über Ernährung. Und als ich einmal nachhakte und mich nach dem Einfluss von endokrinen Hormonen erkundigte, den Umwelthormonen, die beispielsweise in Haushaltsreinigungsmitteln, Waschmitteln, Plastikverpackungen enthalten sind und die Ursache für Entgleisungen des Hormonhaushaltes und selbst für Krebs sein können, starrte mich der sehr bekannte Endokrinologe und Professor an meiner Elite-Universität an, als hätte ich den Verstand verloren, und herrschte mich an:»Sie glauben doch wohl nicht etwa an den ganzen BPA-Quatsch, der in den Frauenzeitschriften steht, oder?« Dabei werden seit Jahren die Ergebnisse ausgiebiger Studien über die Schädlichkeit von Umwelthormonen in seriösen Fachzeitschriften publiziert, deren schädliche Wirkungen bekannt und anerkannt sind. Aber das Problem ist Folgendes: Ebenfalls eine gründliche wissenschaftliche Untersuchung, die 2011 veröffentlicht wurde, hat ergeben, dass es im

Durchschnitt siebzehn Jahre dauert, bis neue wissenschaftliche medizinische Erkenntnisse bei der Mehrzahl der Ärzte angekommen sind und in der Praxis umgesetzt werden.

Die meisten Ärzte sind leider, leider auch nicht darauf vorbereitet, mit den neuen Krankheitsbildern, die einer sehr großen Zahl von Frauen zu schaffen machen, richtig umzugehen. Die mal mehr, mal weniger schweren Infektionskrankheiten, die bisher den Schwerpunkt der medizinischen Ausbildung ausmachen, sind eigentlich Schnee von gestern; jedenfalls sind sie stark in den Hintergrund getreten gegenüber den heute dominierenden Krankheitsbildern von Diabetes und Fettleibigkeit. Davon sind zunehmend auch jüngere Menschen betroffen. Außerdem haben stressbedingte Krankheiten sowie psychische Störungen rasant zugenommen. Und wenn es um weniger »gängige« Krankheiten geht, sind viele Kollegen sehr rasch mit ihrem Latein am Ende. Noch vor nicht einmal zehn Jahren wurden weder Fibromyalgie (Ganzkörper-Schmerzsyndrom) noch chronische Übermüdung, worunter wiederum hauptsächlich Frauen leiden, von der Schulmedizin als eigenständige Krankheit anerkannt. Nicht lange davor war es das gleiche Spiel mit dem Reizdarmsyndrom. All dies wurde als medizinische Randerscheinung eingestuft. Wenn Frauen in die Praxis kamen und meinten, sie litten an chronischer Übermüdung wurden sie genauso mit hochgezogenen Augenbrauen oder mokantem Lächeln abgefertigt wie heute die Frauen, die die Vermutung äußern, sie könnten an Schilddrüsen- oder Nebennierenproblemen leiden. Sie gelten als schwierig, ihre Beschwerden als eine Art eingebildete Krankheit.

Und obwohl Fibromyalgie, chronische Übermüdung und Reizdarm heute anerkannte Krankheitsbilder sind, bleiben viele Ärzte nach wie vor skeptisch und reserviert. Chronische Übermüdung wird beispielsweise flächendeckend als psychisches Phänomen missverstanden oder es gilt als Einbildung der Patientin. Derartige Vorurteile oder abschätzige Einstellungen führen dann zu den langen Odysseen der Patientinnen durch diverse Arztpraxen; übrigens berücksichtigen bis heute erst ein Drittel aller medizinischen Fakultäten in den USA diese Krankheitsbilder in gebührender Weise in ihren Lehrplänen.

Für die Schulmedizin kommt als weiterer erschwerender Faktor hinzu, dass man zu Muskelschmerzen oder chronischer Übermüdung keine Labortests durchführen kann, mit denen sich eine solche Diagnose »beweisen« ließe; also existieren sie einfach nicht: keine Laborbefunde, keine Krankheit. Die Schulmedizin verlässt sich ganz vorwiegend auf Kriterien, die man schwarz auf weiß erfassen kann. So funktionieren auch Maschinen, Computer oder Roboter: Ja oder nein, Strom fließt oder Strom fließt nicht. Aber in der Lebenswirklichkeit gibt es fließende Übergänge, eben kein Schwarz-Weiß, sondern Dutzende von Grautönen. Auch Laborergebnisse muss man immer interpretieren, wobei der Allgemeinzustand der Patientin und ihre früheren Laborbefunde berücksichtigt werden müssen. Außerdem lassen selbst auf dem Gebiet dieser Labormedizin immer weiter verfeinerte und raffinierte Messmethoden neue Interpretationsspielräume zu und genauso ist es mit der Entwicklung differenzierter Diagnoseprofile. Ich werde darauf noch im Detail zu sprechen kommen, wenn ich die Labortests bei Schilddrüsenfehlfunktion behandle.

Was geht hier eigentlich vor?

Diese Frage habe ich mir oft selbst gestellt: Was geht hier eigentlich vor? Warum leiden erst seit jüngerer Zeit so viele Frauen an Beschwerden und zeigen Krankheitssymptome, die in der Vergangenheit nur ganz selten vorkamen oder die sogar ganz neu sind?

Die Antwort entdeckte ich nicht in den heiligen Hallen der traditionellen Schulmedizin, sondern in dem relativ neuen, faszinierenden Zweig der Psychoneuroimmunologie (PNI), wie ich in meiner Einführung oben schon kurz erwähnt habe. Ich entdeckte, dass die wahre Ursache all dieser Probleme in der chronischen emotionalen und physischen Überlastung von Frauen zu suchen ist. Es handelt sich um Notrufe des Gehirns, die in den Krankheitssymptomen des Körpers ihren Ausdruck finden; sie sind Signale, dass etwas grundsätzlich nicht in Ordnung ist – eben diese Überlast, die permanente Überforderung.

In der PNI ist der Nachweis gelungen, dass und wie unser Nervensystem das Immunsystem, Bewusstsein, unsere Hormone, Stimmungen, Verdauung, Stressreaktion und unser Kreislauf interagieren und wie alles miteinander zusammenhängt. PNI hat endlich deutlich gemacht, was die Schulmedizin mit ihrem Schubladendenken und ihrem simplizistischen Ursache-Wirkung-Ansatz gar nicht richtig erfassen konnte: Der Kern besteht darin, dass alles mit allem zusammenhängt. Alles, was wir tun, was wir essen und trinken, welchen Umwelteinflüssen wir ausgesetzt sind, hat seine Auswirkungen auf unseren gesamten Körper vom Scheitel bis zu Sohle. Auch wenn Sie nicht so ein Wissenschafts-Freak sind wie ich, die ich noch abends im Bett Fachbücher verschlinge, weil ich neue Erkenntnisse spannend finde wie einen Krimi, werden Sie es interessant finden, zu hören, dass es für all diese Probleme eine einzige Ursache gibt: Egal, aus welchem Grund Sie zu diesem Buch gegriffen haben – ob Sie an Autoimmunproblemen leiden, an Übermüdung, ständiger Gewichtszunahme, Konzentrationsschwäche oder Hormonschwankungen: All das lässt sich letztlich auf die Überreaktion Ihres Körpers auf Stress von innen und außen zurückführen.

»Moment mal«, denken Sie jetzt vielleicht, »so gestresst bin ich jetzt auch wieder nicht. Wo soll da eine übermäßige Stressreaktion herkommen?« Gute Frage. Aber es ist eben gar nicht der Riesenstress in einer akuten, traumatischen Situation, der große Aufreger oder ein plötzliches Erschrecken, also der Stress im herkömmlichen Sinn, der uns so zu schaffen macht, sondern alles, womit der Körper nicht von allein fertig wird, was er nicht verarbeiten kann, der Dauerstress, dem wir täglich ausgesetzt sind.

Wie ich bereits in der Einführung geschildert habe, gibt es fünf Grundursachen für unsere Überreaktion auf Formen von Stress: chronische emotionale und geistige Überforderung, schädliches Essen, komplexe Verdauungsprobleme, Umweltgifte und verborgene Infektionen. Im zweiten Kapitel werde ich diese Ursachenkomplexe systematisch mit Ihnen durchgehen und danach werden wir sie mit meinem SOS-Plan in Angriff nehmen und sie Ihnen vom Halse schaffen. Zuvor aber sollten Sie verstehen, wie und warum die chronische Stressreaktion den Kern Ihres Problems bildet.

Lernen Sie die Stressreaktion kennen

Wir alle kennen Situationen der Gefahr oder der Ungewissheit, in denen wir mit Angst oder gar Panik reagieren. Auch die damit verbundenen Symptome kennt jeder: Herzklopfen bis hin zum Herzrasen, hechelndes Atmen (oder angehaltener Atem), kalter Schweiß, geballte Fäuste, schlagartig geschärfte Wahrnehmungsfähigkeit für die Umgebung (wenn Sie beispielsweise allein zu Hause sind und nachts ein verdächtiges Geräusch hören). Diese normalen, vertrauten Körperreaktionen gehören zur instinktiven Kampf-oder-Flucht-Reaktion, man spricht auch von der Stressreaktion.

Bei dieser natürlichen Stressreaktion werden eine Hormonkaskade und eine Kettenreaktion von Neurotransmittern (chemische Botenstoffe des Nervensystems) ausgelöst, die das Gehirn mit dem Körper verbinden. Viele der überlebenswichtigen Reaktionen werden vom sogenannten »Reptilhirn« in Gang gesetzt. Wussten Sie womöglich gar nicht, dass wir Menschen auch ein Reptilhirn haben? Allerdings! Das ist natürlich nur eine etwas scherzhafte Bezeichnung für evolutionär sehr alte Hirnstrukturen, die bei einer Bedrohungslage instinktiv aktiviert werden und unsere körperlichen Reserven für Flucht oder Kampf mobilisieren.

Ihr Reptilhirn besteht unter anderem aus zwei kleinen, mandelförmigen Strukturen, der sogenannten Amygdala, die in beiden Gehirnhälften tief an der Basis verborgen liegen. Hier werden die Impulse und Informationen, die von außen kommen, verarbeitet, analysiert und bewertet und die vegetativen Reaktionen eingeleitet. Es werden möglicherweise furchterregende Reize wie Bilder, Geräusche und anderes mit bereits gemachten Erfahrungen abgeglichen und gegebenenfalls sofortige Schutz- oder Gegenmaßnahmen eingeleitet. In Bruchteilen von Sekunden nach der ersten Gefahrwahrnehmung reagiert das Reptilhirn, indem es den Körper in Alarmbereitschaft versetzt. Das geschieht in erster Linie durch ein chemisches Notsignal an die hormonelle Zentralleitstelle im Gehirn, den Hypothalamus. (Außerdem sorgt die Amygdala dafür, dass die alarmauslösenden Reize gespeichert werden, damit sie bei weiteren »Zwischenfällen« zum Abgleich zur Verfügung stehen.)

Beim Hypothalamus handelt es sich um einen endokrin aktiven Abschnitt des Zwischenhirns in der Nähe der Amygdala. Der Hypothalamus ist das wichtigste Steuerzentrum des vegetativen Nervensystems, eine Art Relaisstation, die sowohl Informationen empfängt als auch Signale weitergibt. Er ist nicht nur bei der Gefahrenreaktion aktiv, sondern reguliert permanent das innere Gleichgewicht des Körpers, insbesondere der unbewussten Körperfunktionen wie Atmung, Herzschlag, Aufrechterhaltung der Körpertemperatur, Blutdruck, Immunabwehrbereitschaft, Tag-Nacht-Rhythmus und Schlaf, Hunger und Durst. All das läuft über das vegetative Nervensystem, indem chemische und hormonelle Signale dorthin übermittelt werden, wo die Information gebraucht wird; also ein Regelkreis in Wechselwirkung mit den Organen und der Umwelt. Sobald eine Stressreaktion ausgelöst wird, geht ein Signal an die Hirnanhangsdrüse (Hypophyse), ein weiteres wichtiges hormonelles Steuerungszentrum im Gehirn, und von dort bis zu den Nebennieren, die beispielsweise das Adrenalin ausschütten, was wiederum die körperliche Leistungsfähigkeit enorm erhöht, um eben Kampfhandlungen oder Flucht zu ermöglichen, sprich die tatsächliche körperliche Aktion.

Hilfe ist unterwegs: Ihre Nebennieren

Diese Drüsen sind ebenfalls paarig vorhanden, sie sind in etwa dreieckig geformt, wiegen etwa 5 bis 15 Gramm und sitzen oben auf den Nieren. So klein sie sind, so wichtig sind sie – ja, überlebenswichtig. Es handelt sich um Hormondrüsen, das heißt, sie produzieren bestimmte chemische Stoffe und Hormone und sondern diese ab, darunter Adrenalin und Cortisol. Diese wirken alle auch in der Immunabwehr zusammen, also wenn es um den Schutz vor einer Infektion von außen geht. Ferner regulieren die Nebennieren den Blutzucker, die Fetteinlagerung und die Bereitstellung von Energiereserven (besonders schnell im Alarmzustand), aber auch den Sexualtrieb, bestimmte hormonelle Zyklen, die Fähigkeit, schwanger zu werden und zu sein und ein Baby zu ernähren, also die gesamte weibliche Reproduktionsfähigkeit.

Die erste Reaktion: Adrenalin

Als unmittelbare Reaktion auf eine akute, mögliche oder eingebildete Gefahr schütten die Nebennieren das Stresshormon Adrenalin aus, von dem Sie mit Sicherheit schon einmal gehört haben. Einmal ins Blut ausgeschüttet, vermittelt Adrenalin eine Herzfrequenzsteigerung, also den beschleunigten Pulsschlag bzw. das Herzklopfen; dadurch wird mehr Blut in die Muskeln gepumpt, falls Sie vor der akuten Gefahr schnell wegrennen oder sich zum Kampf stellen müssen. Ebenfalls unter Adrenalineinfluss wird die Atmung intensiver: Sie nehmen mehr Sauerstoff auf, um mehr Energie in Muskelkraft und Hirnleistung umwandeln zu können. Schließlich führt die Adrenalinausschüttung zum Blutdruckanstieg, indem die Blutgefäße zusammengezogen werden, wodurch noch mehr sauerstoffreiches Blut schnell in die Muskeln und ins Gehirn strömen kann. Unter dem Einfluss von Adrenalin mobilisiert das Immunsystem zusätzliche Abwehrzellen gegen Keime sowie Botenstoffe (Mediatoren), sogenannte Zytokine, die Entzündungsprozesse und immunologische Reaktionen regulieren, falls es bei Flucht oder Kampf zu Verletzungen oder Infektionen kommt. Außerdem wird in der akuten Gefahrensituation Energie von Körperfunktionen abgezogen, die für die Gefahrenabwehr nicht gebraucht werden, wie etwa Verdauung oder Reproduktion – das kann auf später verschoben werden. Ihre Pupillen weiten sich, damit sie ein größeres Blickfeld haben oder im Dunkeln besser sehen können. Alle Sinne werden geschärft; Sie sind nun hyperwachsam und können noch besser auf jede Veränderung in der Umgebung reagieren, die möglicherweise eine Bedrohung darstellt. Gerade in diesem Zustand von »Alarmbereitschaft« speichert die Amygdala alle Sinneseindrücke wie Geräusche, Gerüche, Bewegungen, den optischen Eindruck der Umgebung genau ab. Sie sammelt sozusagen Datenmaterial zum Abgleich mit und zum Schutz vor späteren ähnlichen Ereignissen und Situationen. Diese stark erhöhte Wachsamkeit entspricht ganz der Übererregtheit, wenn Sie einen spannenden Thriller oder einen Gruselfilm anschauen, wo sie unter Umständen sprungbereit auf der Stuhlkante sitzen und bei plötzlichen Geräuschen zusammenzucken. Bei sensiblen Menschen macht das Gehirn keinen Unterschied zwischen einer realen und einer fiktiven Gefahr.

Über einen kurzen Zeitraum, für einen kleinen Kick, mögen die meisten Menschen so einen Adrenalinrausch durchaus. Das Gleiche passiert, wenn man von etwas Neuem oder besonders Schönem oder Aufregendem mitgerissen und hingerissen ist oder wenn man die Erfahrung von positivem Stress bewusst herbeiführt, etwa beim Ausdauer- oder Extremsport oder wenn man Achterbahn fährt. Wenn aber dieser Rausch zu einem quasi chronischen Zustand wird, weil er zu oft ausgelöst oder herbeigeführt wird, dann artet er in permanenten Stress aus, und der Spaß hat schnell ein Ende. Dann kann er in Angstzustände umschlagen, in ein Gefühl der Ausweglosigkeit, und man verliert die innere Ruhe. Wenn ständig der Blutdruck in die Höhe gejagt wird, kann das auch Auswirkungen auf den Herzrhythmus haben – und das ist nur eines von vielen denkbaren Problemen und Konstellationen. Wenn solch eine Stressreaktion tagelang, wochenlang, monatelang anhält, permanent vorhanden ist – wie es bei vielen Menschen heutzutage der Fall ist –, dann nützt sich die Adre-

nalinwirkung ab und Adrenalin reicht nicht mehr, um die Schutzfunktion der Stressreaktion zu gewährleisten. Dann müssen stärkere
Mittel her. Zur Verstärkung muss Ihr Körper die Cortisolproduktion
ankurbeln.

Unser feindlicher Freund: Cortisol

Cortisol ist ein Steroidhormon der Nebennierenrinde. Wie bei den
vom Arzt verschriebenen Steroidmedikamenten gegen Entzündungen ist es Aufgabe dieses vom Körper selbst synthetisierten Steroids,
überschießende Entzündungsreaktionen zu unterdrücken. Als sogenanntes Stresshormon hat Cortisol heutzutage vielerorts keinen guten
Leumund und da ist durchaus was dran, wenn zu viel oder zu wenig
Cortisol vorhanden ist, wie Sie gleich erfahren werden. Aber Cortisol ist kein Schadstoff, sondern eine lebensnotwendige Substanz. Das
Wirkungsspektrum von Cortisol ist im Körper recht breit; es reicht
vom Fettstoffwechsel über den Kohlenhydrathaushalt und den Pro-
teinumsatz bis zur Reaktionsfähigkeit des Immunsystems auf Infektionen und Entzündungen, den Hormonhaushalt und den Sexualtrieb
und hat schließlich und endlich auch Auswirkungen auf die Produktion der Schilddrüsenhormone.

Eigentlich sollte Cortisol von den Nebennieren täglich hergestellt
und in mehreren Intervallen abgeben werden; man spricht von einem tageszyklischen Muster. Die Abgabe erfolgt also nicht gleichmäßig, sondern in sieben bis zehn Schüben über den Tag verteilt. Gra-
fisch dargestellt ergibt sich eine Kurve, die an einen Skihang erinnert
(s. S. 47): Die Cortisolwerte im Blutserum sind am Morgen kurz nach
dem Aufwachen am höchsten, die sogenannte *Cortisol Awakening Response*, kurz CAR (wie das englische Wort für Auto, dessen Motor in
der Frühe gestartet wird) – das ist wie ein morgendlicher Energie-
stoß. Danach schwankt der Cortisolwert im Tagesverlauf im Zusammenhang mit dem Schlaf-wach-Rhythmus. Gegen Mitternacht erreicht die Cortisolabgabe und damit die Cortisolmenge im Blut ihren

niedrigsten Wert. Dann treten Sie in die Ruhephase ein; während des Schlafes wird der Körper entgiftet, regeneriert und »repariert«. Danach steigt der Cortisolwert langsam wieder an, bis er zwischen sieben und acht Uhr morgens seinen höchsten Wert erreicht. Damit beginnt der Zyklus von Neuem. Jeder Mensch hängt an diesen Energieschüben wie an einem Tropf, der sich im Lauf des Tages leert und sich während des Schlafs in der Nacht wieder auffüllt.

Zusätzlich zu diesem alltäglichen Cortisolrhythmus kann im Falle von Stress zur Unterstützung der Stressreaktion weiteres Cortisol produziert und ausgeschüttet werden. Das ist vor allem in lebensbedrohlichen Situationen, wirklich akuter Gefahr, bei schweren Infektionen und anderen Konstellationen der Fall, wo die normal vorhandenen körperlichen Reserven und die Widerstandskraft zur Neige gehen.

So mobilisiert Cortisol sein spezielles Notprogramm: Zuerst regt es die Leber an, dort gelagerte Energiereserven in Zucker umzuwandeln, der sehr rasch über das Blut in die Muskeln gepumpt wird. Man erhält einen zusätzlichen Kraftschub, um im Notfall schnell wegrennen oder sich verteidigen zu können. Gleichzeitig produziert die Bauchspeicheldrüse mehr Insulin, das immer benötigt wird, um den Blutzuckerspiegel zu regulieren. Ein zu hoher Blutzucker ist auf Dauer schädlich für die Zellen; das Insulin sorgt hier für den nötigen Ausgleich. Hat sich die Lage beruhigt, sorgt es sofort dafür, dass der nicht verbrannte Zucker umgehend entsorgt wird. Auch das Immunsystem wird durch Cortisol nochmals verstärkt. Zusammen mit dem Adrenalin sorgt Cortisol für konstant hohen Blutdruck während der Gefahr, somit auch für erhöhte Wachsamkeit und Konzentrationsfähigkeit, weil dadurch mehr Sauerstoff ins Gehirn gelangt.

Darauf ist die Stressreaktion ausgelegt und diese Aufgabe, einer vorübergehenden, akuten Gefahr standzuhalten, erfüllt das ganze System mit hoher Effizienz und schnörkelloser Eleganz. Wenn die Gefahr vorüber ist, wechselt der Körper wieder in den gewohnten ruhigen Zustand, ohne irgendwelche schlimmen Folgen oder bleibenden Schäden. Dieser genial-einfache Überlebensmechanismus hat unsere Spezies seit den Uranfängen am Leben erhalten. Wir sind bes-

Beispiele für Abweichungen beim Cortisolrhythmus

— Normalverlauf   — Abweichungen

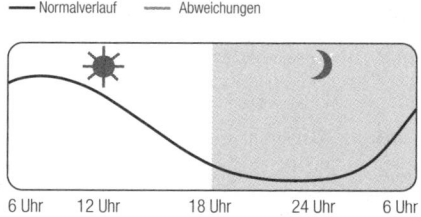

6 Uhr   12 Uhr   18 Uhr   24 Uhr   6 Uhr

1. Hier der Normalverlauf

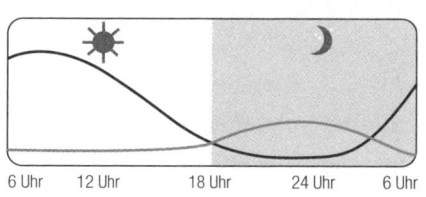

6 Uhr   12 Uhr   18 Uhr   24 Uhr   6 Uhr

2. Diese Cortisolkurve ist völlig anormal. Der niedrigste Stand ist morgens, der höchste wird am Abend festgestellt. Für Sie bedeutet das konkret, dass Sie morgens kaum aus den Federn kommen; eventuell leiden Sie an Morgendepression. Am Abend kommt es dann zu einem gewissen Ausbruch an Schaffenskraft und Energie, und obwohl Sie sich danach ausgepumpt fühlen, haben Sie Einschlafschwierigkeiten.

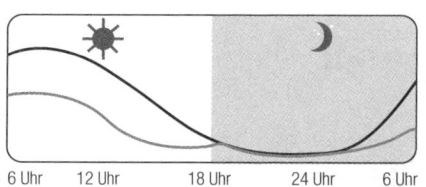

6 Uhr   12 Uhr   18 Uhr   24 Uhr   6 Uhr

3. Der Cortisolspiegel ist am Morgen nur schwach ausgeprägt. Gegen Nachmittag fällt er ab. Das merken Sie an Konzentrationsschwäche, am Bedürfnis nach einem Nickerchen oder andererseits am Verlangen nach Kaffee und Süßigkeiten. Am Abend entspricht der Verlauf dem Normalverlauf.

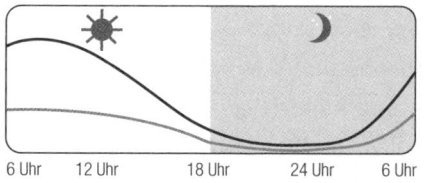

6 Uhr   12 Uhr   18 Uhr   24 Uhr   6 Uhr

4. Die Cortisolkurve ist sowohl tagsüber als auch abends ziemlich flach.

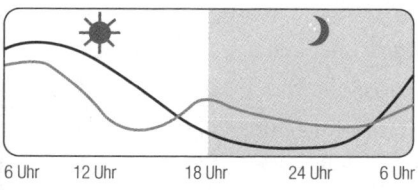

6 Uhr   12 Uhr   18 Uhr   24 Uhr   6 Uhr

5. Bei dieser Cortisolkurve ist der Verlauf am Morgen normal, fällt aber im Laufe des späteren Vormittags spürbar ab. Sie merken das an Konzentrationsschwäche, Müdigkeit, Verlangen nach Kaffee und Süßem.
Da er abends wieder leicht ansteigt, kann es zu Einschlaf- oder Durchschlafproblemen kommen.

tens gerüstet, mit widrigsten Umständen zurechtzukommen und allen möglichen Formen von beträchtlichem Stress zu widerstehen; das reicht von längeren Hungerperioden über Unwetter, Verletzungen und Infektionen bis zu Angriffen von Raubtieren oder feindlich gesinnten Artgenossen.

»Wenn nur aber«, mögen Sie einwenden, »dieser Gefahrenabwehrmodus uns so gut beschützt, warum meint Dr. Romm dann, er habe etwas mit den Beschwerden zu tun, die mir hier und heute zu schaffen machen?« Tja, das Ganze funktioniert fast zu gut – und es gibt auch hier ein »zu viel des Guten«: Wenn der Modus zu oft ausgelöst wird beziehungsweise gar nicht mehr ausgeschaltet werden kann, wenn wir gar nicht mehr aus dem permanenten Alarmzustand heraus- und wieder zur Ruhe finden, – dann wird aus diesem wirkungsvollen Schutzmechanismus eine schwere Belastung für den Körper.

Vom Nutzen zum Nachteil

Das Kernproblem der üblichen chronischen Beschwerden, die so vielen Menschen in den westlichen Zivilisationen zu schaffen machen, ist, dass wir kaum mehr in der Lage sind, richtig »abzuschalten«. Und genauso ist es mit der Stressreaktion. Sie wird auch nie richtig abgeschaltet. Das ist der springende Punkt! Die Stressreaktion hat sich entwickelt, um auf sinnvolle und sehr effektive Weise unmittelbare, plötzlich auftauchende und kurzfristige Gefahrensituationen zu bewältigen. Die gesamte oben beschriebene Alarm-Hormonkaskade hilft uns, in absoluten Bedrohungsszenarien und unter extremer Anspannung zu überleben, aber dieser körperliche Ausnahmezustand schadet unserer eigenen Gesundheit, wenn sich diese Anspannung verstetigt. Der Schutzmechanismus kehrt sich dann gegen den eigenen Körper und verursacht chronische Beschwerden. Im ganzen Körper entsteht ein einziges Tohuwabohu – angefangen von den Hormonen über die Verdauung, das Immunsystem, den Stoffwechsel, das Gehirn, die Psyche – alles gerät in Unordnung. Kopf und Körper stecken im Stress- und Überlebensmodus wie in einer Sackgasse und finden nicht mehr zum Normalmodus zurück, mit entsprechenden Konsequenzen.

Die Auswirkungen eines solchen fehlgesteuerten SOS-Modus auf unsere Psyche und unser Verhalten wurden bereits hinreichend genau erforscht; der Befund wird in der Psychoneuroimmunologie in der so genannten Yerkes-Dodson-Kurve dargestellt, einer umgekehrten U-Kurve. Für unsere Zwecke möchte ich sie der Einfachheit halber als die »Stresskurve« bezeichnen. Die Grafik auf Seite 51 veranschaulicht deutlich, dass Stress nicht von vornherein »schlecht« sein muss. Ein gewisses Maß an wohldosiertem Stress kann man sogar mit Fug und Recht als »positiven Stress« bezeichnen: Wenn der Körper auf diese Weise angeregt wird, steigert sich die Aufmerksamkeit, das Gedächtnis funktioniert besser, es sind mehr Energie und Ausdauer vorhanden, das Immunsystem wird gestärkt. Sie kennen dieses Phänomen aus dem Alltag, wenn Sie beispielsweise unter Termindruck stehen und effektiver arbeiten, weil eine bestimmte Aufgabe oder ein Projekt zu einem bestimmten Zeitpunkt fertig werden muss; erst wenn der Stress vorüber ist, wird man manchmal krank.

Die Stresskurve zeigt auch, dass wir dann Probleme bekommen, wenn positiver Stress in negativen Stress bzw. wirklich belastenden Dauerstress umschlägt.

Auf diesem Diagramm lässt sich nicht nur die Entwicklung von Psyche, Stimmung und Leistungsfähigkeit ablesen und verfolgen, sondern auch etliche Eckwerte für den Gesundheitszustand wie die Immunabwehr; gerade sie wird durch positiven Stress stimuliert, wendet sich aber in Form von Autoimmunkrankheiten gegen den eigenen Körper, wenn sie überaktiviert wird – mit erheblichen negativen Folgen für Ihre Gesundheit. Nachfolgend dazu eine kurze Übersicht:

Angstzustände, Überanstrengung, Schlafstörungen: Auf kurze Sicht führt erhöhte Wachsamkeit zwar zu stärkerer Geistesgegenwart, doch als Dauerzustand kann das in Überempfindlichkeit und Ängstlichkeit umschlagen. Sie haben das Gefühl, den täglichen Anforderungen nicht mehr gewachsen zu sein, nicht mehr frei entscheiden zu können, und oft sind Schlafstörungen die Folge. Wenn dieser Zustand längere Zeit anhält, kann die entstehende Dauererschöpfung zu Depressionen oder Wahrnehmungsproblemen führen. Als eine Art Ersatzhandlung entstehen ein übermäßiges Verlangen nach Süßigkeiten und infolgedessen Übergewicht. Die weiteren Folgen davon sind hohe Risiken für Herzkrankheiten und Krebs.

Gedächtnisstörungen: Schlafstörungen beeinträchtigen die mentale Leistungsfähigkeit; Gedächtnis- und Konzentrationsstörungen sind die Folge. Außerdem werden Sie in den nachfolgenden Kapiteln erfahren, wie Cortisol ganz bestimmte Wirkungen entfaltet, die sich gezielt gegen das Erinnerungsvermögen, die Konzentrationsfähigkeit, ja sogar gegen die Willenskraft richten.

Verdauungsprobleme: Wenn der Körper in den Stressmodus umschaltet, um Energiereserven für die Kampf- oder Fluchtreaktion zu mobilisieren, dann wird diese Energie von anderen wichtigen Körperfunktionen wie beispielsweise der Verdauung abgezogen. Hält dieser Zustand nun lange an, befinden Sie sich also chronisch im Stressmodus, kann dies leicht zum Reizdarmsyndrom führen oder gar zu einer dauerhaften Schädigung Ihres Mikrobioms (Darmflora) und der Darmschleimhaut.

Zucker, Fett, Salz und Bauchfett: Eine der »Funktionen« von Cortisol besteht darin, dem Körper das Signal zum Aufbau von Fettreserven zu geben, für den Fall, dass die Gefahrenlage eine Zeit lang andauert. Wenn aufgrund von Dauerstress und chronisch anhaltender Stressreaktion auch der Cortisolspiegel ständig erhöht ist, dann speichert Ihr Körper immer mehr Kalorien in Form von Fett. Die üblichen Fettdepots befinden sich rund um die Hüften und die inneren Organe; überschüssiges Fett wird als Cholesterol gespeichert. All das zusammen führt zum sogenannten Metabolischen Syndrom.

Weil Ihr Körper meint, er befinde sich ständig im SOS-Modus der Stressreaktion, geht er davon aus, dass er Energienachschub braucht, was Sie als Heißhunger auf Süßes und andere stark kohlenhydrathaltige Lebensmittel verspüren, weil diese sehr schnell Brennstoff liefern; aber Sie nehmen garantiert immer zu viele Kalorien auf, die wiederum als gefährlich entzündliches Fett rund um Ihre Hüften gespeichert werden.

Hormonstörungen: Sobald sich der Körper im Stressmodus befindet, wird Energie aus anderen Körperorganen abgezweigt; die Verdauung wurde in diesem Zusammenhang oben schon erwähnt; es betrifft aber auch das Anzapfen von Energiereserven für die Cortisolbildung aus Ressourcen, die eigentlich für die Bildung anderer Hormone für die Fortpflanzung zur Verfügung stehen sollten wie Östrogen, Progesteron und Testosteron; außerdem wird die Hypophyse veranlasst, eine chemische Substanz namens Prolaktin abzusondern, welche generell die Sexualhormone unterdrückt. Der Sexualtrieb und die Fortpflanzung erfordern nämlich auch sehr viel Energie; so verlieren Sie unter der Stressdauerbelastung nicht nur ihre Libido, sondern am Ende sogar Ihre Fruchtbarkeit.

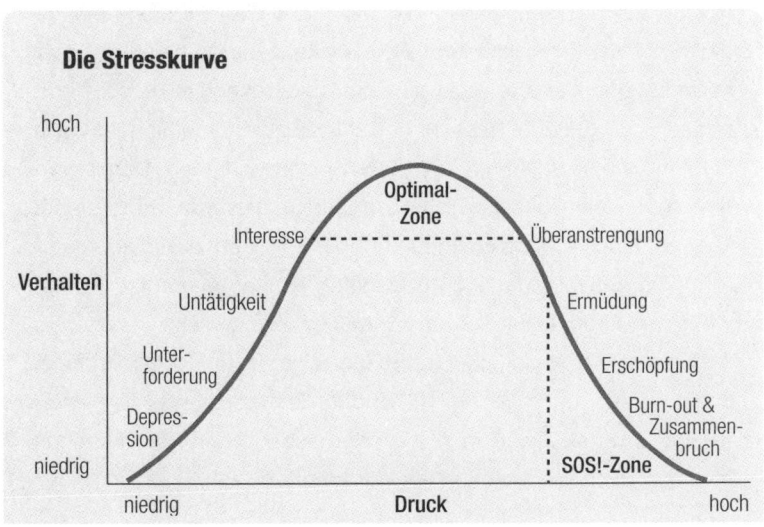

Die Stresskurve

Die Form der Stresskurve veranschaulicht sehr klar, dass Stress in der richtigen Dosierung durchaus positiv, ja gesundheitsfördernd sein kann und nicht von vornherein schädlich ist. Bei einer wissenschaftlichen Studie wurde ein Test mit zwei Gruppen von Angestellten durchgeführt: Der einen Gruppe wurde ein Film über die positiven Aspekte der Stressreaktion (erhöhte Aufmerksamkeit und Reaktionsfähigkeit) gezeigt; die andere Gruppe sah einen Film über die schädlichen Auswirkungen von Stress. Anschließend wurde allen Teilnehmern die gleiche Aufgabe gestellt: eine öffentliche Ansprache zu halten – eine Herausforderung, die erwiesenermaßen bei den meisten Ängste auslöst, Die Angehörigen der Gruppe, denen Stress als negativ dargestellt worden war, versagten dann auch völlig bei ihren Ansprachen, wohingegen die andere Gruppe, der Stress als positiv geschildert worden war, die Aufgabe erfolgreich bewältigte. Der Test zeigt, dass die Einstellung, die wir gegenüber Stress haben, unterschiedliche Auswirkungen darauf haben kann, wie wir damit umgehen: Entweder sehen wir Stress als integralen Bestandteil des Lebens, mit dem man umgehen kann, oder wir empfinden ihn als destruktiv.

Auf jeden Fall wird bei jeder Stressreaktion blitzschnell eine Hormonkaskade ausgelöst, die dazu dient, die Widerstandsfähigkeit in der Stresssituation zu erhöhen. So wird beispielsweise in der Hypophyse Oxytocin gebildet, das bekannte »Kuschelhormon«; es sorgt dafür, dass wir uns stärker an andere binden und in diesem Gemeinschaftsgefühl mehr Sicherheit finden. Damit werden gleichzeitig unser Mut und unser Selbstvertrauen gestärkt. Das in den Nebennieren gebildete DHEA (Dehydroepiandrosteron) wird unter Stress auch hochgefahren; es unterstützt die Abwehr von Viren, Bakterien und Parasiten, baut Muskelmasse auf und stärkt die Knochen, fördert die allgemeine Hormonbildung, hält die Fettbildung gering, vermindert das »schlechte« Cholesterin und wirkt als Gegenspieler zu den schädlichen Auswirkungen einer längeren erhöhten Cortisolausschüttung.

Wenn Sie allerdings unter Dauerstress stehen, wird die Ausschüttung von Oxytocin und DHEA leider blockiert. Erst wenn Sie den SOS-Modus hinter sich lassen, verbessert sich auch wieder Ihre Widerstandsfähigkeit gegen Stress.

Metabolisches Syndrom und Bluthochdruck: Wenn der Blutzucker ständig hoch ist und dementsprechend viel Insulin benötigt wird, kann dies a) zu einer Schädigung der Blutgefäße führen und b) zu einer Überlastung der Bauchspeicheldrüse, die gar nicht mehr so viel Insulin produzieren kann. Letzteres ist die gefürchtete Insulinresistenz, die fast unweigerlich zu Diabetes und hohen Risiken für Herzerkrankungen führt. Und der bei der Stressreaktion sinnvollerweise erhöhte Blutdruck kann dauerhaft erhöht bleiben, was zu chronischem Bluthochdruck führt.

Immunsystem und Autoimmunkrankheiten: Die schnelle und verstärkte Aktivierung des Immunsystems bei einer akuten Gefahr ist sinnvoll, aber wenn das Immunsystem auf Dauer überaktiviert ist, wird es selbst »verwirrt« und weiß gar nicht mehr, wogegen es nun ankämpfen soll. Das kann zu allen möglichen Fehlreaktionen führen wie Allergien, Ausschlägen, Ekzemen, der Neigung, schnell zu erkranken, oder sogar zu schweren Formen von chronischen Autoimmunerkrankungen.

Vorzeitige Alterung: Die übermäßige und andauernde Aktivierung der Stressreaktion laugt den Körper und das Gehirn außerdem vollkommen aus. So setzt viel zu früh ein Alterungsprozess ein, der zu faltiger, schlaffer Haut und einer Vielzahl von Gesundheitsproblemen führt. Nein danke!

Chronische Überlastung aufgrund einer permanenten Aktivierung des Stressmodus im Körper führt natürlich dazu, dass Ihre Reser-

ven irgendwann erschöpft sind und es zu einem massiven Gegen-
schlag kommt. Der Fachbegriff dafür lautet »allostatische Last« – ich
nenne das Phänomen SOS – *Survival Overdrive Syndrome* (Überlebens-Überreaktions-Syndrom). Die damit verbundenen typischen
Beschwerdesymptome, ja selbst bestimmte ausgeprägte Krankheitsbilder sind nichts anderes als Hilferufe Ihres Körpers.

Sind Sie im SOS-Modus?

Ständig unter Strom zu stehen – kommt Ihnen das bekannt vor? Vermutlich geht es Ihnen so wie sehr vielen anderen Frauen und Sie che-
cken schon Ihre E-Mails, bevor Sie überhaupt aufgestanden sind. Sofern Sie dafür überhaupt Zeit haben, folgt als Nächstes ein kurzer
Morgen-Work-out. Aber vermutlich haben Sie es eilig, zur Arbeit zu
kommen, daher fällt der Work-out heute aus. Wenn Sie Kinder haben, müssen Sie dafür sorgen, dass sie rechtzeitig zur Schule kommen;
also fällt Ihr eigenes Frühstück aus, sie begnügen sich allenfalls mit einer Tasse Kaffee oder Tee zwischen Tür und Angel. Ab und zu bleibt
vielleicht Zeit genug, sich ein Smoothie zuzubereiten. Möglicherweise
stehen Sie anschließend auf dem Weg zur Arbeit im Stau – wieder mal
mit einem schlechten Gewissen, weil Sie zu spät zur Arbeit kommen.
Dort geht es dann erst so richtig los. Sie haben laufend Termine,
Besprechungen, Abgabefristen, eine endlos lange To-do-Liste, auf
dem Schreibtisch stapelt sich die Arbeit. Zwischendurch müssen Sie
noch ein paar Sachen für die Geburtstagsfeier eines Ihrer Kinder or-
ganisieren oder einen Arzttermin wahrnehmen. Sie sind ständig auf
Zack, trinken Kaffee oder essen zwischendurch einen Energieriegel
oder etwas Süßes, um wach zu bleiben. Mit etwas Glück bekommen
Sie wenigstens einen ordentlichen frischen Salat als Mittagessen. Auf
dem Weg nach Hause – natürlich wieder Stau! – müssen Sie noch ein
paar Einkäufe erledigen und dann schnell das Abendessen zubereiten.
Ihre Kinder brauchen Ihre Hilfe bei den Hausaufgaben, und wenn Sie

sie ins Bett gebracht haben, müssen Sie noch mal an den Computer und etwas fürs Büro fertig machen.

Inzwischen ist es gegen zehn Uhr abends und mit etwas Glück haben Sie nun endlich ein bisschen Zeit für sich, die sie damit verbringen, mit einem Glas Wein (oder auch zwei, drei) Ihre Lieblingssendung im Fernsehen anzusehen, um »runterzukommen«. Für Sex sind sie längst zu müde, und eigentlich ist Ihnen das mittlerweile auch ziemlich egal. Schließlich legen Sie sich ins Bett und schlafen auch gleich ein. Am nächsten Morgen fängt dann alles wieder von vorne an. Und da können Sie noch von Glück sagen! Die andere Hälfte der Frauen nämlich starrt jetzt eine ganze Zeit lang an die Decke und wünscht sich inständig, sie könnte einschlafen, oder sie wacht mitten in der Nacht auf oder kommt morgens kaum aus den Federn. Dieses Leben fühlt sich so an, als würden Sie ständig von einem hungrigen Raubtier verfolgt. Und genau das ist der Eindruck, den Ihr Körper von Ihrem Lebensstil hat, und er reagiert entsprechend darauf.

Evolutionsbiologen nennen solche krisenhaften Zustände, welche das Leben in den modernen westlichen Zivilisationen mit sich bringt, eine »evolutionäre Fehlanpassung«. Nach dieser Theorie sind wir durch die Evolution an bestimmte Lebensumstände angepasst, die für die damaligen Bedingungen einer überschaubaren Jäger-und-Sammler-Gruppe perfekt waren, um deren Überleben auch in Gefahrensituationen zu sichern. Das waren über Jahrhunderttausende die vorherrschenden Lebensbedingungen. Dafür ist die Stressreaktion gemacht. Inzwischen unterscheiden sich unsere Lebensumstände allerdings drastisch von denen der Höhlenmenschen, wir sind also mittlerweile »fehlangepasst« und die nützlichen Reaktionsmechanismen von einst sind heute eher von Nachteil oder gar gesundheitsschädlich. Keine unserer Urururgroßmütter in der Höhle litt an Diabetes. Aber eine von drei Frauen in den Vereinigten Staaten hat diese Zivilisationskrankheit. Zucker und größere Mengen Fett standen bei unseren Vorfahren nicht auf dem Speiseplan. Das bisschen an Kohlenhydraten und Fetten, das sie bekamen, wurde dementsprechend langsam verdaut und das ganze System war so abgestimmt, dass der

Blutzuckerspiegel gerade so hoch blieb wie zum Überleben nötig. Für uns ist nichts leichter zu haben als Zucker und angesichts des ständigen Stresses verlangen wir auch ständig danach. Diese Fehlanpassung macht uns übergewichtig und zuckerkrank. Das ist nur eines von vielen Beispielen, wie unsere durch die Evolution fein abgestimmten Körperfunktionen durch Überlast und übermäßige Inanspruchnahme aus dem Ruder laufen und wie unser Körper schließlich in einer Art Notwehr zurückschlägt.

Ständig im Hamsterrad laufen zu müssen ist natürlich anstrengend und führt irgendwann zur vollkommenen Erschöpfung, zu Burn-out und ernsthaften Gesundheitsproblemen. Der Körper versucht zwar, sich an dieses Leben auf der Überholspur anzupassen, aber irgendwann kann er einfach nicht mehr. Eines Tages ist es unweigerlich so weit. Dann geht nichts mehr und Ihr Körper sendet sein letztes Notsignal: SOS!

Die beiden Seiten des SOS

Die Stressreaktion kann man grundsätzlich in zwei verschiedene Modi unterteilen, die ich SOS-Ü (Ü für Überlastung) und SOS-E (E für Erschöpfung) nenne. Bei SOS-Ü ist der Cortisolspiegel ständig erhöht oder dann erhöht, wenn er eigentlich niedrig sein sollte. Bei SOS-E ist der Cortisolspiegel dauerhaft zu niedrig, auch dann, wenn er erhöht sein sollte. Letzteres wird sogar als Nebennierenerschöpfung bezeichnet, allerdings trifft es diese Bezeichnung nicht ganz richtig. Es ist nämlich nicht so, dass die Nebennieren »ermüden«, sondern der Signalgeber im Gehirn, der die Nebennieren zu ihrer Tätigkeit anregt, stellt genau diese Tätigkeit ein, um ihnen eine Pause zu gönnen. Das Ergebnis sind dann der niedrige Cortisol- und der niedrige Adrenalinspiegel. (Der einschlägige Signalgeber ist Corticotropin (CRH), das in einem Teil des Hypothalamus gebildet wird, der Schaltzentrale für die vegetativen Körperfunktionen.)

Sie können sich auch in beiden SOS-Modi befinden, jeweils zu verschiedenen Tageszeiten. Denn beide Modi sind nur die zwei Seiten derselben Medaille – in den nachgelagerten Ausprägungen des Stresssystems, wie sie den normalen Tag-Nacht-Verlauf des Cortisolrhythmus beeinflussen. Die jeweils typischen Symptome habe ich für Sie unten aufgelistet.

Beide SOS-Modi werden auch mit Autoimmunerkrankungen in Verbindung gebracht, so beispielsweise mit Hashimoto, der Basedowkrankheit, Morbus Crohn, rheumatischer Arthritis, Sjögren-Symptom, Psoriasis, Zöliakie, Fibromyalgie und dem Chronischen Erschöpfungssyndrom. Außerdem zusätzlich mit den nun folgenden Symptomen.

Übermäßige Adrenalinausschüttung: SOS-Überlastung

SOS-Ü ist jener überhitzte Modus, in dem sich die meisten von uns Tag für Tag bewegen. Unter diesem Modus haben wir den Eindruck, von einem Termin zum nächsten zu hetzen, tausend Dinge gleichzeitig tun zu müssen und trotzdem nie alles wirklich erledigt zu haben. Als ob Sie mit dem Bleifuß aufs Gaspedal drücken und vergessen haben, wie man ihn wieder fortnimmt. Allmählich haben Sie den Eindruck, dass es immer so weitergeht, und die einzige Möglichkeit, diese Wahnsinnsfahrt zu stoppen, besteht darin, den Wagen voll gegen die Wand zu fahren. (Was tatsächlich passieren kann: Das ist der SOS-E-Modus!)

Auf der körperlich-gesundheitlichen Ebene kann man den SOS-Ü-Modus an folgenden Symptomen festmachen:

- Müdigkeit am Nachmittag, starkes Verlangen nach Kaffee oder Süßem, meist gegen 15 bis 16 Uhr.
- Allergien, Lebensmittelunverträglichkeiten, Ausschläge
- Ängstlichkeit, Reizbarkeit, Anfälligkeit für Depression

- übermäßiges Verlangen nach süßen, sehr würzigen oder fetthaltigen Nahrungsmitteln
- Gedächtnisstörungen
- Schwierigkeiten, eine Diät durchzuziehen; Mangel an Willenskraft
- Verdauungsprobleme
- Ekzeme
- Müdigkeit nach den Mahlzeiten
- ständige Ermüdung, Erschöpfung, Überanstrengung
- Gefühl von Ausgelaugtsein
- hormonelle Störungen, einschließlich prämenstruellem Syndrom (PMS), Unfruchtbarkeit, Endometriose, polyzystischem Ovarsyndrom, ausgeprägten klimakterischen Problemen
- Schlafstörungen
- schwache Libido
- Gewichtsprobleme: vor allem hartnäckiges Übergewicht oder Schwierigkeiten, zuzunehmen
- Morgenmüdigkeit, auch wenn Sie durchgeschlafen haben

Weitere Symptome, die sich im Allgemeinen im Zusammenhang mit SOS-Ü ergeben:

- hoher Blutdruck
- erhöhter Cholesterinspiegel
- Insulinresistenz, Metabolisches Syndrom, Diabetes
- Hashimoto-Thyreoiditis
- Osteopenie oder Osteoporose

Wenn es bis zum Äußersten geht: SOS-Erschöpfung

Wenn SOS-Ü für den Bleifuß auf dem Gaspedal steht, dann steht SOS-E für den unmittelbar bevorstehenden Crash gegen die Wand. Es ist praktisch das Burn-out. Das Gefühl, mit den Kräften wirklich am Ende zu sein, dass einfach nichts mehr geht, ja, dass Sie sich nie mehr wieder erholen werden. Sie fühlen sich so, weil Ihr Gehirn die Cortisol- und Adrenalinproduktion zurückgefahren und so die permanente Überreaktion abgeschaltet hat, um Sie vor weiterer Überlastung zu schützen. Das ist eine Art letzte Notwehr. Damit fallen Sie in den SOS-E-Modus: Sie fühlen sich vollkommen erschöpft, Stoffwechsel, Immunabwehr und Hormonhaushalt sind heruntergefahren, Gemütslage, Konzentrationsfähigkeit und Gedächtnisleistung extrem gedämpft, um Energie zu sparen.

Die meisten Menschen schaffen es, im SOS-Ü-Modus eine Zeit lang durchzuhalten, dank der Anpassungsfähigkeit des Körpers an verschiedenartige Stresssituationen. Erst wenn der Stress so lang anhaltend und überwältigend wirkt, dass sämtliche körperlichen, geistigen und emotionalen Reserven aufgebraucht sind, fühlen Sie sich völlig ausgebrannt. Die Stresstoleranz des Körpers ist dann überstrapaziert, das Immunsystem versagt. Sie bekommen ganz leicht Erkältungen oder Infektionskrankheiten. Sie fühlen sich völlig am Ende und können keinen klaren Gedanken mehr fassen. Inzwischen fängt das Immunsystem damit an, gegen Ihren Körper zu arbeiten, statt ihn zu schützen – es zeigen sich die ersten Anzeichen von Autoimmunkrankheiten; darauf werde ich später noch ausführlich eingehen. Hashimoto, eine chronische Entzündung der Schilddrüse, bei deren Gewebe durch einen fehlgeleiteten Immunprozess durch körpereigene Abwehrzellen zerstört wird, ist eines der Paradebeispiele für diese Autoimmunkrankheiten, die letztlich durch SOS ausgelöst werden. Hintergrund aller Autoimmunkrankheiten ist Ermüdung. Nachfolgend eine Auflistung der üblichen Anzeichen, wenn Sie am Rande der völligen Erschöpfung stehen:

- Allergien
- Autoimmunkrankheiten
- abnehmendes Konzentrations- und Erinnerungsvermögen
- Depressionen
- Müdigkeit, Erschöpfung, Morgenmüdigkeit

- häufige Erkältungen, Bronchitis, Nebenhöhlenentzündung, Infektionen im Harntrakt und Pilzbefall, Fieberbläschen und Herpes
- häufige Schmerzen und Entzündungen
- zunehmende Ängstlichkeit, Befürchtungen, Sorgen
- Antriebslosigkeit, Interesselosigkeit
- niedriger Blutdruck
- niedriger Blutzucker
- schwache Libido
- Appetitlosigkeit am Morgen
- sprunghafte Denkweise
- Reizbarkeit und leichtes Aufbrausen
- langsame Erholung nach Krankheiten
- intensives Verlangen nach Zucker, Schokolade, Gebäck und dergleichen
- tendenziell abends besser aufgelegt und fitter zu sein

SOS und Schilddrüse

Die Wirkungs- und Einflussbereiche der Hormone von Schilddrüse und Nebennieren im Körper überschneiden sich vielfach und stehen zudem miteinander in Wechselwirkung. Da sie so eng miteinander verknüpft sind, kann man praktisch das eine gar nicht behandeln, ohne das andere mit zu beeinflussen. Auch die Schilddrüse bzw. ihre Funktion kommt durch die eingangs genannten fünf Grundursachen außer Balance; in der Schulmedizin werden diese Zusammenhänge aber allzu oft diagnostisch gar nicht oder falsch erfasst.

Wir wollen die Rolle der Schilddrüse für den Gesundheitszustand von Frauen jetzt genauer betrachten, vor allem auch im Hinblick darauf wie Schilddrüse und Nebennieren interagieren.

Wofür ist die Schilddrüse eigentlich zuständig?

Die Schilddrüse sitzt vorne am Hals unterhalb des Kehlkopfs und hat in etwa die Form eines Schmetterlings (vor allem wegen der paarigen »Flügel«, der Schilddrüsenlappen); ihr Gewicht kann bis zu 50 oder 60 Gramm betragen. Wie die Nebennieren spielt die Schilddrüse eine zentrale Rolle bei der Überwachung und Steuerung des Stoffwechsels, der Stimmung, der Hormone und des Bewusstseins. Sie ist der Thermostat Ihres Körpers: Je nach Energieverbrauch, Stoffwechsel, Wachstum und Reproduktionsvorgängen regelt sie die Temperatur entsprechend dem Feedback aus dem Gehirn über den Gesamtzustand des Körperinnern hinauf oder hinunter. Die Schilddrüse ist an Hunderten verschiedener Vorgänge und Funktionen des Körpers beteiligt, unter anderem Gehirnentwicklung und Gehirnfunktionen, Atmung, Herzschlag, bestimmten Funktionen des Nervensystems, Körpertemperatur, Muskulatur, dem Zustand der Hautoberfläche, und sie beeinflusst wiederum andere Hormone, welche den Menstruationszyklus, die Fruchtbarkeit, das Körpergewicht, die Stimmung und den Cholesterinspiegel steuern.

Von Ihrer Schilddrüse hängt es ab, wie effizient Sie Kalorien verbrennen, wie schnell Sie Gewicht verlieren, wie viel Energiereserven Sie haben, ob Sie regelmäßigen Stuhlgang und regelmäßige Periode haben, dito prämenstruelles Syndrom (PMS), Brustknoten, ob Sie auf normale Weise schwanger werden und die Schwangerschaft gesund durchstehen können, ob Sie ausreichend Muttermilch nach der Geburt produzieren, ob Sie heiter, ängstlich oder depressiv gestimmt sind, wie es um Ihre mentalen Fähigkeiten, zu lernen, sich zu erinnern, sich zu konzentrieren und vieles, vieles mehr bestellt ist. All das bewerkstelligt die Drüse durch die Produktion hauptsächlich zweier wichtiger Hormone, nämlich Triiodthyronin (T3) und Thyroxin (T4). Von T4 produziert die Schilddrüse sehr viel größere Mengen als von T3, aber T3 ist das wirksame Hormon. T4 wird im Körper zu T3 umgewandelt, vor allem in einer gesunden, funktionierenden Leber.

Durch eine Hormonkaskade, die im Gehirn ausgelöst wird, weiß die Schilddrüse, wann und wie viel Schilddrüsenhormon sie produzieren muss. Es ist die Hypophyse, die mit dem schilddrüsenstimulierenden Hormon TSH (Thyreotropin) das Signal dazu gibt. Wenn der Schilddrüsenhormonspiegel im Blut niedrig ist, sondert die Hypophyse mehr TSH ab. Ist der Spiegel zu hoch, produziert sie weniger TSH. Das ist ein ganz einfacher Regelkreis. Da andererseits sehr viele Körperfunktionen über das Schilddrüsenhormon reguliert werden, können Sie sich vorstellen, was mit Ihrem Körper passiert, wenn die Schilddrüsenfunktion unterbrochen wird oder nicht genug Schilddrüsenhormon produziert wird; Schilddrüsenunterfunktion hat weitreichende Folgen für den ganzen Körper.

Was bei Schilddrüsenunterfunktion und Hashimoto passiert

Schilddrüsenunterfunktion bedeutet natürlich nichts anderes als verringerte Hormonproduktion der Schilddrüse und dementsprechend verringerte Schilddrüsenhormonwirkung im ganzen Körper. Schilddrüsenunterfunktion ist die mit Abstand häufigste Form einer Schilddrüsenerkrankung in den Vereinigten Staaten; mit einem Anteil von 80 Prozent aller Schilddrüsenerkrankungen ist jede zehnte Frau davon betroffen, das sind gegenwärtig rund 28 Millionen Patientinnen. Bei Schilddrüsenunterfunktion gibt es zwei Varianten: die nicht als Autoimmunkrankheit auftretende »einfache« Schilddrüsenunterfunktion und die Autoimmunvariante namens Hashimoto-Thyreoiditis, kurz Hashimoto.

Hashimoto wiederum ist die mit Abstand häufigste Form aller Schilddrüsenunterfunktionserkrankungen; sie macht hier 90 Prozent aus. (In anderen Teilen der Welt ist aufgrund des dort herrschenden Jodmangels die »einfache« Schilddrüsenunterfunktion die häufigere

Variante.) Frauen sind weitaus häufiger betroffen als Männer – bis zu 75 Prozent aller Fälle. Frauen haben also ein siebenfach höheres Risiko für Hashimoto und die Auswirkungen können dramatisch sein.

Bei Hashimoto wird die Schilddrüse vom körpereigenen Abwehrsystem angegriffen, daher spricht man von einer Autoimmunkrankheit. Weiße Blutkörperchen, die sogenannten Lymphozyten, sammeln sich in der Schilddrüse an und zerstören das Schilddrüsengewebe, wodurch dort natürlich kaum noch Hormone oder keine mehr produziert werden können. Ohne ausreichende Schilddrüsenhormonversorgung verringern oder verlangsamen sich aber auch andere Körperfunktionen deutlich. Anhand der Menge der Antikörper im Blut lässt sich feststellen, ob Sie an Hashimoto oder an der einfachen, nicht autoimmunen Schilddrüsenunterfunktion leiden.

Es gibt vielfältige Ursachen für die einfache Schilddrüsenunterfunktion. Bestimmte Ernährungsmängel, übermäßige Bestrahlung mit Jod und die übermäßige Aufnahme bestimmter Nahrungsmittel (dazu gehören grüne Smoothies aus bestimmten Gemüsen, ich komme später darauf zurück) können die Schilddrüsenfunktion vermindern. Es gibt aber auch Faktoren, die bewirken, dass der Körper nicht mehr richtig in der Lage ist, das inaktive Schilddrüsenhormon in die aktive Form umzuwandeln, oder es kann vorkommen, dass der Körper das Schilddrüsenhormon gar nicht richtig rezipieren kann. Das ist dann so ähnlich wie bei Insulin- oder Cortisolresistenz: Die Körperzellen werden gegen das Schilddrüsenhormon resistent, das heißt, sie reagieren einfach nicht mehr darauf. Wenn die Hormonmoleküle nicht mehr an der Körperzelle andocken und sie zu einem bestimmten Verhalten oder einer bestimmten Funktion veranlassen können, dann ergeben sich eben die Symptome einer Schilddrüsenunterfunktion. Auch chronischer und extremer Stress kann dazu führen, dass die Hypophyse so stark unter Druck gerät, dass sie keine Signale mehr an die Schilddrüse zur Produktion von Schilddrüsenhormon abgibt, so ähnlich wie bei der Unterdrückung der Produktion von Sexualhormonen. Ein Grund mehr, sich schleunigst aus einem SOS-Modus zu verabschieden.

Ferner kann es bei beiden Varianten der Schilddrüsenunterfunktion vorkommen, dass der Körper zwar ausreichend Schilddrüsenhormon produziert, doch anschließend wird die aktive Form, das T3, in eine inaktive Form *reverse T3* (RT3) umgewandelt, was sich ebenfalls symptomatisch als Schilddrüsenunterfunktion zeigt.

All dies wird in Kapitel 7 noch ausführlicher erörtert.

Schilddrüsenunterfunktion kann auch eine Folge schwerwiegender Störungen im Hypothalamus und in der Hypophyse sein, den Hauptschaltzentralen des gesamten Hormonhaushaltes im Gehirn. Das kommt zwar nur selten vor, sollte aber von Ihrem Arzt in Betracht gezogen werden, wenn Sie zwar einerseits Symptome von Schilddrüsenunterfunktion haben, andererseits Ihre Laborwerte anhand der in Kapitel 7 erörterten Standards unauffällig bleiben.

Um die Sache im Folgenden etwas zu vereinfachen, fasse ich von nun an beide Formen (Hashimoto und die »einfache« Schilddrüsenunterfunktion) unter dem Begriff Schilddrüsenunterfunktion zusammen, es sei denn, es ist ausdrücklich von der einen oder anderen Form die Rede.

Schilddrüsenunterfunktion – eine Form von Energie- und Antriebsmangel

Symptome von Schilddrüsenunterfunktion sind:

- Ängstlichkeit
- Depression
- erhöhte Kälteempfindlichkeit
- Erinnerungslücken
- Fehlgeburten, insbesondere in Zusammenhang mit weiteren der hier genannten Symptome
- Gedächtnisschwäche (schwaches Erinnerungs- und Konzentrationsvermögen)

- geschwächtes Immunsystem mit häufigen Erkältungen und Infektionen
- geschwollene Augen
- Gewichtszunahme
- Haarausfall
- hoher Cholesterinspiegel
- Kropf
- Müdigkeit
- Muskelschwäche
- Nervenschmerzen
- Schlafstörungen
- trockene Haut
- Unfruchtbarkeit
- Ungleichgewichte im Hormonhaushalt einschl. prämenstruellen Syndroms, unregelmäßiger Periode, Brustempfindlichkeit, schwachen Sexualtriebs
- verlangsamte Motorik
- verlangsamter Puls
- verlangsamtes Denken
- Verstopfungen
- Wochenbettdepression, zu wenig Muttermilch nach einer Geburt

Wenn Schilddrüsenunterfunktion nicht behandelt wird, kann sie auch zu Übergewicht, hohem Cholesterinspiegel, Gedächtnisstörungen und Demenz sowie zu Herzproblemen führen.

Schilddrüsenunterfunktion – nicht richtig erkannt, nicht richtig behandelt

Seit Monaten nahm die 38-jährige Cara ständig zu, obwohl sie nicht mehr aß als sonst und auch nicht weniger Sport trieb. Sie war ständig müde und merkte, dass sie sich nur noch schlecht konzentrieren konnte. Mit Feuchtigkeitscremes konnte sie kaum etwas gegen ihre trockene Haut ausrichten, die ständig juckte. Und mittlerweile litt sie auch immer häufiger an Verstopfung. Sie war ziemlich schreckhaft geworden und konnte Stress kaum mehr ertragen. Ihre Ärztin meinte, sie sei als Mutter von Kleinkindern wohl ein wenig depressiv und überfordert. Obwohl Caras Testwerte in Bezug auf die Schilddrüsenfunktion grenzwertig waren, verschrieb die Ärztin ihr keine besondere Behandlung. Sie sollte sich in einem halben Jahr noch einmal zur Überprüfung vorstellen und inzwischen mit einer Diät beginnen und nötigenfalls Prozac einnehmen (ein in USA sehr verbreitetes Antidepressivum).

Nach einem weiteren Leidensjahr landete Cara schließlich in meiner Praxis. Ich ließ einige Laboruntersuchungen vornehmen und innerhalb einer Woche hatten wir einen eindeutigen Befund: Hashimoto. Es brauchte dann noch einige Monate der vertrauensvollen Zusammenarbeit, bis wir ihre Grundursachen herausgearbeitet hatten; dazu zählten in ihrem Fall eine Glutenintoleranz und das Epstein-Barr-Virus (ein Herpesvirus). Nach ein paar kleineren Anpassungen war genau die richtige Medikation für sie gefunden, und ein paar Wochen später war sie wieder vital und voller Energie. So wurde sie auch wieder zuversichtlich und lebensfroh, wurde mental wieder stärker und weniger vergesslich und verlor schließlich auch nach und nach ihr Übergewicht.

Ganz offensichtlich hatte sie sich ihren Zustand nicht »nur eingebildet« und es gab eine Lösung, die zu ihrer Gesundung führte, und die gibt es auch für Sie.

Wie ich im siebten Kapitel noch ausführlicher darlegen werde, ist es bedauerlicherweise so, dass viele Ärzte und Ärztinnen bei Untersuchungen eben nicht routinemäßig auch die Schilddrüsenfunktion testen lassen und daher auch gar nicht auf die Diagnose Schilddrüsenunterfunktion kommen, welche nach äußeren Symptomen zunächst unauffällig verläuft. So bleiben Millionen von Frauen unbehandelt oder werden sogar falsch behandelt. Eine andere Patientin, Marina, die 49 Jahre alt ist, sagte mir: »Es war wirklich eine langwierige und frustrierende Angelegenheit, bis ich meine Ärztin davon überzeugt hatte, dass ich trotz ›normaler‹ Laborwerte alle anderen Merkmale einer klassischen Schilddrüsenunterfunktion hatte. Nach einer Weile war ich schon selbst fast so weit, zu glauben, dass ich mir ›alles nur einbilde‹ wie es mir immer wieder gesagt wurde. Ich fing schon damit an, mich mit dieser ewigen Müdigkeit, geistigen und körperlichen Schlaffheit und dieser unerklärlichen Traurigkeit abzufinden, all das normal zu finden. Es war wirklich nicht leicht, sich auf die Dauer mit all diesen Unzulänglichkeiten, die nichts anderes als Symptome waren, herumplagen zu müssen und – nach einigen eigenen Recherchen – meine richtige Diagnose den eigentlich dafür zuständigen Ärzten darlegen und sie davon erst überzeugen zu müssen.«

Außer den schätzungsweise 28 Millionen Amerikanern (bzw. hauptsächlich Amerikanerinnen), die bekanntermaßen unter Schilddrüsenproblemen leiden, gibt es sicher noch einmal halb so viel Frauen zusätzlich, die eine Schilddrüsenerkrankung haben, ohne es überhaupt zu ahnen! So vermutet man beispielsweise, dass bei etwa 30 Prozent aller Frauen, die wegen Depression in Behandlung sind, Schilddrüsenunterfunktion als eigentliche Ursache in Betracht zu ziehen ist. Würden sie daraufhin behandelt, was ja nicht schwer ist, würde sich auch ihr depressiver Zustand wesentlich verbessern. In den USA werden schätzungsweise 1,6 Millionen Patienten und Patientinnen mit Schilddrüsenhormonersatzstoffen medikamentös behandelt. Aber bei etwa 15 Prozent davon verbessert sich die Schilddrüsenunterfunktion so gut wie gar nicht, weil die eigentlichen Ursachen nicht genau genug untersucht sind, die Medikation falsch eingestellt ist, weil bestimmte Symptome einfach nicht beachtet oder Anschluss- und Überwachungsuntersuchungen gar nicht oder nur unzureichend durchgeführt werden oder der Schilddrüsenfunktion von den Ärzten generell zu wenig Beachtung geschenkt wird.

Der Zusammenhang zwischen SOS-Modus und Schilddrüse

SOS-Modus	Multiple Entzündungen	Immunsystem-versagen	Schilddrüsenunterfunktion (Autoimmunkrankheit/Hashimoto)

Ein anhaltender SOS-Modus kann gravierende Auswirkungen auf die Schilddrüse haben. Wenn der Körper über einen langen Zeitraum in der »Alarmbereitschaft« der Stressreaktion verharrt, bleibt ihm nichts anderes übrig, als den erhöhten Energieverbrauch irgendwann wieder herunterzuregeln, um die letzten verbliebenen Reserven zu schonen, so wie Sie zu Hause im Falle einer Energieknappheit auch den Heizungsthermostat herunterdrehen. Diese Energiereduzierung im Körper geht von der Schilddrüse aus, die dann weniger Schilddrüsenhormon abgibt, wodurch sich alle stark energieverbrauchenden Körperfunktionen wie der Stoffwechsel und die Reproduktion verlangsamen.

Darüber hinaus kann es bei chronischem SOS-Modus zu einer Verwirrung beziehungsweise Fehlfunktion des Immunsystems kommen, beispielsweise eben Hashimoto, einer der verbreitetsten Autoimmunkrankheiten. Außerdem können dieselben Grundursachen, die zum SOS-Modus führen, auch unabhängig davon zu Hashimoto führen. Geht man also gegen die Grundursachen des SOS-Modus vor, dann hat man auch eine gute Grundlage zur Bekämpfung von Hashimoto sowie der einfachen Schilddrüsenunterfunktion.

Im übernächsten, dem dritten Kapitel finden Sie einen Fragebogen, mit dessen Hilfe Sie klären können, ob Sie an Schilddrüsenunterfunktion leiden, einschließlich Hinweisen auf Tests, mit deren Hilfe festgestellt werden kann, ob Sie von Hashimoto oder von der einfachen Schilddrüsenunterfunktion betroffen sind. Mein SOS-Plan weist Ihnen dann den Weg, wie Sie die fünf Grundursachen für Ihren schlechten Gesundheitszustand beseitigen können und Ihre Schilddrüse dann wieder normal funktionieren kann.

Entzündungen – die stillen Warner vor SOS

Die Immunabwehr des Körpers ist zunächst ein Überwachungssystem, das pausenlos im Einsatz ist. Eine Entzündung ist die körpereigene Reaktion auf schädliche Reize, wenn das Abwehrsystem also etwas entdeckt hat, das es als schädlich einordnet. Solche entzündlichen Reaktionen finden im Miniaturformat und für kurze Zeit ständig im Körper statt, weil unser Körper den ganzen Tag so vielen dieser Reize und Angriffe von außen ausgesetzt ist. Heutzutage stürmt so viel auf den Körper ein, dass die Immunabwehr dauernd auf Hochtouren läuft und dieser permanente Alarmzustand den Körper am Ende überfordert. Ständige schwerwiegende Entzündungen bilden sozusagen den gemeinsamen Nenner der Schäden, die von den fünf Urgründen ausgelöst werden und die man bei fast allen chronischen Krankheitsbildern findet.

Das Wort »Entzündung« verweist bereits auf die sichtbaren und spürbaren Symptome einer Entzündung: Die Haut wird wärmer, schwillt an (und schmerzt), wenn sie beispielsweise einen Splitter aus Ihrem Finger entfernt haben; das ist eine ganz offensichtliche Verletzungsentzündung. Wenn alles optimal abläuft, bleibt diese Entzündung, dieses »Feuer«, lokal begrenzt wie ein offenes Feuer in einem Kamin. Wenn sich die Flammen von dort allerdings ausbreiten und das ganze Haus niederbrennen, dann haben Sie ein Problem. Genau das passiert aber in der Regel bei chronischen Entzündungen. Wenn eine Entzündung außer Kontrolle gerät und den ganzen Körper erfasst, dann zerstört sie alles, was sich ihr in den Weg stellt. Wenn Entzündungen chronisch werden, entsteht ein Flächenbrand im Körper, der sich mit der Zeit verselbstständigt und wie beim Dominoeffekt Fettleibigkeit, Diabetes, Herzkrankheiten, Erschöpfung, Fruchtbarkeitsprobleme, Depression, Demenz und Autoimmunkrankheiten nach sich ziehen kann.

Auch falls Sie bereits an Morbus Basedow oder Schilddrüsenkrebs erkrankt waren, ist dies das richtige Buch für Sie

Auch wenn Sie von der Basedowkrankheit (Autoimmunerkrankung mit Schilddrüsenüberfunktion) genesen sind oder wenn Ihre Schilddrüse wegen Schilddrüsenkrebs entfernt oder bestrahlt wurde, leiden Sie praktisch an Schilddrüsenunterfunktion, daher gelten die Empfehlungen in diesem Buch auch für Sie. Die gleichen Grundursachen, die zu Hashimoto führen, können auch Basedow auslösen. Nachdem Sie auf konventionelle Weise gegen diese Krankheit behandelt wurden, können die Grundursachen weiterhin bestehen und somit ohne Weiteres an anderer Stelle im Körper wieder Probleme machen. Daher lautet mein Rat, sich ebenfalls an den SOS-Heilplan zu halten, um Ihre Gesundheit zu schützen und Ihr Wohlergehen zu befördern. Falls Ihre Schilddrüse allerdings komplett entfernt wurde, müssen Sie natürlich jederzeit entsprechende Medikamente nehmen, auch dann, wenn es gelungen ist, die Grundursachen zu beseitigen.

Autoimmunkrankheiten: Der Aufstand des Immunsystems

Zu einer Autoimmunattacke kommt es dann, wenn Ihr Immunsystem die eigenen Körperzellen angreift, weil es sie fälschlicherweise für ein Virus, ein Bakterium, einen Pilz oder einen anderen Fremdkörper hält. Diesen Vorgang nennt man »molekulare Mimikry«. Die Attacke kann überall im Körper stattfinden: Bei Morbus Crohn oder Colitis (Dickdarmentzündung) ist ihre Darmschleimhaut betroffen; bei rheumatischer Arthritis Ihre Gelenke; bei Psoriasis Ihre Haut und bei Hashimoto eben Ihre Schilddrüse. Nicht selten dehnt sich der Schaden weiter aus, es zeigen sich weitere entzündliche Symptome in ganz anderen Körperteilen, wie es beispielsweise bei Zöliakie der Fall ist; deswegen hat man bei Autoimmunkrankheiten immer ein großes Spektrum allgemeiner, zunächst einmal unspezifischer Symptome wie Schmerzen, Müdigkeit, Depression. Autoimmunkrankheiten können als Folge einer Infektion auftreten, sie können aber auch die Folge eines zu durchlässigen Verdauungssystems sein, welches bestimmte schädliche Proteine namens LPS (Lipopolysaccharide), die von der Nahrung oder von Bakterien im Darm stammen, durchlässt. Ebenso kann extremer Dauerstress das Immunsystem verwirren.

Der Schulmedizin zufolge ist eine Autoimmunkrankheit, wenn man sie sich erst einmal »eingefangen« hat bzw. wenn sie einmal ausgelöst wurde, ein praktisch endlos andauernder, chronischer Prozess, selbst nachdem ihr Auslöser beseitigt wurde. Aber das ist nicht immer der Fall. Untersuchungen haben beispielsweise für Zöliakie (Glutenunverträglichkeit) gezeigt, dass die Autoimmunkrankheit beendet werden kann, wenn der Auslösereiz nicht mehr vorliegt.

Bei meinem SOS-Programm geht es auch zu einem ganz wesentlichen Teil darum, diesen sich immer weiter verselbstständigenden Entzündungsprozess zu bremsen und die Verwirrung des Immunsystems zu stoppen. Wenn die Entzündung (über ihre Ursache) sozusagen heruntergedimmt, gekühlt oder gar ausgelöscht wird, dann verschwinden auch Beschwerden und Schmerzen, von denen Sie unter Umständen jahrelang geplagt wurden. Dann schlafen Sie auch besser und leichter ein und Ihr Schlaf wird erquicklicher, Ihr Denken klarer und sie gewinnen wieder mehr Kraft und Energie für ein Leben, wie Sie es sich wünschen.

2. DIE FÜNF GRUNDURSACHEN FÜR DIE FEHLFUNKTION VON NEBENNIEREN UND SCHILDDRÜSE

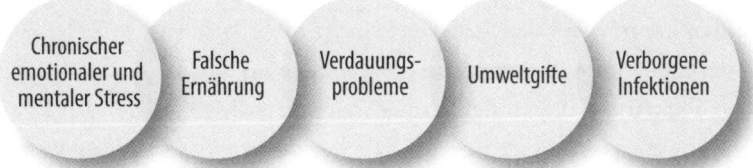

Chronischer emotionaler und mentaler Stress   Falsche Ernährung   Verdauungsprobleme   Umweltgifte   Verborgene Infektionen

Wenn Sie vor einem Baum stehen, sehen Sie nur den Teil über dem Boden vom Stamm aufwärts, aber nicht sein ausgedehntes Wurzelwerk im Boden, das ausgedehnter sein kann als die Verzweigungen der Baumkrone. Doch dieses gesunde Wurzelwerk ist die Grundvoraussetzung für das Gedeihen des gesamten Baums. Die vorherrschende Tendenz in der Schulmedizin geht dahin, nur die sichtbaren Teile zu betrachten, die Symptome und die benennbaren Krankheiten; so werden dann meist die Symptome kuriert, als ob sie die Ursache des Gesundheitsproblems wäre. Dabei liegt die Ursache des Problems immer in den Wurzeln. In diesem Kapitel werden wir einen eingehenden Blick unter die Oberfläche der schulmedizinisch fassbaren Symptome und Diagnosen werfen und die Grundursachen freilegen, die eigentlich zu Ihren Beschwerden und Krankheiten führen.

Die Grundursachen für den SOS-Modus und Schilddrüsenunterfunktion
1. chronischer emotionaler und psychischer Stress
2. falsche Ernährung, hoher Blutzucker und Ernährungsmängel
3. Verdauungsprobleme
4. Umweltgifte
5. Immunstörungen und verborgene Infektionen

Grundursache 1: Chronischer emotionaler und psychischer Stress

Sie kennen das: Sie stehen so stark unter Strom und Stress, dass Sie wünschen, Sie könnten sich im Handumdrehen auf eine tropische Insel beamen? Vielleicht genügte auch schon eine Hängematte im Garten. Haben Sie auch schon mal gedacht: »Es wächst mir dermaßen über den Kopf, ich kann einfach nicht mehr«, »Ich gehe jetzt echt auf dem Zahnfleisch«, »Ich schufte so sehr, um es ja auch allen recht zu machen, aber wo bleibt mal Zeit für mich?« Willkommen im Club der Gestressten!

Der Club der Gestressten

Um keine Missverständnisse aufkommen zu lassen: Ich meine mit dem Begriff »Stress« das subjektive Gefühl, vom Alltag permanent genervt und überwältigt zu sein. In zwei aufeinanderfolgenden Jahren wurde in dem jährlich von der *American Psychological Association* herausgegebenen Stressbericht festgestellt:

- 75 Prozent aller Amerikaner leiden unter mittlerem bis starkem Stress. (In Deutschland gaben immerhin 60 Prozent an, häufig gestresst zu sein. Anm. d. Ü.)
- Gute 25 Prozent stehen in den USA unter starkem Stress. (23 Prozent in Deutschland; Anm. d. Ü.)
- Mindestens 43 Prozent aller Amerikaner leiden an Gesundheitsbeeinträchtigungen, die auf Stress zurückzuführen sind.

Das dürfte keine große Überraschung sein. Aber es geht noch weiter. An der Spitze aller Erhebungen, bei denen stressrelevante Erscheinungen und Faktoren gemessen werden, rangieren Frauen immer an der Spitze, auch wenn es um gesundheitliche Folgen von Stress geht. Wir Frauen erfahren nämlich nicht nur unseren eigenen, persönlichen Stress, sondern wir haben die Tendenz, uns auch noch den Stress, den unser Partner erfährt zu eigen zu machen, ja selbst den allgemeinen Stress, wie er über die Nachrichten zu uns dringt – Terrorereignisse oder sonstige Katastrophen gehen uns mehr zu Herzen als Männern.

Um den SOS-Modus hinter sich lassen zu können, ist es wichtig und notwendig, zu erkennen, wann das erträgliche Maß an Stress voll ist und man sich davon lösen muss. Und wenn ich von diesem Übermaß an Stress spreche, dann – das will ich in aller Deutlichkeit betonen – spreche ich nicht von Symptomen, die »sich jemand einbildet«. Wir Frauen werden oft genug als überempfindlich, zu emotional und übertrieben dramatisch regelrecht denunziert. Patientinnen haben mir berichtet, dass sie so etwas von ihren eigenen Hausärzten gehört haben. Daher verleugnen wir die Symptome vor uns selbst, wir versuchen, den Stress zu ignorieren – ihn wegzustecken, ihn runterzuschlucken, damit wir bloß nicht als Jammerlappen oder Hysterikerinnen dastehen. Stress ist eine echte gesundheitliche Beeinträchtigung im medizinischen Sinn und sollte nicht kleingeredet werden.

Sie wissen, wie sich Stress anfühlt, diese Mischung aus beklemmenden Gefühlen, Druck, Erschöpfung, Reizbarkeit, Weinerlichkeit, Frustration, Ärger und so weiter, aber was ist Stress wirklich? Es sind die körperlichen, emotionalen und psychischen Reaktionen, wenn wir stärker belastet sind, als wir ertragen können. Achten Sie auf die Empfindungen, die Sie spüren, und die Gedanken, die Ihnen durch den Kopf gehen, wenn Sie gestresst sind. Hören Sie auf Ihre innere Stimme, die Ihnen sagt, wann das Maß voll ist! Sie wissen, dass zu viel Stress zu Schlafstörungen und Gewichtszunahme führt, Ihren Hormonhaushalt durcheinanderwirbelt und Ihren Kopf verwirrt – also sollten Sie die Stressanzeichen auch beachten, damit Sie erkennen, wann Sie in den SOS-Modus geraten. Sehen wir uns ein paar musterhafte Abläufe an, wie Stress schadet – oftmals ohne dass es richtig bemerkt wird.

Keine Erholung ohne ausreichenden, gesunden Schlaf

SOS-Modus	extreme Wachsamkeit	fehlgesteuerter Cortisolrhythmus	Gefühl des Ausgelaugtseins	schlechter Schlaf	weitere Entzündungen

»Ich weiß, dass ich das nicht tun sollte, weil ich schlecht schlafe«, sagte Lindsay zu mir. »Aber ohne eine zweite Tasse Kaffee stehe ich den Nachmittag nicht durch. Gegen fünfzehn Uhr bin ich so gut wie am Ende, aber ich muss meine Arbeitszeit ja irgendwie durchstehen. Also trinke ich den Kaffee und bin dann noch aufgedreht, wenn ich eigentlich ins Bett gehen sollte. Ich bleibe länger auf, lese und beantworte noch E-Mails oder hänge auf Facebook herum. Einerseits freue ich mich auf die Zeit, die ich dann ganz für mich habe, wenn die Kinder im Bett sind und auch mein Mann schon schläft. Aber wenn ich mich dann gegen Mitternacht endlich selbst ins Bett lege, starre ich noch längere Zeit an die Decke und denke genervt und sorgenvoll daran, dass ich morgen auch schon wieder todmüde sein werde.«

Im Schlaf erholt sich der Körper und führt die immer notwendigen Reparaturarbeiten durch: Zellen und Gewebe müssen repariert und wieder aufgebaut werden, Giftstoffe werden ausgefiltert und ausgeschieden, das Gehirn verarbeitet die Eindrücke des Tages und konsolidiert unter Umständen neue Kenntnisse. Aber die meisten Menschen haben ein Schlafdefizit, deshalb fehlen ihnen diese erholsamen Phasen zumindest teilweise. Außerdem bringt schlechter oder zu wenig Schlaf unseren Cortisolrhythmus durcheinander und das hat weitreichende Folgen: für das Körpergewicht, unsere Vorlieben (gerade auch bei der Essenswahl), unsere Stimmungen, die Immunabwehr, die geistige Präsenz, das Erinnerungsvermögen, die intellektuellen Fähigkeiten, für die Libido und selbst für unsere Schmerztoleranz. Frauen, die weniger als fünf Stunden pro Nacht schlafen, haben im Durchschnitt mehr Körpergewicht als Frauen, die sieben Stunden schlafen – selbst wenn sie weniger Kalorien zu sich nehmen. Wenn Sie an Schlafmangel leiden, steigt die Menge des appetitanregenden Hormons Ghrelin an; gleichzeitig wird das Hormon Leptin, das dem Gehirn anzeigt, dass Sie satt sind, unterdrückt. Und so enden Sie fast unweigerlich bei einem kaum mehr kontrollierbaren »Plünderzug« nachts vor dem Kühlschrank.

Lindsay hat eines der häufigsten Symptome ganz treffend beschrieben: dieses Gefühl des Ausgelaugtseins aufgrund eines erhöhten Cortisolspiegels. Sie ist natürlich nicht die Einzige. 49 Prozent aller Frauen in Amerika geben an, nachts nicht richtig schlafen zu können. Wenn Sie dauernd im SOS-Modus leben, wird auch dauern Adrenalin in Ihr Blut abgegeben, es erhöht Ihre Wachsamkeit und Ihre Aufmerksamkeit; Sie sind sozusagen immer in Alarmbereitschaft. Als lebten Sie in einem Actionthriller und übernähmen mal wieder die Nachtwache.

Eine unruhige Nacht mit Schlafstörungen genügt schon, um den Cortisolanteil in der Nacht anzuheben; das wiederum blockiert die Produktion des Schlafhormons Melatonin. Dadurch kommt ein Teufelskreis in Gang, aufgrund dessen es Ihnen immer schwerer fällt, einzuschlafen und durchzuschlafen und morgens erfrischt wieder aufzuwachen. Melatonin spielt außerdem eine ausschlaggebende Rolle bei den Entgiftungsvorgängen, die eigentlich in der Nacht stattfinden sollten, während Sie schlafen; gestörte Nachtruhe bedeutet daher auch, dass toxische Stoffe, chemische Verbindungen und Hormone nicht ausreichend abgebaut werden. Nicht im Gehirn, aber auch nicht anderswo. Zu wenig Schlaf oder zu schlechter Schlaf hat dann eben auch Auswirkungen auf die mentale Leistungsfähigkeit; Gedächtnis- und Konzentrationsschwäche sind die Folge. Aber auch PMS, schmerzende Brüste, Stimmungsschwankungen und andere hormonelle Probleme sind die Folgen.

Die Ausschüttung von Melatonin wird übrigens auch von dem künstlichen Blaulicht verhindert, das von Computerbildschirmen und Handydisplays abstrahlt. Falls Sie also auch noch im Bett mit derartigen Geräten hantieren, statt sinnvolle Einschlafübungen zu machen, dann verstärken Sie die Probleme, die Sie ohnehin schon mit dem Schlaf haben. Wenn sich Ihr Schlafrhythmus ändert, hat das auch Einfluss auf die Darmflora – und selbstverständlich nicht gerade zum Besseren. Auf diesen Aspekt werde ich innerhalb dieses Kapitels noch ausführlicher zu sprechen kommen.

Schließlich gibt es noch die Entzündungszytokine, welche durch die Blutbahn kreisen; ihre Hauptaufgabe ist es, Sie gegen Infektionen zu schützen. Doch auch sie können dazu führen, dass Sie müde, abgeschlagen und reizbar sind und sich so matt fühlen wie unmittelbar vor dem Ausbruch einer Erkältung. Sie bringen auch diejenigen Hirnregionen um den Hypothalamus, die den Tag-Nacht-Rhythmus Ihrer inneren Uhr regeln, aus dem Takt. Das trägt ebenfalls zu Schlaflosigkeit bei Nacht und Schläfrigkeit bei Tag bei. Chronische Entzündungen gerade im Zusammenhang mit Autoimmunkrankheiten wirken sich negativ auf den Schlafrhythmus aus, was wiederum in einer negativen Spirale zu geringeren Cortisolausschüttungen am Morgen führt, weswegen Sie umso mehr geradezu bleiern in den Tag starten.

Diese Tretmühle wird immer schlimmer, wie es bei Lindsay der Fall war. Sie werden zunehmend reizbar und niedergeschlagen. Bei der Arbeit können Sie sich nur schwer konzentrieren. Ihr Gedächtnis lässt Sie im Stich. Sie können sich nur noch schwer auf den Beinen halten und greifen am Nachmittag zu Kaffee und Kuchen.

Untersuchungen haben gezeigt, dass es eine Woche oder länger dauern kann, bis sich die psychischen und physischen Folgen von

Schlafstörungen wieder ausgleichen und normalisieren – selbst wenn es Ihnen gelungen ist, wieder länger und besser zu schlafen. Die Forderung nach ausreichendem, erholsamem Schlaf steht daher ganz oben auf der Tagesordnung, wenn Sie mit dem SOS-Heilprogramm anfangen.

Stress beeinträchtigt die Willenskraft

Die Kontrolle über Ihre Ernährung ist von zentraler Wichtigkeit im Hinblick auf ein gesundes Körpergewicht und wenn es darum geht, Entzündungen in Schach zu halten. Doch ein Drittel aller Frauen räumt ein, dass sie nicht genügend Willensstärke aufbringen, um das, was für ihre Gesundheit das Beste wäre, auch umzusetzen. Die Hälfte der Frauen ist der Überzeugung, ihr Wille wäre stärker, wenn sie nicht dauernd so müde wären. Der SOS-Modus unterminiert die Willenskraft. Im Lauf der Zeit beeinflusst ein aus dem Takt geratener Cortisolzyklus auch die Nervenbahnen in Ihrem Vorderhirn, also dem Teil, in dem Entscheidungen getroffen und Handlungsanweisungen gegeben werden. Wenn es so weit kommt, dann ist es mit Ihrer Willenskraft schnell zu Ende. Dadurch verlieren Sie auch die Kontrolle über die richtige Ernährung; damit gehen dann oftmals auch die guten Vorsätze flöten, mehr Sport zu treiben oder auf Zucker zu verzichten, und Sie fassen dann auch gerne noch mal nach – nach dem Motto: Ein Häppchen mehr kann ja nicht so viel schaden. Nur davon zu reden, weniger essen und mehr Sport treiben zu wollen, bringt gar nichts.

Warum Diäten bisher vielleicht nichts gebracht haben

Wenn Sie sich im SOS-Modus befinden, also in einem Zustand dauerhaft erhöhter Erregung und Alarmbereitschaft, dann kann es durchaus sein, dass Ihnen Schokolade, Eis, alle Arten von Gebäck und ein paar Gläschen Wein am Abend geradezu unverzichtbar vorkommen. Ich hatte mehr als eine Patientin, die sich ein geheimes Süßigkeitendepot zugelegt hatte, und das ist nichts anderes als eine Folge des Überlebens-Überreaktions-Syndroms (SOS). Zucker und Fette sind diejenigen Stoffe, die in einer Alarmsituation sofort verbrannt werden, weil so die Stressreaktion schlagartig verbessert wird. Wenn diese (vermeintliche) Stresssituation vorbei ist, hat der Körper das Bedürfnis, die verbrannten Kalorien zu ersetzen, und womit gelänge dies leichter als mit … genau! Zucker, Kohlenhydraten und Fett. Stark gestresste Frauen greifen so gut wie immer zu sehr fetthaltigen, sehr süßen Nahrungsmitteln, was zu mehr Bauchfett und erhöhter Insulinresistenz im Vergleich zu weniger gestressten Frauen führt.

Ihr Gehirn sorgt schon dafür, dass Sie gar nicht anders können, als sich unter mittlerem bis starkem Stress mit zucker- und fetthaltigen oder sehr würzigen Speisen vermeintlich »schadlos zu halten«. Bei deren Verzehr werden Wohlfühlhormone wie Serotonin oder Dopamin ausgeschüttet, die Ihr angespanntes Nervenkostüm kurzzeitig beruhigen. Sie »trösten« sich damit geradezu. Mit jedem Bissen normalisiert sich der Cortisolspiegel. Aber dieser Trost hat seinen Preis. Von solchen Wohlfühlsnacks werden wir nämlich geradezu abhängig, und da sie typischerweise sehr zucker- und fettlastig sind, essen wir auch noch viel mehr davon, als wir eigentlich brauchen, mit der Folge von Fett- und Gewichtszunahme. Da ist einerseits der bekannte Bauchspeck, andererseits *VAT (visceral abdominal fat)*, eine eher versteckte Form des Körperfetts, welche die Entzündungszytokine produzieren, die dem Körper schaden. Davon wird der gesamte Körper schwer in Mitleidenschaft gezogen und der SOS-Modus verlängert. Das ist ein Teufelskreis, aus dem man nur sehr schwer wieder herauskommt. Dass die Lebensmittelindustrie so viele leckere Wohlfühlhäppchen produziert und an jeder Ecke anbietet, macht die Sache natürlich nicht einfacher. Der Versuchung, da einen Riegel Süßes und dort eine Tüte Chips in den Einkaufswagen im Supermarkt zu werfen, ist einfach zu groß, auch wenn Vernunft und Einsicht dazu mahnen, es nicht zu tun. Es hilft auch nichts, wenn man weiß, dass Frauen tendenziell noch mehr auf Süßes abfahren als Männer, wenn sie dauernd unter Strom stehen. Da meistens wir Frauen die Einkäufe erledigen, erliegen wir auch umso eher der Versuchung.

Stress vermindert Ihre Schilddrüsenfunktion

Wenn Sie sich im Dauerstress befinden, besteht ein Teil der Stressreaktion darin, die Schilddrüsenfunktion herunterzuregeln, um Energie zu sparen. Die Schilddrüse drückt sozusagen auf die Pause-Taste für alles, was nicht unbedingt gebraucht wird, wie Stoffwechsel und alles, was mit Sex und Fortpflanzung zu tun hat. All das wird auf Energiesparmodus geschaltet.

Die Produktion der aktiven T3-Version des Schilddrüsenhormons wird ganz stark verringert und das, was überhaupt noch produziert wird, wird in Form von inaktivem Reverse-T3 (RT3) sozusagen auf Vorrat produziert. Im Fall eines akuten körperlichen Stresszustandes, beispielsweise bei einer Infektion oder wenn Sie Fieber bekommen, ist das ein paar Tage lang vollkommen sinnvoll, um so viel Energie wie möglich für den Selbstheilungs- bzw. Gesundungsprozess verwenden zu können. Bei Dauerstress wird daraus jedoch eine chronische Unterdrückung der Schilddrüse, eben die Schilddrüsenunterfunktion.

In der medizinischen Fachliteratur wird immer wieder beschrieben, wie angesichts eines ohnehin bestehenden Dauerstresses ein schwerer Krankheitsfall in der Familie, der Tod eines geliebten Menschen, ein Umzug, die Geburt eines Kindes oder ein beruflicher Wechsel wie der letzte Tropfen wirken können, der das Fass zum Überlaufen bringt und hier dazu führt, dass die Schilddrüsenunterfunktion einsetzt. Dauerstress, Überängstlichkeit oder Kindheitstraumen können auch Hintergrund für Hashimoto sein. Stress verbraucht sehr viel Energie und Nährstoffe, beispielsweise Selen und Magnesium; dadurch werden der Schilddrüse wichtige chemische Elemente entzogen, die sie braucht, um ihr Hormon zu produzieren und sich selbst gegen Entzündungen zu schützen. Somit ergibt sich eine weitere Ursache, wie Stress im SOS-Modus zu Schilddrüsenfehlfunktion führen kann. Außerdem behindert Stress sowohl die Fähigkeit des Körpers, das inaktive T4-Hormon in ein aktives T3-Hormon umzuwandeln, als auch die Fähigkeit des T3, bis in die Körperzellen zu gelangen. Denn leider sorgt das erhöhte Cortisol dafür, dass die Rezeptoren für das Schilddrüsenhormon in den Zellen dafür desensibilisiert werden; die Zellen nehmen demzufolge das Hormon kaum mehr oder nicht mehr auf. Es kann dann seine Funktion, die Zellen im Körper und im Hirn zu vielerlei Tätigkeiten anzuregen, nicht mehr erfüllen. Das bedeutet also, dass sich bei Ihnen selbst bei (noch) normaler Schilddrüsenfunktion bereits Symptome von Schilddrüsenunterfunktion zeigen können.

Zu viel Cortisol sorgt außerdem dafür, dass nicht ausreichend Östrogen über die Leber aus Ihrem Körper ausgeschieden wird. Und dreimal dürfen Sie raten, was dann passiert? Ein erhöhter Östrogenspiegel führt zu einer erhöhten Produktion des körpereigenen Proteins TBG (Thyroxin bindendes Globulin), das genau das tut, wonach es benannt ist, nämlich Schilddrüsenhormone binden. Auch dann bleibt die Wirkung des Schilddrüsenhormons aus, selbst wenn Ihre Schilddrüse normal funktioniert, ihr Hormon ins Blut abgibt und die Laborwerte völlig unauffällig wirken. Und prompt verfehlt Ihr Arzt die richtige Diagnose.

SOS-Modus, Stress und psychische Belastung

Erinnern Sie sich einmal daran, wie es war, als Sie in der Schule überraschend vom Lehrer aufgerufen wurden und etwas vortragen sollten. Schlagartig wurde Ihr Mund ganz trocken, das Herz schlug Ihnen bis zum Hals, Sie wurden starr vor Schreck und konnten sich partout nicht mehr an das erinnern, was Sie am Abend zuvor noch auswendig gelernt hatten. Stellen Sie sich diese Reaktion einfach im vergrößerten Maßstab vor, um sich ein Bild davon zu machen, welchen Einfluss Dauerstress auf Ihren Körper und Ihr Gehirn hat. Stress hat auch Folgen für die Gehirnfunktionen und das Bewusstsein. Im SOS-Modus befindet sich Ihr gesamtes Bewusstsein in Alarmbereitschaft, weil ihm eine drohende Gefahr angezeigt wurde. Mit erhöhter Wachsamkeit scannt es die gesamte Umgebung nach wiedererkennbaren Reizen, die darüber Aufschluss geben könnten, woher ein erneuter Angriff droht. Ihr Gehirn kann sich nicht mehr auf neue Inhalte konzentrieren, allenfalls auf solche, die als Muster für spätere Gefahrensituationen infrage kommen und sich als überlebenswichtig erweisen könnten. Dauerstress und ein dauerhaft erhöhter Cortisolspiegel bewirken im Gehirn Veränderungen, weil dadurch bestimmte überängstliche Muster implementiert werden. Wenn ständig negative, unsicher machende oder gar quälende Erinnerungen abgespult werden, wird es auch schwerer, Neues zu lernen oder andere, neue Informationen zu speichern. (So ähnlich entwickeln sich unter Dauerstress empfangene traumatische Eindrücke zu einer Posttraumatischen Belastungsstörung.)

Über einen längeren Zeitraum hinweg verändert Cortisol Nervenkontaktzellen in Teilen des Hirns, vor allem im Hippocampus und in den Schläfenlappen. Dadurch wird das Abspeichern im Kurzzeitgedächtnis erschwert. Beispielsweise können Sie sich dann nur schwer erinnern, was Sie gerade gelesen haben, oder Ihnen fällt ein passender Ausdruck nicht ein – auch wenn es Ihnen schon auf der Zunge liegt, Sie kommen einfach nicht auf das Wort. Wiederholter Stress kann dazu führen, dass die Nervenzellen in den genannten Bereichen schrumpfen oder gar absterben; damit verringern sich die Dicke und Dichte der Hirnmasse in diesem Bereich, der für die Kontrolle der Gefühle, die Willenskraft und die Entscheidungsfindung wesentlich ist. Der Hippocampus spielt eine Rolle bei der Stressreaktion, indem er die Reaktion der HPA-Achse (Hypophysen-Nebennieren-Achse) auf Stress unterbindet (eine Art negatives Feedback). Wenn die Funktion des Hippocampus gestört ist, fällt es viel schwerer, am Ende einer Stressreaktion, wenn die Gefahr vorüber ist, wieder herunterzukommen. Dies ist ein weiteres Beispiel für die starke Neigung des SOS-Modus, sich zu verselbstständigen.

Ein erhöhter Cortisolspiegel unterstützt das Gedächtnis bei der Erinnerung an emotional aufwühlende Ereignisse; Wir neigen dazu, in Alarmstimmung alles bereits verzerrt wahrzunehmen. Gleichzeitig werden Erinnerungen und Informationen, die nicht stressbelastet sind, unterdrückt.

Wieder etwas vergessen?

Vergesslichkeit, schlechtes Gedächtnis, Aufmerksamkeits- und Konzentrationsschwäche sind Symptome, die jedem zu denken geben, weil man gleich befürchtet, das führe geradewegs in die Demenz. Derartige mentale Beeinträchtigungen sind natürlich auch beruflich nicht gerade von Vorteil, sie verzögern die Erledigung von Aufgaben und die Durchführung von Projekten, und wenn einem öfter der passende Begriff nicht einfällt, steht man in Meetings und selbst bei einfachen Gesprächen dumm da. Wenn das Gehirn wie benebelt ist, werden selbst einfache, alltägliche Verrichtungen wie das Parken des Wagens zum Problem, weil sie sich nicht mehr erinnern können, wo Sie ihn abgestellt haben. Wenn Sie derart starke mentale Beeinträchtigungen bei sich feststellen, werden Sie nicht lange zögern, mit Ihrem Arzt darüber zu sprechen. Aber zum Glück handelt es sich in den meisten Fällen um heilbare Fälle von SOS.

Wie kommt es nun, dass auch Gehirnfunktionen wie Erinnerungsvermögen und Konzentration im SOS-Modus derart in Mitleidenschaft gezogen werden?

Bis vor gar nicht allzu langer Zeit hielt man das Gehirn für ein undurchdringliches Organ, das vom Rest des Körpers durch die Blut-Hirn-Schranke getrennt ist, ein Filtersystem feinster winziger Blutgefäße. Inzwischen wissen wir aber, dass diese Schranke das Gehirn keineswegs so radikal von dem abschottet, was sonst im Körper vor sich geht; insbesondere die Entzündungszytokine, die im Fall einer

Stressreaktion den Körper überschwemmen, gelangen auch ins Gehirn. Wenn das geschieht, verursachen sie dort eine Hirnentzündung, und das ist genau das, wonach es sich anhört: eine Entzündung im Gehirn. Aus diesem Grund sind chronischer Dauerstress und die nicht enden wollende Reaktion darauf der Hauptverursacher solcher kognitiven Ausfälle des Gedächtnisses, genauso wie von Müdigkeit, Nervosität, Reizbarkeit und vor allem auch ein Grund für Depressionen.

Stress befördert auch die Alterung des Gehirns; wenn der SOS-Zustand zu lange andauert, dann ist er auf längere Sicht auch eine der Ursachen für Demenz. Bei einer Langzeitstudie in Schweden, an der 800 Frauen im Alter zwischen 38 und 55 teilnahmen, erkrankten 153 in den folgenden 38 Jahren an Demenz, in 104 Fällen wurde Alzheimer diagnostiziert. Diejenigen Frauen, die einem Dauerstress ausgesetzt, launisch, reizbar oder übernervös waren, hatten das höchste Risiko für Demenz. Und als ob das noch nicht reichte, führt ständiger Bluthochdruck aufgrund der Reaktion der HPA-Achse zu einer verringerten Blutzirkulation im Gehirn, was die geistigen Funktionen zusätzlich beeinträchtigt.

Neues Licht auf Depression und Angstzustände

Die Statistiken über Depressionen, Nervosität und Angstzustände bei Frauen sind niederschmetternd. Frauen sind davon zweimal häufiger betroffen als Männer. Je nach Studie nimmt jede vierte bis sechste Frau regelmäßig Antidepressiva und damit zweimal häufiger als Männer. Und sehr viel mehr Frauen nehmen inzwischen ständig Angstlöser oder Tranquilizer (Beruhigungsmittel), vor allem leicht abhängig machende Benzodiazepine; es gibt Ärzte, die verschreiben solche Drogen bedenkenlos wie Bonbons! Wenn man wirklich Depressionen oder Angstzustände hat, bekommt man leicht das Gefühl, aus dieser dunklen Höhle nie wieder herauszukommen, aber dem ist keineswegs so.

Depressionen und Ängste können eine Vielzahl von Ursachen haben. Dazu zählen durchlittene Traumata oder schwierige Lebenssituationen. Aber die gleichen Zytokine, die Müdigkeit und mentale Probleme verursachen, nachdem sie die Blut-Hirn-Schranke passiert haben, spielen durch Neuroinflammation (Entzündung des Nervengewebes) auch bei Depressionen eine entscheidende Rolle. Neuere Untersuchungen haben gezeigt, dass mindestens 30 Prozent aller Depressionen auf eine chronische Entzündung zurückzuführen sind; wir haben ja bereits gesehen, wie chronischer Stress und der damit einhergehende Schlafmangel Entzündungen hervorrufen. Schlechte Erfahrungen, abfällige Bemerkungen, negative Erlebnisse, das ganze schlechte Feedback, das Menschen manchmal bekommen, können auch eine Form von Dauerstress sein mit der Folge eines erhöhten Cortisolspiegels – und damit geraten Sie erst recht in einen Teufelskreis.

Man kann sich im Hinblick auf Entzündungen und Depressionen in der Tat die Henne-Ei-Frage stellen: Was war zuerst da? Mittlerweile gibt es aber genügend Studien und Untersuchungen, die zeigen, dass Entzündungsvorgänge der Auslöser für Depressionen sind; allerdings können chronische Depressionen auch einen Teufelskreis auslösen, der am Ende zum SOS-Modus führt. Und zwar hauptsächlich deswegen, weil wir im Hinblick auf unsere Ernährung und Gesundheit zu leicht die falschen Entscheidungen treffen, wenn wir depressiv gestimmt sind. Depression hat viele Gesichter und Ausprägungen und bietet alles andere als ein einheitliches Krankheitsbild. Die Bandbreite reicht von erschöpft und lethargisch bis zu unruhig und hyperaktiv, was auch mit einem zu niedrigen oder zu hohen Adrenalinspiegel zu tun hat. Der eigentliche Sinn und Zweck von Entzündungen liegt darin, den Körper vor Langzeitschäden zu schützen. Dagegen zahlt der Körper für ständige, also chronische Immunabwehr (nichts anderes sind Entzündungen) einen hohen Preis – im äußersten Fall geht es sogar um Ihre geistige Gesundheit.

Frühe Traumata und andere tiefere Ursachen für SOS

Wer im Leben schon einmal einer lebensbedrohlichen Situation ausgesetzt war, ist tendenziell anfälliger für Stress, Angstgefühle oder Sorgen, insbesondere, wenn diese Traumatisierung schon in jungen Jahren stattgefunden hat. Die Stressreaktion setzt dann schon früher ein, die Hemmschwelle ist niedriger als bei Menschen ohne solche Erlebnisse. Evolutionär sehr alte Zentren im Gehirn wie die Amygdala und der Hippocampus speichern derartige Erfahrungen in tiefen, unterbewussten Schichten, um sie bei vergleichbaren Situationen als Warnsignal blitzschnell wieder hervorzuholen – oftmals ganz unnötigerweise. Dadurch werden Sie dann möglicherweise viel zu oft in Alarmzustand versetzt, in der Erwartung, dass irgendetwas schiefgeht. Vielleicht würden Sie gerne mit mehr Zuversicht und Optimismus in den Tag hineinleben, aber Ihre Psyche fokussiert nur auf die nächste Hiobsbotschaft.

Wenn Ihr Kindheitstrauma ein depressiver, innerlich teilnahmsloser oder ein alkoholabhängiger Elternteil war, bei dem man als Kind nie wusste, was einem blüht, wenn man von der Schule nach Hause kam, dann werden Sie als Erwachsene vielleicht von ähnlichen Befürchtungen und Ängsten auf dem Weg von der Arbeit nach Hause geplagt, ohne sich bewusst zu sein, dass Ihre Ängstlichkeit auf solchen frühen Erfahrungen beruht. Vielleicht bestand die frühe Kindheitserfahrung auch »nur« in einem Gefühl genereller (emotionaler oder materieller) Unsicherheit, Dauerstress in der Familie, Gefühlskälte, einem stark narzisstisch gestörten und dadurch auch wieder unberechenbaren Elternteil, Mobbing in der Schule oder was sonst einem jungen Menschen widerfahren kann – all dies kann beim Individuum zu einer allgemeinen Verunsicherung oder zu einem Mangel an gesundem Selbstbewusstsein führen, die dann schon früh und sehr tief im Unterbewusstsein verankert werden. Wenn das Urvertrauen in die Welt nicht besteht, dann ist die Auslöseschwelle für Stress und die Stressreaktion niedrig.

Man könnte es etwas vereinfacht auch so formulieren, dass Sie schon früh auf Stress programmiert wurden und fast schon gewohnheitsmäßig ständig mit dem Schlimmsten rechnen. Das ist ein Persönlichkeitsdefizit, für das Sie zunächst einmal nichts können: Ihre Psyche reagiert so, weil Ihr Gehirn aufgrund dieser frühen negativen Erfahrungen glaubt, Sie auf diese Weise besser schützen zu können. Die andere Seite dieser Medaille ist unter Umständen eine ausgeprägte Sensibilität: Ihre Fähigkeit, die Mimik und die Körpersprache oder soziale Marker anderer Menschen subtil wahrzunehmen und zu entziffern. Das Gute bei alldem ist, dass es gar nicht so schwer ist, das Gehirn in gewisser Weise umzuprogrammieren, dank dessen Neuroplastizität (Fähigkeit der Veränderung neuronaler Strukturen)! Durch Bewusstmachung und neue Erfahrungs- und Gedankenabläufe können irrige, wertlose, negative Überzeugungen über Bord geworfen und durch positive, zuversichtliche Gedankenmuster ersetzt werden. So können Sie die positiven Funktionen des SOS-Modus bewahren und dessen nachteilige Folgen loswerden.

Anmerkung: Wenn Sie etwas über frühe Traumatisierungen lesen, kann es sein, dass Ihnen eigene, lange verschüttete Erinnerungen schmerzhaft bewusst werden. Falls Sie das nicht alleine bewältigen können, wenden Sie sich an eine vertraute und vertrauenswürdige Person oder suchen Sie sich professionelle Hilfe, um Ihre Erinnerungen und Gefühle zu verarbeiten.

SOS und Hormone – Heute lieber nicht, Schatz!

Hormonstörungen sind gravierende, ernst zu nehmende Auswirkungen und Nebenwirkungen ständiger Überlastung und daher ein wichtiges Warnsignal vor SOS. Wenn Sie sich dauernd im Stressmodus befinden, dann entwendet das Cortisol chemische Elemente und Bausteine, die für den Aufbau anderer wichtiger Hormone wie Östrogen, Progesteron und Testosteron unumgänglich sind. So kann es sein, dass mal eine Monatsblutung ausfällt, weil Sie gerade eine beruflich oder privat sehr angespannte Phase durchleben, oder die Libido pausiert eine Weile, weil Sie unter Dauerstress stehen und ständig erschöpft sind. Aber das ist noch nicht alles.

Wenn einfach kein Ende des Dauerstresses abzusehen ist, können Sie es mit einer Vielzahl von Problemen und Beschwerden zu tun bekommen wie PMS, PCO-Syndrom, unregelmäßige Periode, Ovarialzyste, Endometriose, Fruchtbarkeitsprobleme, Brustknoten und Brustüberempfindlichkeit, Ovarialinsuffizienz, starke Beschwerden in den Wechseljahren. Das ist eine Auswahl von Auswirkungen von Hormonstörungen, die ich aus meiner Praxis nur zu gut kenne.

Daher überrascht es kaum mehr, wenn in den Vereinigten Staaten eine von acht Frauen wegen Problemen mit der Fruchtbarkeit in Behandlung ist, wenn mehr als fünf Millionen Frauen in den USA an PCO-Syndrom leiden und eine von zehn an Endometriose. Ganz zu schweigen von den Abermillionen berufstätiger Frauen, die immer mal wieder PMS haben und einfach wenig Lust auf Sex.

Endometriose und PCO-Syndrom – auch stressbedingt

Dauerstress führt zu einer ganzen Reihe von typischen Frauenleiden. Die für den SOS typischen Hormonschwankungen, Insulinresistenz und Entzündungserscheinungen bilden eine Art geeigneten Nährboden gerade auch für Endometriose und PCO-Syndrom (polyzystisches Ovarsyndrom).

Endometriose ist eine schmerzhafte chronische Erkrankung, bei der der Gebärmutterschleimhaut ähnliches Gewebe außerhalb der Gebärmutter (Endometrium) wächst, vorzugsweise an den Eierstöcken, am Darm oder im unteren Bauch- oder Beckenraum. Wie die Gebärmutterschleimhaut unterliegt auch dieses Gewebe der monatlichen Periode: Es baut sich auf, fällt dann wieder in sich zusammen und wird abgestoßen. Bei diesem Vorgang, der den Monatsblutungen ähnelt, kann es passieren, dass Blut in der Bauchhöhle zurückbleibt, wo es das umgebende Gewebe reizt; schließlich kommt es zur Bildung von Narbengewebe und Anhaftungen oder Verklebungen. Im Weiteren verkleben die Bauchorgane miteinander, was zu chronischen Bauch- und Beckenschmerzen, Verstopfung, Schmerzen beim Harnlassen und Fruchtbarkeitsproblemen führen kann. Im Hintergrund ist die eigentliche Ursache aber die Fehlsteuerung des Immunsystems bei chronischen Entzündungen, die oft mit Dauerstress verbunden sind.

Das PCO-Syndrom ist die häufigste hormonelle Störung bei Frauen im gebärfähigen Alter. Generell sind 5 bis 10 Prozent aller Frauen davon betroffen und 40 Prozent aller Frauen mit Insulinresistenz oder Diabetes. Aber bei weniger als der Hälfte aller betroffenen Frauen wird dieses PCO-Syndrom ordentlich diagnostiziert, weswegen es auch als ein »geheimer Killer« bezeichnet wird, weil es unbehandelt mit einem erhöhten Risiko für Diabetes 2, hohen Cholesterinspiegel, hohen Blutdruck und Herzkrankheiten verbunden ist. Es kommt auch als Ursache von Insulinresistenz vor, was wiederum zu einem erhöhten Testosteronspiegel führt.

Cortisol und Adrenalin sind nicht die einzigen Hormone, welche die Nebennieren ausschütten, wenn die Stressreaktion auf Dauerbetrieb geschaltet ist. Wenn die Stressreaktion einsetzt, werden außerdem noch DHEAS (Dehydroepiandrosteronsulfat) sowie ASD (Androstendion) produziert. Diese Hormone schirmen das Gehirn von der Wirkung des Cortisols ab. Wenn aber unter Dauerstress zu viel davon produziert wird, dann kann das zu einem PCO-Syndrom führen. Ein zu hoher Testosteronspiegel kann drastische Folgen haben: Hirsutismus (männliche Körperbehaarung bei Frauen), Glatzenbildung wie bei Männern und Akne. Zu viel Testosteron verhindert auch den Eisprung; darauf sind rund 70 Prozent aller Unfruchtbarkeiten zurückzuführen. Aber auch das kann abgestellt werden: Wenn es gelingt, den Dauerstress zu beenden, ist das eine gute Voraussetzung, auch das PCO-Syndrom zu heilen.

Stress und Immunsystem

Wenn Sie sich im SOS-Modus befinden, sei es aus emotionalen oder äußerlichen Gründen, dann steigt die Produktion von Entzündungszellen im Körper. Ihr Körper geht wegen vermeintlicher Bedrohung in Alarmbereitschaft, auch das Immunsystem wird verstärkt aktiviert, weil es in der Lage sein soll, schnell und wirksam auf Verletzungen oder Fremdkörper zu reagieren. Diese Überaktivierungen des Immunsystems erhöhen die Risiken für entzündliche Reaktionen, zum Beispiel für Ekzeme, Nesselausschläge, Lebensmittelunverträglichkeiten und Allergien. Möglicherweise kommt es auch zu einer schwachen chronischen Entzündlichkeit, die sich in schneller Ermüdung, Gewichtszunahme, Konzentrations- und Gedächtnisschwäche, Migräne, niedrigem Blutdruck, Angst- und Panikattacken, Schlafstörungen, diffusen Schmerzen, Depressionen, Chronischem Erschöpfungssyndrom, Muskelschmerz (Fibromyalgie) und PMS äußert.

Natürlich ist das Immunsystem auf Dauer überfordert und verwirrt, wenn es immer wieder Signale bekommt, eine Infektion oder Fremdkörper abzuwehren, wenn gar keine Infektion da ist. Es verwundert dann nicht, wenn sich das Immunsystem vom Freund zum Feind wandelt und die körpereigenen Zellen und Organe angreift, was nichts anderes ist als eine Autoimmunreaktion. Außerdem wird das Gehirn gegen Signale, die eigentlich dazu da sind, die Entzündungsreaktion abzustellen, unempfindlich. So wird die Autoimmunreaktion zum Selbstläufer.

Zu einem weiteren Verstärkereffekt kann es dann kommen, wenn der erhöhte Cortisolspiegel, der Entzündungen verhindern soll, die Infektionsabwehr auch noch unterdrückt; dann werden Sie noch anfälliger für Infektionen wie die jahreszeitlichen Erkältungen, Grippe oder Bronchitis. Außerdem sind Sie anfälliger für die Reaktivierung schlummernder Viren, insbesondere für das Epstein-Barr-Virus (aus der Gruppe der Herpesviren), das schwere Erschöpfungszustände auslösen kann und als möglicher »versteckter« Verursacher von Autoimmunkrankheiten gilt.

Das erhöhte Cortisol und die Überproduktion von Entzündungs-Zytokinen bei SOS wirken auch direkt auf die Schilddrüse ein und unterdrücken deren Funktion und Hormonproduktion. Wie bereits oben erörtert, kann sich die Autoimmunreaktion eines überforderten Immunsystems auch gegen das Schilddrüsengewebe wenden und dieses attackieren: Genau das ist die Hashimoto-Krankheit. Aber, ich wiederhole es gerne noch einmal, das ist alles kein unabwendbares Schicksal. Sondern Sie können die Dinge so beeinflussen und wieder in geordnete Bahnen lenken, dass sie von der Stressreaktion nicht mehr krank oder zu Tode erschöpft sind. Ich werde Ihnen im Verlauf dieses Buches sogar zeigen, wie Sie Stress nutzen können, damit er positive Effekte hat. Sie können und müssen lernen, Nein zu sagen und sich die Sauerstoffmaske zuerst selbst aufzusetzen, bevor Sie anderen helfen. Sie werden ein paar Kniffe kennenlernen, wie Sie cool bleiben, wenn die anderen in Wallung geraten. Im fünften Kapitel werden Sie lernen, wie Sie den Stress so weit wie möglich reduzieren und sich von dem Stress, der im Leben nun einmal unvermeidlich ist, nicht unterkriegen lassen.

Grundursache 2: Falsche Ernährung

Was Sie essen und was Sie nicht essen, hat einen fundamentalen Einfluss auf Ihre Gesundheit. Wir werden uns jetzt die wesentlichen Auslöser für Schilddrüsenprobleme und SOS ansehen, die die eigentlichen Ursachen für diese Probleme sind: Blutzuckerschwankungen, kohlenhydratreiche Nahrungsmittel, versteckte Entzündungsreize im Essen und ein Mangel an gesunder, pflanzlicher Ernährung.

Blutzuckerschwankungen, hungrige Fettzellen und SOS

Ist es Ihnen auch schon einmal so gegangen, dass Sie überarbeitet, erschöpft, zittrig, nervös oder in gereizter Stimmung waren, und kaum hatten Sie einen Schokoriegel, ein Stück Kuchen oder eine Handvoll M & Ms verzehrt und einen Cappuccino dazu getrunken, fühlten Sie sich schlagartig besser und wurden innerlich ruhiger? Wenn Sie so beschäftigt waren, dass Sie gar nicht zum Essen gekommen sind, oder das Falsche gegessen haben, dann sendet das Gehirn, das unbedingt auf Glukosenachschub (= Traubenzucker) angewiesen ist, um funktionsfähig zu bleiben, sofort ein Signal an den ganzen Körper. Dieses Signal bedeutet a), dass es für das Gehirn jetzt ums reine Überleben geht, und b), dass jetzt sofort Zuckernachschub erfolgen muss, sonst brechen Sie gleich zusammen. Damit entsteht das Bedürfnis nach einer süßen, fett- und möglichst stärkehaltigen Nahrung. Wenn Sie diesem Bedürfnis nachgeben und etwa ein Stück Käsekuchen oder Schokoladentorte essen, fühlen Sie sich sogleich besser. Sie seufzen erleichtert auf und Ihre Schultern entspannen sich: »Gerettet!« Sämtliche Alarmsignalhormone und ähnliche chemische Verbindungen im Körper ziehen sich wieder in ihre Zellen zurück, wo sie hingehören.

Nur hält dieses Wohlgefühl leider nicht lange an, und der ganze Krisenzyklus in Ihrem Körper meldet sich mit Macht und Häme wieder zurück. Schon eine Stunde später sind Sie noch benommener als vorher, müde, schlecht gelaunt und fühlen sich erst recht ausgelaugt, weil Sie eine sinnvolle Mahlzeit übergangen haben. Inzwischen hat sich der Alarm- und Überlebensmodus wieder eingeschaltet, sodass Ihnen nachmittags gegen 17 Uhr, wenn sie gerade im Supermarkt in der Warteschlange an der Kasse stehen, die in Griffweite präsentierte Gummibärchentüte oder der Schokoriegel unwiderstehlich erscheint. Diesem übermächtigen Verlangen aus den archaischen Untiefen des Gehirns ist so gut wie keine Willenskraft gewachsen, denn das Gehirn verlangt gebieterisch nach weiteren Glukoseschüben. Wenn das Gehirn die Wahl hat zwischen Überleben und Konfektionsgröße 36 entscheidet es sich fürs Überleben – und zwar jedes Mal.

Zu niedrigen Blutzucker erkennt man an Symptomen wie Zittern, Reizbarkeit, Heißhungerattacken, Schweißausbrüchen, Chronischem Erschöpfungszustand, Brechreiz, Benommenheit bis hin zu Bewusstseinstrübungen, und manche Frauen fallen sogar in Ohnmacht. Wenn Sie einige dieser Merkmale hin und wieder oder sogar öfter an sich bemerken, ist es wichtig, mehr proteinreiche Nahrung und Fett zu sich zu nehmen und immer eine Notration dabeizuhaben. Ich werde darauf im Rahmen meines SOS-Heilplanes im vierten Kapitel »Neustart« noch ausführlich zu sprechen kommen. Wenn Ihr Blutzucker öfter solche extremen Schwankungen zeigt, führt dies geradewegs in den SOS-Modus. Ihr Cortisolspiegel schnellt in die Höhe, Sie nehmen zu, Ihr Gehirn wird unempfänglich gegen die von dem Hormon Leptin ausgesandten Signale; die Leptinbotschaft lautet nämlich: Die Fettzellen sind bis zum Rand gefüllt, wir brauchen nichts mehr. Wenn das Gehirn darauf nicht hört, was man Leptinresistenz nennt, essen Sie munter weiter. Leptinresistenz ist wie ihre Verwandte die Insulinresistenz, eine wesentliche Ursache für einen relativ schwachen, aber ständig vorhandenen Entzündungszustand im Körper.

Apfel oder Birne: Was Ihr Figurtyp Ihnen über SOS sagt

Bereits Ihre Körperform verrät Ihnen eine Menge darüber, was mit Ihrem Körper los ist. Schätzen Sie sich ein: Sind Sie eher der Apfel- oder der Birnentyp? Beim Birnentyp sind die Schultern und der Brustbereich schmal, Hüfte und Gesäß aber sind deutlich breiter. Bei Frauen mit Birnenfigur besteht die Möglichkeit hormoneller Probleme, aber die sind normalerweise nicht sonderlich gravierend. Die Apfelform ist da weitaus bedenklicher. Apfelform bedeutet vor allem rundliche, ausladende Massen oberhalb der

Hüfte, keine Taille, sondern eher eine Fassform zwischen Schulter und Becken. Und zwar auch dann, wenn es sich um einen »schlanken Apfel« also keine besonders ausladende Form handelt: In jedem Fall fehlt die Taille. Die Apfelform ist ein ziemlich verlässlicher Hinweis auf ein Cortisol- oder Insulinproblem und auf entzündliche Prozesse im Körper. Ein Taillenumfang von mehr als 90 cm (bei Männern über 100 cm) markiert den Beginn der Gefahrenzone, in der ein höheres Gesundheitsrisiko besteht: Metabolisches Syndrom, Diabetes, Bluthochdruck und Herzinfarkt liegen hier als Krankheitsbilder nahe und machen damit letztlich einen frühen Tod wahrscheinlich. Die Gründe und Hintergründe haben wir im Zusammenhang mit allem, was ich über Bauchfett gesagt habe, bereits ausführlich erörtert.

Der schnellste und einfachste Weg um festzustellen, ob Sie ein Apfel- oder Birnentyp sind, ist es, das Maßband anzulegen und dann Ihr Taille-Hüften-Verhältnis zu berechnen. Messen Sie in Höhe Ihres Bauchnabels den Umfang Ihrer Körpermitte und notieren Sie den Wert. Dann legen Sie das Maßband an der breitesten Stelle Ihrer Hüften um die Beckenknochen, das ist da, wo der Oberschenkelknochen in die Hüfte einrastet. Notieren Sie auch hier wieder die Zentimeterangabe auf dem Maßband. Dann dividieren Sie die beiden Zahlen wie beim einfachen Bruchrechnen. Die Zahl für den Taillenumfang steht oben, die Maßzahl für den Hüftumfang unten. Sie können die Zahlen auch in einen Taschenrechner oder im Internet eingeben, wenn Sie heute nicht so fit in Mathe sind. Ein normaler, gesunder Taille-Hüften-Quotient liegt bei Frauen zwischen 0,80 und 0,84. Alles, was größer als 0,85 ist, deutet auf Fettleibigkeit hin und sollte zu denken geben.

Ich empfehle Ihnen, Ihren Quotienten gleich jetzt festzustellen und diese Messung und Berechnung alle 14 Tage zu wiederholen, um festzustellen, ob sich ein Trend in Richtung Normalgewicht abzeichnet. Wenn Sie nicht dauernd messen wollen, ist das auch kein Problem. Sie merken es auch daran, ob Sie Ihre Hosen leichter zuknöpfen können oder ob Sie wieder besser in Ihre Lieblings-klamotten von früher passen. Ich finde, das ist dafür ein genauso zuverlässiger Indikator wie Laboruntersuchungen.

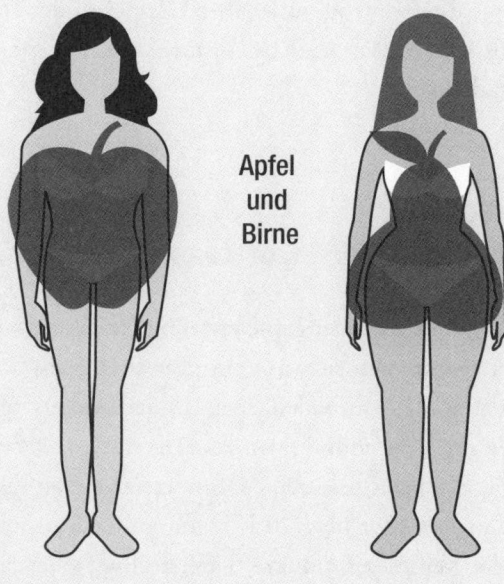

Apfel
und
Birne

Apfel und Birne

Mein Taillenumfang beträgt _____ cm

Mein Hüftumfang beträgt _____ cm

Mein Taille-Hüften-Quotient lautet _____.

Und schon sind Sie im SOS-Modus. Dann verstärkt das Gehirn auch noch die Ausschüttung eines Hormons namens Neuropeptid Y (NPY), das wie ein hochwirksames Düngemittel für die Fettzellen wirkt, insbesondere in Kombination mit Junkfood. Mit anderen Worten: Die traditionelle Standardernährung der westlichen Küche mit ihrem hohen Anteil an ungesunden, gesättigten Fetten, Stärken und Zucker verschlimmert das ganze Problem. Die dadurch ausgelösten hormonellen und chemischen Signalstoffe führen dazu, dass das Gehirn den falschen Eindruck gewinnt: »Diese arme Frau bekommt nie genug zu essen. Anscheinend herrscht da draußen eine Hungersnot.« Und – zack – wird alles dafür getan, Notvorräte in die Fettzellen auf den Hüften zu packen. Das kann so weit gehen, dass Sie nicht mehr die Kontrolle über Ihren Appetit oder Ihre Lebensmittelauswahl haben. Wer aber bestimmt dann, was Sie essen? Ihre gierigen Fettzellen.

Die Kehrseite: Zu viel Zucker, Kohlenhydrate und SOS

Wir alle essen hin und wieder gerne etwas Süßes. So auch unsere Vorfahren – aber sie mussten sich mit ein paar Beeren im Sommer und etwas Honig ab und an zufriedengeben. In der Ernährung der westlichen Welt hat die Verwendung von Zucker mittlerweile ein Ausmaß angenommen, das jedes gesunde Maß übersteigt. Der durchschnittliche Amerikaner vertilgt über 70 Kilogramm Zucker pro Jahr, dazu rund 100 Kilo Weißmehlprodukte. Umgerechnet sind das erstaunliche ein Pfund Mehl und Zucker pro Tag und Person! Falls Sie noch keine rechte Vorstellung davon haben, wie viel das ist, schauen Sie sich doch mal eine handelsübliche Ein-Kilo-Tüte Mehl oder Zucker an, die in so gut wie jedem Küchenschrank vorrätig ist. Und noch besser: Halten Sie sich einmal zwei solcher Tüten an die Hüften, dann sehen Sie, was Sie Ihrem Körper allein in vier Tagen zumuten! Erschreckend ist auch, dass 81 Prozent der Amerikaner inzwischen täglich deutlich mehr als die maximal gesundheitsverträgliche Tagesdosis an Zucker konsumieren.

Seit gut 30 Jahren laufen die Zuwachsraten der bereits mehrmals genannten chronischen Zivilisationskrankheiten parallel zur Steigerung des Zucker- und Kohlenhydratkonsums (insbesondere in der Form von Weißbrot, Gebäck, Nudeln, weißem Reis, Frühstücksflocken etc.) und man kann die Folgen nicht anders als krass bezeichnen: Zum ersten Mal in der Geschichte der Menschheit übersteigt die Anzahl der Fettleibigen die der Unterernährten. Und selbst Menschen mit »Normalgewicht« haben mittlerweile ein um 40 Prozent erhöhtes Risiko für chronische Erkrankungen als Folge von Stoffwechselproblemen und chronischen Entzündungen, die hauptsächlich in übermäßigem Zuckerkonsum begründet sind.

Zucker und Weißmehl stacheln die Insulinausschüttung an und danach folgt in der üblichen Kaskade die vermehrte körpereigene Produktion von Entzündungszytokinen, die wiederum zur Bildung von freien Radikalen führen, die Gift für die Körperzellen sind und entzündungsfördernd wirken.

Wenn Sie unter Dauerstress stehen und Süßes essen, wird die zusätzliche Cortisolausschüttung noch höher ausfallen, als wenn Sie Ihren Kuchen oder Riegel in einer stressfreien Phase genießen. Mit anderen Worten: je mehr Stress desto mehr Zucker desto mehr Cortisol.

Wegen seiner dämpfenden Wirkung auf Ghrelin, Leptin und auf die Belohnungs-(mit anderen Worten: Sucht-)Zentren im Gehirn sorgt immer mehr Cortisol für immer mehr Zuckergier. Das wiederum stumpft Ihren Appetit auf gesundes Essen ab. Natürliches, gesundes Essen schmeckt eben nur halb so gut wie die fetten, kohlenhydratreichen, süßen oder würzig-salzigen Leckereien.

Außerdem wirkt sich regelmäßiger und übermäßiger Zuckerkonsum auf die Dauer nachteilig auf die Darmflora aus. Das wiederum fördert Entzündungsprozesse, eine durchlässige Darmschleimhaut und es verschlechtert die Nährstoffaufnahme. Eine gut funktionierende Aufnahme aller wichtigen Nährstoffe ist von großer Bedeutung für die Gesundheit und unter den Bedingungen schlechter westlicher Ernährungsweisen mittlerweile keine Selbstverständlichkeit mehr. Gute Nährstoffaufnahme ist schließlich die entscheidende Voraussetzung dafür, dass jede einzelne Zelle im Körper mit allem versorgt wird, was sie braucht. Zu den eben erwähnten Ernährungsdefiziten hat Zuckerkonsum auch zur Folge, dass das Immunsystem nicht optimal arbeitet; Sie werden also schneller krank. Neuere Studien verknüpfen dauerhaft übermäßigen Zuckerkonsum außerdem mit geistigen Verfallserscheinungen wie Alzheimer.

Nehmen Sie nur schwer zu?

Für eine kleine Anzahl von Frauen stellen sich die Probleme im Zusammenhang mit dem von Dauerstress ausgelösten SOS-Modus ganz anders dar. Bei ihnen führt der Stress nicht zu Übergewicht, sondern wirkt im Gegenteil wie ein Appetitzügler; wenn sie längere Zeit gar nichts oder kaum mehr etwas essen, haben sie natürlich auch ein Problem. Dann verlieren sie Gewicht oder nehmen kaum zu – obwohl sie durchaus Appetit auf bestimmte Speisen haben und das eine oder andere regelrecht in sich hineinschlingen. Auch wenn viele Frauen im ersten Moment denken: Das Problem möchte ich mal haben – nicht zuzunehmen! Bei näherem Hinsehen entpuppt sich Untergewichtigkeit als ein unschönes Problem. Gerade, was das Aussehen anbelangt: Sie wirken dann schnell ausgemergelt und hager, bekommen trockene Haut und Haarausfall. Auch hier kann der Hormonhaushalt in Mitleidenschaft gezogen werden, weil sich der Körper für die Bildung mancher Hormone auf gewisse Fettreserven verlässt. Das wiederum führt zu Defiziten hinsichtlich Fruchtbarkeit und Libido sowie zu starken Stimmungsschwankungen, um nur einige der möglichen Folgen zu erwähnen. Wenn Untergewicht Ihr Problem ist, kann das SOS-Heilprogramm auch Ihren Cortisolspiegel wieder normalisieren. Dann kehrt Ihr Appetit zurück und damit die Chance auf ein normales Körpergewicht.

Nahrungsmittelunverträglichkeiten

Viele meiner Patientinnen sind ganz überrascht, wenn Sie erfahren, dass sie bestimmte Lebensmittel, die sie regelmäßig essen, nicht oder nicht gut vertragen; oftmals sind es sogar diejenigen, auf die sie am meisten Appetit haben. Wenn solch eine Nahrungsmittelunverträglichkeit besteht, kommt es unweigerlich zu chronischen Entzündungen. Die wichtigsten Fälle sind:

- genetisch bedingte Unfähigkeit, ein bestimmtes Nahrungsmittel zu verdauen, wie beispielsweise Laktoseintoleranz
- genetisch bedingte oder erworbene Autoimmunreaktion auf bestimmte Lebensmittel wie beispielsweise bei Zöliakie
- Sie haben eine sogenannte durchlässige Darmwand bzw. Darmschleimhaut (Leaky-Gut-Syndrom) entwickelt; Ihr Immunsystem reagiert dann sehr heftig auf bestimmte Nahrungsmittel. (Mehr dazu folgt im Kapitel »Grundursache 3: Verdauungsprobleme«.)

Im dritten Kapitel »Zu welchem SOS-Typ gehören Sie?« finden Sie einen Fragebogen, der Ihnen dabei hilft, etwaige Lebensmittelunverträglichkeiten festzustellen. Auch möchte ich in diesem Zusammenhang auf das vierte Kapitel hinweisen, in dem es um den Neustart im Zusammenhang mit dem SOS-Heilprogramm geht.

Hier nun noch eine Reihe von weiteren verbreiteten Nahrungsmittelunverträglichkeiten.

Gluten gilt bei vielen als Staatsfeind Nummer eins

Bei Gluten handelt es sich um ein bestimmtes Protein in Getreidesorten wie Weizen, Gerste und Roggen; dieses sogenannte Klebereiweiß sorgt in Verbindung mit Wasser dafür, dass aus dem Mehl überhaupt erst ein elastischer Teig entsteht, der dann beim Backen schön luftig aufgeht. Gluten ist ferner in einer erstaunlich großen Zahl weiterer Nahrungsmittel enthalten: Salatdressings, Sojasoße, andere Würzsoßen, Ketchup, Bier sowie einer Reihe anderer alkoholischer Getränke und in sogenanntem Formfleisch wie etwa dem »Kochschinken«, bei dem verschiedene Fleischstücke mit diesem Kleber zusammengehalten werden. Körperpflegemittel und Kosmetika (Lippenstifte!) können ebenfalls Gluten enthalten. Eine Reihe weiterer Lebensmittel wie

Mais, Hafer, Hirse, Kaffee und Milchprodukte enthalten zwar selbst kein Gluten, können aber eine Kreuzreaktion mit ganz ähnlichen Symptomen auslösen. (Eine Kreuzreaktion ist eine Unverträglichkeitsreaktion auf einen Stoff, gegen den man ursprünglich gar nicht empfindlich reagiert. Anm. d. Ü.) Zöliakie (Glutenunverträglichkeit), eine chronische Entzündung der Dünndarmschleimhaut, ist ebenfalls eine Autoimmunkrankheit. Dabei wird die schützende Oberflächenzellschicht der Darmschleimhaut teils großflächig zerstört, wodurch die Verdauung stark beeinträchtigt wird. Bis vor nicht allzu langer Zeit galt Zöliakie als seltene Krankheit; mittlerweile ist sie recht weit verbreitet und betrifft nachgewiesenermaßen ein Prozent aller Amerikaner. Früher dachten die Ärzte auch, nur zöliakiekranke Menschen könnten kein Gluten vertragen. Glutenunverträglichkeit an sich ist allerdings keine Autoimmunkrankheit, kann jedoch auch zu chronischen entzündlichen Prozessen führen. Millionen Menschen leiden dann an den Symptomen, ohne zu wissen, woher und warum.

Zöliakie wurde mit mehr als 55 anderen Krankheitsbildern in Verbindung gebracht sowie einer ganzen Reihe von Ernährungsmängeln, insbesondere zu wenig Eisen, Vitamin B_{12}, Folsäure und Vitamin D, weil zu wenig dieser Spurenelemente und Vitamine im Darm resorbiert werden. Ungefähr 10 Prozent aller von Zöliakie betroffenen Menschen leiden auch an weiteren Autoimmunerkrankungen und ebenfalls 10 Prozent der Zöliakiekranken haben Hashimoto. Wissenschaftliche Untersuchungen haben sehr klar gezeigt, dass sich bei Patienten mit subklinischer Schilddrüsenunterfunktion oder Hashimoto durch konsequent glutenfreie Ernährung die Laborwerte drastisch verbessern und sogar eine vollständige Heilung von Schilddrüsenunterfunktion und Hashimoto erreicht werden kann.

Nachdem ich im Lauf der Jahre etliche meiner Patientinnen auf eine glutenfreie Diät gesetzt und die Wirkung beobachtet habe, befürworte ich ganz klar eine glutenfreie Kost bei auf Gluten empfindlichen Menschen. Bei vielen Patientinnen kam es innerhalb weniger Wochen zu einer signifikanten Verbesserung bezüglich Schilddrüsenunterfunktion, rheumatischer Arthritis und Gedächtnisschwächen, nachdem sie auf glutenhaltige Nahrungsmittel verzichtet hatten. Die Verbesserung erfolgte manchmal so schnell und so deutlich, dass ich es kaum glauben konnte. Dabei ist es keineswegs so, dass ich gleich jeder meiner Patientinnen routinemäßig eine glutenfreie Diät verordne. Aber als eine Art Erstmaßnahme ist sie meist hilfreich und wirkungsvoll und auf jeden Fall ein zentraler Punkt beim Neustart am Anfang meines SOS-Heilprogramms. Wenn Sie dieses Programm durchziehen, merken Sie selbst am besten, ob Ihnen glutenfreie Ernährung guttut oder nicht.

Bei manchen Frauen gibt es Unverträglichkeiten bei Getreide und manchmal sogar bei Gemüsen. Entweder sind sie dann gegen das jeweilige Nahrungsmittel direkt empfindlich oder es liegt am Mikrobiom im Magen-Darm-Trakt oder an Blutzuckerschwankungen, die einen Kohlenhydratabbau im Verdauungssystem verursachen, der zur Entstehung von Nebenprodukten führt, die Müdigkeit, Schwindel oder Bewusstseinstrübungen, Blähungen oder andere Beschwerden hervorrufen.

Stärken Sie Ihren Stoffwechsel

Dank Muskeln sehen Sie nicht nur in jeder Hinsicht »stark« aus, Muskeln sind auch sehr stoffwechselaktiv, das heißt, sie verbrennen Kalorien, auch wenn Sie gerade nicht am Trainieren sind, selbst wenn Sie im Bett liegen. Dieses Wunder leisten die Mitochondrien, die kleinen Kraftwerke in den Zellen. Mehr Muskel bedeutet demzufolge auch mehr Mitochondrien. Allein das ist schon ein guter Grund, Sport zu treiben und etwas Muskelmasse aufzubauen. Chronischer Stress wirkt auch hier kontraproduktiv. Wenn die Stressreaktion immer wieder aktiviert wird, kommt es zu einer Reduzierung der Muskelmasse; wenn außerdem die Ausschüttung der Nebennieren gering ist, lassen auch die DHEA- sowie die

Testosteronproduktion nach. Und dreimal dürfen Sie raten, wofür die zuständig sind! Für den Muskelaufbau. Wenn Sie also für starke Muskeln sorgen, verbessern Sie nicht nur Ihre Trainingsresultate, sondern verringern gleichzeitig den SOS-Modus und seine Auswirkungen.

Weitere Nahrungsunverträglichkeiten

Es gibt noch eine lange Reihe weiterer Lebensmittel, die Auslöser von entzündlichen Vorgängen sein können. Allerdings wirken diese von Individuum zu Individuum ganz verschieden. Zu den möglicherweise krank machenden Nahrungsmitteln zählen in erster Linie Milch und Milchprodukte, Mais, Soja, die Nachtschattengewächse wie Tomaten, Paprika, Kartoffeln und Auberginen, sowie Hefen (Bäckerhefe, Bierhefe und Essigmutter).

Milch und Molkereiprodukte sind in kleineren Mengen für die meisten Menschen gesunde Nahrungsmittel: Allerdings gibt es doch eine relativ große Zahl, die sie gar nicht oder nicht gut vertragen. Es geht vor allem um die bekannte Laktoseintoleranz, die Milchzuckerunverträglichkeit: Hierbei fehlen den betroffenen Menschen aus genetischen Gründen bestimmte Enzyme in der Darmschleimhaut, weswegen sie den Milchzucker nicht verdauen können. Das äußert sich in sofortigem und manchmal schwerem Durchfall, Blähungen und Krämpfen. Bisweilen kann es aber auch im Gegenteil Verstopfung sein; von diesem Symptom schließt man allerdings nicht leicht auf Laktoseintoleranz als Ursache. (In Deutschland sind etwa 15 Prozent der Bevölkerung betroffen. Anm. d. Ü.) Davon abgesehen gibt es auch Unverträglichkeiten gegen bestimmte Proteine in Milchprodukten: Zum Beispiel kann Casomorphin zu Gedächtnistrübungen und Depression führen. Es besteht sogar die Möglichkeit, dass Casomorphin zu einer suchtartigen Abhängigkeit von Molkereiprodukten führt, falls Sie regelmäßig Heißhunger auf Käse haben und zu viel davon verschlingen, wenn Sie einmal angefangen haben. Milchprodukte können außerdem Auswirkungen auf den Hormonhaushalt von Frauen haben, selbst Biomilch. Und erst recht in konventionell hergestellter Milch können sich im Fett Antibiotika, Hormone oder Umweltgifte anreichern. Falls Sie an durchlässiger Darmwand und Reizdarmsyndrom leiden, liegt es nahe, dass Sie Molkereiprodukte nicht gut vertragen. Wenn Milchproteine, vor allem Casomorphin oder Kasein aus Kuhmilch, durch eine geschädigte Darmschleimhaut »schlüpfen«, reagiert das Immunsystem im Verdauungstrakt natürlich mit Abwehrreaktionen und das sind oft unterschwellige, aber lang anhaltende, also chronische, leichte Entzündungen. Weil in unserer westlichen Welt der Konsum von Milchprodukten so weit verbreitet und alltäglich ist, schlage ich meinen Patientinnen prinzipiell vor, zumindest in der anfänglichen Neustart-Phase des SOS-Heilprogramms völlig darauf zu verzichten, um zu sehen, ob sich eine allgemeine Verbesserung des Gesamtzustandes und einzelner typischer Symptome feststellen lässt.

Für einige Menschen sind Eier nicht besonders bekömmlich, aber sie vertragen immerhin gebratene Eier. Die einen haben nur Probleme mit dem Eigelb, die anderen mit dem Eiweiß. Ich habe nichts gegen den Verzehr von Eiern einzuwenden, es sei denn, es zeigen sich bei Ihnen eindeutige Symptome einer entsprechenden Unverträglichkeit. Eier sind nicht nur wichtige Proteinquellen, sondern sie enthalten auch die wichtige vitaminähnliche Substanz Cholin, eine reine Wohltat fürs Gehirn.

Dann gibt es Menschen, die Sojabohnen und andere Bohnen und Hülsenfrüchte schlecht vertragen, weil sie sogenannte Lektine enthalten, das sind natürliche Abwehrstoffe der Pflanzen gegen Fressfeinde, also gezielte Schadstoffe. Den Fressfeinden soll davon schlecht werden und so geht es Ihnen unter Umständen auch. Allerdings sind Hülsenfrüchte für Vegetarier eine wichtige Proteinquelle, mit der sie das Fleischprotein ersetzen. In der Tat überwiegen die Vorteile des Verzehrs von Bohnen und Hülsenfrüchten bei Weitem. Dazu gehören Gewichtsreduzierung, ein niedriger Cholesterinspiegel und geringere

Typologie der Nahrungsmittelempfindlichkeiten

Lebensmittelallergie: Es handelt sich um eine unvermittelt auftretende und unter Umständen lebensbedrohliche Reaktion auf bestimmte Lebensmittel. Sie tritt am häufigsten beim Verzehr von Erdnüssen, Paranüssen oder Muscheln auf; es gibt aber auch noch einige andere Verursacher. Wer eine derartige Allergie hat, muss in der Regel auf den Konsum des entsprechenden Lebensmittels völlig verzichten. Andere Allergien, zum Beispiel auf Milchprodukte oder Eier, legen sich manchmal, wenn das Erwachsenenalter erreicht wird. Umgekehrt können aber auch noch bei Erwachsenen jederzeit Lebensmittelallergien auftreten, die vorher nicht da waren.

Lebensmittelunverträglichkeit: Bei Unverträglichkeiten ist es für die Betroffenen aufgrund von genetisch bedingtem oder erworbenem Enzymmangel schwer oder unmöglich, bestimmte Lebensmittel zu verdauen. Das betrifft die bekannte Laktoseintoleranz aufgrund fehlender oder verminderter Produktion des Verdauungsenzyms Laktase oder die Histaminintoleranz mangels histaminabbauender Enzyme. Entweder muss man histaminarm essen oder man ersetzt die fehlenden Enzyme durch die Einnahme entsprechender Kapseln. Eine andere Maßnahme, die man auch bei Fruktoseintoleranz anwenden kann, besteht darin, die geschädigte Darmflora, die möglicherweise das Problem verursacht oder verschlimmert hat, Schritt für Schritt zu heilen.

Empfindlicher Magen: In diesem Fall besteht weder eine Allergie noch eine mehr oder weniger ausgeprägte Nahrungsintoleranz, sondern Sie haben das Gefühl, dass Ihnen etwas nicht gut bekommt bzw. dass Sie sich besser fühlen, wenn Sie etwas Bestimmtes nicht essen. Das hat oft mit Blutzuckerschwankungen im Zusammenhang mit kohlenhydratreicher Ernährung, Mangel an

Verdauungsenzymen oder Magensäure zu tun. Solche Beschwerden lassen sich manchmal mit dem 4-R-Programm zur Darmheilung beheben, das ich im sechsten Kapitel vorstelle; in der Regel ist es aber das Beste, entsprechendes Essen einfach zu meiden.

Anfälligkeit für Herz-Kreislauf-Erkrankungen, selbst wenn Sie Ihre Ernährung sonst kaum umstellen.

Allergien gegen Nüsse treten vergleichsweise häufig auf. Vor allem bei übertriebenem Verzehr von Nüssen, wie es bei manchen Leuten der Fall ist, die sich mit Paleo-Diäten ernähren und Nüsse quasi zum Grundnahrungsmittel machen, habe ich schon akute schmerzhafte Entzündungsschübe gesehen, vor allem in den Gelenken.

Mais kann auch schwer verdaulich sein und kann zusammen mit anderen Nahrungsmitteln sehr bedenklich wirken, vor allem wenn Sie Gluten nicht vertragen. In den Vereinigten Staaten kommt noch hinzu, dass der allermeiste Mais genmanipuliert ist; einige Wissenschaftler behaupten außerdem, dass Mais und andere Getreide, die mit dem weitverbreiteten Pflanzenschutzmittel Glyphosat behandelt wurden, ebenfalls insgesamt schwerer zu verdauen sind. Das sei mit ein Grund für die wachsende Getreideintoleranz.

Schließlich können manchen Menschen Hefen nicht gut vertragen, auch nicht die beim Brotbacken verwendete Bäckerhefe, die in alkoholischen Getränken enthaltenen oder die im Essig vorhandenen Hefen (meist mit Ausnahme von Apfelessig). Falls Sie nur gegen Rotwein- oder Balsamico-Essig empfindlich sein sollten, kann dies auch an den darin enthaltenen Spuren von Schwefel liegen und nicht an der Hefe. Falls Sie an Pilzbefall leiden (Candida), kann das ebenfalls ein Grund sein, warum Sie Hefen nicht vertragen; das sollten Sie abklären lassen.

Meiner Meinung nach muss man nicht so weit gehen, alle diese Nahrungsmittel für immer vom Speiseplan zu verbannen, aber in der Anfangsphase, beim Neustart unter dem SOS-Heilplan, halte ich es für empfehlenswert, für eine kurze Zeit wirklich mal darauf zu verzichten, um zu sehen, was genau Sie tatsächlich schlecht oder gar nicht vertragen.

Fertiggerichte sind keine echten Lebensmittel – essen Sie sie also nicht!

Die weitverbreiteten und sehr beliebten abgepackten Fertiggerichte, von denen unsere Supermärkte nur so strotzen, sind Ursache für unendlich viele gesundheitliche Beschwerden und Krankheiten. Der Konsum dieser hochverarbeiteten »Lebensmittel« kann erwiesenermaßen zu Schädigungen der Darmwand führen, ebenso zu Störungen der Schutzmechanismen für Ihre DNA. Letzteres irritiert das Immunsystem (es weiß nicht mehr, wogegen es seine Abwehrreaktion richten soll) mit der Folge chronischer Entzündungen und Autoimmunkrankheiten. Es sind vor allem diese sieben Zusatzstoffe, die den meisten Schaden anrichten: Zucker, Salz, Emulgatoren, organische Lösungsmittel, Gluten, Transglutaminasen und Nanoemulsionen. All diese hochverarbeiteten »Lebensmittel«, in Amerika bisweilen auch »Frankenfood« genannt, sollten Sie niemals zu sich nehmen. Sie schaden mehr, als sie nützen.

Ein weiteres Problem in diesem Bereich sind Süßstoffe. In einer jüngeren Studie hat man festgestellt, dass die regelmäßige Verwendung von synthetischen Süßstoffen wie Aspartam (Handelsnamen NutraSweet, Equal und Canderel) oder Sucralose (Splenda) höchstwahrscheinlich zum Entstehen von Hashimoto beiträgt. In früheren Studien wurde außerdem eine schädliche Wirkung von synthetischen Süßstoffen auf die Darmflora und den Blutzuckerstoffwechsel festgestellt; so vermehren sich unter ihrem Einfluss vor allem diejenigen Darmbakterien in Ihrem Verdauungstrakt, die erheblich zur Fettleibigkeit beitragen.

Ich kann den Ratschlägen des Ernährungsaktivisten und Journalisten Michael Pollan nur aus ganzem Herzen zustimmen: »Essen

Sie nichts, was Ihre Großmutter nicht als Essen erkannt hätte« oder »Meiden Sie Nahrungsprodukte mit Zutaten, die ein Drittklässler nicht aussprechen kann«.

Häufig auftretende Anzeichen für Mangel an bestimmten Nährstoffen	
Nährstoff	Mangelanzeichen
Eisen	Müdigkeit, Haarausfall, Blässe, Schwächegefühl, Atemnot, Appetitmangel, erhöhter Puls, Anfälligkeit für Erkältungen und Bronchitis
Jod	Struma (Kropf; deutlich sichtbare Schilddrüsenvergrößerung am Hals), Schilddrüsenunterfunktion
Magnesium	Krämpfe (vor allem in den Beinen), Zucken um die Augen und im Gesicht, Verstopfung, RLS (Restless-Legs-Syndrom), erhöhter oder unregelmäßiger Puls, erhöhter Blutzucker, Schlafstörungen
Omega-3-Fett-säuren	trockene Augen, depressive Stimmung, getrübtes Bewusstsein, trockene Haut
Vitamin-B$_{12}$	Müdigkeit, Schwächegefühl, Verstopfung, Appetitlosigkeit, Taubheit oder Kribbeln in Fingern und Füßen, Gleichgewichtsstörungen, depressive Stimmung, schwaches Gedächtnis, wunder Mund und Zunge
Vitamin D	Depression, Hashimoto, erhöhter Blutzucker, Diabetes, Fettleibigkeit, allgemeines Schwächegefühl und diffuser Schmerz
Zink	Anfälligkeit für Erkältungen und Bronchitis, weiße Punkte auf den Fingernägeln, verminderter Geschmacks- und Geruchssinn, verzögerte Wundheilung

Diese Übersicht bietet lediglich einen Überblick über häufig vorkommende Mangelerscheinungen und ihre Anzeichen. Sie ist keineswegs vollständig.

Das Pflanzendefizit in der Ernährung

Nicht genügend frisches Gemüse, Obst und andere Arten pflanzlicher Ernährung zu sich zu nehmen ist ein größeres Problem, als vielen von Ihnen bewusst sein dürfte. Für zu viele Frauen sind schnell verfügbare, zuckerüberladene, kohlenhydratreiche und raffinierte Backwaren ein vordergründig sättigender, billiger Ersatz für vollwertige Nahrung geworden. Die meisten von ihnen zahlen dafür einen hohen Preis. Als Folge dieser und anderer grundlegender Veränderungen in den Ernährungsgewohnheiten der Amerikaner in den vergangenen

50 bis 60 Jahren bekommen heutzutage 80 Prozent der US-Bevölkerung nicht mehr täglich die Nährstoffe, die der Körper braucht, um gesund zu bleiben. Im Gegenteil: Die durchschnittlichen Amerikaner sind überfüttert mit kalorienreichem, aber minderwertigem Essen und unterernährt, wenn es um lebenswichtige Nährstoffe aus qualitativ hochwertigen Nahrungsmitteln geht.

Durch eine solche einseitige und falsche Ernährung fehlen dem Körper Vitamine, Mineralien und sogenannte sekundäre Pflanzenstoffe, die in frischem Obst und Gemüse in Fülle enthalten sind und die notwendig sind, um Ihre Zellen zu schützen, sie gesund zu erhalten und die natürliche Entgiftung zu unterstützen.

Schon in einem Bericht der Weltgesundheitsorganisation aus dem Jahr 2009 wurde festgestellt, dass 75 Prozent der Amerikaner zu wenig Magnesium zu sich nehmen. Zu geringer Magnesiumgehalt im Körper ist mitverantwortlich für Diabetes Typ 2, Metabolisches Syndrom, erhöhtes CRP (C-reaktives Protein, ein wichtiger Entzündungsmarker bei Bluttests), Bluthochdruck, Arteriosklerose, Migräne, Nervosität, Schlafstörungen, Depressionen, Menstruationskrämpfe, Herzklopfen, Schokoladensucht und das Restless-Legs-Syndrom (eine Schlafstörung). Magnesiummangel ist außerdem ein Risikofaktor für Hashimoto.

Aber die meisten Amerikaner leiden nicht dermaßen stark an Ernährungsmängeln, dass sie so schwere Mangelsymptome entwickeln, dass es einem Arzt sogleich als eine Art Unterernährung auffallen würde (und ehrlich gesagt achten die meisten Ärzte auch gar nicht darauf). Andererseits entwickeln viele eine Art unterschwellige Unterernährung, sozusagen unter dem Radar der gängigen Diagnosepraxis; aber auch diese unterschwelligen, geringeren Mängel können sich im Zusammenhang mit schwereren Krankheiten gravierend auswirken. So ist beispielsweise ein zu geringer Gehalt an Zink, Vitamin D und Selen eng mit Hashimoto verbunden. Ausreichend Magnesium, Chrom und Vitamin D sind für die Regulierung des Blutzuckers vonnöten; fehlt es daran, kommt es zu erhöhtem Blutzucker, Insulinresistenz und schließlich Diabetes. Magnesiumdefizite können für Herzrhythmusstörungen mitverantwortlich sein; ausreichend Zink und Vitamin A sind für eine gesunde Darmflora unentbehrlich und so geht das endlos weiter.

Das Gute am SOS-Heilprogramm ist unter anderem, dass es vor allem auch darauf abzielt, das Defizit an frischer pflanzlicher Ernährung abzubauen. Leider führen einige der bereits häufig erwähnten chronischen Krankheiten wie Hashimoto oder Zöliakie dazu, dass gerade diese lebensnotwendigen Nährstoffe nicht mehr in ausreichendem Maß im Darm aufgenommen werden können. So ist es auch bei durchlässiger Darmwand und Dysbiose (Störung der Darmflora), die beide unglaublich weit verbreitet sind. Insulinresistenz und Diabetes führen zu erhöhter Ausscheidung bestimmter Nährstoffe wie Magnesium, und Dauerstress kann dazu führen, dass Sie ein Vitamin-B-Komplex-Präparat benötigen. Deswegen ist es so wichtig, mit dem SOS-Heilplan die ganze Ernährung wieder vom Kopf auf die Füße zu stellen oder sie jedenfalls qualitativ wesentlich zu verbessern. Wie Sie sehen, geht es beim Essen keineswegs nur darum, satt zu werden.

Grundursache 3: Verdauungsprobleme

Falls man Ihnen mal einreden wollte, Sie würden sich bezüglich irgendwelcher Krankheitssymptome etwas einbilden, dann denken Sie lieber noch ein zweites Mal nach – es könnte sich um ein Problem im Magen-Darm-Trakt handeln. Die 42 Jahre alte Michelle hatte immer wieder mit Pilzbefall zu kämpfen, litt unter Blähungen, weichem Stuhl, war sehr nervös und zuletzt kämpfte sie sehr gegen Müdigkeit und Erschöpfung und hatte leichte Dauerschmerzen in den Fingern. Ihr war aufgefallen, dass ihr bestimmte Nahrungsmittel, die sie bis vor kurzem problemlos vertrug, nicht mehr so gut bekamen. Von Getreideprodukten wurde sie müde, bei Zucker drehte sie fast durch – aber auf beides hatte sie einen ständigen Heißhunger. Ihre Ärztin meinte, sie habe zu viel Stress, und verschrieb ihr ein Mittel gegen den Pilz. Aber mir war rasch klar, dass da noch mehr dahintersteckte. Bei der ausführlichen Anamnese stellte sich heraus, dass sie sich während ihrer Flitterwochen auf den Bahamas eine Staphylokokkeninfektion zugezogen hatte. Selbst nach mehreren ausführlichen Behandlungen mit Antibiotika zeigten sich immer wieder einmal die genannten Symptome und sie war seitdem nicht mehr sie selbst. Ihr genereller Laborbefund zeigte keine besonderen Auffälligkeiten, also sprach alles dafür, dass mit ihrem Verdauungstrakt etwas nicht in Ordnung war; höchstwahrscheinlich war das Mikrobiom beziehungsweise die Darmflora, die viele gutartige und hilfreiche Verdauungsbakterien enthält, durch die massiven Gaben von Antibiotika mehr oder weniger stark geschädigt. Wir begannen mit dem SOS-Heilplan. Der darin enthaltene Neustart ist zunächst darauf ausgerichtet, die Darmflora wieder in ihren gesunden Normalzustand zu versetzen. Nach einer Weile legten sich Michelles Verdauungsprobleme und ihre chronische Müdigkeit verschwand auch. Im Zuge dieser Wiederherstellung der Darmflora erholte sich auch ihre Vaginalflora und der Pilzbefall hörte auf. Nach ein paar Monaten fing Michelle wieder an, Getreideprodukte zu essen, aber auf den Zucker verzichtete sie, da sie nun erlebt hatte, dass man sich auch ohne ihn sehr wohlfühlen kann.

Ein gesunder Darm ist von zentraler Bedeutung

Michelles Geschichte zeigt, wie wichtig eine gesunde Verdauung und eine intakte Darmflora sind. In der wissenschaftlichen Fachliteratur erscheinen heutzutage fast täglich Publikationen zu dem Thema. Dies zeigt, dass wir gerade erst anfangen, die Bedeutung und die Mechanismen einer gesunden Verdauung zu verstehen.

Die Darmwand und insbesondere die darauf aufliegende Darmschleimhaut bildet im Körperinneren einen Schutzwall, so ähnlich wie außen die Haut. Von Anfang bis Ende, also von den Lippen bis zum Darmausgang, ist der gesamte Verdauungskanal mit einer großen Zahl unterschiedlicher Zellen bedeckt, die eine ganze Reihe verschiedener Enzyme absondern, die Nahrung aufbrechen. Die Magensäure ist so ätzend, dass schädliche Organismen, die sich möglicherweise in der Nahrung befinden oder die Sie aus der Umgebung aufnehmen, darin gar nicht überleben könnten. Ferner ist dort eine Reihe von Immunabwehrzellen aktiv und Nervenzellen kommunizieren über das vegetative Nervensystem intensiv mit dem Gehirn. Ein intaktes Verdauungssystem sorgt dafür, dass die für die verschiedenen Körperzellen notwendigen Nähr- und Aufbaustoffe aus der Nahrung isoliert und ins Körperinnere geschleust werden, dass unerwünschte Fremdstoffe abgehalten, notfalls vom Immunsystem neutralisiert werden und dass das ganze System entgiftet und der Abfall entsorgt wird.

Dieses komplexe Ökosystem in Ihrem Körperinnern besteht aus schätzungsweise hundert Billionen verschiedenster Mikroorganismen, die alle zusammen das Mikrobiom genannt werden. Das Mikrobiom eines durchschnittlichen Erwachsenen wiegt etwa ein Kilogramm, ungefähr so viel wie das Gehirn. Die 100 Billionen Mikroorganismen wirken ganz wesentlich bei der Nährstoffaufnahme und der Entgiftung mit. Der Zustand und die Gesundheit Ihrer Darmflora beeinflussen unter anderem Ihre Stimmung, Ihren Appetit, was Sie besonders gern essen und trinken und Ihre Gehirnfunktionen. Wenn dieses ganze empfindliche Ökosystem in Ihrem Körper aus dem Gleichgewicht gerät, dann führt das zu Entzündungen, neuronalen Entzündungen, Gedächtnis- oder Bewusstseinstrübungen, Fettleibigkeit und Diabetes, ungesunden Hormonschwankungen, Ängstlichkeit und Nervosität sowie Depressionen. Ihr Mikrobiom entzieht der Nahrung Kalorien und wichtige Nährstoffe, entgiftet schädliche chemische Substanzen und nicht mehr verwendete Hormone, synthetisiert Vitamine und Eisen und sorgt für die Absorption. Bestimmte hilfreiche und gutartige Bakterien schützen vor Darmdurchlässigkeit durch die Produktion von kurzkettigen Fettsäuren und Buttersäure und halten dadurch die Darmwand und die Darmschleimhaut intakt – darauf komme ich gleich im nächsten Abschnitt zu sprechen. Allerdings existieren im Verdauungstrakt auch schädliche, bösartige Mikroorganismen, welche Giftstoffe absondern, die zu Darmdurchlässigkeit führen können, indem sie vor allem die Darmschleimhaut angreifen. Probleme im Verdauungstrakt lassen sich hauptsächlich zwei Bereichen zuordnen: durchlässige Darmwand und Dysbiose (eine gestörte Darmflora). Beides führt zu körperlichen wie emotionalen Beschwerden.

Durchlässige Darmwand: Wenn der Schutzfilm reißt

Wenn man die gesamte innere Darmwand auseinanderfalten und flach ausbreiten würde, würde sie eine Fläche so groß wie zwei Tennisplätze bedecken. Sie besteht aus mehreren Schichten und ihre Hauptaufgabe besteht darin, die friedliche Koexistenz dieser Aberbillionen von verschiedenen Bakterien, Hefen und anderen Mikroorganismen, die in Ihrem Verdauungstrakt leben, zu gewährleisten, ohne dass Ihr eigener Organismus, der sich auf der anderen Seite dieser Haut befindet, mit einer massiven Immunabwehr reagiert. Gleichzeitig muss diese mehrschichtige Darmwand so durchlässig sein, dass die für Ihren Organismus notwendigen Nährstoffe problemlos in Ihr Körperinneres hinübergleiten können. Die Oberflächenschutzschicht der Darmwand bzw. des inneren Darmschlauchs bildet eine physische Barriere hauptsächlich aus üppigem Schleim, der vor Entzündung schützt und auch die Darmflora ernährt – denn auch diese körperfremden Mikroorganismen brauchen Nährstoffe. An der inneren Darmwand hängen unzählige winzige, fingerartige Zellfortsätze, die Villi (Darmzotten), die zur Oberflächenvergrößerung und damit zur Verbesserung des Stoffaustausches beitragen.

Eine weitere wichtige Schicht dient vor allem der Immunabwehr. Wir wissen heute, dass über 70 Prozent aller Zellen, die Antikörper produzieren, also der größte Teil des Immunsystems, in der Schleimhaut der Darmwand lokalisiert sind, im sogenannten »darmassoziierten lymphatischen Gewebe« (abgekürzt GALT von *gut associated lypmphoid tissue*). Dieses kommuniziert intensiv mit dem Immunsystem und mit dem Nervensystem einschließlich des Hirns. Also beeinflussen Entzündungen im Verdauungstrakt und insbesondere in der Darmwand das gesamte Immunsystem und sogar Ihre Stimmung. Sämtliche Schichten in der Darmwand wirken zusammen, um nach Möglichkeit nur die lebenswichtigen Nährstoffe durch die Darmwand hindurch in den Blutkreislauf gelangen zu lassen. Schädliche Proteinbruchstücke und andere Überreste von Nahrung oder Bakterien (die haben ja auch nur eine begrenzte Lebensdauer und sterben in Ihrem Darm ab!) hingegen sollen von Ihrem empfindlichen Organismus und Ihrem Blutkreislauf abgeschirmt werden. Diese anspruchsvolle Aufgabe wird von der erstaunlich dünnen Darmschleimhaut vollbracht (Epithel), die von sogenannten Tight Junctions besetzt ist, die eine Art Schleuse sind, durch die Nährstoffe (und eigentlich nur sie) passieren können.

Eine »durchlässige Darmwand« entsteht, wenn diese Schutzschicht (teilweise) beschädigt wurde. Ursachen dafür sind Stress, bestimmte Medikamente wie Antibiotika oder nicht opioide Schmerzmittel (darunter zum Beispiel Ibuprofen), Umweltgifte, die in den Verdauungstrakt gelangen, Ernährungsdefizite (vor allem Zinkmangel sowie Mangel an Vitamin A und D), Schäden am Mikrobiom insgesamt sowie Nahrungsbestandteile, die Entzündungsvorgänge hervorrufen oder fördern (am bekanntesten Gluten). Jeder dieser Faktoren kann dazu führen, dass die Tight Junctions nicht so dicht halten, wie es bei intakter Darmschleimhaut der Fall ist.

Ihre Stressschwelle wird von Ihrem Mikrobiom bestimmt – von Geburt an

Wie Ihr Mikrobiom ausgestattet ist und wie es sich entwickelt, entscheidet sich bereits bei der Geburt – es hängt in erster Linie davon ab, was Sie von Ihrer Mutter während der Geburt im Geburtskanal und beim späteren Stillen mitbekommen. Das Mikrobiom beeinflusst nicht nur die Entwicklung Ihres Immunsystems, sondern auch die Reaktion der HPA-Achse auf Stress. Davon hängt ab, wie viel Stress Sie als Erwachsene aushalten, bevor Sie in den SOS-Modus geraten. An diesem Schwellenwert lässt sich im Nachhinein nichts ändern, aber das Mikrobiom und die Stressreaktion lassen sich beeinflussen und verbessern. Daher ist es hilfreich, zu wissen, ob Sie zum normalen Geburtstermin auf die Welt kamen oder als Frühgeburt, ob per Vaginalgeburt oder per Kaiserschnitt, ob Sie an der Brust gestillt wurden, schon im Kindesalter mit Antibiotika behandelt wurden oder ob bereits Ihre Mutter mit einem nicht mehr intakten Mikrobiom zu kämpfen hatte. Alle diese Faktoren haben während und unmittelbar nach der Geburt einen Einfluss auf die Ausbildung Ihres eigenen Mikrobioms. Daraus können Rückschlüsse auf den Zustand Ihres Mikrobioms gezogen werden, darauf, wie empfindlich es ist und wie stressresistent. Das gilt insbesondere für Menschen, die »von Haus aus« ängstlich, nervös und empfindlich sind.

Da wir uns über die entscheidende Rolle des Mikrobioms im Zusammenspiel mit dem Immunsystem und der HPA-Achse für den allgemeinen Gesundheitszustand jedes Einzelnen zunehmend klarer werden, wird auch deutlich, wie wichtig es ist, während einer Schwangerschaft die Einnahme von Antibiotika so weit wie möglich zu meiden, und Vaginalgeburten wo immer möglich den Vorzug zu geben. (Eine von drei Geburten in den USA erfolgt momentan per Kaiserschnitt.) Ich empfehle wärmstens, zu stillen und gerade auch bei Kindern unnötige Antibiotikabehandlungen zu vermeiden.

Wenn die Unversehrtheit der Darmschleimhaut nicht mehr gegeben ist, spricht man von »durchlässiger Darmwand« oder eben dem »Leaky-Gut-Syndrom«. Leider geraten dann Nahrungspartikel und Bakterienmüll, die eigentlich über den Darmausgang entsorgt werden sollten, in jene Schutzschicht, in der in erster Linie das Immunsystem wacht, und prompt kommt es zu einer entsprechenden Immunreaktion. Gelangen die unerwünschten Partikel dennoch in den Blutkreislauf, dann gehen die entzündlichen Prozesse erst richtig los.

Während wir mit den Bakterien in unserem Darm gut leben können, sind sie doch giftig für uns, sobald sie in unseren Körper vordringen, vor allem die LPS (Lipopolysaccharide) genannten Bruchstücke bestimmter Bakterien. Das gilt auch für manche Proteine und Partikel aus der Nahrung. Wenn es ihnen gelingt, alle Barrieren zu überwinden und tatsächlich in den Blutkreislauf zu gelangen, dann sieht das Abwehrsystem in ihnen natürlich wie in allen Viren, Bakterien oder sonstigen Fremdkörpern einen Eindringling, der neutralisiert werden muss. Das Immunsystem startet also einen Generalangriff und die Entzündung ist da. Eine durchlässige Darmwand verursacht also chronische Entzündungen und diese führen zu Insulinresistenz, Gewichtszunahme und am Ende zu Fettleibigkeit. Je länger dies andauert, desto mehr dreht das ständig alarmierte Immunsystem durch und attackiert körpereigene Zellen. Inzwischen ist es auch schulmedizinisch anerkannt, dass bei Autoimmunkrankheiten eine durchlässige Darmwand eine naheliegende Ursache ist. Zwar leiden viele Frauen mit Leaky Gut an typischen Verdauungsproblemen wie Blähungen, Verstopfung oder zu weichem Stuhl oder nach den Mahlzeiten an Völlegefühl, Müdigkeit, Stimmungsschwankungen oder beschleunigtem Puls, oftmals sind die Symptome aber sehr viel unterschwelliger. Zu den Beschwerden und Krankheiten, die mit durchlässiger Darmwand und chronischen Entzündungen in Verbindung gebracht werden, zählen unter anderem:

- starke Ermüdung
- Lebensmittelunverträglichkeiten
- Reizdarm
- Zöliakie (Zöliakie kann sowohl Folge als auch Ursache durchlässiger Darmwand sein)
- Hashimoto
- Morbus Crohn und Dickdarmentzündung (Colitis)
- rheumatische Arthritis

- Allergien, Nesselsucht, Ekzeme
- Arthritis, Gelenkschmerzen
- Fettleibigkeit, Herzkrankheiten, Diabetes und als weitere Folge davon Fettleber (ohne Alkoholabusus).

Selbst wenn die Bakterien und andere Fremdkörper aus Ihrem Organismus wieder entfernt sind, kann die Autoimmunreaktion aufgrund durchlässiger Darmwand weiter andauern; grundsätzlich sehr lange, es sei denn, Sie unternehmen aktive Schritte, um diesen Teufelskreis zu unterbrechen. Die durchlässige Darmwand zu heilen ist, wie Sie im sechsten Kapitel noch deutlicher sehen werden, eine der Voraussetzungen, um wieder Ruhe und Normalität ins Immunsystem zu bringen und aus dem SOS-Modus herauszukommen. Bisweilen gelingt es dann sogar, Autoimmunkrankheiten zu heilen.

Dysbiose: Wenn das Ökosystem des Darms aus dem Gleichgewicht gerät

Ihr gesamter Verdauungstrakt ist von den Lippen bis zum Darmausgang mit einer großen Vielfalt von Mikroorganismen besiedelt, und auch innerhalb des Magen-Darm-Trakts gibt es verschiedene Regionen oder »Landschaften« mit ganz unterschiedlicher, spezifischer Flora. Eine Störung der Darmflora wird als »Dysbiose« bezeichnet. Diese kann im Überwiegen eher schädlicher, wenig nützlicher Bakterien bestehen, im Fehlen gutartiger und für die Verdauung hilfreicher Bakterien und anderer Mikroorganismen oder in einer Kombination von beidem. Dysbiose kann in jedem Bereich des Darms vorkommen, also sowohl im Dünndarm wie im Dickdarm. Ähnlich wie bei durchlässiger Darmwand liegen die Ursachen in:

- Stress, der das Milieu im Darm verändert, vor allem, indem er auf die Blutversorgung der Darmwand einwirkt; davon hängen auch die Art und Qualität der Darmflora ab.

- Eine Reihe von Medikamenten (s. S. 282); insbesondere eine Behandlung mit Antibiotika (welche ja immer gegen Bakterien eingesetzt werden) führt schnell dazu, dass schon bei der ersten Gabe auch die Bakterien in der Darmflora flächendeckend in Mitleidenschaft gezogen und ausgelöscht werden. Ferner Säureblocker, welche die Magensäure reduzieren sollen; doch die Magensäure hält auch die Überwucherung des Zwölffingerdarms mit Bakterien in Schach. Außerdem können populäre frei verkäufliche Schmerzmittel wie Ibuprofen oder Paracetamol (in den USA unter dem Handelsnamen Tylenol) die Darmschleimhaut schädigen.
- Mangel an Nährstoffen, die den Verdauungstrakt schützen (insbesondere Vitamin A, Zink, Eisen und Vitamin D)
- ungesunde, kohlenhydratreiche Ernährung mit viel Zucker und schlechten Fetten, aber zu wenig Ballaststoffen, frischem Obst und Gemüse sowie ohne traditionell fermentierte Lebensmittel wie Sauerkraut, Joghurt oder Kimchi

Bereits wenn Sie sich zehn Tage lang hauptsächlich von Fertiggerichten, reichlich Gebäck und anderen hochverarbeiteten Lebensmitteln ernähren, reduziert sich die Artenvielfalt ihres Mikrobioms um 40 Prozent. Wer sich traditionell und ausgewogen ernährt, ist um 40 Prozent widerstandsfähiger gegen Stress und psychische Erkrankungen. Der zunehmende oder mittlerweile sogar schon überwiegende Konsum von Fertiggerichten in der westlichen Welt und insbesondere in Amerika in den vergangenen Jahrzehnten steht offensichtlich im Zusammenhang mit dem dramatischen Anstieg von chronischen Erkrankungen, Autoimmunkrankheiten und Fettleibigkeit.

Neuere Studien haben einen direkten Zusammenhang zwischen den in Fertiggerichten verwendeten Zusatzstoffen und Autoimmunkrankheiten ergeben. Allem Anschein nach beschädigen diese Zusatzstoffe das Epithel des Darms, also die oberste Schutzschicht; das ist der erste Schritt zur durchlässigen Darmwand mit allen bekannten Folgen. Umgekehrt sorgt eine gesunde Ernährung mit viel Ballaststoffen, Gemüsen, die reich an Antioxidantien sind, nur langsam resorbierenden Kohlenhydraten, qualitätvollem Protein sowie gesunden Fetten und traditionell fermentierten Nahrungsmitteln für ein gesundes Mikrobiom und eine intakte Schleimhaut. Weitere Details dazu folgen im vierten Kapitel.

Natürlich ist die Einnahme von Medikamenten bei Krankheiten und im Notfall unumgänglich, aber sie haben in der Regel eben auch Nebenwirkungen, die unerwünscht sind. Antibiotika, Magensäureblocker, Schmerzmittel und Entzündungshemmer schädigen oder zerstören das Ökosystem in Ihrem Darm nachhaltig. Mehr als 70 Prozent aller in den USA verschriebenen Antibiotika sind unnötig. Man kann es nicht anders denn als Schande bezeichnen. Und als wäre das des Irrsinns noch nicht genug, werden 80 Prozent aller in den USA produzierten Antibiotika an Tiere verfüttert, damit sie schneller wachsen und fetter werden.

Antibiotika zerstören die Darmflora, über die 90 Prozent aller Stoffwechselvorgänge abgewickelt werden, außerdem die Entgiftung und Entsorgung nicht mehr benötigter Hormone und die Synthetisierung von Nährstoffen für den Organismus. Damit gehen auch die Schutzschichten der Darmwand zugrunde, insbesondere die Darmschleimhaut wird schwer beschädigt und genau das führt dann natürlich zu durchlässiger Darmwand. Schon einer einzigen Antibiotikabehandlung können mehrere Bakterienarten in der Darmflora komplett zum Opfer fallen. Viele Frauen haben erlebt, dass eine Bronchitis oder eine andere nicht so gravierende Infektion mit Antibiotika behandelt wurde – mit dem ungewollten und unerwünschten Ergebnis, dass sie dann monatelang mit einer Pilzinfektion in der Vagina zu kämpfen hatten. Und das alles, weil das Antibiotikum zwei Bakterienarten *(Lactobacillus* und *Bifidobacterium)*, die den Candida-Hefepilz in Schach halten, den Garaus gemacht hat.

Magensäurehemmer wie Omeprazol, Pantoprazol oder Rabeprazol oder Schmerzmittel wie ASS, Ibuprofen, Diclofenac, um nur die bekanntesten zu nennen, führen – vor allem bei längerer Einnahme – zu durchlässiger Darmwand und in der Folge zu Autoimmunkrankheiten; Acetatminophen (Paracetamol) schädigt die Magenschleimhaut und kann zu Blutungen im Magen-Darm-Trakt sowie zu mangelhafter Resorption von Nährstoffen, die für die Darmgesundheit wichtig sind, führen. Die sogenannte Dünndarmfehlbesiedlung ist eine häufige Folge von Magensäurehemmerabusus; sie kann ihrerseits zu Fettleibigkeit, Rosazea (chronischer Entzündung der Gesichtshaut), Restless-Legs-Syndrom, Unfruchtbarkeit, Schwangerschaftskomplikationen und Gelenkschmerzen führen.

Das Mikrobiom ist an so vielen grundlegenden, lebenserhaltenden Prozessen beteiligt: Nahrungsaufbereitung für den Organismus, Kalorienentnahme aus der Nahrung, Kommunikation mit dem Gehirn über die Vorgänge im Darm via Neurotransmitter und Botenstoffen. Deswegen ist ein gesundes Mikrobiom eine so wichtige Voraussetzung für Ihre Gesundheit und Ihr Wohlbefinden; wenn das Mikrobiom nicht mehr intakt und im Gleichgewicht ist, kann eine Menge schiefgehen. Hier einige Beispiele:

Von Dysbiose können Sie dick werden: Verschiedene Arten von Bakterien in der Darmflora verbrauchen Energie auf unterschiedliche Weise. So gibt es den artenreichen Stamm der *Firmicutes*. Diese sind in der Lage, aus dem Nahrungsbrei viele Kalorien herauszuholen; wenn Sie also besonders viele Firmicutes im Darm haben, lagern Sie selbst dann Fett ein, wenn Sie gar nicht so viel zu sich nehmen. *Bacteroides* wiederum extrahieren nicht so viele Kalorien; wenn diese Jungs bei Ihnen überwiegen, dann sind Sie tendenziell schlanker. Diese Zusammenhänge wurden vollends klar, als man zunächst in Tierexperimenten Mäusekot von schlanken Mäusen in den Darm von fettleibigen Mäusen übertragen hat, die daraufhin ihr Übergewicht abgebaut haben. Dreimal dürfen Sie raten – ja, das hat man auch schon am Menschen gezeigt! – mit der eindeutigen Folge einer Verringerung der Insulinresistenz.

Mein Mikrobiom zwingt mich dazu! Gier nach Süßem und kalorienreichem Essen: Im ersten Moment mag es sich etwas weit hergeholt anhören – aber ob Sie ständig Heißhunger auf Schokolade haben oder lieber Gemüse essen, kann durchaus mit der individuellen Zusammensetzung des Mikrobioms in Ihrem Darm zu tun haben. Das Mikrobiom kann Ihre Vorlieben in gewisser Weise manipulieren, weil dort bestimmte Mikroben leben, die bestimmte Nahrung benötigen und »verlangen«, um ihrerseits »wachsen und gedeihen« zu können. Das erreichen sie auf zweierlei Weise: Sie sorgen dafür, dass Ihnen bestimmte Nahrungsanteile, die speziell diese Mikroben brauchen, appetitlicher und nahrhafter erscheinen. Oder sie produzieren Toxine, die dafür sorgen, dass wir uns unwohl fühlen oder schlecht gelaunt sind, bis wir über die Zwischenstufen verschiedener Neurotransmitter so weit sind, dass wir das essen, wonach diese Mikroben verlangen. Dazu manipulieren sie tatsächlich Signale, die vom Verdauungstrakt ins Gehirn gehen.

Nervosität, Ängstlichkeit und Depression: Einige nützliche Arten von Mikroben in der Darmflora produzieren Buttersäure, die Nervosität und depressive Stimmungen vermindert; das ist nur ein Beispiel für eine ganze Reihe von positiven, schützenden Wirkungen, die von einer gesunden Darmflora ausgehen. Wenn die Darmflora bzw. die ganze komplexe innere Darmwand beeinträchtigt oder zerstört wird, verringert sich natürlich auch die Produktion von Buttersäure. Umgekehrt konnte in Untersuchungen gezeigt werden, dass die Wiederbesiedelung der Darmflora und die Wiederherstellung einer intakten Schleimhaut mit gutartigen, nützlichen Bakterien, etwa durch den Verzehr von Joghurt, zu einer Verminderung der Ängstlichkeit bei den Teilnehmern führt. Der gesamte Magen-Darm-Trakt verfügt hauptsächlich über zwei Kommunikationskanäle: Das neuronale Netz, welches den ganzen Verdauungstrakt umspannt und durchzieht und manchmal als »das zweite Gehirn« bezeichnet wird, und das Mikrobiom. Dieses »zweite Gehirn« besteht aus ungefähr hundert Millionen Nervenzellen überall in der Darmwand; die Zellen kommunizieren mithilfe von mehr als 35 verschiedenen Neurotransmittern. Übrigens wird der Großteil des Serotonins (oft als »Glückshormon« bezeichnet) im Darm produziert.

95 Prozent aller Informationen, die durch den Vagusnerv, den längsten Nerv im menschlichen Körper, weitergeleitet werden, gehen vom Verdauungssystem in das Gehirn und nicht etwa umgekehrt, wie man lange annahm. Es ist durchaus denkbar, dass die meisten Emotionen, die wir durchleben, ihren Ursprung gar nicht im Kopf haben, sondern eher ein Reflex dessen sind, was in unserem Verdauungstrakt vor sich geht. Mittlerweile ist bekannt, dass Beeinträchtigungen und Störungen im Darm, vor allem natürlich der Darmwände, für schlechte Laune und negative Gedanken ursächlich sein können. Außerdem wurde inzwischen in Experimenten nachgewiesen, dass eine bestimmte Stimulierung des Vagusnervs Depressionen hervorrufen kann, ähnlich wie eine beschädigte Darmflora. Dementsprechend werden Sie später beim Neustart des SOS-Heilprogramms sehen, wie Sie Ihre Stimmung und Ihren geistigen Zustand verbessern, indem Sie Ihren Verdauungstrakt heilen.

Gedächtnisschwäche: Der Zustand Ihrer Darmflora beeinflusst nicht nur Ihre Stimmung, sondern auch Ihre Gedächtnisleistung. Diese wird beeinträchtigt, wenn bestimmte chemische Verbindungen und Gase bei Gärprozessen im Darm entstehen, die wiederum sowohl von der individuellen Zusammensetzung Ihres Mikrobioms als auch von der Art der aufgenommenen Nahrung abhängen. Wenn beispielsweise ohnehin eine Dysbiose besteht und Sie dann auch noch vorwiegend zuckerreiche Kost und raffinierte Kohlenhydrate zu sich nehmen, dann können im Darmtrakt Nebenprodukte entstehen, die dazu führen, dass Sie sich vor allem gleich nach den Mahlzeiten wie benebelt, betrunken und zerschlagen fühlen. Falls Sie sich fast nur so ernähren und eine Dysbiose vorliegt, kann das auch zum Dauerzustand werden.

Hormonchaos: Eine gesunde, intakte Darmflora enthält Bakterien mit Genen, welche in der Lage sind, Östrogen abzubauen und zu entsorgen und *Estrobolome* zu bilden. Diese Bakterien sind entscheidend, um pflanzliche *Lignane* (wertvolle sekundäre Pflanzenstoffe) zu

Phytoöstrogenen umzuwandeln, die den Körper gegen Östrogenüberschuss schützen. Damit hindern sie überschüssiges Östrogen daran, in den Darm zurückzufließen. Wenn die Darmwände oder das Mikrobiom beschädigt sind, kann dieser Rückfluss toxisch wirken. Damit erhöht sich bei Frauen das Risiko, östrogendominant zu werden, was wiederum das Risiko für Brust-, Gebärmutter- und Eierstockkrebs erhöht. Frauen mit einer großen Bakterienvielfalt im Darm, die durch eine ballaststoffreiche Ernährung mit viel Gemüse, wenig Zucker und wenig ungesunden Fetten gewährleistet wird, haben diesbezüglich ein geringeres Risiko. Da Östrogen und Cholesterin chemisch verwandt sind, liegt der Schluss nahe, dass Fettleibigkeit, hoher Cholesterinspiegel und Veränderungen des Mikrobioms alle miteinander zusammenhängen, und wenn man alle Punkte miteinander verbindet, sieht man, wie Fettleibigkeit und Brustkrebsrisiko zusammenhängen.

Ein erhöhter Östrogenspiegel kann die Schilddrüsenfunktion vermindern, weil er einen Anstieg von SHBG (sexualhormonbindendes Globulin) verursacht; dieses Protein zirkuliert im Blut und bindet eine ganze Reihe von Hormonen, wodurch diese allesamt neutralisiert werden und nicht mehr das tun können, wofür sie eigentlich bestimmt sind. Leider bindet sich SHBG auch an das Schilddrüsenhormon und macht es damit wirkungslos.

Ein ständig erhöhter Cholesterinspiegel führt auch leicht zu Übergewicht (besonders zu Bauch- und Hüftfett), und da zu viel Östrogen das Progesteron blockiert, kann es zu Unfruchtbarkeit, Fehlgeburt, Stimmungsschwankungen und Schlafstörungen kommen. Ein erhöhter Cortisolspiegel blockiert die Progesteronrezeptoren, also diejenigen Stellen, an denen das Progesteron andocken und seine Funktion erfüllen kann. Selbst wenn Ihre Blutwerte normal sind, kann es also sein, dass Ihr Körper und das Gehirn zu niedrige Progesteronwerte registrieren, was dazu führt, dass Sie nervös, deprimiert und reizbar sind, nicht gut schlafen und Ihr Monatszyklus unregelmäßig wird. Wenn der Östrogenspiegel aus dem Gleichgewicht gerät, werden Sie östrogendominant und damit besteht die Gefahr von schmerzhaften

Monatsblutungen und Brustschmerzen und damit auch ein erhöhtes Risiko für Unfruchtbarkeit und Fehlgeburten. Aber es besteht kein Grund, zu verzweifeln: Mithilfe von Präbiotika und Probiotika lässt sich das Mikrobiom in eine gesunde Balance bringen. Und das wird Ihnen ermöglichen, abzunehmen und alle Risiken zu mindern. Darüber erfahren Sie dann mehr im vierten Kapitel.

Der enorme Einfluss des Verdauungstrakts auf Ihre Gedanken und Gefühle

Inzwischen weiß man, dass das Zusammenspiel von Gehirn, Gemüt und Mikrobiom viel enger ist, als man bisher dachte. Aus dieser Erkenntnis erwuchs in jüngerer Zeit ein ganzes Forschungsgebiet, das sich den sogenannten Psychobiotika widmet. Es geht darum, die Auswirkungen der Gaben von Probiotika auf die Psyche und die geistige Gesundheit zu untersuchen.

Bei einer Studie, die an der kalifornischen Universität von Los Angeles (UCLA) durchgeführt wurde, hat sich herausgestellt, dass sich nach dem Verzehr von täglich zwei Bechern Joghurt über vier Wochen bei 25 Frauen die Ängstlichkeit nachweislich reduziert hat. Der Nachweis wurde geführt, indem man die Reaktionen der Probandinnen beim Betrachten einer Bilderserie von Gesichtern mit glücklichem oder unglücklichem Gesichtsausdruck durch Hirnscans analysierte, jeweils vor und nach der Joghurt-Kur. Bei der Datenauswertung schlussfolgerten die Forscher, dass der mit gutartigen Bakterien angereicherte, probiotische Joghurt die Darmflora der Probandinnen positiv beeinflusst und auch die Chemie im Gehirn positiv verändert hatte. Bei einer weiteren Untersuchung aus dem Jahr 2015 hat sich herausgestellt, dass bei 45 Personen, die Präbiotika (eine kohlenhydrathaltige Kost, welche die gutartigen, nützlichen Darmbakterien bevorzugen) einnahmen, der Cortisolspiegel, die Ängstlichkeit und subjektive Stressbelastung abgenommen haben und sich die innere Einstellung von negativem zu vorwiegend positivem Denken gewandelt hat. Die nützlichen, hilfreichen Bakterien im Verdauungstrakt produzieren Buttersäure, welche Ängstlichkeit und depressive Stimmung reduziert. Umgekehrt gilt auch, dass der Buttersäuregehalt bei einer großflächigen Schädigung der Darmwand deutlich abnimmt. Ein intaktes und gesundes Mikrobiom kann also Ängstlichkeit und Depression bis zu einem gewissen Grad heilen und wirkt sich damit auch positiv auf den SOS-Modus aus.

Grundursache 4: Umweltgifte

Die 56-jährige Lydia, eine zierliche, temperamentvolle Blondine, kam zu mir in die Praxis, weil sie auf der Suche nach einer alternativen Behandlung ihrer rheumatischen Arthritis war. Ansonsten hatte sie keine Beschwerden oder Symptome. Sie hatte zuletzt fünf Jahre lang in Südostasien gelebt. Nach ihrer Rückkehr waren ihre Gelenke angeschwollen und schmerzten und sie hatte die Diagnose »rheumatische Arthritis« erhalten. Das ging nun schon bereits seit drei Jahren so; die Schmerzen und die Schwellungen wurden allmählich immer schlimmer. In letzter Zeit waren noch allgemeines Unwohlsein und Erschöpfungszustände dazugekommen. Das hatte sie zwar nicht davon abhalten können, als Geschäftsfrau ihr Multimillionen-Dollar-Unternehmen zu managen, doch in letzter Zeit sah sie sich regelrecht gezwungen, sich nachmittags eine Weile hinzulegen. Ihr Rheumatologe hatte Immunsuppressiva vorgeschlagen, um die Autoimmunreaktion zu mindern und damit wenigstens ihre Schmerzen und weiteren Schaden an den Gelenken zu unterdrücken. Doch als Lydia sich über die potenziell lebensgefährdenden Nebenwirkungen dieser Mittel informiert hatte, sagte sie sich »Bloß nicht!« und wollte es nun erst mal mit einem ganzheitlichen Ansatz probieren.

Als ich mir Lydias Anamnese sowie ihren Speiseplan ansah, über den sie regelmäßig Aufzeichnungen machte, fiel mir auf, dass sie viel Fisch aß. Als ich deswegen nachhakte, erklärte sie mir, dass sie manchmal zweimal am Tag Fisch, vor allem Thunfisch, aß. Das hatte sie sich in Thailand so angewöhnt, weil sie darin die einzige Quelle für tierisches Eiweiß sah, deren Verzehr sie für sicher und unbedenklich hielt. An die Belastung von Seefisch mit Quecksilber hatte sie nicht gedacht. Ich empfahl Lydia, zunächst einmal auf derartigen Fisch völlig zu verzichten. Außerdem verschrieb ich ihr eine Kombination aus Kräutern und Nahrungsergänzungsmitteln, um die Entzündungen zu reduzieren und das Quecksilber zu binden und nach Möglichkeit aus ihrem Körper auszuscheiden. Innerhalb von drei Monaten hatten sich bei ihren Blutwerten die Marker für Arthritis-Antikörper auf ein Drittel der Ausgangswerte reduziert. Sie führte dieses Diät- und Heilprogramm noch drei weitere Monate lang fort – dann hatten sich ihre Beschwerden so sehr gebessert, dass auch ihr Rheumatologe zugab, dass eine medikamentöse Behandlung nicht mehr nötig sei.

Quecksilber ist eines jener zahllosen Umweltgifte, die über die Nahrungskette bis auf unseren Esstisch gelangen. Selbst in Lachs, der in der wunderschönen Meeresbucht Puget Sound im äußersten Nordwesten der USA gefangen wurde, fanden Forscher einen pharmazeutischen Cocktail, in dem sie 81 verschiedene Arzneimittel oder sonstige Substanzen nachweisen konnten, darunter Prozac (Handelsname für ein in USA verbreitetes Antidepressivum; in Deutschland Fluctin), Ibuprofen, Diphenhydramin (ein Antihistaminikum; verschiedene Handelsnamen in D, A und CH), Sortis (einen Cholesterinsenker), Cipro (und andere Antibiotika), Flonase, Aleve, Tylenol (Paracetamol), Paxil, Valium, Zoloft, Tagamet, OxyContin, Darvon, Kokain, Nikotin und Koffein. Wer möchte schon, dass all diese Pharmazeutika und Giftstoffe auf unserem Teller landen? Eventuell noch gewürzt und angereichert mit Rückständen aus Körperpflegeprodukten, Blutverdünnern, Fungiziden und Desinfektionsmitteln?

Diese Kontaminationen findet man hier in den USA leider auch weit verbreitet im Trinkwasser. Die Trinkwasseraufbereitung scheitert an der Eliminierung der meisten Stoffe, trotzdem konnten sich die zuständigen Stellen immer wieder gegen verschärfte Vorschriften zur Verbesserung der Vorgehensweise durchsetzen. Die Luft in unseren Wohnräumen ist mittlerweile oftmals stärker mit Schadstoffen verseucht als die frische Luft draußen. Das kommt von all den chemischen Substanzen, die heutzutage in Baumaterial, Möbeln, Schaumstoffmatratzen, Klebstoffen, Teppichböden, Laminat, elektrischen und elektronischen Geräten verbaut und verwendet werden, sowie von den unzähligen Chemikalien in Haushaltsreinigungsmitteln, Waschmitteln, Brennstoffen aller Art, Insektensprays, Raumsprays, Duftkerzen, Körperpflegemitteln, Parfums und Kosmetika. Zumindest in den USA wurden von den ungefähr 80 000 auf diese Weise in Haushalten umlaufenden chemischen Verbindungen 90 Prozent niemals auf ihre Gesundheitsverträglichkeit getestet; und weniger als 200, von denen feststeht, dass sie giftige Wirkung entfalten, wurden jemals auf ihre Verträglichkeit für Kinder oder für ältere Menschen untersucht.

Wie hoch ist denn nun eigentlich die Belastung? Die *Environmental Working Group*, eine gemeinnützige amerikanische Organisation zur Untersuchung von Umweltbelastungen hat im Nabelschnurblut von Neugeborenen 287 verschiedene Umweltgifte nachweisen können, die noch vor der Geburt die Plazenta ihrer Mütter passiert hatten. Und wie steht es bei Erwachsenen? Bei einer umfassenden Studie im Jahr 2009 untersuchte die amerikanische Gesundheitsbehörde 2 400 Teilnehmer auf 212 chemische Substanzen. Bei allen fanden sich nachweisbare Mengen im Blut und im Urin. Für diese Studie hatte man weitere 75 chemische Verbindungen in die zu untersuchende Liste aufgenommen im Vergleich zu einer früheren Untersuchung und alle waren vorhanden und konnten nachgewiesen werden. Diese chemische Belastung, die jeder von uns in sich trägt, wird als »Bioakkumulation« bezeichnet.

Dem kann sich niemand entziehen, jeder ist davon betroffen, selbst wenn er in einer noch recht naturbelassenen Umgebung lebt. Diese chemische Belastung der Umwelt existiert seit Jahrzehnten, ist überall anzutreffen und taucht manchmal Tausende von Kilometern von ihrem Ursprungsort entfernt wieder auf. Sie wird durch die Luft, durchs Wasser, durch Vögel oder wandernde Tierherden weitergetragen oder eben durch die Nahrungskette und all die Lebensmittel, die wir mittlerweile rund um den Globus verschicken. Pflanzenschutzmittel, die nachweislich in Mexiko eingesetzt wurden, hat man in Eisbären am Nordpol wiedergefunden. Diese chemischen Verbindungen halten sich so hartnäckig, dass Pflanzenschutzmittel, die bereits in den 1970er-Jahren verboten wurden, über den Boden und die Pflanzen, die darauf wachsen und die Tiere, die diese Pflanzen fressen, immer noch den Weg in unsere Körper finden und auch heute noch im Blut von Erwachsenen und Kindern nachgewiesen werden können. Da wir Menschen an der Spitze der Nahrungskette stehen, bekommen wir auch am meisten von diesen Umweltgiften ab, vor allem durch den Verzehr von Fleisch und Tierprodukten. Und weil Frauen im Allgemeinen mehr Fettschichten haben als Männer, sammeln sich die Gifte in ihnen mehr an.

Selbst kleinste Mengen wohlbekannter Giftstoffe haben eine nachhaltige Wirkung für unsere Gesundheit – und das in einem Ausmaß, das von vielen Wissenschaftlern und von den Behörden vollkommen unterschätzt wurde. Bestimmte Einzelsubstanzen gehen nämlich in unserem Körper neue chemische Verbindungen ein, die nie von irgendjemandem untersucht wurden. Wir sind quasi Laborratten auf zwei Beinen, wovon vor allem die Agrar- und Lebensmittelindustrie sowie die Pharmaindustrie profitieren. Das wiederum verdanken diese Konzerne ihrer hartnäckigen und erfolgreichen Lobbyarbeit, mit der sie die Regierungen davon abhalten, strengere Vorschriften und Standards zu erlassen. Und wie die Ironie des Lebens (oder eine besonders bösartige Profitgier) so spielt, produzieren bisweilen die gleichen Konzerne, die Unkrautvernichtungsmittel und Pflanzenschutzmittel und andere Gifte, die uns krank machen, herstellen, auch die Medikamente zur Behandlung der davon hervorgerufenen Krankheiten.

Die ansteigende Belastung mit Umweltgiften in den vergangenen Jahrzehnten ging auffallend parallel einher mit vermehrten geistigen Problemen von Gedächtnistrübungen bis zu Alzheimer sowie hormonellen Problemen einschließlich der Frühpubertät, Endometriose, polyzystischem Ovarsyndrom, Unfruchtbarkeit, Ovarialinsuffizienz, Brustkrebs, Autoimmunkrankheiten und Diabetes. All das fing in der Zeit nach dem Zweiten Weltkrieg an. Es ist erwiesen, dass die Belastung mit hochgiftigen Substanzen wie dem Insektizid DDT, das in den USA damals zur Bekämpfung von Moskitos flächendeckend versprüht wurde, auch zu Veränderungen des genetischen Materials führen kann, was sich noch ein oder zwei Generationen später auswirkt. Sollte Ihre Großmutter (oder Ihre Mutter) DDT ausgesetzt gewesen sein, weil sie als Kind hinter den Sprühwagen herrannte, was damals für Kinder ein beliebter Jux war, dann kann dies durchaus die Ursache für Beschwerden sein, die Sie heute haben, obwohl Sie bewusst auf Ihre Ernährung und Ihre Gesundheit achten. (Die Ausbringung von DDT wurde in der BRD 1972 verboten. Anm. d. Ü.)

Chemikalien wie Pflanzenschutzmittel, Unkrautvernichter, Antibiotika, die in der Landwirtschaft in großem Stil ausgebracht oder verwendet werden, Industrieabfall, Schwermetalle, hormonschädigendes Plastik, Lösungsmittel, feuerhemmende Mittel finden sich überall in der Luft und im Wasser, in der Nahrung, sie stecken in den Böden, in der Kleidung und, wie gesagt, in vielen Möbeln und Haushaltsgegenständen und Mitteln, die wir im Haushalt verwenden, – und unser Körper nimmt das alles unweigerlich auf. Diese chemischen Substanzen binden sich an Immunzellen, Nervenzellen und nicht zuletzt an die empfindlichen Gewebe unserer Drüsen, wo sie deren Funktion beeinträchtigen. Sie verstärken Entzündungen, behindern natürliche Reparatur- und Entgiftungsprozesse und lösen genetische Veränderungen aus. Unterschwelliger, aber ständiger Kontakt mit solchen Substanzen erhöht die Risiken für Stoffwechselprobleme, Prädiabetes, Konzentrations- und Gedächtnisprobleme bis hin zu einer Verdoppelung des Alzheimer-Risikos.

Kommt Ihnen das bekannt vor? Ja, denn all das hat mit dazu beigetragen, dass Sie in die Falle des SOS-Modus geraten sind!

Wenn Sie also bereits alles darangesetzt haben, abzunehmen oder Ihren Blutzucker zu verbessern, und trotz aller Mühen keine Fortschritte erzielt haben, dann kann das auch daran liegen, dass Sie schon zu stark vergiftet sind. Diese adipogen (Fett aufbauend) und diabetogen (Diabetes auslösend) genannten toxischen Stoffe können in Ihren Zellen Fett und Cortisol anreichern, die Insulin- und Hormonproduktion verändern und damit zu Insulinresistenzen, Metabolischem Syndrom und Diabetes führen.

Wenn dann auch noch die Fähigkeit des Körpers zur Entgiftung eingeschränkt wird oder verloren geht, dann kann dies ebenfalls ein Grund für chronische entzündliche Prozesse im Körper sein. Wir merken das daran, dass wir uns dauernd schlapp und müde fühlen; außerdem erhöht sich dadurch das Risiko für wirklich ernsthafte Erkrankungen wie Autoimmunkrankheiten. Wenn Sie Parfumgeruch oder den Geruch von Haushaltschemikalien als sehr störend empfinden, wenn Sie den Eindruck haben, dass Ihr Östrogen nicht richtig abgebaut wird, weil sie beispielsweise ständig oder immer wieder empfindliche Brüste haben, schmerzhafte Perioden oder Uterusmyom oder eben Entzündungs- oder Ermüdungserscheinungen, dann ist vermutlich Ihr Entgiftungssystem überlastet. Das ist dann der Fall, wenn der Körper die Menge der Giftstoffe im Körper nicht mehr ausreichend über die Leber und den Darm entsorgen kann.

Im Folgenden nun ein Überblick über die schlimmsten Schadstoffe und Umweltgifte.

Hormonhemmende Chemikalien

Sogenannte endokrine Disruptoren (EDC) – das sind hormonaktive Substanzen, die sich schädigend auf unsere Körperhormone auswirken – sind besonders tückisch, weil sie leicht vom Körper aufgenommen werden, da sie vortäuschen, körpereigene Hormone zu sein. Im menschlichen Gewebe kommen sie in viel höherer Konzentration vor als die körpereigenen (endogenen) Hormone. Folglich gerät der ganze

Hormonhaushalt durcheinander, weil durch ihre Anwesenheit die natürlichen hormonellen Abläufe überstimuliert, gehemmt oder unterbrochen werden – vereinfacht ausgedrückt, entsteht so ein Chaos im Hormonhaushalt, weil lauter falsche oder irreführende Signale herumschwirren. Pflanzliche Xeno-Östrogene geben vor, Östrogene zu sein, auch schilddrüsenhemmende Chemikalien (TDC) tun genau das. Hormonaktive Substanzen verursachen Entzündungen, Übergewicht, Insulinresistenz und regen Zellwachstum da an, wo es nicht erwünscht ist. Das kann unter anderem zu Frühpubertät bei Mädchen, zu Endometriose und Brustkrebs führen. TDCs ersetzen scheinbar Jod, das damit von der Aufnahme ins Schilddrüsengewebe abgehalten wird, wo es aber für die Produktion des Schilddrüsenhormons unentbehrlich ist. So entsteht eine Schilddrüsenunterfunktion mit allen bekannten Kaskadeneffekten und schädlichen Folgen für den Körper.

Fluoride und andere Halogene

In Amerika werden uns schon seit längerer Zeit Fluoride als Wundermittel angepriesen. Aber hier ist Vorsicht geboten. Fluor gehört zusammen mit Chlor und Brom im Periodensystem der Elemente zu der Gruppe der Halogene – Jod ebenso. Sie haben eine ähnliche Struktur, die es ihnen ermöglicht, sehr leicht in die Schilddrüsenfunktion einzugreifen. Fluor bzw. Fluoride werden in den USA (aber nicht in D, A und CH; Anm. d. Ü.) dem Trinkwasser zugesetzt. Am bekanntesten sind die Fluorzusätze in Zahnpasta, einigen Arzneimitteln sowie im Teflon und anderen nicht haftenden Kochgeschirrbeschichtungen. Interessanterweise wurde Fluor in den 50er-Jahren wegen seines bekannten hemmenden Effekts auf die Schilddrüse bei der Behandlung von Schilddrüsenüberfunktion eingesetzt. Und so ist es keine Überraschung, dass einige Studien belegen, dass Fluoride die Schilddrüsenfunktion reduzieren. Chlor ist ein häufig verwendetes Desinfektionsmittel für das Wasser in Schwimmbädern, wird traditionell als Bleichmittel eingesetzt und findet sich heute noch in Reinigungsmitteln. Bromverbindungen finden sich in den USA und anderen Ländern in Backwaren (in Deutschland wurde diese Art der »Mehlverbesserung« schon 1957 verboten, Anm. d. Ü.), in Flammschutzmitteln und in Form bromierter Pflanzenöle (BVO) in Softdrinks (nicht in der EU, Anm. d. Ü.).

Schwermetalle

Die schädlichen Auswirkungen von Schwermetallen auf die Hormone und den Hormonhaushalt sind wegen des häufigen Auftretens von Unfruchtbarkeit, Hashimoto und neurologischen Störungen bei Fabrikarbeiterinnen schon seit Längerem bekannt. Vor allem die abträgliche Wirkung auf die Gebärfähigkeit ist notorisch. Stark betroffen kann auch die Hypophyse (Hirnanhangsdrüse) sein, die eine zentrale Rolle bei der Steuerung des gesamten Hormonsystems im Körper einnimmt: Bei dieser Schaltstelle kommen Signale von den Nebennieren, der Schilddrüse oder von den Eierstöcken an und werden weiterverarbeitet. Wenn diese Kommunikation unterbrochen oder beeinträchtigt wird, kann das zu Unfruchtbarkeit, gynäkologischen Problemen, Schilddrüsenproblemen führen und/oder Sie landen im SOS-Modus mit sämtlichen bekannten Auswirkungen.

Die am besten erforschten Schwermetalle mit schädlicher Wirkung auf die Schilddrüse, mit denen wir im Alltag in Berührung kommen, sind Quecksilber, Blei und Kadmium; es gibt allerdings noch sehr viel mehr. Sie sind aufgrund der von industriellen Anlagen verursachten Umweltverschmutzung im Boden, im Wasser, in der Luft und in Nahrungsmitteln reichlich vorhanden. Manche dieser Schwermetalle unterbrechen den Transport von Jod in das Schilddrüsengewebe, andere behindern die Dejodierung (das ist jener Vorgang, durch den aus inaktivem T4- das aktive T3-Schilddrüsenhormon wird) in der Leber und in anderen Körpergeweben oder sie blockieren die Schilddrüsenhormonrezeptoren an den Zellen, wo das Hormon eigentlich andocken und seine Wirkung tun sollte.

Hormonhemmende Chemikalien in Ihrer Umwelt

Chemische Substanz	Enthalten in …	Gesundheitliche Auswirkung
Bisphenol A (BPA)	Plastikverpackungen von Speisen und Getränken, Plastikfolien, Strohhalmen, Babyfläschchen, Plastikspielzeug, Zahnfüllungen, Flugtickets und Kassenquittungen auf Thermopapier. (Im Bundesstaat Connecticut wurden diese Kassenquittungen inzwischen verboten, da überwiegend Frauen im gebärfähigen Alter die alltäglichen Einkäufe tätigen und diesen Bisphenol-A-Trägern daher überdurchschnittlich ausgesetzt sind.)	Stören den Hormonhaushalt und das Immunsystem, regen die Produktion von Autoantikörpern an, führen zu Gewichtszunahme, Insulinresistenz, Diabetes
Dioxine	mittlerweile zwar ebenfalls verboten, befinden sich jedoch nach wie vor in der Umwelt und gelangen in die Nahrung, insbesondere in Fleisch, Milchprodukte, Fisch und dadurch auch in die Muttermilch	Krebsauslöser; stört den Hormonhaushalt
Organophosphate, Organochloride (z. B. DDT)	in der Nahrung durch Rückstände von Insekten- oder Pflanzenschutzmitteln, in Computern, Kühlschränken, Feuerdämmmaterial und Deponien	Stören oder schädigen Hormonhaushalt, Immunsystem, Verdauungstrakt und Mikrobiom; stimulieren Antikörper; führen zu Gewichtszunahme, Insulinresistenz und Diabetes
Parabene	in Tausenden von Lebensmitteln, Körperpflegemitteln und Kosmetika sowie Arzneimitteln	Stören den Hormonhaushalt
Phthalate (Weichmacher)	in Tausenden von Produkten unter anderem in sehr vielen Körperpflegemitteln wie Shampoos, Nagellack, Seifen, Deodorants und Parfums; ferner Lebensmittelverpackungen, intravenöse Schläuche, PVC-Rohre, Duschvorhänge, PVC-Böden, Plastikartikel, Haushaltsreinigungsmittel	Stören oder schädigen den Hormonhaushalt; führen zu Gewichtszunahme, Insulinresistenz und Diabetes
Polychlorierte Biphenyle (PCB)	In den USA seit Ende der 1970er-Jahre (in Deutschland seit 1989, Anm. d. Ü.) verboten, sind aber in Erde, Wasser, Luft wegen ihrer Langlebigkeit nach wie vor vorhanden und reichern sich in der Nahrungskette an.	Stören den Hormonhaushalt und das Immunsystem, führen zu Gewichtszunahme, Insulinresistenz und Diabetes.
Triclosan	bakterienhemmender Wirkstoff in Desinfektionsmitteln, Flüssigseifen, Geschirrspülmitteln, Zahnpasta und Deos	

*   Die Chemikalien in diesen Gruppen haben viele unterschiedliche Bezeichnungen und nicht alle müssen bei Produkten als Zusatz ausgewiesen werden.

** Hier werden nur Beispiele genannt. Die Chemikalien kommen auch in vielen verwandten Produkten vor und befinden sich außerdem in der Luft, im Wasser und in der Erde.

Quecksilber führt zu zellulären Autoimmunreaktionen: Vor allem in den Schilddrüsen von Frauen reichert es sich hochgradig an; das lässt sich am drastischen Anstieg von Antithyreoglobulin-Antikörpern erkennen, was immer ein Hinweis auf eine Schädigung der Schilddrüse durch Autoimmunvorgänge sein kann. Das meiste Quecksilber gelangt wahrscheinlich durch Fischverzehr in unseren Körper. Kadmium vermindert das T4. Blei hemmt FT3, T3 und T4. Und alle Schwermetalle bergen auch noch weitere durchaus ernst zu nehmende Risiken für Ihre Gesundheit. Vor allem besteht ein Risiko für neurologische Schäden, die letztlich zu degenerativen Erkrankungen wie Alzheimer führen. Weil sich die Vergiftungen oftmals nur unauffällig schleichend aufbauen, können zunächst »harmlos« erscheinende neuronale Beeinträchtigungen wie Konzentrationsschwäche oder schlechtes Gedächtnis auf Probleme durch Schwermetalle hinweisen. Sie können auch auf vielfältige Weise einen schädlichen Einfluss auf Ihren Hormonhaushalt haben.

Grundursache 5: Verborgene Infektionen

Die 42-jährige Melanie war akut krank, als sie zu mir in die Praxis kam. Die ersten Symptome waren wenige Tage nach der Beerdigung ihrer Mutter aufgetaucht; insgesamt hatte sie eine stressige Zeit hinter sich. Ihr Hals war dick geschwollen und schmerzvoll berührungsempfindlich. In der Notaufnahme war man der Meinung, es handle sich um eine Virusinfektion; auf eine Laboruntersuchung wurde verzichtet, sie bekam lediglich Ibuprofen. Dann war sie ein paar Wochen lange sehr müde und gleichzeitig hypernervös. Ihr Hausarzt untersuchte ihre Schilddrüsenwerte und sie erhielt schließlich die Diagnose »Hashimoto«. Er verschrieb ihr Synthroid, das gebräuchlichste einschlägige Medikament in den USA, aber es trat keine Besserung ein. Als Melanie dann zu mir kam, hatten sich ihre Werte verschlechtert und ihre Symptome ebenso. Sie fühlte sich elend, obwohl ihr Hausarzt die Dosierung bereits laufend erhöht hatte. Wegen der angeschwollenen Drüse, der Erschöpfung und der ausbleibenden Wirkung des Medikaments vermutete ich eine Infektion. Und tatsächlich, als die Laborwerte zurückkamen, wiesen sie auf das Epstein-Barr-Virus hin. Vermutlich handelte es sich um ein Wiederaufflammen eines Pfeifferschen Drüsenfiebers, das sie mit Anfang 20 im College gehabt hatte. Innerhalb einiger Monate, in denen sie vor allem viel Gemüse, Kräuter und einige Ergänzungsmittel zu sich nehmen sollte, die Sie im sechsten Kapitel kennenlernen werden, kehrte ihre Vitalität zurück, die Nervosität nahm ab, die Laborwerte für die Schilddrüse normalisierten sich wieder und schließlich konnte sie ganz auf das Medikament verzichten.

Solche chronischen Infektionen können den Körper leicht im Griff halten, indem sie für eine andauernde, eben chronische, aber unterschwellige Stressreaktion sorgen, eine Art sanften, aber ständigen Alarm für das Immunsystem. Das Ganze passiert sozusagen heimlich, versteckt, unterhalb der Wahrnehmung einer »normalen«, akuten Krankheit. Wegen dieses unbemerkten Dauerstresses ist der Körper dann vorgeschädigt und kann nicht mehr mit der ganzen Wucht des Immunabwehrsystems auf eine von außen kommende Infektion reagieren. Deswegen kann Dauerstress zum Wiederaufleben früherer Infektionen führen, wie es für Fieberbläschen und Herpesausbrüche ganz typisch ist.

Infektionen durch das Epstein-Barr-Virus oder durch andere wie etwa das Cytomegalovirus sind typische schlummernde Infektionen, die zu verschiedenen Autoimmunkrankheiten beitragen oder sie auslösen können. So zum Beispiel rheumatische Arthritis, Sjögren-Syndrom, Multiple Sklerose (MS) und Lupus. Es ist hinreichend erwiesen, dass bei Hashimoto ein Labortest auf Viren obligatorisch sein sollte, insbesondere, wenn die Drüsen stark geschwollen sind, wenn es eine bekannte Vorerkrankung gibt oder wenn eine medikamentöse Behandlung keine Besserung bringt. Bei Patientinnen mit Hashimoto wurde wiederholt *Yersinia enterocolitica* nachgewiesen, ein Bakterium, das schwere Darmstörungen hervorrufen kann, aber bisher ist nicht erwiesen, ob es die Schilddrüsenunterfunktion auslöst. Durch hinreichend genaue Laboruntersuchungen sollte auch ausgeschlossen werden, dass eine Lyme-Borreliose vorliegt, wenn die typischen Hashimoto-Symptome wie Abgeschlagenheit, geschwollene Drüsen und Gelenkschmerzen vorliegen, da die Symptome dieser beiden völlig verschiedenen Krankheiten sehr ähnlich sind.

Einigen Vermutungen zufolge, die man noch nicht wirklich verifizieren konnte, können bestimmte Infektionen ebenfalls Auslöser für Autoimmunkrankheiten sein. Der Theorie der »molekularen Mimikry« zufolge sind im »Gedächtnis« des Immunsystems bestimmte Proteine von Viren »abgespeichert«; wenn das Immunsystem sehr ähnliche körpereigene Proteine dann fälschlicherweise als »feindliche Viren« identifiziert, greift es diese an: So wäre bei Hashimoto die Schilddrüse das Angriffsziel statt eines vermeintlichen Virus. Das kann sogar auch noch geschehen, wenn das Virus den Körper völlig verlassen hat. Eine andere Theorie geht vom sogenannten Bystander-Effekt aus. Demnach schlüpft das Virus sozusagen in die Körperzelle und das Immunsystem attackiert dann mit dem Virus auch die körpereigene Zelle. Oder das Virus regt die Bildung spezieller Abwehrzellen an, die eigentlich an den Zellkern selbst andocken sollten. Von solchen Erwägungen abgesehen ist aber mittlerweile eindeutig klar, dass Autoimmunerkrankungen drastisch auf dem Vormarsch sind, vor allem bei Frauen, und dass Infektionen als Auslöser dabei eine Rolle spielen. Ferner ist klar, dass der ständige SOS-Modus das Immunsystems chronisch überfordert und damit verwirrt und schwächt – es kann bei Entzündungen und Infektionen dann nicht mehr so wirksam sein. Wenn wir nach Lösungen für diese epidemische Autoimmunproblematik suchen, dann besteht ein wichtiger strategischer Ansatz darin, das Immunsystem direkt und massiv zu unterstützen und aus dem SOS-Modus herauszukommen.

Schimmel und Gesundheit

Daria dachte, sie vollbringe eine gute Tat, als sie bei ihrer Schwiegermutter den Keller ausräumte und stapelweise verschimmelte und mit Mehltau überzogene alte Bücher und Kleidungsstücke entsorgte. Kaum eine Woche später entwickelte sich bei ihr ein äußerst schmerzvoller Knoten im Hals. Wenige Wochen später kamen noch Erschöpfungszustände hinzu. Die Diagnose nach einer Laboruntersuchung lautete auf Hashimoto mit extrem hohen Antischilddrüsen-Antikörpern. Vor der Aufräumaktion im Keller hatte Daria keinerlei Anzeichen oder Symptome von Schilddrüsenproblemen gehabt.

Den meisten Menschen mit intaktem Immunsystem machen Schimmelpilze kaum etwas aus. (Völlig anders sieht es natürlich bei Menschen mit stark angegriffenem Immunsystem aus; für sie kann Schimmel tödlich sein.) Einige Schimmelpilzarten, auch solche, die innerhalb von Häusern und Wohnungen anzutreffen sind, können sehr wohl Krankheiten verursachen, beispielsweise Asthma, chronische Nasenschleimhautentzündung oder Probleme mit der Lunge. Allerdings sind die Zusammenhänge zwischen einer etwaigen Schimmelbelastung mit Autoimmunkrankheiten oder anderen Beschwerden wie Chronisches Erschöpfungssyndrom bisher wissenschaftlich nicht belegt. Doch Daria war nur eine von vielen meiner Patientinnen, bei der auf eine solch offensichtliche Überbelastung mit Schimmel eine Autoimmunreaktion oder eine chronische Erkrankung folgte. Ich jedenfalls nehme diesen Zusammenhang ernst.

Daher empfehle ich in so einem Fall, wenn Sie definitiv wissen, dass Sie im Haus oder am Arbeitsplatz in ungewöhnlichem Maß Schimmel ausgesetzt waren und sich anschließend irgendwelche hartnäckigen Beschwerden vor allem der Atemwege zeigen, zu einem Spezialisten zu gehen. Dafür kommt ein Facharzt für Allergologie oder ein Rheumatologe infrage. Oft sind Hautärzte, HNO-Ärzte oder Lungenfachärzte gleichzeitig Allergologen. Sie sind dafür ausgerüstet, entsprechende Tests durchzuführen und eine hieb- und stichfeste Diagnose zu stellen. Wenn Sie hierbei substanzielle Ergebnisse erhalten, kann es sein, dass auch eine Sanierung von Innenräumen der Wohnung erforderlich oder zumindest sinnvoll ist.

Neue Grundlagen für gesundes Wachstum

Mithilfe meines SOS-Ernährungs- und Gesundheitsplans wird es Ihnen gelingen, die verdorbenen Wurzeln zu kappen, das heißt die schädlichen Grundursachen für Ihre Beschwerden und Ihr schlechtes Allgemeinbefinden zu beseitigen. Gleichzeitig legen Sie die Grundlagen für neues, gesundes Wachstum, das Ihnen Wohlbefinden, Glück, gesunden Schlaf und einen wirksamen Weg zur Stressreduzierung beschert, dank gesunder und leckerer Ernährung, guter Verdauung, einer möglichst gut funktionierenden Entgiftung und eines robusten Immunsystems. Im folgenden Kapitel werden Ihnen Fragebögen dabei helfen, herauszufinden, von welchen der fünf Grundursachen Sie persönlich in erster Linie betroffen sind. Sobald wir diese Ergebnisse in Händen halten, bekommen Sie einen maßgeschneiderten Vorschlag für Ihr Heilprogramm, mit dessen Hilfe Sie Ihre Gesundheit wiederherstellen können.

3. ZU WELCHEM SOS-TYP GEHÖREN SIE?

Nun kommen wir zum praktischen Teil und wollen konkret feststellen, was in Ihrem Körper vor sich geht, um eine vorläufige Diagnose stellen zu können. Dazu finden Sie auf den folgenden Seiten Fragebögen, die Sie ausfüllen können. In diesem Kapitel wollen wir ergründen, ob und wie Ihre Symptome mit Dauerstress und dem SOS-Modus verknüpft sind; außerdem wollen wir wissen, welche der fünf Grundursachen bei Ihnen infrage kommen. Damit sollen Sie a) für Ihre persönliche Stressschwelle stärker sensibilisiert werden, b) mögliche Schwachpunkte besser ansteuern und stärken, c) Ihr SOS-Heilprogramm für Ihre persönlichen Bedürfnisse maßgeschneidert zusammensetzen. Im Prinzip ist dieses Programm allgemeingültig und kann von jedem so übernommen werden; Sie müssen es also nicht zwingend für sich personalisieren. Aber wenn Sie sich die Mühe machen, die Fragebögen zu studieren und zu beantworten, werden Sie die Einzelheiten und vor allem Ihre individuellen Probleme viel besser verstehen lernen und Sie können sie dementsprechend besser behandeln. Auch wird es sicher hochinteressant und spannend sein, zu sehen, wo genau Sie sich einordnen. Möglicherweise kommt es dabei zu dem ein oder anderen »Aha«-Moment, bei denen Ihnen alles (vor allem Ihre Symptome) viel klarer wird.

Mit den Fragebögen in diesem Kapitel zu arbeiten ist wirklich einfach, auch wenn Sie sich auf eine ganze Reihe davon gefasst machen müssen. Aber die ganze Aktion dauert nicht länger als eine Viertelstunde. Am besten gehen Sie folgendermaßen vor:

1. Füllen Sie die Fragebögen aus, indem Sie einfach ankreuzen, was auf Sie zutrifft. Schauen Sie sich jeden einzelnen Fragebogen an, auch wenn Sie zunächst der Meinung sind, dass er für Sie nicht relevant ist. Möglicherweise werden Sie überrascht sein.
2. Zählen Sie bei jedem Fragebogen am Ende Ihre Kreuzchen zusammen, um Ihre Punktzahl zu ermitteln.
3. Lesen und beachten Sie die Kommentare und Empfehlungen am Ende jedes Fragebogens.
4. Verwenden Sie die Fragebögen, um Ihren Heilungsprozess zu dokumentieren. Verwenden Sie dafür die Davor/danach-Spalten.

Meine Empfehlung lautet, die Fragebögen jetzt gleich auszufüllen und dann noch einmal nach zwei Wochen Neustart, bevor Sie in die eigentliche Phase der Heilung einsteigen. Denn der Neustart an sich bringt bereits so viel Besserung, so viele Symptome werden verschwunden oder nicht mehr so dramatisch sein. Allein diese Kontrolle nach 14 Tagen wird Ihnen schon ein gutes Gefühl dafür geben, wie intensiv Sie noch in der dritten, der eigentlichen Genesungswoche, an sich arbeiten müssen. Aber machen Sie sich darüber erst mal keine Sorgen. Ich werde Sie nach Abschluss des Neustarts noch einmal an die Fragebögen erinnern.

Im Zweifel: Fragen Sie Ihren Arzt

Falls Sie den Eindruck haben, gesundheitlich nicht auf der Höhe zu sein, ist es auf jeden Fall angebracht, einen Arzt aufzusuchen. Wenn Sie sich in den letzten Monaten, Wochen oder Tagen mit einem Mal sehr erschöpft fühlten und es dafür keine vernünftige Erklärung gibt, dann sollten Sie Ihren Hausarzt aufsuchen. Das gilt insbesondere, wenn Sie wirklich das Gefühl haben, nur noch »auf dem Zahnfleisch« zu gehen, wenn Sie in letzter Zeit deutlich an Gewicht verloren haben, ohne eine Fastenkur oder strenge Diät eingehalten zu haben. Auch wenn Sie an sich Gedächtnisprobleme oder Erinnerungslücken feststellen oder ungewöhnliches Verdauungsverhalten – etwa eine beginnende Verstopfung, anhaltende veränderte Stuhlkonsistenz, Blut im Stuhl – oder wenn Sie selbst den Eindruck einer Autoimmunkrankheit haben, dann sollten Sie gemeinsam mit Ihrem Arzt eine Laboruntersuchung erwägen. Dazu gehört mindestens:

- ein vollständiges, sogenanntes großes Blutbild mit Zählung der roten und weißen Blutkörperchen, um sicherzugehen, dass es normal ist
- ein Test auf »klinische Chemie«, dabei werden aus dem Blutserum die Leber- und Nierenwerte bestimmt
- ein Blutzucker-, Hämoglobin-A1c- und Insulintest, um sicherzustellen, dass Ihre Erschöpfung und Müdigkeit nicht auf Diabetes zurückzuführen sind, was häufig eine Ursache sein kann
- ein ANA-Titer (antinukleäre Antikörper) sowie ein spezieller Autoimmun-Antikörpertest für den Nachweis von Autoimmunkrankheiten
- ein Test auf Lyme-Borreliose, falls es einen Anlass (meist Zeckenbiss) gibt, eine entsprechende Ansteckung zu vermuten, gegebenenfalls auch auf andere Infektionen testen

Außerdem sollte Ihr Hausarzt oder Ihre Hausärztin eine vollständige körperliche Untersuchung vornehmen, bei Frauen über 50 insbesondere der Herzfunktion. Selbstverständlich können Sie jederzeit mit dem Heilprogramm beginnen, aber wenn Sie irgendeinen Zweifel oder eine Frage bezüglich Ihres Gesundheitszustandes haben, fragen Sie zur Sicherheit immer Ihren Arzt.

Dr. Romm, auf mich trifft so vieles zu!
Ist das normal?

Es ist sogar eher wahrscheinlich, dass bei Ihnen mehrere oder sogar alle fünf Grundursachen eine Rolle spielen. Lassen Sie sich davon nicht beunruhigen! Ich kann Ihnen versichern, dass das keineswegs bedeutet, Sie seien ein hoffnungsloser Fall oder ein völliges Wrack, das gleich auseinanderfällt. Der Grund dafür liegt einfach in unseren komplexen Lebensverhältnissen in unserer komplexen Umwelt und Zivilisation. All dem sind wir unweigerlich ausgesetzt und die Probleme gehen keineswegs von Ihnen aus. Alle meine Patientinnen haben mit mehreren Grundursachen zu kämpfen. Das Positive daran: Betrachten Sie Ihre Symptome als Ihre Verbündeten, denn sie zeigen Ihnen an, wo Ihre Schwachpunkte liegen. Anhand dessen lässt sich dann ein sinnvoller Fahrplan zur Besserung und Heilung entwerfen.

Die Fragebögen*

Ermitteln Sie Ihren SOS-Modus:
Überlastung oder Erschöpfung?

Wenn Sie sich an das erste Kapitel erinnern, so hatten wir dort zwischen zwei Haupttypen des SOS-Modus unterschieden: SOS-Ü für Überlastung und SOS-E für Erschöpfung. In der Regel tritt beides zusammen auf, wobei ein Typus vorherrscht. Nehmen Sie sich nun die Fragebögen vor, um zu ermitteln, welcher Typus bei Ihnen vorliegt.

---

* Alle Fragebögen finden Sie auch als Downloadmaterial.
  Siehe dazu Seite 470.

Sind Sie im SOS-Überlastungs-Modus?

Gehen Sie nun die nachstehende Tabelle durch und kreuzen Sie an, welche Symptome Sie bei sich feststellen. Jedes Kreuz zählt dann bei der Auswertung als ein Punkt.

Symptome	Vor dem Neustart	Nach dem Neustart
Ich schlafe schlecht ein und fühle mich oft erschöpft.		
Ich kann zwar einschlafen, aber nicht durchschlafen.		
Ich bin schon morgens erschöpft, selbst wenn ich geschlafen habe.		
Ich wache nachts vor Hunger auf.		
Ich bin tagsüber schlapp; vor allem am Nachmittag.		
Ich brauche morgens einen starken Kaffee; manchmal auch nachmittags.		
Ich habe Heißhunger auf Süßes, Kaffee oder pikante Snacks mit vielen Kohlenhydraten, vor allem am Nachmittag.		
Ich fühle mich oft gestresst und manchmal wird mir einfach alles zu viel; ich stehe seit Wochen (Monaten, Jahren) unter Strom.		
Ich bin oft nervös oder ängstlich; stelle mir immer vor, dass gleich etwas Schlimmes passiert.		
Ich schrecke bei lauten Geräuschen auf.		
Ich kann Essen kaum widerstehen.		
Ich esse vor lauter Stress.		
Ich habe Reizdarmsyndrom.		
Ich habe wenig (oder gar keine) Lust auf Sex.		
Ich bin zu reizbar.		
Ich bin übergewichtig, besonders um die Hüften.		
Ich nehme kaum zu.		
Manchmal bin ich schwermütig oder depressiv gestimmt.		
Ich habe ständig ein Gefühl von Unzulänglichkeit.		
Ich sehe faltiger aus, als es meinem Alter entspricht.		
Mein Gedächtnis funktioniert nicht besonders gut; ich kann mich nicht richtig konzentrieren.		
Meine Periode ist unregelmäßig.		

Symptome	Vor dem Neustart	Nach dem Neustart
Ich werde nicht leicht schwanger; ich hatte eine Fehlgeburt.		
Ich habe polyzystisches Ovarsyndrom.		
Man hat mir gesagt, ich habe einen hohen Cholesterinspiegel.		
Man hat mir gesagt, ich hätte Knochenschwund (Osteopenie oder Osteoporose).		
Ich werde leicht krank; es dauert lange, bis Husten und Erkältungen auskuriert sind.		
Ich bekomme Ausschläge (allergische Reaktionen, Asthma, jahreszeitlich bedingte Allergien).		
Bei mir wurde eine Autoimmunerkrankung diagnostiziert.		
Mir wurde gesagt, mein Blutzucker sei hoch; Ich habe Stoffwechselstörungen (oder Insulinresistenz oder Diabetes).		
Ergebnis		

Auswertung:

0–3 Punkte: Eine gute Nachricht: Sie brauchen sich keine Sorgen wegen eines etwaigen SOS zu machen. Sie haben ab und zu ganz alltäglichen Stress, wie er zum Leben dazugehört. Sie müssen an Ihrem Lebensstil nichts ändern – können das SOS-Programm aber mitmachen, um Ihrer Gesundheit einen zusätzlichen Schub zu geben.

> 3 Punkte: Sie befinden sich im SOS-Ü-Modus. Führen Sie den gesamten SOS-Heilplan von Anfang an durch. Dabei können Sie sich von Beginn an zusätzlich mit einigen entspannenden Kräutern oder entsprechenden Nahrungsergänzungsmitteln verwöhnen, die Sie auf Seite 222 finden. Tipps zum Schlafen finden Sie auf Seite 251 ff., eine Übersicht über Adaptogene auf Seite 320 ff. Oder Sie kombinieren diese Vorschläge. Ich lege Ihnen dringend ans Herz, das fünfte Kapitel »Neuausrichtung« vollständig zu lesen und dann auch wirklich Entspannungsübungen in Ihren Alltag einzubauen. Wenn Sie mehr als 8 Punkte haben, machen Sie auch den Test auf Seite 465, außerdem sollten Sie Ihre Schilddrüse testen lassen (s. S. 332).

Sind Sie im SOS-Erschöpfungsmodus?

Gehen Sie nun die nächste Tabelle durch, ob Sie Symptome finden, die Sie von sich kennen. Jedes Kreuz entspricht wieder einem Punkt.

Symptome	Vor dem Neustart	Nach dem Neustart
Ich fühle mich oft am Ende meiner Kräfte, regelrecht ausgebrannt.		
Ich wache mitten in der Nacht auf; manchmal finde ich nur schwer in den Schlaf zurück.		
Ich bin oft müde, obwohl ich nachts gut geschlafen habe.		
Ich bin oft nervös und mache mir Sorgen.		
Ich habe das Gefühl, dass ich es kaum noch schaffe; es fällt mir schwer, mich zusammenzureißen.		
Mir ist so oft übel, das kann nicht normal sein.		
Ich bekomme leicht Fieberbläschen (oder Herpes, Pilz oder Harnwegsinfektionen).		
Ich habe Heißhunger auf Süßes (oder Kohlenhydrate oder Salziges).		
Mir fehlt die Ausdauer beim Sport; ich mache schnell schlapp.		
Ich bin schnell verstimmt, habe depressive Anwandlungen, bin weinerlich und gerate leicht aus der Fassung.		
Mir fehlen der Drive und die Motivation, etwas anzupacken.		
Meine Hormone machen mir schwer zu schaffen und meine Periode ist sehr unregelmäßig.		
Ich habe keine Lust auf Sex.		
Bei mir wurde eine Autoimmunkrankheit diagnostiziert.		
Mir wurde gesagt, ich hätte niedrigen Blutdruck; manchmal wird mir beim Aufstehen schwindlig.		
Manchmal bekomme ich Herzrasen.		
Mein Gedächtnis ist nicht mehr das, was es einmal war.		
Bei mir wurde Chronisches Erschöpfungssyndrom diagnostiziert (oder Fibromyalgie).		
Manchmal fällt es mir schwer, einen klaren Gedanken zu fassen (oder eine Entscheidung zu treffen).		
Es dauert lange, bis eine kleine Wunde verheilt.		
Ergebnis		

Auswertung:

0–3 Punkte: Eine gute Nachricht: Sie sind noch weit genug vom SOS-Erschöpfungsmodus entfernt. Ihre Müdigkeit liegt noch im ganz normalen Rahmen. Der SOS-Heilplan ist für Sie eine wunderbare Ergänzung. Sie werden sich danach ganz fit fühlen.

> 3 Punkt: Sie befinden sich im SOS-Modus am Rand zur Erschöpfung. Führen Sie den gesamten SOS-Heilplan von Anfang an durch. Dabei können Sie sich von Beginn an zusätzlich mit einigen entspannenden Kräutern oder entsprechenden Nahrungsergänzungen verwöhnen, die Sie auf Seite 222 finden. Tipps zum Schlafen finden Sie auf Seite 251 ff., eine Übersicht über Adaptogene auf Seite 320 ff. oder auch eine Kombination dieser Vorschläge. Ich lege Ihnen dringend ans Herz, das fünfte Kapitel »Neuausrichtung« vollständig zu lesen und dann täglich auch wirklich Entspannungsübungen in Ihren Alltag einzubauen. Wenn Sie mehr als 8 Punkte haben, dann ist Ihr Körper wirklich ausgelaugt. Machen Sie auch den Test auf Seite 465, außerdem sollten Sie Ihre Schilddrüse testen lassen (s. S. 332).

Moment mal! Ich bin aber sowohl der SOS-Ü-Typ
als auch der SOS-E-Typ

Weil die Cortisolausschüttung im Tagesrhythmus schwankt, können Sie zu der einen Tageszeit im SOS-Ü-Modus sein, zu einer anderen Zeit im SOS-E-Modus, auch wenn Sie grundsätzlich zu dem einen oder anderen Typus gehören. Ziel des SOS-Programms ist es unter anderem, Ihren gesamten Hormonhaushalt wieder in ein gesundes, natürliches Gleichgewicht zu bringen, wodurch sich automatisch auch Ihr Cortisolrhythmus wieder normalisieren sollte. Sie brauchen sich also nicht allzu viele Gedanken darüber zu machen, zu welchem Typus Sie nun genau gehören.

Leiden Sie an Schilddrüsenunterfunktion?
Testen, nicht raten!

Die ultimative Frage lautet: Leiden Sie an Hashimoto? Oder falls Sie bereits wissen, dass Sie Schilddrüsenunterfunktion haben: Erkennen Sie an sich bestimmte Symptome, die Ihnen signalisieren, dass Ihre Schilddrüse immer noch Hilferufe aussendet? Etwa weil sie etwas mehr Aufmerksamkeit braucht und nach Möglichkeit die Heilung der Grundursache? Vielleicht auch ein besseres Medikament oder eine Änderung der Dosierung?

Der nachfolgende Fragebogen enthält an sich bereits eine Fülle von Informationen, aber wenn es um die Schilddrüse geht, lautet mein Motto: Auf Nummer sicher gehen! Daher gibt es bei diesem Fragebogen auch etwas andere Empfehlungen. Falls Sie mehr als 3 Punkte erreichen oder bereits diagnostizierte Schilddrüsenprobleme haben oder wenn Sie den Verdacht haben, dass mit der Schilddrüse etwas nicht stimmt, dann sollten Sie die Schilddrüse so bald wie möglich ärztlich untersuchen lassen (dazu mehr auf Seite 332); Sie erhalten die Ergebnisse idealerweise dann, wenn Sie mit dem Heilprogramm noch in der Neustart-Phase sind.

So arbeiten Sie bereits daran, den eigentlichen Schadensgrund zu beseitigen; gleichzeitig können Sie mit einer gezielten Behandlung auch von dieser Seite dazu beitragen, die Schilddrüsenfunktion wieder zu normalisieren. Dazu ausführlich im siebten Kapitel. Wenn Sie sich entschließen, den SOS-Plan durchzuführen, dann ist es normalerweise wichtig, konsequent dranzubleiben; die einzige Abweichung bzw. Ergänzung wäre eine ärztlich verordnete Schilddrüsenbehandlung mit dem richtigen Medikament, das genau zur verordneten Zeit genommen werden muss. Beides zusammen kann wie eine Gezeitenwende wirken und Ihnen neue Energie bringen, den Stoffwechsel und die Gehirnfunktionen sowie die Stimmung wirklich verbessern.

Tragen Sie nun bei jedem Symptom, das Sie kennen, ein Kreuz ein. Jedes Kreuzchen entspricht einem Punkt.

Symptome	Vor dem Neustart	Nach dem Neustart
Ich komme mir schwerfällig vor – als seien meine Glieder zu schwer.		
Ich ermüde schnell ; manchmal habe ich einfach keine Energie mehr.		
Ich habe zugenommen, obwohl ich nicht mehr esse als sonst.		
Es gelingt mir kaum, etwas abzunehmen, obwohl ich mir mit einer Diät wirklich Mühe gebe und Sport treibe.		
Ich leide an Schlaflosigkeit – habe sowohl Einschlaf- als auch Durchschlafprobleme.		
Mein Gedächtnis ist nicht mehr das, was es einmal war.		
Ich bin schnell verstimmt, habe depressive Anwandlungen, kann mich über nichts mehr freuen, für nichts mehr begeistern.		
Ich bin oft nervös oder ängstlich; stelle mir immer vor, dass gleich etwas Schlimmes passiert.		
Meine Verdauung ist schwerfällig; es gibt Tage, an denen ich keinen Stuhlgang habe.		
Mit ist ständig kalt; ich muss mich wärmer anziehen als die meisten.		
Meine Haut ist trocken (oder rissig oder sie juckt).		
Mein Haar oder auch meine Nägel sind trocken, spröde, brüchig.		
Ich verliere viele Haare; sie werden dünner.		
Mein Cholesterinspiegel ist hoch.		
Meine Augen sind geschwollen, manchmal auch mein Gesicht.		
Mir ist aufgefallen, dass die Außenenden meiner Augenbrauen dünner geworden oder sogar ganz verschwunden sind.		
Ich habe Heißhunger auf Süßigkeiten und Kohlenhydrate.		
Ich hatte Probleme mit meiner Fruchtbarkeit.		
Ich habe PMS oder schmerzhafte Perioden oder gar keine Periode.		
Ich habe Schwierigkeiten, schwanger zu werden (oder hatte bereits eine Fehlgeburt)		
Ich habe (oder hatte) postnatale Depression (oder produziere nicht genug Milch).		
Ich fange mir jeden Virus ein, der in der Gegend herumschwirrt.		
Ich habe öfter Untertemperatur.		
Ich habe öfter Gelenkschmerzen oder Muskelschwäche.		
Ich habe Zöliakie oder eine andere Autoimmunkrankheit.		
Bei mir wurde Karpaltunnelsyndrom am Handgelenk festgestellt, Sehnenscheidenentzündung oder Plantarfasziitis an der Fußsohle.		
Manchmal werden meine Hände oder Füße taub oder sie kribbeln.		
Ergebnis		

Auswertung:

0–3 Punkte: Die gute Nachricht lautet, dass Sie *wahrscheinlich* kein Hashimoto haben; oder, falls es bereits diagnostiziert wurde, haben Sie die Symptome bestens im Griff. Füllen Sie anschließend auch noch die anderen Fragebögen aus und achten Sie auf mögliche weitere Grundursachen. Befolgen Sie ab jetzt das SOS-Programm, um Ihre Gesundheit nochmals zu verbessern. Falls Sie nach zwei Wochen in der Neustart-Phase bei der dann fälligen zweiten Auswertung des Fragebogens immer noch Symptome feststellen – auch wenn es nur ein paar sind, dann ist es einfach vernünftig, ebenfalls die Schilddrüse testen zu lassen.

> 3 Punkte: Es ist gut möglich, dass Ihre Schilddrüsenfunktion gehemmt ist, allerdings sind auch andere Ursachen für Ihren Zustand und für Ihre Symptome vorstellbar. Ich würde Ihnen empfehlen, die Schilddrüse untersuchen und testen zu lassen (dazu mehr auf Seite 332); während Sie auf die Laborergebnisse warten, können Sie mit dem SOS-Heilprogramm anfangen. Falls Ihre Ergebnisse positiv sein sollten, fahren Sie mit dem SOS-Programm fort, wobei Sie dann gleich zu dem Programmteil »Neue Kraft« im siebten Kapitel springen können; dort finden Sie weitere Empfehlungen. Falls Ihre Testergebnisse ergeben, dass alles normal ist, führen Sie das SOS-Programm einfach bis zum Ende durch.

Die Feststellung der Grundursachen

Als Nächstes füllen Sie die Fragebögen aus, mit denen wir herausfinden wollen, aufgrund welcher tieferen Ursachen Sie in den SOS-Modus geraten sind und/oder Hashimoto bekommen haben. Doch bevor Sie damit gleich anfangen, übertragen Sie noch die Ergebnisse aus den vorangegangenen Fragebögen zu SOS-Ü, SOS-E und zur Schilddrüsenunterfunktion in die Tabelle auf Seite 162.

Grundursache 1: Chronischer emotionaler und psychischer Stress

Beeinträchtigt Dauerstress Ihre Gesundheit?

Tragen Sie bei jedem Symptom, das Sie bei sich wiedererkennen, ein Kreuz ein. Jedes Kreuzchen entspricht einem Punkt.

Symptome	Vor dem Neustart	Nach dem Neustart
Ich bekomme leicht Kopfschmerzen.		
Ich habe Reizdarm; bei Stress muss ich ständig aufs Klo rennen.		
Ich bekomme leicht Bauchschmerzen.		
Ich bin nun mal ziemlich perfektionistisch.		
Ich habe öfters Rücken-, Nacken- oder Schulterverspannungen oder sonstige Muskelverkrampfungen oder Schmerzen.		
Ich habe Kieferschmerzen; ich beiße oft die Zähne zusammen oder knirsche mit den Zähnen.		
Ich habe Einschlafprobleme und Durchschlafprobleme; oft wache ich zu früh auf.		
Ich bin oft nervös und mache mir Sorgen.		
Ich bin oft den Tränen nahe.		
Ich bin oft gereizt und könnte aus der Haut fahren.		
Ich fühle mich oft mutlos, machtlos, ausgeliefert.		
Ich denke oft abwertend über mich selbst und meinen Körper.		
Ich bin ständig oder gerate häufig unter Druck; ich fühle mich überlastet, ja regelrecht überwältigt.		
Es gibt immer etwas zu verbessern –, ich bin nie mit mir zufrieden.		
Ich habe kaum mehr Freude am Leben: Alles ist mir egal und ich bin ganz schnell gelangweilt.		
Wenn ich gestresst bin, stopfe ich wahllos alles Mögliche in mich hinein, um mich zu beruhigen oder meine Stimmung zu heben.		
Ich rauche oder trinke (oder nehme andere Stoffe), um mich in Stresssituationen oder wegen Nervosität zu beruhigen.		
Ich bekomme grundlos Schuldgefühle.		
Ich bin in letzter Zeit sehr nörglerisch, habe an allem etwas auszusetzen, breche Streit vom Zaun; mir geht jede Gelassenheit ab.		
Ich gehe shoppen, um mich von Stress abzulenken.		
Ergebnis		

Auswertung:

0–3 Punkte: Die gute Nachricht lautet: Sie kommen mit dem normalen Alltagsstress gut zurecht. Machen Sie so weiter – Sie machen es gut! Genießen Sie das SOS-Heilprogramm als Stärkung für Ihre Gesundheit und Ihren Hormonhaushalt; versuchen Sie gleichzeitig, Stressfaktoren so weit wie möglich auszuschalten.

> 3 Punkte: Okay, im Moment sieht es so aus, als sei Stress ein fester Bestandteil Ihres Lebens. Ich würde Ihnen zum Start des SOS-Programms empfehlen, gleich das fünfte Kapitel zu lesen und die Stress*verursacher* anzugehen. Nachdem es Ihnen gelungen ist, wieder besser zu schlafen und sich zu entspannen, können Sie sich anschließend in etwas mehr Ruhe den Neustart vornehmen. (Wenn es schnell gehen muss, können Sie sogar mit der auf Seite 266 beschriebenen Kurzmeditation beginnen.)

Grundursache 2: Falsche Ernährung

Ernähren Sie sich nicht richtig oder möglicherweise nicht ausreichend mit frischen pflanzlichen Lebensmitteln?
Gehen Sie die nachstehende Tabelle durch und kreuzen Sie alles an, was auf Sie zutrifft. Jedes Kreuzchen entspricht einem Punkt.

Symptome	Vor dem Neustart	Nach dem Neustart
Ich bin öfter wie benebelt, vor allem nach dem Essen. (NU)		
Ich habe eine Nahrungsmittelunverträglichkeit. (NU)		
Ich lasse manchmal eine Mahlzeit ausfallen, weil ich keine Zeit dafür habe. (NM, MAG)		
Ich bekomme Krämpfe in den Füßen oder Beinen. (NM, MAG)		
Ich habe Zuckungen um die Augen/Lider. (NM, MAG)		
Ich knirsche mit den Zähnen. (NM, MAG)		
Ich habe RLS (Restless-Legs-Syndrom). (NM, MAG, E)		
Ich habe Herzaussetzer oder Herzflattern. (NM, MAG, E)		

Symptome	Vor dem Neustart	Nach dem Neustart
Ich bekomme Migräne. (NM, MAG, NU)		
Ich habe Menstruationsbeschwerden. (oder PMS) (NM, MAG)		
Ich halte mich überwiegend in geschlossenen Räumen auf. (NM, D)		
Ich ernähre mich vegan (oder vegetarisch) und bekomme nicht genügend Vitamin D und Vitamin B_{12}. (NM, MAG, E, Vit-D und B_12)		
Meine Hände und Füße werden taub oder kribbelig. (NM, B_{12})		
Ich habe Osteopenie oder Osteoporose. (NM, MAG, D, KA)		
Ich habe Insulinresistenz oder Metabolisches Syndrom (oder Diabetes). (NM, MAG, D, NU)		
Meine Haut ist trocken und juckt. (NM, EFS)		
Ich habe trockene Augen. (NM, EFS)		
Ich habe Heißhunger auf Süßes, aber wenige Stunden später fühle ich mich kraftlos. (NU, NM, MAG)		
Meine Haare und Nägel sind spröde. (NM)		
Ich trinke öfter als einmal pro Monat Limonade oder Fruchtsaft. (NU)		
Ich esse vorwiegend Fertiggerichte oder abgepackte Lebensmittel. (NU)		
Ich bekomme leicht blaue Flecken. (NM, C)		
Ich bekomme leicht Zahnfleischbluten. (NM, C)		
Ich habe öfter Verstopfung (oder Reizdarm). (NU)		
Ich fange mir leicht eine Erkältung oder eine Infektion ein. (NM, ZN)		
Ich bekomme Ausschläge, Ekzeme, Allergien (oder Asthma). (NU)		
Nach dem Verzehr bestimmter Speisen bekomme ich Herzrasen. (NU)		
Ich habe rissige Mundwinkel. (NM, Vit-B-Komplex, NU)		
Ich habe weiße Pünktchen auf den Fingernägeln. (NM, ZN)		
Ich habe das Gefühl, dass ich vieles nicht vertrage. (NM)		
Ergebnis		

* *Abkürzungen: B_{12} = Vitamin-B_{12}-Mangel; C = Vitamin-C-Mangel, D = Vitamin-D-Mangel; E = Eisenmangel; EFS = Mangel an essenziellen Fettsäuren; KA = Kalziummangel; NM = Nährstoffmangel; NU = Nahrungsmittelunverträglichkeit; MAG = Magnesiummangel; ZN = Zinkmangel*

Auswertung:

0–3 Punkte: Die gute Nachricht lautet: Sie haben keine Gesundheitsprobleme aufgrund falscher Ernährung! Allem Anschein nach ernähren Sie sich richtig; vielleicht lässt sich an der einen oder anderen Stelle noch etwas verbessern. Wenn Sie die Neustart-Phase durchlaufen, achten Sie darauf, ob sich an Ihrem Zustand etwas verbessert. Denn es kann durchaus sein, dass Sie noch Lebensmittelunverträglichkeiten oder -empfindlichkeiten haben, die im Fragebogen gar nicht erwähnt waren.

> 3 Punkte: Bei Ihnen besteht eine gewisse Wahrscheinlichkeit für Lebensmittelunverträglichkeiten oder einen Mangel an wichtigen Nährstoffen – insbesondere Eisen, Vitamin D, Magnesium oder Vitamin B_{12}. Durch den Neustart werden Sie erkennen, welche Nahrungsmittel Sie nicht vertragen, und die Tests ab Seite 461 werden Ihnen helfen herauszufinden, welche Nährstoffe Sie zusätzlich noch benötigen. Je nach Testergebnis gibt Ihnen die Tabelle auf Seite 220 einen Überblick über gegebenenfalls erforderliche Nahrungsergänzungsmittel. Halten Sie sich in der Neustart-Phase nach Möglichkeit streng an die Vorgaben. Achten Sie besonders darauf, wie es Ihnen geht und wie Sie sich fühlen, wenn Sie bestimmte Lebensmittel weglassen oder was passiert, wenn Sie sie bei Ihrer Ernährung wieder zulassen.

Im SOS-Modus wegen Blutzuckerschwankungen?

Gehen Sie die nachstehende Tabelle durch und kreuzen Sie alles an, was auf Sie zutrifft. Jedes Kreuzchen entspricht einem Punkt.

Symptome	Vor dem Neustart	Nach dem Neustart
Ich lasse öfter eine Mahlzeit ausfallen, weil ich keine Zeit dafür habe.		
Ich bin schwach, oder zittrig, weil ich nichts gegessen habe; ich bin ausgehungert, ohne ein Hungergefühl gespürt zu haben, oder ich habe plötzlich einen Hungeranfall mit Heißhunger auf Süßes.		
Trotz Abendessen bin ich vor dem Zubettgehen wieder hungrig.		
Ich habe Heißhunger auf Süßes und Kohlenhydrate.		
Ich wache nachts vor Hunger auf.		
Ich lasse öfter als einmal pro Woche das Frühstück ausfallen.		
Ich esse bewusst kalorienarm, nehme aber trotzdem nicht ab.		
Bei mir wurde Insulinresistenz, Metabolisches Syndrom (oder Diabetes) diagnostiziert.		
Ich bin übergewichtig (vor allem um die Hüften).		
Ich habe polyzystisches Ovarsyndrom (PCOS).		
Ich fange mir leicht eine Pilzinfektion ein.		
Wenn ich etwas Süßes oder Kohlenhydrate gegessen habe, werde ich schnell müde.		
Ich bin leicht gereizt, wenn ich Hunger habe.		
Ich bekomme Kopfschmerzen, wenn ich nichts gegessen habe.		
Ich treibe weniger als dreimal pro Woche Sport.		
Ich bin unterzuckert.		
Ergebnis		

Auswertung:

0–3 Punkte: Die gute Nachricht lautet, dass Ihr Blutzucker sehr konstant ist, was bedeutet, dass Ihr Stoffwechsel sehr gut funktioniert. Falls Sie doch eines der genannten Symptome bemerkt haben, seien Sie beim Neustart mit dem SOS-Programm in dieser Hinsicht besonders achtsam; das lässt sich damit wieder einpendeln.

> 3 Punkte: Es ist höchste Zeit, etwas zu unternehmen. Allein in den Vereinigten Staaten haben 63 Millionen Amerikanerinnen und Amerikaner Probleme mit dem Blutzucker, Sie sind also bei Weitem nicht die Einzige. Blutzuckerschwankungen und Insulinresistenz deuten auf ein hohes Risiko für Diabetes und/oder Herzerkrankungen. Meine Empfehlung lautet daher, gleichzeitig mit dem Beginn des SOS-Programms Ihren Blutzucker und Cholesterinspiegel sowie Ihre Insulinresistenz labormäßig untersuchen zu lassen (s. S. 461 ff.). Wenn die Werte erhöht sind, fahren Sie am besten mit dem SOS-Programm fort und nehmen zusätzlich Nahrungsergänzungsmittel zu sich, die einen gesunden Blutzucker unterstützen, wie auf Seite 320 beschrieben.

Grundursache 3: Verdauungsprobleme

Leiden Sie unter Verdauungsproblemen?

Gehen Sie die nachstehende Tabelle durch und kreuzen Sie alles an, was auf Sie zutrifft. Jedes Kreuzchen entspricht einem Punkt.

Symptome	Vor dem Neustart	Nach dem Neustart
Gleich nach dem Essen muss ich niesen oder bekomme eine Verstopfung. (DW)		
Ich bekomme Sodbrennen. (GU)		
Ich habe Zöliakie. (GU)		
Ich habe Heißhunger auf Brot (oder Zucker oder Alkohol). (M)		
Ich habe Dünndarmfehlbesiedlung. (DDFB)		
Ich habe Soor (Pilzbefall). (M)		
Ich habe Afterjucken. (M)		
Ich habe chronischen Pilzbefall in der Vagina. (M)		
Ich hatte B-Streptokokken während der Schwangerschaft. (M)		
Ich habe Verstopfung, wenn ich fett gegessen habe. (M)		
Ich leide an durchlässiger Darmwand. (DW)		
Ich habe eine träge Verdauung. (M)		

Symptome	Vor dem Neustart	Nach dem Neustart
Ich habe in den vergangenen drei Jahren mehr als einmal Antibiotika genommen. (DW, M)		
Ich musste als Kind (Teenager/junge Erwachsene/in letzter Zeit) Antibiotika nehmen. (DW, M)		
Mein SOS-Modus oder Hashimoto begann nach einer Lebensmittelvergiftung (oder einem Reisedurchfall). (DW, M)		
Ich hatte in den letzten fünf Jahre eine Lebensmittelvergiftung (bzw. Reisedurchfall). (DW, M)		
Ich nehme regelmäßig (wöchentlich oder öfter) Ibuprofen oder Paracetamol oder Ähnliches. (DW, M)		
Ich habe häufig weichen Stuhl. (M, GU)		
Ich bin öfter wie benebelt, vor allem nach dem Essen. (M, GU)		
Ich entdecke manchmal unverdaute Nahrung im Stuhl. (M, GU)		
Ich werde beim Essen sehr schnell satt; pro Mahlzeit kann ich nur ganz wenig essen. (DDFB, M)		
Nach dem Essen wird mir regelmäßig schlecht. (DDFB, M)		
Ich nehme regelmäßig Säureblocker. (DDFB, M)		
Ich leide an Nahrungsmittelunverträglichkeiten. (DW, M, GU)		
Ich habe Beschwerden, nachdem ich Gluten oder Milchprodukte gegessen habe. (DW, M, GU)		
Zu bestimmten Jahreszeiten leide ich unter Allergien oder habe Nahrungsmittelallergien, Asthma oder Ekzeme. (DW, M, GU)		
Nach dem Verzehr bestimmter Nahrungsmittel bin ich niedergeschlagen, gereizt, launisch oder sogar weinerlich. (DW, M, GU)		
Nach dem Verzehr bestimmter Nahrungsmittel bekomme ich Ausschläge oder Ekzeme. (DW, M, GU)		
Ich neige zu Verstopfung; ich habe weniger als einmal am Tag Stuhlgang; mein Darm ist träge. (M, GU)		
Ich nehme regelmäßig Medikamente gegen Sodbrennen oder Säureblocker (oder ich muss Verdauungsenzyme oder andere Mittel nehmen). (DW, M, DDFB)		
Ergebnis		

Auswertung:

0–3 Punkte: Die gute Nachricht lautet: Ihr Verdauungssystem und Ihr Mikrobiom sind allem Anschein nach gesund und befinden sich in guter Verfassung. Es sind allenfalls kleine Irritationen vorhanden. Da das gesamte SOS-Programm und insbesondere die Neustart-Phase auf die Gesundung des Verdauungstraktes angelegt sind, brauchen Sie so gut wie nichts zu verändern und können einfach den Vorschlägen folgen. Ich empfehle Ihnen, sich nach zwei Wochen einfach noch mal den Fragebogen vorzunehmen.

> 3 Punkte: Ihr Verdauungssystem braucht Ihre Hilfe. Fangen Sie gleich mit dem SOS-Heilplan an und beachten Sie insbesondere das ab Seite 279 beschriebene 4-E-Programm für einen gesunden Darm und ziehen Sie es konsequent durch. Wenn Sie das drei Wochen lang gemacht haben und immer noch mehr als fünf Symptome aus dem Fragebogen bei sich feststellen, dann empfehle ich Ihnen, sich an Ihren Hausarzt oder einen Facharzt zu wenden, um entsprechende Tests vornehmen zu lassen (weiterführende Informationen dazu ab Seite 461) und weitere medizinische Betreuung zu bekommen.

Grundursache 4: Umweltgifte

Braucht Ihr körpereigenes Entgiftungssystem Unterstützung?
Ist Ihr Körper zu stark mit toxischen Stoffen belastet?
Gehen Sie die nachstehende Tabelle durch und kreuzen Sie alles an, was auf Sie zutrifft. Jedes Kreuzchen entspricht einem Punkt.

Symptome	Vor dem Neustart	Nach dem Neustart
Ich bekomme regelmäßig (oder häufig) Kopfschmerzen.		
Ich habe Allergien oder Nahrungsmittelempfindlichkeiten.		
Ich bin häufig erschöpft, ohne dass ein Grund dafür erkennbar ist.		
Ich habe Gedächtnis- und Konzentrationsschwächen.		
Ich habe nur jeden zweiten Tag Stuhlgang, manchmal noch seltener.		
Mir sind Parfums oder andere starke Gerüche oder scharfe Gerüche von Chemikalien sehr unangenehm.		
Ich reagiere empfindlich auf Reinigungsmittel im Haushalt.		
Meine Haut reagiert empfindlich auf Parfums, Seifen und Waschmittel oder Reinigungsmittel.		
Von Kaffee bekomme ich Herzrasen und werde nervös und ängstlich.		
Ich habe mehr als zwei Amalgamfüllungen.		
Ich verwende Zahnpasta mit Fluor.		
Meine Pubertät begann, bevor ich zehn Jahre alt war.		
Ich leide an PMS oder sehr schmerzhaften, unregelmäßigen Perioden.		
Ich habe empfindliche Brüste oder regelmäßig Knoten.		
Ich trinke viel aus Plastikbehältern (oder erhitze meine Mahlzeiten in Plastikbehältern).		
Ich leide an Chronischem Erschöpfungssyndrom (oder Fibromyalgie).		
Ich schwitze kaum.		
Ich nehme regelmäßig Paracetamol oder Ähnliches.		
Ich verwende täglich Make-up (keine Naturkosmetik).		
Ich verwende Parfums oder parfümierte Produkte wie Deos, Seifen, Shampoos oder Haarspray.		
Ich verwende konventionelle Reinigungsmittel im Haushalt.		
Ich wohne in einem Neubau, der sehr gut isoliert ist.		
Ich esse öfter als einmal im Monat Fleisch oder Molkereiprodukte aus konventioneller Viehhaltung.		
Ich esse konventionell angebautes Obst und Gemüse.		
Ich esse regelmäßig Fisch oder Meeresfrüchte, ohne dabei auf die Herkunft zu achten.		
Ergebnis		

Auswertung:

0–3 Punkte: Die gute Nachricht lautet, dass es bei Ihnen keine offensichtlichen Anzeichen für eine übermäßige toxische Belastung gibt und dass Ihre körpereigene Entgiftung zufriedenstellend arbeitet. Falls Sie dennoch kleinere Probleme damit haben sollten, wird das SOS-Programm wesentlich dazu beitragen, Ihren Körper zu entgiften und die daran beteiligten Organe zu stärken.

> 3 Punkte: Sie müssen davon ausgehen, dass Ihr Körper mit toxischen Stoffen belastet ist und dass Ihre körpereigenen Entgiftungsorgane wie Leber oder Nieren, auch die Haut, Unterstützung brauchen. Das SOS-Programm sorgt dafür, einerseits die allgemeine Belastung mit Schadstoffen, Stoffwechselabfallprodukten und sonstigen für den Körper giftigen Stoffen zu reduzieren, andererseits die Entgiftungsorgane zu stärken. Sie sollten unbedingt das SOS-Programm durchziehen und anschließend weiterhin darauf achten, toxische Stoffe zu vermeiden und sich von gesunden, nicht schädlichen Nahrungsmitteln und Kräutern zu ernähren, die ich Ihnen immer wieder vorschlagen und empfehlen werde, vor allem im sechsten Kapitel mit dem Titel »Innere Erneuerung«. Falls Sie mehr als 8 Punkte erzielt haben, ist Ihre aktuelle Belastung gravierend und Ihren Entgiftungsorganen fehlen bestimmte Nährstoffe und die Energie, die sie brauchen, um ihre Funktion zu erfüllen. Wenn Sie nach vier Wochen mit meinem Programm immer noch eine hohe toxische Belastung spüren, sollten Sie sich an Ihren Hausarzt oder einen Facharzt wenden, um mit entsprechenden Tests genau feststellen zu lassen, wie hoch die Belastung Ihres Körpers tatsächlich ist.

Grundursache Nummer 5: Verborgene Infektionen

Haben Sie verborgene Infektionen?

Gehen Sie die nachstehende Tabelle durch und kreuzen Sie alles an, was auf Sie zutrifft. Jedes Kreuzchen entspricht einem Punkt.

Symptome	Vor dem Neustart	Nach dem Neustart
Meine Beschwerden begannen nach einer (Virus-)Infektion.		
Ich bin öfter müde, als ich es sein sollte.		
Ich bin permanent erschöpft.		
Meine Muskeln fühlen sich schwer und kraftlos an.		
Meine Gelenke schmerzen und sind geschwollen.		
Ich hatte früher einmal eine Epstein-Barr-Infektion.		
Ich habe jetzt eine Epstein-Barr-Infektion.		
Ich habe ständig (oder jetzt) geschwollene Lymphknoten.		
Ich leide an Hashimoto-Thyreoiditis.		
Ich leide an Sodbrennen und wurde wegen Helicobacter pylori (bakterielle Mageninfektion) behandelt.		
Ich hatte bereits einmal Zytomegalie.		
Ich hatte eine Herpesinfektion.		
Ich bekomme oft Fieberbläschen (besonders unter Stress).		
Ich hatte einmal einen Zeckenbiss, der nicht richtig behandelt wurde, oder bei mir wurde bereits einmal Lyme-Borreliose festgestellt.		
Ergebnis		

Auswertung:

0–3 Punkte: Die gute Nachricht lautet: Allem Anschein nach haben Sie keine verborgenen Infektionen. Ihr Immunsystem funktioniert gut und Sie können es zusätzlich unterstützen, indem Sie sich an die Vorschläge und Regeln aus dem SOS-Programm zu halten.

> 3 Punkte: Es kann gut sein, dass eine verborgene Infektion eine Ursache für Ihren Zustand ist. Folgen Sie dem SOS-Programm und gehen Sie nach dessen Abschluss noch einmal diesen Fragebogen durch. Wenn Sie mindestens vier Wochen lang meine Empfehlungen für eventuelle verborgene Infektionen befolgt haben und beim erneuten Test wieder in etwa die gleiche Punktzahl erreichen wie am Anfang, sollten Sie einen Arzt aufsuchen und sich entsprechend testen lassen.

Sind Sie nun bereit für Ihr Programm?

Nun, da Sie am Ende des ersten Teils dieses Buches angelangt sind, hoffe ich sehr, dass Sie mit einer gewissen Erleichterung gemerkt haben, dass Sie mit Ihren Problemen nicht allein sind! Dass Sie sich Ihre Symptome nicht einbilden, sondern es handfeste Gründe dafür gibt, warum Sie sich so fühlen, wie Sie sich fühlen – erschöpft, ausgelaugt, vergesslich, benebelt oder so, als würden Ihre Hormone Achterbahn mit Ihnen fahren. Und dass es ärztliche Hilfe für Sie gibt, dass ich mir viele Gedanken darüber gemacht habe, wie ich Ihnen weiterhelfen und Ihnen eine Lösung Ihrer Probleme anbieten kann.

Verlassen wir also nun gemeinsam diese Sackgasse der lästigen Beschwerden und Gesundheitsprobleme, in die Sie hineingeraten sind. Von nun an wird es wirklich spannend: Setzen Sie Ihr neu erworbenes Wissen um und wagen Sie die ersten Schritte zur Besserung. Es wird dann nicht lange dauern, bis Sie Ihre ganzen Symptome und Beschwerden hinter sich gelassen haben und dorthin gelangen, wo Sie eigentlich sein möchten.

Was kommt als Nächstes? Das SOS-Heilprogramm.

Wie sollen Sie es angehen? Das ist ganz einfach. Ich habe sozusagen einen Musterplan für Sie bereits vorbereitet: Die nächsten Kapitel entsprechen in ihrer Reihenfolge den fünf SOS-Maßnahmenbündeln, mit denen jeweils die fünf Grundursachen bekämpft bzw. geheilt werden sollen – und zwar in dieser Reihenfolge:

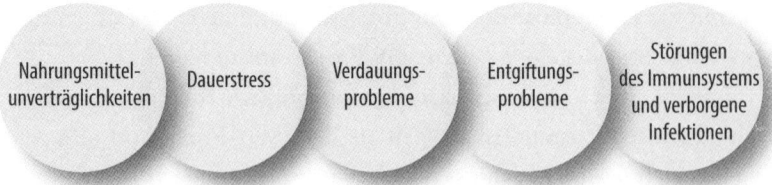

Mit dem nächsten Kapitel beginnt Ihr SOS-Heilprogramm zunächst mit einem Neustart, der für alle gilt. Diese Phase zieht sich durch das gesamte Programm, bis Sie in der vierten Woche die Phase »Neues Leben genießen« erreicht haben. Als Allererstes ist es sinnvoll, Nahrungsmittelunverträglichkeiten zu beseitigen, Mängel in der pflanzlichen Ernährung mithilfe einer täglichen Ration von Nahrungsergänzungsmitteln zu überbrücken, ohne die Frauen einfach nicht auskommen, die sie aber in vielen Fällen nicht in ausreichendem Maß zu sich nehmen; außerdem sollte sich in dieser Phase unbedingt Ihr Blutzuckerspiegel auf Normalniveau einpendeln. Gleich in dieser ersten Woche will ich Sie auch schon mit den Bausteinen für Ihren Weg zu Ihrem neuen Leben vertraut machen. Vieles trägt dazu bei: inspirierende Meditationen, Übungen in Selbstreflexion sowie eine Reihe von Hilfestellungen und Ratschlägen, damit Sie leichter erkennen und bestimmen können, was für *Sie* wichtig ist. Damit setzen Sie aus Ihrer Sicht die Prioritäten und so wird es Ihnen gelingen, Ihr Leben besser zu steuern und Dauerstress zu vermeiden. Beispielsweise können Sie durch Meditation lernen, Ihr ganzes Nervensystem in einen Ruhemodus zu schalten.

Bevor wir sogleich mit dem Ernährungsprogramm für den Neustart und damit für den gesamten Heilplan anfangen, machen Sie sich bitte noch mit den wichtigsten Elementen vertraut, die Sie von Anfang an zur Entschleunigung und Entspannung benötigen und die Sie stets begleiten werden.

Ihr persönliches Krankheitsbild

Nun ist es so weit, dass wir uns anhand der Auswertung Ihrer Tabellen ein konkretes Bild von Ihrem Zustand machen können. Tragen Sie bitte die Ergebnisse aus den Fragebögen in die folgende Tabelle ein. Zwei Wochen nach dem Neustart sollten Sie die Fragebögen noch einmal durchgehen und ankreuzen und am besten auch noch einmal nach vier Wochen, wenn das SOS-Programm beendet ist. Mit diesen Vergleichen können Sie noch einmal nachsteuern und letzte kleine Störungen und Ungleichgewichte beseitigen.

Ihr persönliches Krankheitsbild

Beschwerdebild	Auswertung heute/ Datum	2. Auswertung/ Datum	3. Auswertung/ Datum
SOS-Ü			
SOS -E			
Schilddrüsenunterfunktion			
Stress			
Nahrungsmittelunverträglichkeiten			
Blutzucker			
Verdauungsstörungen			
Umweltgifte			
verborgene Infektionen			
mein Taille-Hüften-Verhältnis (siehe Seite 95)			

Meine persönlichen Beschwerden auf einen Blick
Verwenden Sie diese Tabelle, um einen Überblick über die wichtigsten Beschwerdekomplexe zu gewinnen. Als Basis dienen die Werte der oben stehenden Tabelle. Dann folgen die nächsten Schritte und gegebenenfalls Labortests.

meine Beschwerden	meine nächsten Schritte	erforderliche Tests
Mein SOS-Modus ist:		
Verdacht auf Schilddrüsenunterfunktion ja/nein		
die Grundursachen meiner Beschwerden, sortiert nach Ergebnis:		
1.		
2.		
3.		
4.		
5.		
6.		
7.		

Entspannen, pflegen und verwöhnen Sie sich

Idealerweise machen Sie sich mit den folgenden Techniken schon vor dem Neustart vertraut und besorgen sich eventuell schon die benötigen Utensilien. Denn spätestens ab dem Neustart sollte eine tägliche Dosis Selbstpflege für Sie selbstverständlich werden.

Tagebuch: Dafür genügt jedes beliebige Notizheft; Sie können sich aber auch ein hübsch eingebundenes Büchlein zulegen, um Ihren Eintragungen einen besonderen Charakter zu geben.

Aromatherapie: Dafür besorgen Sie sich einfach zwei Päckchen Bittersalz und ein kleines Fläschchen qualitätvolles Lavendelöl aus der Apotheke; beides ist nicht teuer. Sie geben Salz und Öl ins Badewasser und tauchen in ein wunderbares, die Muskeln entspannendes und mit viel Magnesium angereichertes Bad ein.

Trockenbürste: Wenn Sie sich mit einer handtellergroßen Trockenbürste massieren, behandeln Sie das größte Organ Ihres Körpers – die Haut. Sanftes Massieren stimuliert die Durchblutung und hilft, Giftstoffe zu entfernen. Gute Bürsten müssen nicht teuer sein. Sie finden sie in Drogeriemärkten oder Reformhäusern. Achten Sie nur darauf, dass die Bürsten aus natürlichen – und nicht etwa synthetischen – Fasern bestehen. Das Trockenbürsten (immer nur sanft in eine Richtung, nicht schrubben!) unterstützt die Entgiftung des Körpers über die Haut und es fühlt sich sehr gut an. Weitere Hinweise dazu auf Seite 302.

Kräutertees: Meine Lieblingstees bzw. -kräutermischungen sind entspannende Kräuter wie Kamille oder Zitronenmelisse. Kräutertees, die eher die Verdauung anregen, enthalten Zimt, Ingwer oder Kardamom; außerdem lecker: Hagebutte oder Rooibos. Am Ende des Buchs finden Sie weitere Hinweise zu Kräutern.

Nach Belieben: Kerzen, Musik

Erfolg kostet am Anfang ein bisschen Überwindung

Ich weiß, wie es sich anfühlt, wenn man meint, der eigene Körper sei ein Feind. Und das ist ja auch kein Wunder, wenn Sie mit einer Vielzahl von Beschwerden kämpfen und gleichzeitig darum ringen, Ihren Alltag mit all seinen Pflichten zu bewältigen – doch gleichzeitig nichts lieber täten, als unter die Bettdecke zu kriechen und eine Woche lang durchzuschlafen. Möglicherweise verspüren Sie so eine Art heiligen Zorn auf Ihren Körper, weil er Sie dermaßen im Stich lässt, oder Sie wünschen sich, einfach in einen neuen schlüpfen zu können; oder Sie hätten am liebsten Ihren Körper von früher zurück. All das kenne ich. Gleichzeitig versichere ich Ihnen, dass Ihr Körper keineswegs Ihr Feind ist. Das *Survival Overdrive Syndrom*, die – ob Sie es glauben oder nicht – eigentlich gesunde, natürliche Reaktion Ihres Körpers auf einen vollkommen aus den Fugen geratenen Stressalltag, ist es, was Ihnen zu schaffen macht. Ihr Körper tut nur das, was er normalerweise auch tun soll, wenn er Stress in Form einer Gefahr oder Bedrohung ausgesetzt ist. Ihre Symptome sind nichts anderes als Warnsignale, SOS-Zeichen, die Ihr Körper Ihnen sendet, damit Sie ihm helfen. Und das SOS-Heilprogramm gibt Ihnen nun die Gelegenheit, die Pausetaste zu drücken, innezuhalten, um auf die Stimmen und Signale Ihres Körpers zu hören, ein paar schlechte Gewohnheiten zu ändern und eine Wende herbeizuführen. Es liegt in Ihrer Macht, in Ihren Händen.

Ich möchte Ihnen an dieser Stelle noch ein paar Tipps mit auf den Weg geben, damit Sie dabei auch wirklich Erfolg haben:

Räumen Sie sich selbst die oberste Priorität ein: Wir Frauen haben die Tendenz, uns zu sehr zurückzunehmen, unsere eigenen Bedürfnisse hintanzustellen. Als ob es keinen Wert und keinen Nutzen hätte, wenn wir etwas für uns selbst tun. Bei diesem Programm lernen Sie nicht nur etwas über gesunde Ernährung und Wege aus dem Stress, sondern auch, wie wichtig es ist, dass Sie genau das tun: mehr für sich selbst. Sobald Sie etwas für sich selbst tun, machen Sie einen wichtigen und wirklich großen Schritt in die richtige Richtung, denn nun lernen Sie auch, auf die Signale Ihres Körpers zu hören und zu verstehen und wertzuschätzen, wie wichtig es ist, dass Sie den Dauerstress abschütteln und künftig nach Möglichkeit nicht mehr zulassen.

Schieben Sie nichts mehr vor sich her: »Morgen ist auch noch ein Tag« ist kein gutes Motto, wenn man etwas erreichen will. Aber ich möchte Sie auch nicht hetzen – denn das würde zu erneutem Stress führen. Vielmehr sollten Sie auf dem Weg zu Ihrem Erfolg sowohl zielstrebig als auch pragmatisch vorgehen und Geduld mit sich selbst haben. Wenn Sie in zwei Wochen einen ganz wichtigen Projekttermin haben oder wenn gerade die Weihnachtszeit bevorsteht und Großmutter all Ihre Lieblingsplätzchen bäckt, dann ist das nicht die beste Zeit für einen Wechsel zu einer anspruchsvollen Ernährung. Diese zwei Wochen können Sie dann auch noch abwarten. Ich würde Ihnen auch nicht empfehlen, kurz vor einem Italienurlaub damit anzufangen – oder wollen Sie dort vollkommen auf Pasta, Pizza und Chianti verzichten? Starten Sie in einem sinnvollen Moment, wenn Sie die realistische Chance sehen durchzuhalten. Aber wenn Sie so weit sind, dann warten Sie nicht länger und tun Sie es einfach! Sie müssen das SOS-Heilprogramm auch nicht bis zum letzten Komma buchstabengetreu erfüllen, um zum gewünschten Erfolg zu kommen. Hauptsache, Sie fangen an und bleiben dabei, indem Sie vor allem die Grundprinzipien verinnerlichen. Das ist kein Wettlauf mit der Zeit. Jede Verbesserung, die Sie an sich bemerken, ist ein Schritt in die richtige Richtung – darauf kommt es an. Und kleine Anfangserfolge werden Sie zu größeren Erfolgen motivieren.

Reden Sie über Ihre Ziele und bereiten Sie Ihre Umgebung auf Ihr Vorhaben vor: Wenn Sie Ihre Familie um sich haben oder viel mit Freunden oder Freundinnen unterwegs sind, deuten Sie schon mal an, dass Sie in der nächsten Zeit ein bisschen weniger und ein wenig anders essen werden, dass also in der nächsten Zeit auch mal andere Speisen auf den Tisch kommen als gewohnt. Dass Sie abends nach dem Essen lieber noch einen Spaziergang machen werden, statt sich mit den anderen auf das Sofa vor den Fernseher zu fläzen. Teilen Sie allen mit, dass Sie etwas Zeit und Ruhe für sich haben möchten, um Ihr Tagebuch zu schreiben, und dass Sie sich wünschen, dass das respektiert wird. Kündigen Sie auch an, dass in der nächsten Zeit alle Süßigkeiten, Snacks und sonstigen Leckereien aus dem Haus verbannt sind, und bitten Sie auch dafür um Verständnis. (Falls Sie alleine leben, sagen Sie das ruhig auch einmal laut zu sich selbst, dann ist es wie ein Gelöbnis.) Und scheuen Sie nicht davor zurück, Ihre Umgebung um Mithilfe zu bitten. Vielleicht erklärt sich ja Ihr Lebensgefährte, Ihre Schwester oder eine Freundin bereit, das Programm gemeinsam mit Ihnen durchzuziehen und die Erfahrung zu teilen. Oder sie sind wenigstens bereit, Sie zu unterstützen, indem sie Sie aufmuntern, Sie an Ihr selbst gestecktes Ziel erinnern, oder dafür sorgen, dass »die zarteste Versuchung« nicht frei zugänglich herumliegt.

Über die sichere Anwendung von Nahrungsergänzungsmitteln

Im Buch finden sich immer wieder Empfehlungen für die Einnahme bestimmter Kräuter und Gewürze sowie gezielt Nahrungsergänzungsmittel. Solche natürlichen Ergänzungsmittel haben in den meisten Fällen positive, wohltuende Wirkungen. Aber nur weil eine Substanz natürlichen Ursprungs ist, heißt das noch lange nicht, dass sie vollkommen unbedenklich ist. Auch wenn schädliche Wirkungen selten vorkommen – man muss damit rechnen. Daher ist es wichtig, ein paar Grundregeln zu beachten, bevor Sie die in diesem Buch erwähnten Ergänzungsmittel nehmen:

- Nehmen Sie keine Ergänzungsmittel ohne Rücksprache mit Ihrem behandelnden Arzt ein, wenn Sie gleichzeitig vom Arzt verschriebene Medikamente einnehmen. Es kann zu unerwünschten Wechselwirkungen oder Nebenwirkungen kommen. Nicht alle Kräuter, Gewürze oder Ergänzungsmittel kann man unbedenklich zusammen mit Medikamenten einnehmen.

- Mehr bedeutet nicht automatisch besser: Nehmen Sie nicht mehr als die empfohlene Dosis. Das bedeutet auch, Anhäufungen zu vermeiden, wenn Sie gleichzeitig den Empfehlungen aus verschiedenen Teilen des Buches folgen wollen. Eine empfohlene Dosis genügt für den entsprechenden Zeitraum: Wenn beispielsweise Ihre tägliche Dosis Multivitamine 400 Einheiten Vitamin D enthält, Sie aber bei einer bestimmten Grundursache 2 000 Einheiten nehmen sollten, dann ergänzen Sie um die Differenz. Ich empfehle Ihnen daher, sich den Abschnitt, der Sie betrifft, genau anzusehen und sich einen Überblick über alle Ergänzungsmittel zu verschaffen, die infrage kommen; so können Sie die Anzahl und die Dosis der Ergänzungsmittel sinnvoll aufeinander abstimmen, was die Sache auch einfacher und günstiger macht.

- Falls sich innerhalb kurzer Zeit, nachdem Sie mit der Einnahme eines Ergänzungsmittels begonnen haben, ein Ausschlag bildet oder Sie plötzlich an Übelkeit oder Kopfschmerzen leiden, für die es keine anderweitige Erklärung gibt, dann setzen Sie die Einnahme des Ergänzungsmittels umgehend wieder ab.

- Das Symbol ⊖ bedeutet, dass dieses Ergänzungsmittel für Schwangere nicht bedenkenlos geeignet ist. Nehmen Sie also während der Schwangerschaft von der Einnahme Abstand. Andererseits bedeutet das Fehlen dieses Zeichens nicht, dass ich es für Schwangere für völlig unbedenklich halte. Sofern nichts anderes vermerkt ist, sind die empfohlenen Mittel während der Stillzeit unbedenklich. Sollten Ihnen jedoch bei Ihrem Baby Verdauungsprobleme oder ein Ausschlag oder sonstige Symptome auffallen, setzen Sie die Einnahme sicherheitshalber ab.

- Achten Sie beim Einkauf der Mittel auf vertrauenswürdige Gütesiegel und erwerben Sie nur solche von bekannten Herstellern, deren Produkte von unabhängigen Stellen überwacht und getestet werden. Außerdem sollten die Produkte möglichst frei von Bindemitteln, Trägerstoffen, Füllstoffen und von künstlichen Aromen oder Farbstoffen sein.

Feiern Sie große und kleine Erfolge: Wir vernachlässigen viel zu sehr, es zu feiern, wenn wir etwas erreicht haben! Unser Gehirn ist nicht nur gern in Feierlaune, sondern liebt auch Belohnungen. Durch diese kommt nicht nur eine entsprechende Wertschätzung zum Ausdruck, sondern sie stacheln uns an, noch ehrgeizigere Ziele ins Auge zu fassen. Ich empfehle Ihnen, sich für jeden Tag ein Ziel, einen kleinen Gewinn und damit einen Erfolg vorzunehmen; planen Sie dafür ruhig auch eine kleine Belohnung ein. Das hält die Moral und die gute Laune aufrecht. Als Belohnung könnte etwas mehr »Zeit für mich« infrage kommen oder etwas ganz Besonderes, etwa ein Kleid, das Sie sich schon lange wünschen.

Achten Sie auf das Blümchen am Wegesrand: Sehr oft höre ich die Frage: »Wie lange wird es dauern, bis ich eine Verbesserung deutlich sehen kann?« Das ist die Erwachsenenversion der Kinderfrage vom Rücksitz im Auto: »Wann sind wir endlich da?« Sie sind als Person genauso einzigartig wie die nächste Frau, die dieses Buch kauft und liest und die vermutlich ganz anders aussieht und andere Beschwerden hat. Ihr Körper nimmt sich die Zeit, die er braucht, um sich an die neue Ernährungsweise und die etwas veränderten Lebensgewohnheiten anzupassen. Es ist unglaublich wichtig, Geduld zu haben. Auch der Weg ist ein Ziel und Sie sollten den Weg genießen. Gesundheit kommt nicht über Nacht, aber sie kommt.

Telefonieren Sie mit einer Freundin: Ein afrikanisches Sprichwort sagt: »Wenn du schnell ans Ziel kommen musst, reise allein. Wenn du weit wegfahren willst, reise in Gemeinschaft.« Wenn Sie das SOS-Programm in Gemeinschaft durchziehen – und dabei gemeinschaftlich feiern –, werden Sie weiter kommen – und es wird sogar schneller gehen. Ich kann Ihnen nur von ganzem Herzen empfehlen, diesen Heilplan mit einer Freundin, einem Freund oder sogar in einer Gruppe anzugehen und den Weg gemeinsam zu bewältigen. Ich habe mir eine ganze Reihe Möglichkeiten ausgedacht, um Ihnen – gerade mit den modernen Kommunikationsmitteln – ein Gemeinschaftsgefühl und das Gefühl des Teilens und Mitteilens zu vermitteln – damit Sie das Bestmögliche aus diesem Programm sowohl für den Augenblick als auch für den Rest Ihres Lebens herausholen. Aber auch wenn Sie das Programm zunächst auf eigene Faust beginnen, sollten Sie wissen, dass Sie nicht die Einzige sind. Millionen Frauen auf der ganzen Welt sind dabei, ihre Gesundheit wiederzuerlangen.

Nehmen Sie sich ruhig viel vor: Betrachten Sie ein gesundes, beschwerdefreies Leben nicht bloß als eine vage Hoffnung, sondern als Ihr großes, konkretes Ziel. Selbstpflege und Entspannung sollten Sie sich ganz selbstverständlich gönnen – nicht nur, wenn es passt, sondern als Teil der täglichen Routine wie Zähneputzen. Vertagen Sie diese Art Selbstverwirklichung, natürliches Selbstbewusstsein und Wertschätzung Ihrer selbst nicht in eine vage Zukunft, sondern fangen Sie jetzt damit an. Tun Sie Dinge, in denen Ihr Selbstvertrauen zum Ausdruck kommt – das sind Signale, die Ihr Gehirn von Ihnen empfangen möchte. Und es sind große Schritte in die richtige Richtung – weg vom Dauerstress.

Sie werden staunen, welche Fortschritte und Resultate Sie erzielen können. Das sind keine Wunderdinge, sondern Ergebnisse eines erprobten Heilprogramms, mit dessen Hilfe Sie gesund werden und gesund bleiben können. Im Verlauf dieses Programms wird sich für Sie alles ändern. Wenn Sie bisher den Eindruck hatten, sich in einer Abwärtsspirale zu befinden, in der alles immer schlimmer wird, dann werden Sie erleben, wie Sie nach einer Weile Ihren Körper annehmen können und wie sehr Ihr Körper in der Lage ist, sich selbst zu heilen, ohne dass Sie bei jeder kleinen Unpässlichkeit einen Facharzt konsultieren oder zu einem Medikament greifen müssen. Sie werden erleben, dass Ihr Körper sich selbst am besten heilen kann. Und dieses Erlebnis, diese Erfahrung wird Sie in die Lage versetzen, die Fürsorge für Ihre Gesundheit bewusst selbst in Ihre Hände zu nehmen. Das kommt einem Paradigmenwechsel gleich, der auch für Ihr sonstiges Leben bahnbrechend sein wird.

Genug der Worte. Fangen wir mit dem Neustart an.

Teil 2

Der SOS-Plan

4. NEUSTART: FALSCHE ERNÄHRUNG BEENDEN, SELBSTHEILUNGSKRÄFTE WECKEN

Neustart: Falsche Ernährung beenden — Neuausrichtung: Chronischen emotionalen und mentalen Stress loslassen — Innere Erneuerung: Stressschäden an der Wurzel heilen — Neue Kraft: Schilddrüse und Nebennieren heilen — Neues Leben: Nie mehr ausgepowert sein

Sicherlich kennen Sie das nervige kleine regenbogenfarbene Rädchen, das sich auf Ihrem Computerbildschirm wie verrückt dreht, wenn Sie zu viele Programme oder Fenster auf einmal geöffnet haben? Dann ist das Gerät überlastet und Sie können nichts anderes tun, als es herunterzufahren und neu zu starten. So ähnlich ist es, wenn Sie sich im Stressüberreaktions-Modus SOS befinden: Im Dauerstress prasselt so viel auf einmal auf Sie ein, Sie müssen so viele Signale und Informationen auf einmal verarbeiten, dass es keinen anderen Ausweg gibt, als in den Überreaktionsmodus zu gehen. Nun hilft nur noch ein Neustart.

Der Neustart erstreckt sich über die ersten drei Wochen des SOS-Heilprogramms. In dieser Phase liegt der Schwerpunkt darauf, die Überlast abzubauen, die Ihr Körper durch Signale aufgrund ungesunder Ernährung erhält oder durch Lebensmittel, die Sie nicht vertragen. Wir wollen die falsche Ernährung durch Lebensmittel ersetzen, die Ihrem Körper Signale geben, seine Selbstheilungskräfte zu aktivieren, über die Sie durchaus verfügen, selbst wenn Sie das im Moment nicht glauben oder man Ihnen etwas anderes erzählt hat.

Wenn die Menschen sich heutzutage über Nahrungsaufnahme Gedanken machen, assoziieren die meisten bestenfalls »Kalorien« und »Nährstoffe« – und schlechtestenfalls das reaktive Stillen von Hunger beziehungsweise die Befriedigung einer Art Sucht. Die Nährstoffe und Kalorien in der Nahrung bewirken neben einem Sättigungsgefühl tatsächlich allerlei: Sie senden bestimmte Signale an alle möglichen Zellen und diese wiederum kommunizieren mit Ihrem Gehirn und das beeinflusst Ihre Stimmung, Ihre geistigen Fähigkeiten und Funktionen, Ihren Hormon- und Energiehaushalt. Genau das und eben auch nur das, was Sie Ihrem Körper zuführen, bildet durch den Stoffwechsel auch die Bausteine Ihres Lebens und das hat direkte Auswirkungen auf Ihre geistige Klarheit, Ihre Gefühle, Ihr Selbstvertrauen, Ihre Beziehungen, Ihre Berufslaufbahn, Ihr ganzes Wohlbefinden bis hin zum Gefühl, glücklich zu sein. Eine schlechte oder falsche Ernährung sendet natürlich dementsprechend negative Signale und führt zu Informationsstörungen im fein austarierten Gesamtgefüge Ihres Körpers.

Mit dem Neustart geht automatisch eine bessere Entgiftung Ihres Körpers einher. Das geschieht schon allein durch die Ernährungsumstellung auf vorwiegend pflanzliche Ernährung möglichst in Bioqualität. Durch die Ernährung nach dem Programm wird auch schon in der Neustart-Phase das Auf und Ab des Blutzuckers beendet und damit auch die Abhängigkeit von Süßem, Kaffee und den bequemen kleinen Snacks; gleichzeitig werden Sie einen Schub neuer Energie spüren und sich wundern, wie mühelos das vonstattengeht. Für viele meiner Patientinnen war bereits diese Neustart-Phase so durchschlagend und die

Verbesserung der Vitalität, des Schlafs und der allgemeinen Gemütsverfassung so einschneidend, dass alles, was in dem SOS-Plan noch folgte, nur noch wie Feinschliff empfunden wurde. Auch deswegen steht am Anfang des Neustarts diese Ernährungsumstellung.

In der Neustart-Phase werden zwei Prinzipien verwirklicht, die mir wichtig sind und auf die ich bereits am Anfang des Buches hingewiesen habe:

1. **Weglassen:** Zuerst geht es darum, alles von Ihrem Speisezettel zu verbannen, was Ihrer Gesundung und Selbstheilung im Wege steht – also die Hindernisse fortzuräumen. Dazu gehören beispielsweise Gluten und andere Nahrungsmittelbestandteile, die Sie nicht vertragen. Ferner Umweltgifte in Fertiggerichten und Verpackungen. Außerdem Nahrungsmittel, die Ihren Blutzucker viel zu schnell hochtreiben, also Zucker und andere raffinierte Kohlenhydrate wie Weißmehlprodukte. Im allerersten Schritt werden sie, wie gesagt, konsequent weggelassen.

2. **Ersetzen:** Stattdessen essen Sie Lebensmittel, die die Selbstheilungskräfte Ihres Körpers unterstützen: Also frisches Obst und viel Gemüse und zur Ergänzung einige Mittel aus Pflanzenextrakten, vor allem solche, die den Blutzucker konstant halten, dem Stoffwechsel nützen (wie hochwertige Proteine und Fette) und den Cortisolspiegel wieder auf seinen natürlichen Tag-Nacht-Rhythmus einpendeln.

Mit gesunden Lebensmitteln kurbeln Sie die Selbstheilungskräfte an

Ihr Körper verfügt über erstaunliche Selbstheilungskräfte. Wenn Sie lernen, diese mit Ihrer Ernährungsweise zu unterstützen, werden Sie nicht nur gesünder sein, sondern auch jünger aussehen und sich viel vitaler fühlen. Um dieses tolle Wohlgefühl vom Scheitel bis zur Sohle und von innen nach außen zu erreichen, bedarf es keineswegs großer Anstrengungen. Sobald Sie damit anfangen, grundlegende Veränderungen in Ihrer Ernährungsweise vorzunehmen, erreichen Sie gleichzeitig:

- eine Reparatur der durch Stressüberreaktion hervorgerufenen Schädigungen des Verdauungs- und Immunsystems sowie eine Entgiftung des Körpers durch Verzehr nährstoffreicher und antioxidantienreicher Lebensmittel, die Entzündungsprozesse lindern,
- die Rückkehr zu einem ausgeglichenen Hormonhaushalt,
- verbessertes geistiges Leistungsvermögen und gesünderen Schlaf,
- die Einleitung eines Erholungs- und Genesungsprozesses der Nebennieren und der Schilddrüse,
- einen immer besseren Gesamtzustand von Körper und Gesundheit,
- ein ständig steigendes Gefühl des Wohlbefindens und Selbstvertrauens, sodass Sie sich wieder wohl in Ihrer Haut fühlen.

Was Sie beim Neustart erfahren und lernen werden, ist eine ganz andere Ernährungsweise. Wenn Sie den Empfehlungen folgen und sich darauf auch auf Dauer wirklich einlassen, werden Sie sehen, dass Sie nie mehr eine Diät oder Fastenkur benötigen. Sie werden nicht nur eine gar nicht mehr für möglich gehaltene Vitalität spüren, sondern auch Beschwerden oder regelrechte Krankheiten abbauen und damit auch auf die Einnahme von Medikamenten verzichten können.

Nach den drei Wochen Neustart leben Sie bereits in Ihrem neuen Stil»aus dem Füllhorn«, in dem Sie sich weiterhin an die Kernprinzipien des Neustarts halten, aber auch ausprobieren dürfen, welche der zunächst verbannten Nahrungsmittel Sie eventuell wieder einführen können. So gelangen Sie auf natürliche Weise zu Ihrem ganz persönlichen Ernährungsplan, der Ihnen guttut.

Mehr als bloß eine weitere Entgiftung

Zu jeder Zeit arbeitet Ihr Körper auf verschiedene Weisen unermüdlich daran, Stoffe und Substanzen zu entsorgen oder auszuscheiden, die Sie aus der Umwelt, mit der Nahrung aufgenommen haben oder die aus nicht mehr benötigten Hormonen bestehen, oder solchen, die Sie als Medikament eingenommen haben (z. B. die Antibabypille). (Hormone sind, vereinfacht gesagt, Botenstoffe, und wenn die Nachricht überbracht ist, werden sie nicht mehr benötigt und müssen abgebaut und entsorgt werden. Anm. d. Ü.) Beim Neustart ist die Auswahl der Nahrungsmittel darauf ausgerichtet, diese natürliche Entgiftung zu unterstützen und keine neuen Schadstoffe aufzunehmen.

Die meisten gängigen Entgiftungsdiäten zielen vor allem auf eine Reduzierung der Kalorien ab. Am Anfang und für eine kurze Zeit, verlieren Sie dabei tatsächlich auch etwas Gewicht und fühlen sich etwas besser, aber schon nach wenigen Tagen registriert das Gehirn »Hunger« – und reagiert mit dem SOS-Modus. Die einschlägigen Hormone vereinbaren, dass es höchste Zeit für Sie ist, verlorenes Gewicht wieder wettzumachen. Und das ist genau das, was dann passiert. Ihr Stoffwechselthermostat – die Schilddrüse! – wird heruntergeregelt, um sicherzustellen, dass nicht zu viel Fett verbrannt wird. Genau aus diesem Grund quälen Sie sich mit einer fettarmen Diät, verlieren aber trotzdem kein Gewicht; unter Umständen legen Sie sogar etwas zu, weswegen sich solche Diätpläne oftmals als kontraproduktiv erweisen.

Viele von uns Frauen stehen sozusagen auf Kriegsfuß mit Essen und Trinken, weil sie bei jedem Bissen darüber nachdenken, welche gesundheitlichen Folgen es haben kann, wenn wir das Falsche essen, ob wir davon zunehmen oder ob jemand die Nase rümpft, falls wir uns irgendwo »in der Öffentlichkeit«, sei es in einem Restaurant oder in der Kantine nicht an die neuesten »Diät«-Regeln halten. Man verliert die Freude am Essen, wenn es mit Schuldgefühlen verbunden ist oder man gar nicht mehr weiß, was für einen gut sein soll. Meine Hoffnung im Zusammenhang mit dem ganzen SOS-Ernährungsprogramm geht dahin, dass Sie wieder Freude an gutem Essen haben und mit Genuss frische Zutaten verzehren. Richtige Ernährung bringt Ihren Körper und Ihre Gesundheit wieder ins Gleichgewicht – ein Gleichgewicht, das für jede Frau anders und auch in jeder Phase ihres Lebens anders definiert ist. Sie sollten mit Genuss die Lebensmittel essen, die Sie mögen, sofern diese hochwertig, frisch und frisch zubereitet sind.

Alles, was Sie essen, sollte Ihrem Körper geben, was er braucht und was ihn zufriedenstellt, es sollte Ihre Sinne und Ihre Geschmacksnerven erfreuen und es sollte etwas sein, was Sie mit andern teilen möchten, weil es Teil der Natur und des Lebens ist. Auf diese Weise und aus diesem Grund ist gutes Essen auch ein sozialer Akt, eine Sache der Gemeinschaft und geteilter Freude – und ganz nebenbei eine gesundheitsfördernde Maßnahme.

Alle meine Patientinnen, die ich Ihnen im ersten Teil vorgestellt habe, waren an die amerikanische Standardernährung gewöhnt, den »alten Ernährungsmodus«. Deswegen waren die Geschmacksknospen auf ihren Zungen auf künstliche Aromen und Geschmacksverstärker geeicht, durch kräftige Dosierungen von Salz und Zucker verdorben. Es dauert ungefähr eine Woche, derartige Geschmacksgewohnheiten abzulegen und sich auf die neuen und köstlichen, aber anfangs noch ungewohnten einzustellen. Denken Sie dabei daran, dass der SOS-Modus, diese Stressüberreaktion, die Vorlieben für Zucker und Salz, ja, die Sucht danach verstärkt. Wenn Sie nun aus dem SOS-Modus aussteigen und einfache, frische, natürliche Nahrung zu schätzen lernen, wird es nicht lange dauern, bis Sie sich wundern, wieso Sie dieses künstliche Zeug jemals zu sich genommen haben.

Gesunde Küche und gesundes Essen haben nichts zu tun mit überteuerten Säften, noch mehr Geld für Nahrungsergänzungen, exotischen Zutaten oder schicken Küchenutensilien. Wenn Sie sich das leisten können und wollen, dann ist dagegen nichts einzuwenden, doch wenn nicht, ist das auch okay. Das Programm funktioniert, indem Sie einfach die frischen Köstlichkeiten essen, die darin vorgeschlagen werden. Der SOS-Plan ist für normale Frauen mit einem normalen Leben und einem normalen Einkommen, also für Frauen wie Sie und ich. Der Ehrlichkeit halber muss ich allerdings hinzufügen, dass man in seine Gesundheit auch etwas investieren muss. Wenn Sie jetzt nichts ausgeben wollen, werden die Kosten später sehr viel höher sein. Krankheit kommt teuer. Stellen Sie von Anfang an in Rechnung, was Sie auf lange Sicht sparen, wenn Sie jetzt in Ihre Gesundheit investieren, ganz zu schweigen, wie viel Sie sparen, wenn Sie nicht mehr so viel für Lattes, Cappuccinos und Restaurantessen ausgeben.

Die gesündeste Ernährung der Welt

Das Ernährungsprogramm, das ich Ihnen in diesem Buch vorstelle, beruht auf dem Vorbild der traditionellen Mittelmeerküche. Sie ist die einzige althergebrachte Ernährungsweise, bei der wissenschaftlich erwiesen ist, dass sie

- vor Metabolischem Syndrom und Diabetes schützt,
- vor zu hohem Blutdruck und hohem Cholesterin schützt,
- die Belastung mit Giftstoffen reduziert,
- das Cortisol wieder einpendelt und Entzündungen eindämmt,
- die Fruchtbarkeit verbessert,
- vor Gedächtnisproblemen und Alzheimer schützt.

Diese Ernährungsweise besteht aus reichlich antientzündlichen, nährstoffreichen Zutaten; sie enthält pflanzliche Nährstoffe, die der Körper braucht, um auf optimale Weise den Stoffwechsel und die Entgiftungsprozesse bewerkstelligen zu können, die Grundlage eines langen Lebens bei guter Gesundheit. Menschen, die sich entsprechend dieser Tradition ernähren, haben ein 30 Prozent geringeres Risiko, an Herzproblemen, Diabetes und Demenz zu erkranken. Statistische und medizinische Untersuchungen mit mehr als 10 000 Frauen haben ergeben, dass sie mit 40 bis 50 Prozent höherer Wahrscheinlichkeit bis weit über sechzig und siebzig *keinerlei* chronische Krankheiten, Gedächtnisprobleme oder seelische Probleme haben und keine nennenswerten körperlichen Beeinträchtigungen.

Ernährungsexperten sind sich einig, dass eine Ernährung auf der Basis der Mittelmeerküche alles enthält, was ein gesunder Körper braucht: frische Zutaten, viel Gemüse, hochwertige Proteine, hochwertige Fette und Öle, Nüsse, Samen sowie langsam verbrennende Kohlenhydrate und das alles in Maßen. Auch Veganerinnen, Vegetarierinnen, Frauen, die von der Paleo-Diät herkommen oder glutenoder laktosefrei essen oder eine andere Ernährung bevorzugen, können sich leicht an diese Ernährungsweise anpassen. Das Einzige, was Sie jetzt noch wissen müssen ist a), wie diese Art von mediterraner Küche funktioniert, und b), wie Sie sie an Ihre Bedürfnisse und Vorlieben anpassen. Genau damit befassen wir uns im folgenden Abschnitt.

Pflanzenfresser, Fleischfresser, Allesfresser – Wie Sie Ihren Energiebedarf decken

Ich persönlich stecke nun in einem gewissen Dilemma. Ich lebe seit 20 Jahren als Vegetarierin und einen Gutteil davon auch als Veganerin und hatte in dieser Zeit dreieinhalb Schwangerschaften durchzustehen und neun Jahre Stillzeit. Daher sind mir sowohl der geistig-spirituelle Hintergrund als auch die medizinischen Gründe für solche eine Lebenseinstellung vollkommen vertraut. Als Ärztin muss ich mich um alle Frauen kümmern, die meinen Rat suchen. In meiner Praxis habe ich schon viele vor Gesundheit und Lebendigkeit strahlende Veganerinnen und Vegetarierinnen gesehen, aber auch genauso viele, die Probleme mit ihrem Blutzucker haben; sie sind oft hungrig und zittrig und nehmen viele Getreidekalorien, Obst und Energieriegel zu sich, um ihr Energieproblem zu lösen.

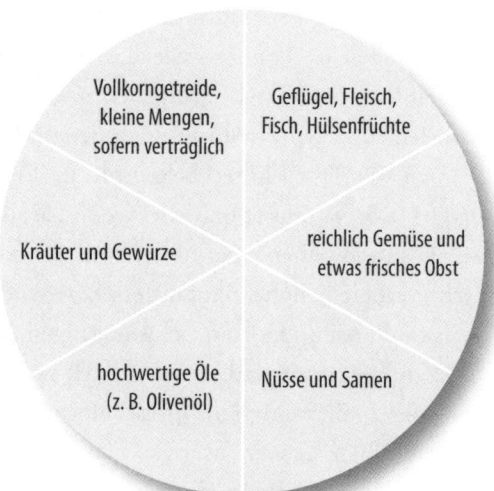

Auf der anderen Seite weiß heute jeder, dass üppiger Fleischverzehr, vor allem von Schwein und Rind, gesundheitlich ebenfalls sehr bedenklich ist. Zahlreiche Untersuchungen haben erwiesen, dass Vegetarierinnen weniger anfällig für Diabetes und Cholesterinprobleme sind, und sogar aufgrund ihrer besseren Verdauung und niedrigeren Rate von Östrogendominanz weniger anfällig für Krebs.

Frauen, die überwiegend rotes Fleisch und wenig Fisch und Gemüse essen, erkranken eher an Endometriose, Brustkrebs und Enddarmkrebs. Eine stärker pflanzenbasierte Ernährung enthält mehr resistente Stärken, die dazu beitragen, den Blutzucker konstant und das Mikrobiom gesund und intakt zu halten; wie Sie inzwischen wissen, führt allein das schon zu einem besseren gesundheitlichen Zustand und positivem geistig-seelischem Wohlbefinden. Vorwiegender Fleischkonsum geht immer mit einem geringeren Verzehr von Ballaststoffen einher; dadurch werden sozusagen die falschen Bakterien in Ihrem Verdauungstrakt angefüttert und außerdem erhöht sich automatisch das schädliche Östrogen.

Sehr proteinreiche Nahrung, wie es Fleisch nun einmal ist, trägt wesentlich zur Vitalität bei, hält den Blutzucker konstant und liefert außerdem viel leichter die wichtigen Aminosäuren, die der Körper braucht, um Hormone transportieren und für die Entgiftung wichtige Substanzen herstellen zu können, wie das Antioxidans Glutathion. Ich würde einfach pragmatisch vorgehen und Folgendes machen: Befreien Sie sich von allen Ernährungsdogmen und vorgefassten Meinungen, die man ständig zu hören bekommt, und hören Sie lieber auf Ihren eigenen Körper, was er braucht. Wenn Sie als überzeugte Vegetarierin fast ununterbrochen übermüdet sind, trotz aller Disziplin kein Gewicht verlieren, hohe Blutzuckerschwankungen haben, starke Gemütsschwankungen, Hormonschwankungen, Anfälle von Heißhunger sowie andere Beschwerden, die einfach nicht verschwinden wollen, dann sollten Sie wenigstens probehalber jetzt in den drei Wochen der Neustart-Phase kleinere Mengen Fleisch zu sich nehmen und beobachten, was passiert. Es ist durchaus denkbar, dass Ihrem Körper irgendein Element, ein Nährstoff fehlt, den er durch eine vegetarische Ernährung einfach nicht bekommen kann.

Sollten Sie umgekehrt eine hartgesottene Verfechterin der Paleo-Diät sein und ständig von entzündlichen Prozessen heimgesucht werden, mit Hormonschwankungen zu kämpfen haben, sich öfter schlapp fühlen, Heißhunger verspüren oder Schlafprobleme haben, dann sollen Sie Ihre strikten Vorgaben lockern und beispielsweise Körner, Müsli oder Hülsenfrüchte zulassen, auf jeden Fall aber ausreichend frisches Gemüse zu sich nehmen. Es liegt mir fern, Ihre persönlichen Überzeugungen infrage zu stellen, ich bin in dieser Hinsicht ganz neutral und verstehe meine Rolle als Ärztin in dem Sinn, Ihnen diejenigen Ratschläge zu geben, die für Ihre Gesundheit hilfreich sind. Es ist einfach nur so, dass ich in meiner langjährigen Praxis oft genug Fälle erlebt habe, wo eine Änderung des Essdogmas und damit eine Änderung der Speisekarte einen Energieschub bewirkt oder von Beschwerden befreit haben. Meine Empfehlung lautet daher, sich das Ganze in Ruhe noch einmal zu überlegen. Sie können es ja bei einem entsprechenden Test während der folgenden drei Wochen im Neustart belassen. Flexibel zu sein und abwechslungsreich zu essen zählt nämlich zu den wichtigsten »Zutaten« einer gesunden Ernährung und einer ausgeglichenen Energiebilanz.

Falls Sie als überzeugte Veganerin oder Vegetarierin weiterhin keine Fleisch- und Tierprodukte zu sich nehmen wollen, dann steht es Ihnen natürlich völlig frei, dabei zu bleiben. In den Rezeptangaben hinten im Buch finden Sie immer auch vegane Varianten.

So läuft Ihr Neustart ab

Vorbereiten: Setzen Sie das Datum fest, wann Sie mit dem Neustart anfangen wollen. Das kann gleich anschließend sein, sofern Sie bereit sind, einige Essgewohnheiten sofort über Bord zu werfen. Oder Sie warten noch ab, bis Sie Küche und Speisekammer umorganisiert haben, was einen bis drei Tage in Anspruch nehmen kann; dazu mehr gleich unten. Das hängt davon ab, wie gut Ihre Küche schon bestückt ist.

Entsorgen: Entsorgen Sie möglichst schnell alle auf Seite 186 genannten Lebensmittel. Es handelt sich um schädliche oder unverträgliche Produkte. Sie werden nicht mehr gebraucht.

Versorgen: Versorgen Sie sich spätestens am ersten Tag des Neustarts und in den drei Wochen danach mit frischen Lebensmitteln und Zutaten; orientieren Sie sich dabei am besten an den Menüvorschlägen hinten im Buch.

Hinzufügen: Versorgen Sie sich auch mit den erforderlichen Nahrungsergänzungsmitteln.

Aufschreiben: Notieren Sie sich, wenn möglich nach jeder Mahlzeit und nach jedem Snack, wie Sie sich nun fühlen. Es geht darum, dass *Sie* herausfinden, wie *Ihr* Körper auf verschiedene Mahlzeiten und Nahrungsmittel reagiert, damit Sie den Speisezettel auf längere Sicht Ihren persönlichen Vorlieben anpassen können. Achten Sie beispielsweise darauf, ob Sie sich nach Genuss bestimmter Speisen vitaler fühlen. Oder leichter. Oder ob Sie konzentrierter arbeiten können. Dann handelt es sich um Mahlzeiten, die Ihnen guttun. Fühlen Sie sich nach dem Essen müde, schlaff, aufgeblasen, haben Sie irgendwelche Schmerzen oder wird Ihr Bewusstsein trüb? Dann bekommt Ihnen dieses Essen nicht und Sie sollten – zumindest vorläufig – die Finger davon lassen.

So verläuft der Neustart von Woche zu Woche

Die untenstehende Tabelle gibt Ihnen einen Kurzüberblick, was sich in den nächsten drei Wochen von einer Woche zur anderen für Sie ändert. Später bekommen Sie noch einen Tagesplaner mit Rezepten.

	Was Sie weglassen	Was Sie bevorzugen	Nahrungs-ergänzung
1. Woche – Neustart	Alles, was beim Neustart verboten ist Getreideprodukte und Hülsenfrüchte Was Sie persönlich nicht vertragen Nachtschattengewächse Nüsse Obst, falls es bläht	Alles, was auf der Positiv-Liste für den Neustart steht, außer dem, was Sie persönlich weglassen möchten Wenn Sie Veganerin oder Vegetarierin sind, essen Sie in dieser Woche nur Energie-Gemüse oder Wildreis, aber bitte keine Hülsenfrüchte, außer evtl. Kichererbsen und Linsen, die meist gut vertragen werden	Ihre persönliche Tagesration
2. Woche – Innere Erneuerung	Weiterhin weglassen: Alles, was beim Neustart verboten ist Nachtschattengewächse Nüsse Obst, falls es bläht	Alles, was auf der Positiv-Liste für den Neustart steht, außer dem, was Sie persönlich weglassen möchten ½ Tasse Vollkorn zum Abendessen, sofern verträglich + 1–2 Portionen Hülsenfrüchte pro Tag + 1 Handvoll Mandeln oder Walnüsse pro Tag	Ihre persönliche Tagesration + Erneuerung
3. Woche – Neue Kraft	Alles, was beim Neustart verboten ist Nachtschattengewächse Obst, falls es bläht	weiter wie 2. Woche	Ihre persönliche Tagesration + Erneuerung + Neues Leben

Küchencheck vor dem Neustart

Nehmen Sie sich vor Ihrem Neustart mindestens einen Tag Zeit, um sich in Ihrer eigenen Küche wieder einzurichten und sie auf die neuen Bedürfnisse hin umzuorganisieren. Dies ist ein erster wichtiger Schritt auf dem Weg zu einer Verbesserung Ihrer Gesundheit und Ihres Wohlbefindens. Sie werden sehen, wie schnell und spürbar sich Ihr Gesundheitszustand verbessert und wie Sie Gewicht verlieren, wenn Sie die Mahlzeiten selbst zu Hause zubereiten. Das muss nicht mehr kosten und Sie werden schnell ein paar zeitsparende Kniffe bei der Zubereitung lernen. Was Sie allerdings brauchen (sofern Sie das noch nicht haben), ist eine ordentliche Grundausstattung an Küchenutensilien; sie sind eine Grundvoraussetzung für gesundes Kochen. Dazu gehören Kochtöpfe bzw. Kasserollen aus Edelstahl, Schneidebretter, Gemüsemesser, Messbecher und Löffel sowie Glasbehälter. Auf www.avivaromm.com/adrenal-thyroid-revolution finden Sie weitere Informationen hierzu auf Englisch.

Nun ist es an der Zeit, sich von sämtlichen Süßigkeiten, Chipsvorräten, Snacks und weiteren Nichtlebensmitteln aus der untenstehenden Liste zu trennen. Ein für alle Mal in den Mülleimer damit, sonst ist die Gefahr zu groß, zwischendurch davon zu naschen!

Außerdem lege ich Ihnen dringend ans Herz, folgende Dinge aus der Küche zu verbannen, weil die Gefahr besteht, dass durch sie Umweltgifte oder schädliche Substanzen in Ihr Essen geraten:

- Vorratsbehälter aus Plastik
- Getränkebehälter aus Plastik
- Teflonpfannen, -töpfe oder ähnliches Antihaftkochgeschirr
- antibakterielle Reinigungsmittel

Die Negativ-Liste: Verbotene Lebensmittel während des Neustarts

Essen Sie nichts, was künstliche Zutaten oder minderwertige Öle oder Fette enthält

Lebensmittelfarben und künstliche Aromen
Kaffeeweißer u. ä. (Molkereiersatzprodukte)
Fettersatzstoffe (Margarine)
Lebensmittelzusatzstoffe
Lebensmittelkonserven

frittierte Gerichte
Fleisch in Fertiggerichten
Transfette
Pflanzenöl, Maisöl

Essen Sie nichts Zuckerhaltiges oder andere raffinierte Kohlenhydrate

Süßstoffe und anderer Zuckerersatz (NutraSweet etc.)
Fruchtsäfte und Limonaden
Zucker (auch keinerlei natürlichen Zucker wie Honig, Ahornsirup o. Ä.)

Vermeiden Sie glutenhaltige und kreuzreaktive Getreide, die ähnliche Symptome auslösen können

Gerste
Hafer
Hirse

Mais
Roggen
Weizen

Vermeiden Sie Milchprodukte

Für Anwendungen und Rezepte, bei denen Milch benötigt wird, können Sie (ungesüßte) Mandel- oder Kokosmilch verwenden. Kokosjoghurt ist eine empfehlenswerte Alternative während des Neustarts.

Eiscreme
Joghurt
Käse (alle Sorten, auch Frischkäse)

Kefir
Milch
Quark

Vermeiden Sie alle Lebensmittel mit Unverträglichkeiten

Die drei unten genannten Lebensmittelsorten sind nicht für alle unverträglich, aber wenn Sie Gelenkschmerzen oder geschwollene Gelenke, rheumatische Arthritis oder andere Autoimmunkrankheiten haben, dann könnten Nachtschattengewächse und Nüsse für Sie problematisch sein; verzichten Sie während des Neustarts am besten komplett darauf. Sie können hinterher wieder ausprobieren, wie Sie sie vertragen, falls Sie es nicht bereits wissen
Nachtschattengewächse (Tomaten, Paprika, Kartoffeln, Auberginen)
Nüsse (insbesondere Erdnüsse)
Sojaprodukte (falls Sie Soja doch essen wollen, bitte nur aus Bioproduktion)

Verzichten Sie auf Alkohol und alle koffeinhaltigen Getränke

Alkohol (Wein, Bier, Drinks, alles Hochprozentige) – null Toleranz!
Koffein (Kaffee: Tee, Kakao, Grüner Tee und Mate)

Verzichten Sie auf Ihre persönlich unverträglichen Lebensmittel

Lebensmittel, auf die Sie regelmäßig Heißhunger verspüren und die Sie als »Trostessen« zu sich nehmen
Lebensmittel, von denen Sie definitiv wissen, dass Sie sie nicht vertragen
Speisen, die Sie rein aus Gewohnheit täglich essen

Ungesunde Lebensmittel – Was alles entsorgt werden muss

Wenn Sie gesund werden beziehungsweise gesund bleiben wollen, ist die logische Konsequenz, nichts Ungesundes mehr zu sich zu nehmen. Für den Neustart müssen Sie gerade in den nächsten drei Wochen strikt auf ungesunde Nahrungsmittel verzichten. Welche das sind, entnehmen Sie bitte der nachfolgenden Tabelle. Meiner Erfahrung nach ist es das Beste, sich einen Ruck zu geben und sich gnadenlos mit einem Aufwasch von allem zu trennen, was entzündliche Reaktionen im Körper hervorrufen kann. Ich kann nachvollziehen, wenn Sie das Überwindung kostet, insbesondere, falls einige Ihrer Lieblingsspeisen davon betroffen sind. Aber ich versichere Ihnen, all das wird in den nächsten drei Wochen durch leckere, abwechslungsreiche und wirklich kräftigende Gerichte ersetzt. Sobald Sie merken, wie eine Vitalität in Ihrem Körper zurückkehrt, die Sie vielleicht seit Jahren nicht mehr kannten, wollen Sie gar nichts anderes mehr.

Keep it simple – Tipps, wie Sie sich die Küchenarbeit erleichtern

1. Vorausplanen

Wie oft haben Sie schon Ihren Küchenschrank oder den Kühlschrank aufgemacht und sich gefragt, was Sie heute essen sollen? Sind Sie dann auch noch hungrig, müde und abgehetzt, ist der Griff zum Telefonhörer, um die nächste Lieferpizzeria oder sonst einen Lieferservice anzurufen allzu verführerisch. Ich mache mir schon seit Jahren in der Regel am Sonntag einen Wochenplan für die Hauptmahlzeiten und mit dieser Liste mache ich auch meine Einkäufe. Das ist ganz einfach und funktioniert prima, wenn man sich daran gewöhnt hat. Wenn Sie auch noch Kinder versorgen müssen, schafft Ihnen so eine kluge Vorausplanung ungeahnte Freiräume und Sie sparen eine Menge Geld, statt es dem Lieferservice in den Rachen zu werfen.

2. Einfaches Essen genügt

Es muss nicht immer gleich Gourmetniveau sein: Um frische und echte Nahrungsmittel zuzubereiten, braucht es keinen übertriebenen Aufwand. Gute, frische Nahrungsmittel sind schnell zubereitet, schmecken von sich aus köstlich und sind sättigend. Genießen Sie die Einfachheit.

3. Hülsenfrüchte im Glas

Falls Sie Bohnen, Linsen oder Kichererbsen in Dosen kaufen, achten Sie darauf, dass diese frei von Bisphenol (BPA) sind. Besser wäre es, Glaskonserven zu kaufen, auch wenn sie etwas teurer sind.

4. Tiefgefrorene Helfer

Beeren, anderes Obst oder Gemüse sind natürlich frisch am besten. Aber hier können Sie auch zu Tiefkühlkost greifen, sofern die Produkte keine Zusatzstoffe wie Zucker, Salz oder Konservierungsstoffe enthalten. Damit haben Sie schnell etwas zur Hand, wenn Sie noch die eine oder andere Zutat brauchen.

5. Vorbereiten

Vorkochen oder Vorbereiten mögen im Moment etwas lästig erscheinen, aber ich verspreche Ihnen, Sie profitieren später davon, wenn alles leichter von der Hand geht und Sie viel Zeit sparen. Beispielsweise habe ich mir angewöhnt, Gemüse und Salat gleich nach dem Einkauf zu waschen und unter Umständen sofort zu schälen oder in Portionen zu schneiden, bevor ich es in Glasbehältern im Kühlschrank verstaue. Wenn Sie am Wochenende oder abends mal Zeit haben, lassen sich manche Sachen auch vorkochen, die Sie nur wieder aufwärmen müssen. Oder Sie bereiten gleich größere Mengen zu und essen einen oder zwei Tage später noch mal davon. Dafür besonders geeignet sind alle Kohlsorten, für die man bekanntlich »besonders schwärmt, wenn sie wieder aufgewärmt«. Auch größere Mengen Salat lassen sich in der Kühlung gut aufheben (natürlich nur die Blätter ohne Salatsoße; die immer nur unmittelbar vor dem Verzehr zugeben, sonst wird der Salat matschig).

Wie streng müssen Sie sein?

Wenn Sie als Wissenschaftler ein Experiment durchführen, müssen Sie alles 100 Prozent genau machen, um hieb- und stichfeste Ergebnisse zu erzielen. So ist es auch hier. Sehen Sie den Neustart als eine Art Selbstversuch, bei dem Sie herausfinden wollen, was für Ihren Körper am besten ist. Das wollen Sie jetzt wirklich zuverlässig wissen. Aber wie das Leben so spielt: Sie nehmen an einem wichtigen Arbeitsessen teil und müssen essen, was Ihnen serviert wird. Oder eines Ihrer Kinder hat Geburtstag und Sie bringen es nicht übers Herz, ein Stück von der Geburtstagstorte zu verweigern. Macht nichts. Wenn Sie in solch einer absoluten Ausnahmesituation einmal vom Pfad der Neustart-Tugend abweichen, brauchen Sie deswegen nicht gleich das Handtuch zu werfen und alles abzubrechen. Machen Sie einfach weiter, als wäre nichts gewesen, und hängen Sie, wenn möglich, hinterher noch ein paar Tage dran. Tragen Sie diese Abweichung vom Plan in Ihr Tagebuch ein und halten Sie fest, wie es dazu gekommen ist. Es kann interessant sein, anhand eines solchen Vorfalls, der wirklich eine echte Ausnahme sein sollte, zu beobachten, wie Ihr Körper reagiert – und wie Sie sich dabei fühlen. Betrachten Sie es als eine Art Lernschritt, der Ihnen auch zeigt, wie Sie solch eine Abweichung vom

SOS-Plan künftig vermeiden und etwaigen Hindernissen oder »Fallen« ausweichen können.

Häufige Fallen sind unter anderem:

- verborgene ungesunde Zutaten, die sich in Lebensmitteln verstecken, wie etwa in Ketchup, Mayonnaise, Joghurt, eingelegten Gurken und sonstigen eingemachten Gemüsen und Dips, (Salat-)Dressings, Bratensoßen, Wurst aller Art, sämtliche Konserven, Fertigsuppen und Milchersatz. Besonders wenn Sie außer Haus im Restaurant oder in der Kantine essen, stellen solche Lebensmittelfallen ein großes Problem dar; Sie sollten daher aufpassen und gewappnet sein.
- auf die Schnelle nach etwas zu greifen; dagegen können Sie sich wappnen, indem Sie immer eine Notration in der Handtasche haben (s. auch S. 215).
- Partys und andere Einladungen: Wenn Sie eingeladen sind (auch zu einem größeren Dinner, bei dem die Menüreihenfolge festgelegt ist und es keine Auswahl gibt), essen Sie vorab zu Hause genug, um satt zu sein, und picken Sie dann bei der Party oder der Veranstaltung nur das, was Sie bedenkenlos zu sich nehmen können. Zu einem »Jeder bringt was mit«-Büfett tragen Sie einfach eine leckere, für Sie passende Speise bei – dann können Sie zumindest die auch selbst essen.
- Umtrunk: Heutzutage hat eigentlich niemand mehr etwas dagegen einzuwenden, wenn Sie sich auf Mineralwasser beschränken. Bei geselligen Anlässen können Sie sich aber auch einfach Champagner oder Wein einschenken lassen, dann stoßen Sie mit an, nippen Sie an Ihrem Glas, lassen den Rest stehen und halten sich fortan an Mineralwasser. Daran wird sich niemand stören.

Und wenn Sie bei so einer Gelegenheit doch ein Gläschen Champagner oder Wein trinken oder ein paar »verbotene Früchte« naschen – dann tun Sie es einfach und genießen Sie es. Ausnahmsweise kann man sich auch so etwas gönnen. Sie müssen sich nicht um die gute

Laune bringen und sauertöpfisch reagieren. Diese Kleinigkeit bringt Ihren SOS-Plan nicht aus dem Takt. Sofern Sie anschließend gleich wieder in die Spur finden, ist alles in Ordnung.

Zucker, Salz und Fett – Wie geht man mit dem Heißhunger darauf um?

Jeden Tag denken wir unwillkürlich Dutzende Male ans Essen, das ist ganz normal. Dabei müssen wir nicht jedes Mal, aber mittlerweile unter den erhöhten Anforderungen des Neustarts doch ziemlich oft bewusste Entscheidungen für unsere Gesundheit treffen. Dazu gehören der Verzicht auf Eiscreme genauso wie der fast automatische Griff in die – nunmehr leere! – Schublade mit den Schokoplätzchen oder den Chips. Hier einige Empfehlungen, wie Sie mit solchen Gelüsten umgehen:

Geben Sie Ihrem Körper, wonach er verlangt: Sie haben deswegen Heißhunger auf Fett, Zucker oder Salz, weil Ihr Körper sich im SOS-Modus befindet und nach Energiezufuhr verlangt oder wegen einer anderen Grundursache wie Verdauungsproblemen/Fehlfunktionen im Darm oder Nährstoffmangel. Selbstverständlich ist in so einer Situation der Biss in einen Snickers-Riegel keine nachhaltige Lösung. Seien Sie darauf vorbereitet und geben Sie Ihrem Körper etwas, das seinen Appetit und seinen Hunger befriedigt, wie etwa

- mit Meersalz oder Himalajasalz geröstete Nüsse, wenn Sie Appetit auf etwas Salziges haben
- selbst gemachte Chips aus Süßkartoffeln
- tiefgefrorene Waldbeerenmischung oder ein paar Stückchen dunkle Schokolade mit mindestens 72 Prozent Kakaoanteil, wenn es etwas Süßes sein soll

Vermeiden Sie Situationen, die unkontrollierte Impulse auslösen:
Setzen Sie sich nicht mit einer Chipstüte vor den Fernseher. Gehen
Sie nicht einkaufen, wenn Sie Hunger haben. Gehen Sie nicht hung-
rig auf eine Party, wo leckeres, aber ungesundes Essen angeboten wird.

Ändern Sie Ihre innere Einstellung zum Essen: Hadern Sie nicht
mit alten Essgewohnheiten, sondern denken Sie sich neue aus. Ich
finde, ein wichtiger Schritt in diese Richtung wäre, beim Gedanken
an Essen routinemäßig erst mal die Pausentaste zu drücken. Wenn Sie
Appetit bekommen oder Heißhunger verspüren, dann halten Sie zehn
Sekunden inne, sammeln Sie sich innerlich und fokussieren Sie sich
achtsam auf Ihr Ziel: Sie wollen sich gut fühlen, wollen gesund werden oder bleiben. Gelangen Sie wirklich an Ihr Ziel, wenn Sie jetzt
das essen, wonach Ihnen gerade der Sinn steht? Bevor Sie den Küchenschrank oder den Kühlschrank aufreißen, atmen Sie einmal kurz
durch und fragen Sie sich ernsthaft, was da vor sich geht und wie es zu
dieser »Snack-Attacke« kommt. Fragen Sie sich einfach ganz konkret:

- Bin ich tatsächlich so hungrig?
- Will ich das wirklich sofort?
- Wie werde ich mich fühlen, wenn ich das hinuntergeschlungen
  habe?
- Was braucht mein Körper jetzt wirklich?
- Gibt es eine Alternative? (Sie könnten beispielsweise zur Notration [s. S. 215] greifen, mit einer Freundin telefonieren, einen Spaziergang machen oder sich anderweitig beschäftigen.)
- Was wollen Sie wirklich? (Vielleicht ist die Appetitattacke nur
  eine Ersatzhandlung, weil Sie eigentlich lieber etwas anderes tun
  wollen, ein interessantes Abenteuer erleben, Sex genießen, sich
  mit jemandem unterhalten oder ein Buch lesen.)

Gönnen Sie sich ab und zu etwas

Ich wette, Sie haben nicht von mir erwartet, dass ich Ihnen empfehle, sich um Ihrer Gesundheit willen hin und wieder etwas zu gönnen! Aber ich habe Ihnen ja von Anfang an versprochen, dass es mir nicht um Selbstkasteiung oder Fasten geht. Ich möchte um Himmels willen nicht, dass diese Ernährungsumstellung Sie neurotisch bezüglich des Essens macht.

Es ist eine psychologische Tatsache, dass das Gehirn bei zu starken Einschränkungen rebellisch wird. Es veranlasst, dass mehr Cortisol ausgeschüttet wird, und damit erhöht sich die Anfälligkeit für Essanfälle. Zu strikte Beschränkungen machen Sie anfälliger für Fehlleistungen und Schuldgefühle zum Beispiel bei Abweichungen vom Ernährungsplan. Deshalb sollten Sie sich ab und zu etwas gönnen, wenn Sie das Bedürfnis haben. Nur lassen Sie besser die Finger von Lebensmitteln, deren Genuss Sie hinterher bereuen, weil Sie sie wirklich nicht vertragen. Mit Freude und Appetit zu essen, das Essen zu genießen, bringt Sie in die Erfolgsspur. Gut zu essen, sollte eines der erfreulichsten Dinge in Ihrem Leben sein – dann haben Sie automatisch auch Freude am Dasein und an sich selbst.

Der Hunger der Seele

Manchmal sind Essgelüste Ersatzhandlungen für unbefriedigte Bedürfnisse der Seele. Klar – weil sie sich leicht realisieren lassen. Wenn wir einen Mangel an Liebe, Anerkennung oder innerem Frieden verspüren, neigen wir dazu, diesen Mangel durch Essbefriedigung zu ersetzen, oder wir überdecken auf diese Weise Nervosität, Ängste, depressive Anwandlungen. Möglicherweise versuchen Sie, eine innere Stimme, die ein seelisches Bedürfnis, einen seelischen Hunger zum Ausdruck bringen will, durch zügelloses oder »falsches« Essen zum Schweigen zu bringen oder einfach eine innere Leere zu füllen. Falls Sie eine Gelegenheit finden, zur Ruhe zu kommen, versuchen Sie mit einer einfachen Übung diese innere Stimme zu hören: Nehmen Sie sich fünf Minuten Zeit und fragen Sie sich:»Was brauche ich wirklich? Was fehlt mir am meisten?« Seien Sie ehrlich zu sich selbst und hören Sie, welche Antwort Ihnen Ihre innere Stimme gibt. Wenn Sie diese Wahrheit kennen oder erkennen, kann das eine große Hilfe sein. Hier besteht eine Chance, sich von einer möglichen Fehlentwicklung – zügelloses Essen als Ersatzhandlung – zu befreien. Wenn Sie sich das bewusst machen, haben Sie die Möglichkeit, gegenzusteuern und mehr Energie auf die Verwirklichung Ihrer eigentlichen seelischen Bedürfnisse zu richten.

»Dr. Romm, ich habe mich früher schon mal glutenfrei ernährt, aber das hat auch nichts geändert«

Diesen Satz habe ich schon öfter gehört und die Patientinnen waren dementsprechend frustriert und fast schon resigniert. Sollte das auch auf Sie zutreffen, kann es dafür eine Reihe von Gründen geben:

- Sie haben sich noch nicht lange genug glutenfrei ernährt; es kann bis zu drei Monaten dauern, bis man wirklich eine Wirkung und eine Verbesserung erzielt.
- Sie haben sich nicht vollständig glutenfrei ernährt. Irgendwie haben Sie doch versehentlich ein bisschen Gluten zugelassen oder in einem eigentlich glutenfreien Lebensmittel war doch Gluten.
- Sie reagieren empfindlich auf gluten-kreuzreaktive Lebensmittel (also auf solche, deren sehr glutenähnliche Proteinstruktur den Körper veranlasst, darauf ebenfalls allergisch zu reagieren; Anm. d. Ü.). Lassen Sie diese Lebensmittel ebenfalls weg.
- Gluten ist gar nicht Ihr Problem. Vielmehr haben Sie es mit einer oder mehreren anderen Grundursachen für Ihre Beschwerden zu tun.

Aus Freude an gutem Essen: Die Positiv-Liste

Vielleicht denken Sie schon seit einiger Zeit – spätestens seit Sie die Negativ-Liste gelesen haben –, dass Dr. Romm Ihnen kaum etwas übrig gelassen hat, was Sie überhaupt noch essen können. Aber machen Sie sich keine Sorgen. Es gibt noch jede Menge andere leckere Sachen. Sie werden in den Ernährungsplänen für den Neustart und für die Zeit danach viele neue Möglichkeiten entdecken – und vor allem eine ganz andere Qualität! Diese Lebensmittel sind so nährstoffreich und energiespendend, dass Sie mit ihrer Hilfe aus dem SOS-Modus herauskommen werden.

Ich habe Ihnen für die drei Wochen des Neustarts einen kompletten Menüplan zusammengestellt: Sie werden also nie ratlos vor dem Kühlschrank stehen und sich fragen, was Sie eigentlich heute essen sollen. Suchen Sie sich unter all den Möglichkeiten aus, wonach Ihnen der Sinn steht – denken Sie aber nur daran, dass Sie Grundgedanken oder Grundprinzipien des Neustarts beherzigen. Spielen Sie mit den Möglichkeiten – Sie brauchen sich dabei keineswegs an traditionelle Standards oder Schemata zu halten. So können Sie ein Frühstücksomelett auch ohne Weiteres zum Mittagessen oder zum Abendessen zu sich nehmen, wenn Sie Lust darauf haben. Oder Sie essen einen Wrap zum Frühstück, was die meisten Leute erst mittags tun. Wenn Sie keine Zeit oder keine Lust haben, sich ein Frühstück zuzubereiten, schlürfen Sie vielleicht lieber einen Smoothie. Falls Sie hingegen Smoothies nicht gut vertragen, weil sie blähen oder Sie eine Fructoseintoleranz haben, dann brauchen Sie ein warmes Frühstück, um Ihre Verdauung in Gang zu bringen. In dem Fall sehen Sie sich gerne bei den Vorschlägen für ein warmes Frühstück um und verzichten Sie während des Neustarts ganz auf Smoothies zum Frühstück.

Fleisch, Geflügel und Fisch

Proteine (Eiweiße) sind Grundbausteine in jeder Zelle des Körpers. Es handelt sich um eine wichtige Energiequelle, die wir aus der Nahrung beziehen, Proteine sorgen für einen ausgeglichenen Blutzucker; der aus Proteinen bezogene Brennstoff reicht für circa zwei Stunden. Proteine liefern auch die Aminosäuren und wichtige schwefelhaltige Verbindungen, die für eine ordentliche Entgiftung unentbehrlich sind. Fleisch enthält außerdem reichlich Vitamin B_6 und B_{12}, Zink, Selen und den für den Stoffwechsel sehr förderlichen Nährstoff Coenzym Q_{10}. Bevorzugte Proteinquelle sollte selbstverständlich Fleisch von mageren, frei laufenden, natürlich mit Gras ernährten Tieren sein (also nicht von gemästeten und schon gar nicht von mit gentechnisch veränderten Pflanzen gemästeten Tieren). Das Gleiche gilt für Wildfisch bzw. für Biozuchtfisch.

Ich empfehle, während des Neustarts frühestens in der zweiten Woche und auch nur einmal pro Woche rotes Fleisch zu sich zu nehmen und auch dann nur in kleinen Portionen. Verzehren Sie zu Anfang dieser Kur als Proteinquelle lieber mehr Fisch, Geflügel und Eier.

Tierische Proteinquellen sind:

- Eier
- Fisch
- Geflügel
- Lamm
- Rind

Bohnen und sonstige Hülsenfrüchte

Alle Hülsenfrüchte (Leguminosen) sind reich an pflanzlichem Protein. Sie liefern außerdem nützliche Phytoöstrogene, das sind wichtige Substanzen, die bei der Entgiftung hilfreich sind – vor allem bei der Entfernung endokriner Disruptoren (Umwelthormonen) aus dem Körper sowie der Entsorgung giftiger Östrogen-Abbaustoffe. Hülsenfrüchte liefern außerdem viel Zink, Folsäure und Aminosäuren, die ebenfalls die Entgiftung fördern. In der ersten Woche sollten Sie aber gar keine Hülsenfrüchte zu sich nehmen, mit Ausnahme von Linsen und Kichererbsen, welche das geringste Entzündungsrisiko unter allen Hülsenfrüchten haben. Nach der ersten Woche können Sie in Maßen weitere Hülsenfrüchte zu sich nehmen, vor allem, wenn Sie Vegetarierin sind. Dazu zählen:

- Adzukibohnen
- Kidneybohnen
- Limabohnen
- Pintobohnen
- Schälerbsen
- schwarze Bohnen
- Tofu (nur Bioqualität, höchstens einmal pro Woche)
- weiße Bohnen

Getreide

Getreide ist in den letzten Jahren zu einem in gesundheitlicher Hinsicht umstrittenen Lebensmittel geworden. Insbesondere wenn Sie unter Hashimoto leiden oder im SOS-Modus sind, müssen Sie sorgsam aufpassen, was Sie tun. Wenn Sie bei einer Low-Carb-Diät sehr wenig Kohlenhydrate zu sich nehmen, dann kann es sein, dass das Gehirn »Gefahr« in Sinne von »Unterernährung« signalisiert und möglicherweise die Schilddrüse die Produktion von T3 herunterregelt, weil Ihr Körper annimmt, er müsse Energie sparen.

Die richtige Antwort auf Low Carb ist Slow Carb: Hülsenfrüchte wie Bohnen, Erbsen, Linsen, Vollwertgetreide und gekochte Kartoffeln enthalten viel resistente Stärke und Ballaststoffe, die den guten Bakterien im Darm nützen und die schädliche Darmflora eindämmen helfen sowie den Blutzuckerspiegel ausgleichen und die Insulinempfindlichkeit verbessern. Sofern Sie Hülsenfrüchte gut vertragen, sollten Sie sie mehrmals in der Woche essen, das fördert auch aktiv die Gewichtsabnahme. Auch Kürbisse und Süßkartoffeln zählen zu diesen sehr empfehlenswerten stärkehaltigen Energie-Gemüsen (s. S. 199).

Wenn Sie langsam verbrennende Kohlenhydrate (Slow Carb) in Form von Vollwertgetreide oder Energie-Gemüse vier Stunden vor dem Zubettgehen zu sich nehmen, fördert das Ihre Melatoninausschüttung; dies unterstützt das schnelle Einschlafen. Dadurch verlängert sich automatisch die Zeit, die Sie im Tiefschlaf verbringen, was wiederum die Cortisolkurve und den Hormonhaushalt verbessert. Auch die Fettverbrennung wird angekurbelt. Wenn Sie abends Vollwertgetreide oder die genannten Energie-Gemüse essen, nehmen Sie nicht zu, vorausgesetzt, Sie haben tagsüber Kohlenhydrate eher gemieden.

Allerdings sollten Sie in der ersten Woche des Neustarts keinerlei Getreide(produkte) und nur wenig Hülsenfrüchte zu sich nehmen. Es ist mittlerweile erwiesen, dass eine Woche vollkommen getreidefreier Ernährung ausreichend, aber auch notwendig ist, damit sich das Mikrobiom bestmöglich erholen kann; nur so schaffen Sie die optimalen »Umweltbedingungen« für das Florieren der gutartigen Darmbakterien. Auf dieser Generalerneuerung des Mikrobioms liegt der Fokus des Neustarts in der ersten Woche. Wenn das nicht gelingt, kann alles Weitere auch nicht gut funktionieren.

Ich empfehle zum Frühstück überhaupt, weitgehend auf getreide- und leguminosenbasierten Speisen zu verzichten. Sie machen nur müde und führen dazu, dass Sie im Lauf des Vormittags schon wieder Hunger bekommen. Am Morgen ist stärker proteinlastiges Essen (bevorzugt tierisches Protein wie etwa Eierspeisen) das Beste. Das hält den Blutzucker konstant, liefert nachhaltig Energie und stabilisiert dadurch auch die Stimmung und die Konzentrationsfähigkeit.

Verzichten Sie also in der ersten Woche vollkommen auf klassische Getreide, aber Sie können ohne Weiteres Quinoa, Buchweizen, Wildreis oder Vollkornreis zu sich nehmen. Sie enthalten kein Gluten.

Folgende Vollkorngetreide und Pseudogetreide können Sie unbedenklich essen:

- Buchweizen
- Hafer
- Hirse
- Quinoa
- Vollkornreis, Nudeln aus Vollkornreismehl
- Wildreis

Nüsse und Samen

Nüsse und Samen, vor allem Mandeln und Walnüsse, zählen nach übereinstimmender Meinung zu den wichtigsten Gesundmachern der mediterranen Kost. Es genügt schon eine Handvoll dieser Nüsse am Tag, um Herzerkrankungen wirksam vorzubeugen – natürlich in Einklang mit einer auch ansonsten gesunden Ernährungsweise. Weil sie viel gesundes Fett und Eiweiß enthalten, liefern sie auch viel Energie, sind eine willkommene Zutat zu vielen Mahlzeiten und ein perfekter Snack zwischendurch.

Auch Samen sind wertvolle Quellen für wertvolle Proteine und Fette. Sie enthalten viel Vitamin E, ein wichtiges Antioxidans. Sie können Sie in vielerlei Form zu sich nehmen: roh, trocken geröstet (nicht in Öl geröstet) oder als Nussbutter. Einige Herstellerfirmen mischen aber Palmöl und Zucker in die Nussbutter, daher sollten Sie die Angaben auf den Etiketten sorgfältig prüfen. Alle Nüsse sind im Grunde empfehlenswert, aber während der Neustart-Phase sind Mandeln und Walnüsse eindeutig die erste Wahl. Nur während der allerersten Woche verzichten wir ganz auf Nüsse, weil einige Menschen darauf empfindlich reagieren und entzündliche Prozesse entstehen könnten. Gesunde, empfehlenswerte Nüsse und Samen:

- Cashewkerne
- Hanfsamen
- Kokosnuss
- Kürbiskerne
- Leinsamen
- Mandeln

- Paranüsse
- Pekannüsse
- Pinienkerne
- Sesam
- Sonnenblumenkerne
- Walnüsse

Energie-Gemüse

Die unten verzeichneten Gemüsearten sind Energiespender; Sie können Sie als Ersatz für Getreidespeisen verwenden, wenn Sie diese nicht vertragen. Sie enthalten alle auch reichlich Vitamin A, was für das Immunsystem gut ist und besonders hilfreich bei der Wiederherstellung der Darmschleimhaut. Die enthaltene Stärke speist vor allem die guten Bakterien im Darm, die eine gesunde und regelmäßige Verdauung gewährleisten. Ein Nachteil ist der relativ hohe Zuckergehalt des Energie-Gemüses. Deswegen sollten Sie sich mit ein oder zwei kleineren Portionen am Tag begnügen.

Zu den empfohlenen stärkehaltigen Gemüsen gehören:

- Rüben, Möhren, Rote Bete
- Pastinaken
- Süßkartoffeln
- Kürbisse
- weiße, gelbe und violette Kartoffeln (beachten Sie, dass es sich um Nachtschattengewächse handelt)

Blattgemüse und Salate

Blattgemüse aller Art spielen in der Neustart-Phase und auch danach eine überragend wichtige Rolle in Ihrem Speiseplan. Sie enthalten besonders viele Antioxidantien und Nährstoffe zur Entgiftung, zur Unterstützung der DNA-Methylierung und liefern jede Menge Ballaststoffe, die in jeder Hinsicht für eine gesunde Verdauung gut sind. Ich empfehle Ihnen täglich zwei Portionen, jeweils mittags und abends.

Die wichtigsten und verbreitetsten sind:

- Blattkohl
- Blumenkohl
- Brokkoli
- Chinakohl
- Grünkohl
- Löwenzahn
- Mangold
- Pak Choi
- Rosenkohl
- Rotkohl
- Rübstiel
- Rucola
- Salate aller Art (außer Eisbergsalat)
- Spinat
- Weißkohl

Schilddrüse und Kohlgemüse

Vielleicht haben Sie auch schon gehört, dass Frauen, die an Hashimoto leiden, angeblich keine Gemüsekohlarten essen sollten. Zu dieser botanischen Pflanzenfamilie der *Brassicaceae* (Kreuzblütler) zählen Blumenkohl, Brokkoli, Kohlrabi, Rosenkohl und sämtliche großen Blattkohlarten wie Rotkohl, Weißkohl und Grünkohl, auch Chinakohl, natürlich Sauerkraut und die Rettiche. Sie enthalten eine Substanz, die die Schilddrüsenfunktion hemmt; Das ist übrigens auch bei Hirse, Soja und Maniok (Cassava/Yuca) der Fall. Allerdings besteht im Hinblick auf die *Brassicaceae* dieses Risiko praktisch nur, wenn diese Gemüse roh in größeren Mengen gegessen werden oder falls Sie an Hashimoto *und* Jodmangel leiden. Aber wenn diese Gemüse gekocht bzw. gedünstet gegessen werden, gibt es damit überhaupt kein Problem; nicht einmal, wenn Sie täglich Kohlgemüse essen. Auch fermentierter Weißkohl, das berühmte Sauerkraut, verliert seine schilddrüsenhemmende Wirkung. Im Gegenteil: Zubereitete Kohlgemüse sind in jeder Hinsicht gesund, ballaststoffreich und haben vielfältige vorbeugende Wirkungen. Sie sollten also nur den Rohverzehr vermeiden.

Regenbogen-Gemüse

Im Garten findet sich eine ganze Reihe von weiteren köstlichen Gemüsen in allen Farben des Regenbogens. Sie sind randvoll mit nützlichen und gesunden chemischen Substanzen, die helfen, rund um die Uhr Ihren Körper zu entgiften, entzündliche Prozesse in Schach zu halten, das Immunsystem zu stärken und buchstäblich Tausende von enzymatischen und anderen Stoffwechselreaktionen zu bewerkstelligen. Davon können Sie essen, so viel Sie wollen. Lediglich in den ersten drei Wochen, in der Neustart-Phase lassen wir die Pflanzen aus der Familie der Nachtschattengewächse weg.

- Auberginen (Nachtschatten-
  gewächs)
- Gartenbohnen
- Karotten
- Paprikas (egal ob gelb, grün,
  rot; Nachtschattengewächs)
- Rotkohl

- Staudensellerie
- Spargel
- Tomaten (Nachtschatten-
  gewächs)
- Zucchini (gelb und grün)
- Zuckererbsen
- Zwiebeln

Ist es wichtig, ob es Bionahrungsmittel sind?

Das ist sehr wichtig. Wenn Sie mit der Nahrung ständig Giftstoffe aus Düngemitteln, Pflanzenschutzmitteln, sonstigen Umweltgiften und Antibiotika aufnehmen, reichern sich diese in Ihrem Körper an, was zu Fettleibigkeit, Hormonungleichgewichten, Zellschäden und Veränderungen in der Immunabwehr führen kann. Wenn Sie hingegen konsequent Lebensmittel in Bioqualität zu sich nehmen, werden Sie diese Gifte innerhalb weniger Tage los. Auch Biofleisch, Bioeier und Biomilchprodukte sollten in Ihrem Haushalt und auf Ihrem Teller Standard sein; der höhere Preis, den Sie jetzt dafür entrichten, zahlt sich auf lange Sicht aus, wenn Ihnen Krankheit und Leiden erspart bleiben. Heutzutage kann man sich leicht im Internet informieren, welche Lebensmittel besonders belastet sind bzw. wo man gute, unbedenkliche Lebensmittel bekommt.

Öle und Fette

Fette haben bei Zimmertemperatur eine (mehr oder weniger) feste Konsistenz, Öle dagegen sind bei Zimmertemperatur flüssig. In jedem Fall handelt es sich um die energiereichsten Nahrungsmittel, die es überhaupt gibt, und im völligen Widerspruch zu der über 30 Jahre alten Lebensmittellegende über fettreduzierte Diäten wissen wir heute, dass wir gesunde Fette brauchen, um Fett verbrennen zu können und uns vor Krankheiten zu schützen. Hochwertige Fette tragen ebenfalls dazu bei, den Blutzucker konstant zu halten, das Gehirn und das Nervensystem mit spezifischen Nährstoffen zu versorgen und damit auch die Stimmungslage im Gleichgewicht zu halten. Jede Mahlzeit sollte einen Anteil an gesunden Fetten enthalten. Keine Sorge – davon werden Sie nicht dick. Alle Öle sollten aus biologischer Erzeugung stammen, kalt gepresst sein und in Flaschen aus dunklem Glas oder undurchsichtigen Behältern angeboten werden, weil nur so die Oxidation durch das Sonnenlicht bzw. Tageslicht verhindert werden kann. Öle und Fette, die oxidieren, werden ranzig.

Meine Lieblingsöle und Fettquellen sind:

- Avocado
- Ghee (Butterschmalz)
- Kokosöl oder ungesüßte Kokosmilch
- Oliven (gleich welcher Farbe)
- Olivenöl (natives Olivenöl Extra = extra-vergine)
- Sesamöl
- Sonnenblumenöl
- Walnussöl

Ein Füllhorn voll herrlicher Superfoods

Nährstoffreiche Lebensmittel sind der Schlüssel zu einem gesunden Leben. Wenn Sie dem Körper geben, was er wirklich braucht, ist er in der Lage, sich natürlich zu entgiften und Entzündungen zu bekämpfen. Wenn Sie sich die unten stehende Liste anschauen, werden Sie positiv überrascht sein, was Sie alles an herrlichen, frischen Lebensmitteln zu sich nehmen können und welch regelrecht heilende Wirkung sie entfalten.

Blattgemüse aus der sehr variantenreichen botanischen Pflanzenfamilie der *Brassicaceae* (Kreuzblütler) wie Blumenkohl, Brokkoli, Kohlrabi, Rosenkohl, sämtliche großen Kohlköpfe sowie Pak-Choi, Sauerkraut und die Rettiche enthalten ein ganzes Spektrum sog. Glucosinulate (Senfölglycoside), bei deren Zerfall chemische Verbindungen frei werden, welche erstens die Entgiftungskapazität der Leber steigern und zweitens zu den Lieblingsspeisen der nützlichen Darmbakterien zählen (ja, auch die Darmflora braucht zum Gedeihen eine gute Nährstoffversorgung!). Außerdem enthalten sie reichlich Ballaststoffe, was zu einem guten, regelmäßigen Stuhlgang verhilft – wichtig beim Abnehmen und Entgiften –, und prompt fühlen Sie sich »erleichtert«. Gut auch gegen Östrogenüberschuss.

Beerenfrüchte: Gibt es eine köstlichere Medizin als frische Beeren? All diese aromareichen kleinen Früchtchen stecken voll mit antioxidativen und entzündungshemmenden Proanthocyanidinen, krebsvorbeugender Ellagsäure und Polyphenolen. Meine Lieblinge sind Heidelbeeren, Himbeeren, Brombeeren und Erdbeeren – immer in Bioqualität natürlich.

Granatapfel hat eine dreimal stärkere antioxidative Wirkung als grüner Tee oder Rotwein. Granatapfel (botanische Bezeichnung: *Punica*) fördert die Entgiftung in der Leber und trägt zu einem ausgeglichenen Cholesterin- und Blutzuckerspiegel bei. Wenn Sie zwei Esslöffel ungesüßtes Granatapfelkonzentrat in ein großes Glas Wasser oder Mineralwasser geben, erhalten Sie eine herrliche, natürliche Limonade, die selbst für Diabetiker geeignet ist, weil *Punica* die Insulinresistenz reduziert.

Olivenöl – täglich 2 bis 4 Esslöffel helfen nicht nur beim Abnehmen und verbessern den Cholesterinspiegel, sondern halten auch Serie-2-Prosglandine in Schach, das sind gemeine kleine Entzündungsverursacher, die der Körper selbst produziert. Olivenöl ist reich an gesunden Phenolen, aus denen der Körper Entgiftungssubstanzen wie Gluthanion synthetisiert, eines der wichtigsten und praktisch in jeder Zelle enthaltenen Antioxidantien überhaupt.

Wie alle anderen hier und auf der Gewürzliste (siehe Seite 208) aufgeführten Nahrungsmittel ist Olivenöl auch bei DNA-Schäden hilfreich.

Leinsamen dienen hauptsächlich als Ballaststoffe, damit Sie sich gesättigt fühlen, ergo weniger essen und damit abnehmen. Sie sind gut für die Verdauung und die Darmflora und hilfreich bei der Entgiftung. Geben Sie einfach täglich ein bis zwei Esslöffel Leinsaat in Ihren Smoothie, Salat oder Ihr Müsli. (Leinsamen sollten nicht erhitzt werden.)

Kräuter und Gewürze. Rosmarin ist ein äußerst wirkungsvolles Antioxidans und entzündungshemmendes Mittel – und vielleicht auch der Detox-König unter den Kräutern und Gewürzen. Man kann es auch als Extrakt oder in Kapselform einnehmen, um die Leber bei der Entgiftung zu unterstützen. Alle auf der Kräuterliste (siehe Seite 208) aufgeführten Kräuter und Gewürze fördern in dieser oder ähnlicher Weise Ihre Gesundheit. Frischer oder getrockneter Rosmarin ist ein leckeres Salat- oder Fleischgewürz (siehe dazu meine Rezepte auf den Seiten 416 und 440).

Dunkle Schokolade erwähne ich keineswegs nur, um mich bei Ihnen beliebt zu machen. Dunkle Schokolade ist auch so eine Art Pflanzenmedizin: Sie enthält viel Magnesium, ist gut fürs Gehirn, wirkt blutdrucksenkend, cholesterinsenkend, antioxidant und macht die Menschen glücklich – ein echter Stimmungsaufheller. Aber wenn Sie geradezu schokoladesüchtig sein sollten und sich nicht mit einem Stückchen begnügen können, dann sollten Sie während der drei Wochen des Neustarts doch besser ganz auf den Genuss verzichten. Danach können Sie dunkle Schokolade wieder maßvoll essen. Ein kleiner Tipp, falls Sie meinen, gar nicht ohne auskommen zu können: Geben Sie ein paar Messerspitzen ungesüßtes Kakaopulver in einen Shake; dann haben Sie auch den Schokogeschmack – ohne Reue; allerdings ist er dann ein bisschen bitter, dies nur zur Vorwarnung. Davon abgesehen, können Sie sich pro Tag zwei bis drei Stückchen dunkle Schokolade gönnen; es sollte allerdings qualitativ hochwertige Schokolade sein mit mindestens 72 Prozent Kakaoanteil, und sie sollte kein Sojalecithin, Carrageen oder Emulgatoren enthalten.

Obst

Früchte und Obst sind eine schier unerschöpfliche Quelle für Vitamine und wohltuende Pflanzeninhaltsstoffe. Allerdings enthalten sie viel Zucker (Fructose). Deswegen müssen wir uns leider zurückhalten und können während der Neustart-Phase nur die zuckerärmsten Obstsorten zulassen und auch die nur in kleinen Mengen. Falls Sie noch mit chronischen Pilzinfektionen zu kämpfen haben, an Blähungen oder Metabolischem Syndrom leiden, lassen Sie Obst zunächst am besten ganz weg oder begnügen sich mit einer kleinen Portion am Tag. Alle Beeren sollten aus ökologischem Anbau stammen, egal ob Sie sie frisch oder tiefgefroren kaufen.

Folgende Früchte sind während des Neustarts akzeptabel:

- Äpfel
- Brombeeren
- Erdbeeren
- Heidelbeeren (= Blaubeeren)
- Himbeeren
- Kirschen
- Kiwis

Sie dürfen auch eine halbe reife Banane in Ihren Smoothie mischen. Ihr Salatdressing oder Ihr Trinkwasser können Sie mit ein bisschen Zitronen- oder Limettensaft abrunden.

Fermentierte Lebensmittel für das Mikrobiom

Natürlich fermentierte Lebensmittel spielen eine wichtige Rolle für das Mikrobiom – vor allem in der Phase seiner Genesung. Fermentierte Lebensmittel kommen als traditionelle Nahrung überall auf der Welt vor. Da Sie während des Neustarts aber keinerlei Milch- oder Sojaprodukte essen, können Sie z. B. auf Kokosjoghurt ausweichen. Auch empfehle ich, täglich einmal eine kleinere Menge fermentiertes (aber nicht pasteurisiertes!) Gemüse zu sich zu nehmen. Dafür eignet sich:

- Kokosjoghurt oder -kefir (ungesüßt)
- Kimchi (koreanisch: fermentiertes Gemüse)
- Sauerkraut

Falls Sie all dies nicht mögen, nehmen Sie täglich ein Probiotikum zu sich, um Ihr Mikrobiom glücklich zu machen. Einzelheiten dazu im nächsten Kapitel.

Gewürze und Kräuter – Supergeschmack für die Gesundheit und gegen die Pfunde

Köstliche Gewürze und Küchenkräuter stammen aus der Apotheke der Natur. Untersuchungen haben gezeigt, dass schon eine Prise frischer oder getrockneter Kräuter wie Rosmarin, Thymian oder Oregano beispielsweise im Salat, das Abnehmen und die Entgiftung befördert und entzündungshemmend wirkt. Das ist möglicherweise eines der Geheimnisse der Ernährung in den sogenannten »Blue Zones«, wo Menschen bei guter Gesundheit ein auffallend hohes Alter erreichen. Nachfolgend erwähne ich nur meine Lieblingsgewürze, damit Sie einen ersten Eindruck bekommen. Weitere finden Sie auf der Einkaufsliste auf Seite 391 ff.

- Basilikum
- Cayennepfeffer
- Curry-Mischungen
- Dill
- Ingwer
- Kardamom
- Knoblauch
- Koriander (frisch)

- Kreuzkümmel
- Kurkuma
- Minze
- Oregano
- Petersilie
- Rosmarin
- Zimt

Getränke

Das gesündeste Getränk ist einfaches Wasser, am besten gefiltert, vor allem wenn Ihr Wasser sehr kalkhaltig ist. Außer Haus können Sie sich überall stilles oder sprudelndes Mineralwasser in Glasflaschen besorgen (aber nicht in BPA-haltigen Kunststoffflaschen) oder Sie nehmen es sich in einem Getränkebehälter aus Edelstahl von zu Hause mit. Ich persönlich liebe die Glasflaschen von Lifefactory, die spülmaschinenfest sind. Die gesündesten Getränke während der Neustart-Phase sind:

- Grüner Tee
- Kräutertee
- Wasser (still oder mit Kohlensäure)

- Wasser mit einem Spritzer Zitronensaft

Kaffeepause oder Kaffeeverzicht?

Möglicherweise hat sich in Ihrem Innern schon großer Widerstand gegen den Gedanken aufgebaut, auf Kaffee zu verzichten. Gegen diese Empfehlung regt sich immer der größte Protest. Ich kann das verstehen. Sie sind erschöpft und nur mithilfe von Kaffee schaffen Sie es durch den Tag. Außerdem schmeckt er köstlich und manchmal ist die einzige Zeit, die Sie für sich selbst haben, Ihre kleine Kaffeepause.

Kaffee hat viele gesundheitsfördernde Inhaltsstoffe, wie wissenschaftliche Studien zeigen: Kaffee hat positive Wirkungen auf das Gehirn und reduziert das Risiko für Demenz, Alzheimer, Parkinson, Diabetes und Schlafanfall. Okay. Aber denken Sie an Folgendes: Sie beschäftigen sich mit diesem Buch in allererster Linie deshalb, weil Sie sich im Dauerstress und im Stressüberreaktionsmodus also im SOS-Modus befinden. Und dafür ist Kaffee einfach kontraproduktiv, denn als Aufputschmittel setzt er eben auch Stresshormone frei und genau das wollen wir hier nicht. Denn sonst gerät der Hormonhaushalt durcheinander, die Nervosität und Aufgeregtheit steigen, der Blutzucker schwankt zu stark und der Tag-Nacht-Rhythmus kommt aus dem Tritt.

Meine Empfehlung lautet, auf jeden Fall während der Neustart-Phase komplett und konsequent auf Kaffee zu verzichten. Ich versichere Ihnen, dass es Ihnen gelingen wird, und es auch keinesfalls so »schrecklich« wird, wie Sie jetzt glauben. Sollten Sie irgendwelche Entzugserscheinungen bemerken, ist das spätestens nach drei Tagen vorbei. Ich habe im SOS-Plan dafür Sorge getragen, dass Ihnen der Kaffee sanft entzogen wird; wenn Sie mit dem Neustart beispielsweise an einem Freitag anfangen, dann sind Sie bis Mitte der darauffolgenden Woche koffeinfrei. Falls Sie jetzt denken: »Meinen Frühstückskaffee lasse ich mir aber nicht nehmen«, oder: »Ich könnte drauf verzichten, aber was wäre mein Leben ohne meine kleinen Kaffeepäuschen«, dann sind Sie eindeutig süchtig und müssen unbedingt mindestens eine Woche lang komplett aussetzen, um dem Gehirn und den Stresshormonen auch in dieser Hinsicht einen Neustart zu ermöglichen. Sonst ist das alles, was wir hier tun, für die Katz. Wir werden uns auch gemeinsam ansehen, wie stark Ihre Ermüdungs- und Erschöpfungszustände ohne Kaffee sein werden.

Müdigkeit und Kopfschmerzen sind die häufigsten Begleiterscheinungen des Kaffeeentzugs und falls Sie sich morgens auf die Kaffeewirkung verlassen, um Ihrer Verdauung auf die Sprünge zu helfen, dann mag hier in der Tat eine Verlangsamung eintreten. (Dem können Sie aber mit 300 bis 800 mg Magnesiumcitrat entgegensteuern oder mit einer Tasse Pfefferminz- oder Sennatee vor dem Schlafengehen. Insgesamt sollten Sie Ihr Energielevel besser durch einen gleichmäßigen Blutzuckerspiegel aufgrund einer Ernährung mit hochwertigen Proteinen konstant halten und reichlich Wasser trinken.

Alternativen zu Kaffee sind Wasser (heißes Wasser oder Raumtemperatur) mit einem Spritzer Zitrone oder koffeinfreie Kräutertees, ein Shake am Morgen (dazu mehr im Rezeptteil), koffeinfreie Tees oder das nachfolgende Rezept für Chai Golden Milk. Falls Sie meinen, Sie könnten ohne Koffein einfach nicht funktionieren, versuchen Sie es mit grünem Tee. Er enthält weniger Koffein und immerhin sehr viele Antioxidantien.

Probieren Sie doch gleich heute mal das nachfolgende Rezept als Kaffee-Alternative oder einfach als köstliches Teegetränk.

Chai Golden Milk

1 EL frisch geraspelte Kurkuma-Wurzel oder 1 gehäufter TL Kurkumapulver

1 TL frisch geraspelter Ingwer

1 Stange Zimt

1 Beutel grüner Tee oder 2 TL Grünteeblätter

Kokosmilch oder Mandelmilch

Zubereitung: Die Gewürze in einem Kännchen oder Teebecher mit heißem Wasser übergießen und 10 Minuten ziehen lassen. Dann die Teeblätter oder den Teebeutel eintauchen und weitere 5 Minuten ziehen lassen. Danach abseihen und die Flüssigkeit nochmals kurz erhitzen, falls Sie den Tee sehr warm trinken möchten.

Kokos- oder Mandelmilch hinzufügen, soviel Sie wollen. Falls Sie dabei gerne einen intensiveren Milchgeschmack haben, können Sie die Gewürze auch 10 Minuten lang in der Milch köcheln, dann die Hitze abschalten, jetzt die Teeblätter bzw. den -beutel zugeben und nach weiteren 5 Minuten wieder alles abseihen und genießen. Trinken Sie täglich 1 oder 2 Tassen dieser herzhaften Gewürzteemischung. Ab und zu einmal 1 Tasse ist auch während der Schwangerschaft und der Stillzeit unbedenklich.

Ein wenig Kräuterkunde

■ Von Kurkuma (Gelbwurz) ist in diesem Buch sehr oft die Rede. Es wirkt vor allem antientzündlich und unterstützt Ihren Körper dabei, den Cortisolspiegel wieder richtig einzupendeln, besonders wenn er durch Dauerstress aus dem Gleichgewicht geraten ist.

■ Ingwer wirkt gleichfalls gegen Entzündungsprozesse. Sowohl Kurkuma als auch Ingwer sind regelrechte Heilmittel für die Darmschleimhaut; sie wirken auch möglichen Blähungen entgegen und sind schmerzlindernd.

■ Zimt schmeckt nicht nur köstlich, sondern fördert auch die Verdauung. Hilft außerdem, einen hohen Blutzucker zu senken und verbessert die Insulinresistenz.

■ Grüner Tee ist sehr wirksam gegen entzündliche Prozesse, unterstützt die natürliche Entgiftung und einen gesunden Stoffwechsel.

Zählen Sie keine Kalorien, essen Sie lieber maßvolle Portionen

Kalorien sagen rein gar nichts über die Qualität eines Nahrungsmittels aus oder darüber, wie gesund es ist. Kalorien zählen führt zu nichts anderem als zu neurotischem Essverhalten – darauf sollten Sie sich gar nicht erst einlassen, beziehungsweise mir liegt viel daran, Sie davon wieder zu befreien. Wenn Sie nur noch gesunde Nahrungsmittel zu sich nehmen, die für einen optimalen Stoffwechsel sorgen und Ihren SOS-Modus kurieren, werden Sie quasi als erfreuliche Nebenwirkung auch überflüssige Pfunde verlieren.

Zu wissen, was man essen sollte, ist eine Sache. Man sollte aber auch wissen, wie viel man essen soll. XXL-Portionen auf dem Teller und im Getränkebecher und »All you can eat«-Angebote sind eine sehr amerikanische Unsitte – aber auch in deutschen Kantinen und Wirtshäusern leider keine Seltenheit. Es liegt auf der Hand, dass solche alltäglichen Exzesse die Ursache für das grassierende Übergewicht in großen Teilen der Bevölkerung sind. Sich den Teller voll zu häufen ist eine ganz schlechte und ungesunde Angewohnheit, die sich leider in unserer Überflussgesellschaft breitgemacht hat. Besonders schwierig ist es, wenn Sie sich schon im SOS-Modus befinden oder zumindest reichlich übergewichtig sind, weil dann die »normale« Rückkopplung zum Gehirn über den Sättigungsgrad bereits außer Kraft gesetzt ist. Es dauert einfach ein paar Wochen, bis sich mit dem Neustart alles wieder richtig einpendelt. Aber da wir noch nicht so weit sind, gibt Ihnen die unten stehende Liste Anhaltspunkte, wie viel während der Neustart-Phase für eine gesunde, ausreichende Ernährung empfehlenswert ist.

Pro Mahlzeit genügen folgende Mengen:

- Fleisch: Bei rotem Fleisch genügt ein Stück von der Größe Ihres Handtellers oder entsprechend der Größe eines Kartenspiels. Bei Geflügel oder Fisch darf es etwas mehr sein, in etwa so groß wie Ihre Hand.

- Getreide und Hülsenfrüchte: gekocht eine gestrichene Handvoll
- Gemüse und Salat: 1 bis 2 Tassen (von der Größe Ihrer Faust) Salat oder Blattgemüse (roh oder gekocht); ½ Tasse Regenbogen-Gemüse (roh oder gekocht)
- Energie-Gemüse: ½ bis 1 Süßkartoffel; ½ bis 1 Tasse Kürbis oder anderes Energie-Gemüse
- Nüsse und Samen: eine Handvoll
- Öle und Fette: 1 bis 2 EL Olivenöl, 1 EL Fett (z. B. Kokosfett) oder ½ Avocado; 2 EL Salatdressing
- Obst: ½ Tasse Beeren; 1 Frucht (z. B. Apfel, Orange, Kiwi)
- Fermentiertes Gemüse: 2 EL

Hier noch einige Tipps und Tricks, wie Sie zur »richtigen« Essensmenge finden und es vermeiden können, sich den Teller zu voll zu laden:

- Anrichten und wegräumen: Richten Sie sich Ihre Mahlzeit auf einem Teller an und räumen Sie eventuell vorhandene Reste sofort weg. Nehmen Sie nur diesen Teller an Ihren Esstisch und essen Sie nur das, was Sie sich serviert haben – wie im Restaurant. Mit diesem einfachen Trick lässt sich die aufgenommene Nahrungsmenge um bis zu 20 Prozent reduzieren. Nachschlag ausgeschlossen.
- Kaufen Sie kleinere Mengen, kleinere Packungen; essen Sie von kleineren Tellern und Schüsseln. Falls Sie später wieder Hunger bekommen, behelfen Sie sich mit einer gesunden Notration (s. S. 215).
- Essen Sie langsamer, kauen Sie gründlich: Es dauert ungefähr zwanzig Minuten, bis das Gehirn mitbekommt, was in Ihrem Magen vorgeht. Wenn Sie alles zu schnell hinunterschlingen, besteht die Gefahr, den Sättigungspunkt zu verpassen und zu viel zu essen.

Hara Hachi Bu – Die Kunst des achtsamen Essens

Ist es Ihnen schon mal so gegangen, dass Sie eine ganze Mahlzeit vertilgt haben, ohne sich hinterher erinnern zu können, was Sie eigentlich zu sich genommen haben? Oder Sie haben Ihr Essen so schnell hinuntergeschlungen, dass Sie gar nichts geschmeckt haben? Das ist das Gegenteil von Achtsamkeit und es passiert regelmäßig, wenn wir nebenbei etwas anderes tun, vielmehr umgekehrt, wenn wir fernsehen, telefonieren, am Computer arbeiten oder Auto fahren und nebenbei etwas essen. Nebenbei zu essen führt allzu leicht dazu, zu viel zu essen; vor allem vor dem Fernseher ist das so. Wenn Sie beim Essen Ihre Aufmerksamkeit hingegen voll auf die Mahlzeit selbst lenken, werden Sie auch weniger zu sich nehmen.

Aus Japan kommt eine Tradition des achtsamen Essens, *Hara Hachi Bu* genannt, bei der man zu essen aufhört, wenn man zu etwa 80 Prozent gefüllt ist, also bereits gesättigt, aber noch nicht pappsatt. Auch so bekommt der Körper, was er braucht, ohne dass man es übertreibt. Außerdem harmonisiert das die Hirn-Darm-Kommunikation. Hier noch ein paar Tipps zu größerer Achtsamkeit beim Essen.

- Stellen Sie Ihren Küchenwecker auf 25 Minuten ein und gönnen Sie sich die gesamte Zeit, um Ihre Mahlzeit zu genießen. Entspanntes Essen verbessert die Verdauung.
- Beginnen Sie jede Mahlzeit mit einem Moment andächtiger Stille und Dankbarkeit.
- Verlangsamen Sie das Essen, indem Sie überwiegend mit Ihrer ungewohnten Hand essen, oder versuchen Sie, mit Stäbchen zu essen (Studien haben gezeigt, dass dieser Trick beim Abnehmen hilft).
- Beißen Sie immer nur wenig ab beziehungsweise nehmen Sie nur kleine Mengen auf Ihre Gabel und kauen Sie gut.

Die Notration für alle Fälle

Falls Sie zu Unterzuckerung neigen, ist es wichtig, immer eine kleine Notration parat zu haben. Meine Empfehlungen:

- Haben Sie immer eine kleine Tüte Nussmischung (am besten Mandeln und Walnüsse) dabei.
- Wenn Sie auch Fleisch essen, kann es auch ein Tütchen mit Trockenfleisch sein.
- Sie können auch zwei hartgekochte Eier mitnehmen.
- Der Hippie Mix (siehe Rezept Seite 446) mit vielen Nüssen hält Ihr Energielevel aufrecht.
- Im Kühlschrank zu Hause oder im Büro können Sie auch immer Hummus mit Gemüsesticks oder ein paar glutenfreien Crackern bereithalten oder kleine Salat-Wraps, nach Belieben mit Geflügelfleisch.
- Kleine Becher ungesüßten Kokosjoghurts können Sie auch immer vorrätig haben und ihn wahlweise mit einer Handvoll Nüssen, Samen oder Beeren verfeinern.

Halten Sie solche Kleinigkeiten stets in petto, damit Sie, beim Warten auf dem Flughafen, bei längeren Autofahrten oder wenn Sie beim Anblick der Gummibärchenschale eines Arbeitskollegen in Versuchung geraten, nicht einknicken. Wirklich ausgehungert werden Sie sowieso nicht sein, aber Sie sollten vermeiden, dass Ihr Hirn meint, Sie seien am Verhungern. Ich verwende das Wort »verhungern« hier keineswegs unabsichtlich: Sehr urtümliche Strukturen im Gehirn kommen nämlich ganz schnell auf die Idee, Sie würden schon am Hungertuch nagen.

Gönnen Sie sich Zeit zum Ausruhen und Erholen

Die Kulturen auf der ganzen Welt kennen im Jahreszyklus wiederkehrende Fastenzeiten, manchmal einen Tag, manchmal eine ganze Woche oder noch länger, in denen man gar nichts isst oder bestimmte Speisen (z. B. Fleisch oder Milchprodukte) weglässt. Muslime essen im Ramadan einen ganzen Monat lang nichts zwischen Sonnenaufgang und Sonnenuntergang, gefolgt von einem abendlichen Fastenbrechen. Diese Rituale sind wahrscheinlich im Zusammenhang mit Jahreszeiten entstanden, in denen früher Nahrungsmittel knapp waren, und manche wurden dann religiös überhöht.

Zeitweiliges Fasten verbessert in der Tat den Energiehaushalt und den Stoffwechsel, vermindert Entzündungen und beugt oxidativem Stress vor (Störung der natürlichen Reparatur- und Entgiftungsfunktion in den Zellen). Allerdings muss man auch betonen, dass Fasten für Frauen im SOS-Modus nicht unbedingt zu empfehlen ist, da dann der ohnehin unausgeglichene Blutzucker noch mehr in Mitleidenschaft gezogen wird; sie sollten vielmehr regelmäßige Mahlzeiten einnehmen, damit der Blutzucker nicht zu stark abfällt. Gleichwohl gibt es eine einfache Methode, sich die wohltuende Wirkung des Fastens zu sichern und dabei gleichzeitig die tageszyklische Cortisol-Uhr richtig einzustellen: Essen Sie einfach abends nach halb acht nichts mehr und dann frühestens in zehn Stunden wieder. Wenn Sie diese einfache Zehn-Stunden-Regel einhalten, geben Sie Ihrem Körper ausreichend Zeit für Reparatur und Entgiftung, was sowieso nachts geschehen sollte. So leben Sie im Einklang mit dem natürlichen Tag-Nacht-Zyklus.

Tägliche Entsorgung

Beim Thema »Entsorgung« geht es nicht nur darum, was Sie beim Essen weglassen oder was Sie ein für alle Mal aus der Küche entfernen, sondern auch darum, was Sie beim Verdauungsvorgang loswerden. Während des Neustarts ist es wichtig, täglich Stuhlgang zu haben, um Giftstoffe aus dem Körper auszuscheiden. Eigentlich sollte sich regelmäßiger Stuhlgang beim Neustart fast wie von selbst einstellen. Sollten Sie aber trotzdem unter Verstopfung leiden oder sollte sich die Verstopfung gar erst mit dem Beginn des SOS-Plans wegen der veränderten Essgewohnheiten einstellen, dann können Sie zu folgenden Maßnahmen greifen:

- Nehmen Sie mehr Ballaststoffe zu sich. Ballaststoffe helfen Ihnen auch beim Abnehmen, denn sie sättigen, vermindern ungesundes Cholesterin und tragen zur Entsorgung von Hormonresten aus dem Darm bei. Hochwertige Ballaststoffe aus Gemüsen und resistenten Stärken sind auch eine »Lieblingsspeise« der nützlichen Bakterien in Ihrer Darmflora. Um sicherzustellen, dass Sie ausreichend Ballaststoffe zu sich nehmen, essen Sie einfach mehr Gemüse und zusätzlich eventuell noch Leinsamen und/oder Flohsamen.
- Wenn Sie nicht mindestens einmal am Tag Stuhlgang haben, nehmen Sie 400 bis 800 mg Magnesiumcitrat vor dem Zubettgehen.
- Nehmen Sie morgens ein Probiotikum mit *Lactobacillus* und *Bifidobacterium*-Stämmen ein.
- Falls Sie einen trägen Darm haben oder Verdauungsbeschwerden bekommen, wenn Sie fett gegessen haben, können verschiedene Bitterkräuter Erleichterung bringen. Geben Sie ¼ Teelöffel eines der folgenden Bitterkräuterextrakte in ¼ Tasse Wasser oder ½ bis ganze Tasse Mineralwasser und trinken Sie es vor oder nach jedem Essen:

- Artischocke
- Klettenwurzel

- Löwenzahnwurzel
- Ingwerwurzel

Den Blutzucker
ins Gleichgewicht bringen

Ein konstanter, ausbalancierter Blutzuckerspiegel ist ein ganz wesentlicher Faktor, um den SOS-Modus zu vermeiden sowie alle damit verbundenen Probleme und Komplikationen, die hier schon oftmals benannt wurden. Wenn Ihr Blutzucker stark schwankt, dann kann es sein, dass Sie zu wenige Energielieferanten zu sich genommen haben, zu wenig von den »richtigen« Brennstoffen oder zu viel von den falschen (schnell verbrennender Zucker, hochverarbeitete Lebensmittel, raffinierte Produkte) oder Sie füllen Ihren Tank nicht oft genug nach. Willenskraft allein kommt gegen die Biochemie Ihres Körpers nicht an, aber Sie bekommen Ihre innere Stabilität und Kraft zurück, wenn Sie auf einen konstanten Blutzuckerspiegel achten. Mithilfe der folgenden Regeln, die Sie unter allem Umständen einhalten sollten, können Sie das erreichen:

Beginnen Sie jeden Tag mit einem Power-Frühstück: Frühstücken Sie jeden Morgen innerhalb der ersten Stunde nach dem Aufwachen, um Energie zu tanken, in Schwung zu kommen und nicht zuletzt die kleinen grauen Zellen auf Trab zu bringen. Vermeiden Sie auf jeden Fall ein Absacken des Blutzuckers, was in relativ kurzer Zeit zu nichts anderem führt als einem Heißhunger auf Süßes, um das Defizit rasch zu kompensieren. Morgens brauchen Sie Slow Carb. Ihr Frühstück sollte eiweißreich sein und gesunde Fette enthalten. Vermeiden Sie alle Getreideprodukte, außer einer gelegentlichen Scheibe Toast z. B. zu Ihrer Eierspeise (in der Neustart-Phase sollte der Toast auf jeden Fall glutenfrei sein). Auf dem Frühstückstisch herrscht null Toleranz für Zucker oder irgendetwas Süßes, nicht einmal frischer Orangensaft. Wenn Sie morgens etwas Fruchtiges mögen, dann allenfalls als Smoothie. Und falls Sie es nicht über sich bringen, auf Kaffee zu verzichten, dann trinken Sie den Kaffee bitte nur *zu* Ihrem Frühstück, nicht davor und auch nicht als Ersatz.

Essen Sie nur nährstoffreiche Lebensmittel: Wenn Sie nährstoffreiche Lebensmittel zu sich nehmen, bekommen Sie bei jeder Mahlzeit viel in kleinen Portionen. Das ist der große Gegensatz zu Fertiggerichten oder allen Arten von Weißmehlprodukten oder Nudeln: Dort bekommen Sie viele nährstoffarme Kalorien – also im Grunde eine inhaltsleere Masse. Lassen Sie konsequent die Finger davon. Sie ruinieren sonst nur Ihre Gesundheit.

Mimen Sie nicht den Hungerkünstler: Wenn die übliche Mahl-Zeit heranrückt, ist es völlig normal und in Ordnung, ein kleines Hungergefühl zu verspüren und Appetit zu haben. Spielen Sie nicht den Helden, bis Sie dann schließlich ein Wolfshunger überkommt, weil Sie am Rand der Unterzuckerung sind (s. S. 93). Wenn Sie leistungsfähig bleiben wollen und immer auf vollen Touren laufen, so wie ich, dann sollten Sie nur den besten Treibstoff tanken, und zwar ungefähr alle drei Stunden. Proteine und gesunde Fette sind das Beste für einen konstanten Blutzucker. Wenn Sie Proteine gegessen haben, fühlen Sie sich satt und zufrieden; sie halten etwa zwei Stunden vor, Fette maximal vier Stunden. So bleibt der Blutzucker konstant und die Insulin- und Leptinresistenz werden vermieden. Solch eine konsequente Ernährung ist auch eine wesentliche Voraussetzung dafür, dass überflüssige Pfunde nicht wieder zurückkommen, wenn Sie sie endlich mal losgeworden sind. Möglicherweise haben Sie Bedenken, (gesunde) Fette zu sich zu nehmen. Aber Ihr Körperfett braucht diese Fette, um Kalorien zu verbrennen. Eine Low-Fat-Diät bringt gar nichts, weil sie nur dazu (ver)führt, bei einem Hungeranfall nährstoffarme Schnellbrenner (etwa Süßigkeiten) in sich hineinzustopfen.

»Nach dem Essen sollst du ruh'n ...«: Der Körper teilt sich die Zeit gerne in Essensphasen und Verdauungsphasen ein. Sie sollten höchstens alle drei Stunden etwas essen und auf keinen Fall zwischendurch naschen. Außerdem sollten Sie abends drei Stunden zwischen Ihrer letzten Mahlzeit und der Nachtruhe liegen, um die Cortisolausschüttung im richtigen Rhythmus zu halten. Aber wie das Leben so spielt, kommen Sie oft erst später als erhofft nach Hause, dann brauchen die Kinder etwas zu essen und müssen, wenn sie noch klein sind, anschließend zu Bett gebracht werden – also wird es immer später … Wenn Sie bis dahin selbst noch nichts gegessen haben, sollten Sie wenigstens noch eine nahrhafte Kleinigkeit zu sich nehmen, statt ohne Essen ins Bett zu gehen. Denn nur so können Sie vermeiden, dass Sie mitten in der Nacht mit Heißhunger aufwachen – und damit Ihren ganzen Ernährungsplan über den Haufen werfen, indem Sie zur Unzeit wegen Unterzuckerung eine Spitze in der Cortisolkurve produzieren. Schwangerschaften und Stillzeiten sind natürlich Ausnahmesituationen. Da sollten Sie einfach tun, was Ihr Körper verlangt, aber bleiben Sie auf jeden Fall immer bei natürlichen und nährstoffreichen Speisen.

Wenn Sie bereits an Prädiabetes leiden, insulinresistent sind oder Diabetes 2 haben, dann ist ein gesunder Blutzuckerspiegel geradezu lebensnotwendig, auch wenn Sie schon Medikamente dafür einnehmen. Auch wenn Sie bereits Diabetes 2 haben, ist ein hoher Blutzucker reversibel, falls Sie sich an diesen Ernährungsplan halten. Sollten Sie nach einiger Zeit der Ernährung gemäß diesem Plan das Gefühl haben, dass Ihr Blutzucker zu niedrig ist oder Sie Blutzuckerwerte im unteren Bereich bei sich messen, dann sprechen Sie mit Ihrem Arzt darüber. Vielleicht können Sie die Medikamenteneinnahme bereits reduzieren oder ganz einstellen; dann hätte sich dieses Problem erledigt. Das kann unter Umständen schon nach wenigen Wochen so weit sein, daher sollten Sie darauf ein Augenmerk haben. Falls umgekehrt Ihre Blutzuckerwerte deutlich erhöht sind, dann lässt sich dagegen mithilfe einer ganzen Reihe von Nahrungsergänzungsmitteln etwas machen. Insbesondere durch Magnesium und Vitamin D kann die Insulinsensitivität der Zellen erhöht werden.

Füllen Sie die Lücke

Selbstverständlich ist Ihr Essen Ihre wichtigste Nährstoffquelle, und Nahrungsergänzungsmittel sind genau das: Ergänzungen zu Ihrer Nahrung. In der schnelllebigen, immer hektischer werdenden Welt des 21. Jahrhunderts ist es aber leider so, dass wir nicht immer alles, was wir brauchen, mit unseren alltäglichen Gerichten aufnehmen. Vor allem fehlen uns manchmal wertvolle Nährstoffe, mit deren Hilfe unser Körper sich von all den Umweltgiften – und manchen Nahrungsgiften – wieder befreien kann. Nachfolgend eine Liste der Nährstoffe, die amerikanischen Frauen im Durchschnitt am meisten fehlen (die Zahlen stammen aus einer Erhebung des amerikanischen Landwirtschaftsministeriums aus dem Jahr 2009):

- Vitamin E: 86 Prozent
- Folsäure: 75 Prozent
- Kalzium: 73 Prozent
- Magnesium: 68 Prozent
- Zink: 42 Prozent
- Vitamin B_6: 35 Prozent
- Eisen: 34 Prozent
- Vitamin B_{12}: 30 Prozent

Was unserem Körper auch häufig fehlt, sind essenzielle Fettsäuren. Sie müssen ausreichend im Körper vorhanden sein, um die Zellen intakt zu halten, insbesondere die Nervenzellen, und um Entzündungen in Schach zu halten. Vitamin D, eher ein Hormon als ein Vitamin, weil der Körper es selbst bilden kann (bei Sonneneinstrahlung), ist an Hunderten, für unsere Gesundheit entscheidend wichtigen chemischen Reaktionen im Körper beteiligt, die unter anderem die Immunabwehr, den Blutzuckerstoffwechsel, die Knochen und nicht zuletzt die Gemütsverfassung betreffen. Durch eine von der *American Psychiatric Association* im Jahr 2016 durchgeführte, groß angelegte Untersuchung konnte gezeigt werden, dass viele der oben genannten Elemente und Nährstoffe insbesondere auch für die Gesundheit des Gehirns und des Gemüts von Bedeutung sind, sogar für die Prävention oder Behandlung einer Depression.

In Ergänzung zum SOS-Ernährungsprogramm sowohl beim Neustart als auch danach empfehle ich allen, täglich Ergänzungsstoffe einzunehmen. Fangen Sie so früh wie möglich damit an und bleiben Sie dabei, um Körper und Gesundheit auf lange Sicht in der bestmöglichen Verfassung zu halten.

SOS-Rezepte: Ihre Tagesration Nahrungsergänzungsmittel

Heilmittel	Anwendung und Risiken	Dosierung
Omega-3-Fett-säuren (EPA /DHA aus Fischöl, Lebertran, Algen)	Schützen das Nervensystem und die Zellen gegen oxidativen Stress (der u. a. zu vorzeitiger Alterung und neurodegenerativen Erscheinungen führt, Anm. d. Ü.), wirken gegen Entzündungen. Begünstigen die Hirnfunktionen und die Psyche. Erkundigen Sie sich nach Produkten, die keine Umweltgifte enthalten.	1–2 x täglich 850 EPA / 200 DHA
Magnesium (als Ergänzungsmittel in Form von Magnesiumglycinat)	Gilt allgemein als das »Beruhigungsmineral« schlechthin. Da die meisten Menschen beachtliche Magnesiumdefizite haben, handelt es sich um eine sehr wichtige Nahrungsergänzung. Magnesium ist an Hunderten ständig vorkommenden physiologisch-chemischen Reaktionen beteiligt; dazu gehören auch der Blutzuckerspiegel und die Insulinausschüttung. Ferner fördert es den Knochenaufbau, die Stimmung, die Entgiftung der Leber, die Muskelentspannung (hierzu zählt auch die Aufrechterhaltung eines regelmäßigen Herzrhythmus) sowie den Blutdruck – um nur einiges zu nennen.	Insgesamt täglich 300– 1 200 mg (Falls Sie ohnehin Magnesiumglycinat gegen Verstopfung nehmen, können Sie die Dosierung insgesamt bis zur Obergrenze steigern.)
Multivitaminpräparate	Ergänzen die Grundversorgung und überbrücken mögliche Defizite in der pflanzlichen Ernährung. Achten Sie beim Kauf auf Produkte, die keinen Zucker, keine Lebensmittelfarben oder -zusätze enthalten. Ihr Präparat sollte Vitamin-B-Komplex mit Methylfolat und Methyl-B12 enthalten, sowie Zink, Selen und Jod. Der Methyl-B-Komplex ist ein Vitaminkomplex vor allem für ein intaktes Nervensystem und für die Entgiftung in der Leber. Zink stärkt das Immunsystem, Selen ebenfalls die Entgiftung. Weitere positive Wirkungen sind eine Verminderung von Nervosität und Depression, intakte Schilddrüsenfunktion sowie die Reduzierung von Schilddrüsen-Antikörpern. Sehr viele Frauen leiden unter Jodmangel; Jod ist essenziell für die Produktion des Schilddrüsenhormons.	Dosierung, wie auf dem Produkt angegeben; im Allgemeinen ist eine Gabe pro Tag ausreichend
Vitamin D$_3$	Stärkt das Immunsystem, die Hirnfunktionen und die Psyche, insbesondere bei depressiven Verstimmungen. Unentbehrlich, um einen erhöhten Blutzucker wieder zu normalisieren, für die Schilddrüsenfunktion, für die Heilung einer beschädigten Darmschleimhaut, um nur ganz wenige von Hunderten wichtiger Wirkungen auf das Wohlbefinden zu erwähnen. Schützt die Bauchspeicheldrüse und stärkt die Insulinresistenz, wodurch sich der Insulinspiegel stabilisiert oder verbessert.	Täglich 2 000 Einheiten; 3 Monate lang bis zu 4 000 Einheiten täglich, falls bei Labortests festgestellt wurde, dass Ihr Blutzuckerspiegel zu niedrig ist oder erhöhte Blutzuckerwerte oder Insulinresistenz besteht.

Vorräte anlegen

Jetzt ist es an der Zeit, Speisekammer oder Küchenschränke und den Kühlschrank mit all den Lebensmitteln und Zutaten zu befüllen, die Sie brauchen, um die Neustart-Phase einzuläuten. Suchen Sie sich anhand der Rezepte für die erste Woche (s. S. 229/230) die Zutaten heraus und verwenden Sie auch die Einkaufsliste auf Seite 391 ff.

Achtung – fertig – Neustart

Damit haben Sie alle Vorbereitungen getroffen, um mit dem Neustart tatsächlich anfangen zu können: Ihre Vorräte sind aufgefüllt, Sie wissen, was Sie auf jeden Fall weglassen müssen, was Sie stattdessen essen sollen und wie Sie Ihren Blutzucker konstant halten. Falls Sie sich das alles noch nicht so richtig vorstellen können, gebe ich Ihnen zusätzlich eine Art Blaupause, ein Muster für einen gelungenen Tag, mit auf den Weg. Solch ein gelungener Tag ist natürlich eine Idealvorstellung, ein Wunschbild sozusagen. Lassen Sie sich davon nicht einschüchtern, sondern betrachten Sie es als eine Art Leitlinie, anhand derer Sie das Beste für sich heraussuchen.

Außerdem möchte ich noch mal darauf hinweisen, dass es zwar nicht nötig ist, über jeden kleinen Bissen akribisch Buch zu führen oder jede kleine Befindlichkeitsänderung, die mit der Essensaufnahme in Verbindung stehen könnte, aufzuzeichnen. Aber Sie sollten doch aufmerksam sein und sich tatsächlich notieren, wenn Sie sich besonders vital und wohlfühlen, und andererseits, wenn Sie abgeschlagen sind oder bestimmte Beschwerden haben. Nur dadurch können Sie herausbekommen, was wirklich gut für Sie ist und was nicht.

Ein gelungener Tag

Morgens

- Am besten stehen Sie, eine Stunde bevor Sie zur Arbeit gehen müssen, auf. So bleibt Ihnen ausreichend Zeit, die Familie zu versorgen, ohne sich selbst hetzen zu müssen.

- Aber bevor Sie aufstehen, gönnen Sie sich nach dem Erwachen zwei bis fünf Minuten für eine Kurzmeditation, wie auf Seite 266 beschrieben. Atmen Sie ruhig und tief.

- Trinken Sie nach dem Aufstehen ein Glas Wasser (Zimmertemperatur) mit einem Spritzer Zitrone.

- Sofern Sie Zeit dafür haben, auch wenn es nur fünf Minuten sind, machen Sie ein paar Dehnübungen, ein paar Yoga-Asanas, marschieren Sie einmal kurz um den Block oder machen Sie ein kleines Sieben-Minuten-Work-out (mit einer App).

- Nehmen Sie Ihr Frühstück innerhalb der ersten Stunde nach dem Aufwachen zu sich. Lassen Sie es niemals ausfallen. Nehmen Sie währenddessen auch Ihre Ergänzungsmittel ein. Falls Sie Ihr Lunchpaket und Ihre Notfallration noch nicht vorbereitet haben, tun Sie es jetzt.

- Lassen Sie sich genug Zeit, zu Hause noch die Toilette aufzusuchen, bevor das in der Hektik des Tages untergeht.

- Nehmen Sie am mittleren Vormittag einen kleinen Snack zu sich, falls Sie das brauchen, und trinken Sie etwas. Gehen Sie spätestens jetzt auf die Toilette.

Mittag oder Nachmittag

- Lassen Sie sich mindestens eine halbe Stunde für ein ruhiges, achtsames Mittagessen Zeit, wenn möglich gerne auch eine ganze Stunde. Essen Sie nicht vor dem Computer. Das Mittagessen sollte etwa drei Stunden nach dem Frühstück stattfinden. Trinken nicht vergessen.

- Nehmen Sie sich nach dem Mittagessen oder im Lauf des Nachmittags fünf bis 15 Minuten Zeit, um sich die Beine zu vertreten, sich zu dehnen und die Toilette aufzusuchen.

- Am Spätnachmittag gönnen Sie sich einen kleinen, gesunden Snack und nehmen sich noch mal fünf Minuten Zeit für eine kleine Meditation, in der Sie an etwas Schönes denken oder wenigstens bewusst tief atmen. Wieder Wasser trinken.

Abends

- Nehmen Sie sich eine Viertelstunde Zeit, um nach dem Arbeitstag abzuschalten und runterzukommen (mehr dazu Seite 269). Damit legen Sie die Grundlage für einen zuträglichen abendlichen Cortisolrhythmus.

- Denken Sie bei der Zubereitung des Abendessens schon an den nächsten Tag: Oft ist es zeit- und arbeitssparend, so viel vom Abendessen übrig zu lassen, dass es gleich die Grundlage für das Mittagessen des nächsten Tages gibt. Gestalten Sie die Zubereitung des Abendessens so, dass es Ihnen Spaß macht, wie ein entspannendes Hobby. Falls nötig, nehmen Sie weitere Ergänzungsmittel zusammen mit dem Abendessen ein. Achten Sie darauf, dass das Abendessen möglichst gegen 19:30 Uhr beendet ist.

- Wenn am Abend alles andere erledigt ist, gönnen Sie sich wenigstens einmal zehn Minuten, um auch sich selbst und Ihren Körper zu pflegen.

- Versuchen Sie, sich nach Möglichkeit, eine Stunde bevor Sie schlafen gehen, bereits vollkommen zu entspannen. Wenn es Ihre Abläufe zulassen, ist ca. 23 Uhr eine gute Zeit, um ins Bett zu gehen, damit Sie wenigstens sieben Stunden schlafen können.

- Auf www.avivaromm.com/adrenal-thyroid-revolution finden Sie Entspannungsübungen der Autorin auf Englisch.

Wie der Neustart wirklich gelingt

Entdecken Sie Ihre Küche neu

Nur wenn Sie Ihre Mahlzeiten selbst zu Hause zubereiten, haben Sie die volle Kontrolle über alle Nahrungsmittel und Zutaten. Nur so können Sie sichergehen, dass Ihrem Essen kein Zucker, nicht zu viel Salz, keine Konservierungsmittel oder Geschmacksverstärker hinzugefügt wurden, die wesentliche Ursachen für Gewichtszunahme und viele körperliche Beschwerden sind. Ich höre oft von Patientinnen, dass bestimmte Symptome oder Beschwerden wieder auftauchten, nachdem Sie in einem Restaurant *angeblich* glutenfreie Speisen verzehrt hatten. Gerade in der ersten Zeit der Neustart-Phase stellt sich der gewünschte Erfolg nur dann zuverlässig ein, wenn Sie weder auswärts essen noch Gerichte vom Lieferservice bestellen. Selbst ist die Frau!

Sie werden sehen, welche Freude es ist, sich zu Hause eine köstliche Mahlzeit aus frischen Zutaten selbst zuzubereiten. Und Sie werden bald feststellen, dass gutes Essen auf diese Weise viel preiswerter ist, als ständig auswärts zu essen – selbst wenn Sie jetzt nur noch die etwas teureren Bioprodukte kaufen. Außerdem können Sie ganz einfach etwas mehr kochen und so gleich für jene »Reste« sorgen, die noch eine kleine Mahlzeit für den nächsten Tag ergeben.

Zu Hause zu essen hilft Ihnen beim Abnehmen. Einmal pro Woche außerhalb essen schlägt mit einem Kilo Gewichtszunahme im Jahr zu Buche. Da Amerikaner durchschnittlich fünfmal pro Woche in einem Diner oder Fast-Food-Restaurant essen, können Sie hochrechnen, worauf das hinausläuft. In der (System-)Gastronomie weiß man genau, dass wir gerne viel für unser Geld bekommen; da mehr Wareneinsatz in ihrer Kalkulation wenig Unterschied macht, liefert sie den Gästen übergroße Portionen, um so die Kundenzufriedenheit zu sichern. Und so, wie wir eben – leider in diesem Punkt falsch – erzogen sind, fühlen wir uns verpflichtet, brav alles aufzuessen, was uns da vorgesetzt wird. Dieses unvernünftige Verhalten geht dann auf Kosten unseres Hüftumfangs und unserer Gesundheit.

Vorsicht Falle am Wochenende

Viele von uns haben die Angewohnheit, am Wochenende richtig zuzulangen, mehr und kalorienreicher zu essen, dabei viel zu viele schlechte Fette aufzunehmen und mehr Alkohol zu trinken als unter der Woche. Das liegt daran, dass sich in unseren modernen Industrie- und Dienstleistungsgesellschaften am Freitagabend die ganze Taktung, der Lebensrhythmus tief greifend ändert. Wir haben das Gefühl, wir könnten endlich »loslassen«, die ganze Disziplin, die unser Leben an den Wochentagen bestimmt, erlahmt oder fällt ganz weg und damit oft auch die Willenskraft, die uns auch im Hinblick auf unsere Ernährung, insbesondere wenn Sie dem SOS-Ernährungsprogramm folgen, bei der Stange hält. Also sagen wir uns leichthin: »Lass es!«, schließlich ist jetzt Wochenende, da kann man es lockerer angehen und sich auch mal was gönnen – auch wenn man weiß, dass der Montag schrecklich sein wird und man es dann bitter bereuen wird. Das Gleiche kann passieren, wenn Sie überanstrengt, überarbeitet, ausgehungert sind, oder wenn etwas Ungewöhnliches ansteht wie eine Geburtstagsfeier oder ein kleiner Wochenendtrip.

Dabei wäre es viel besser und gesünder, wenn Sie schon unter der Woche regelmäßig nach einem Ausgleich vom Arbeitsstress suchen, indem Sie bewusst runterkommen, sich etwas Gutes tun, Ihren Körper pflegen. Genießen Sie auch die Geburtstagsparty und feiern Sie mit, aber bereiten Sie sich darauf vor und bauen Sie das in Ihren SOS-Speiseplan mit ein, dann haben Sie den vollen Genuss ohne Reue. Hier ein paar Tipps, wie Sie solchen Wochenendfallen und Schwachstellen vorbeugen können:

- Versuchen Sie vor allem von vornherein, gar nicht erst im SOS-Modus ins Wochenende hineinzustolpern. Achten Sie wie auch unter der Woche darauf, immer gesättigt zu sein, um nicht aus Versehen, wenn sich eine verführerische Gelegenheit bietet, einen Fressanfall zu bekommen.

- Wenn Sie irgendwo eingeladen sind, essen Sie lieber vorher noch zu Hause einen gesunden Snack und nehmen Sie sich in der Handtasche eine Notration mit, damit Sie sich nicht später, wenn Sie ausgehungert sind, auf eine Fettpizza oder einen Herzattacken-Burger stürzen müssen, weil es sonst keine andere Wahl gibt.

- Sorgen Sie dafür, dass Sie schon etwas gegessen haben, bevor Sie Alkohol trinken, oder trinken Sie Alkohol erst dann, wenn Sie auch etwas dazu essen. Ansonsten besteht ebenfalls die Gefahr, die Kontrolle über die Essdisziplin zu verlieren beziehungsweise irgendwann einfach irgendetwas in sich reinstopfen zu müssen, was den Alkohol »aufsaugt«.

- Trinken Sie nur in kleinen Schlucken. Nehmen Sie nur einfache Drinks zu sich (auf jeden Fall glutenfrei und möglichst zuckerfrei) und verdünnen Sie sie mit Wasser. Gegen Weißweinschorle, Wodka-Lemon mit Soda oder Gin-Tonic ist gar nichts einzuwenden. Auch nicht gegen Rotwein, aber nicht mehr als zwei Glas pro Abend, die Sie langsam genießen.

- Versuchen Sie auch am Wochenende, so gut es geht, die üblichen Essenszeiten und Essgewohnheiten entsprechend dem SOS-Plan einzuhalten. Gehen Sie nicht mit leerem Magen aus dem Haus.

Erste Woche: Neustart, Tag für Tag

Vorschläge für jeden Tag

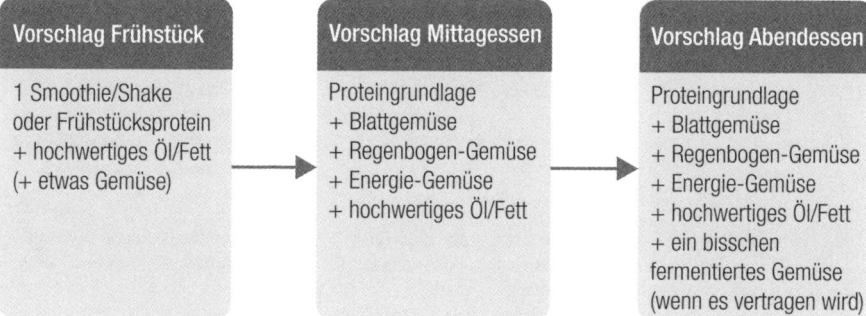

Vorschlag Frühstück	Vorschlag Mittagessen	Vorschlag Abendessen
1 Smoothie/Shake oder Frühstücksprotein + hochwertiges Öl/Fett (+ etwas Gemüse)	Proteingrundlage + Blattgemüse + Regenbogen-Gemüse + Energie-Gemüse + hochwertiges Öl/Fett	Proteingrundlage + Blattgemüse + Regenbogen-Gemüse + Energie-Gemüse + hochwertiges Öl/Fett + ein bisschen fermentiertes Gemüse (wenn es vertragen wird)

1. Woche – Menüvorschläge und Tagesablauf

	1. Tag	2. Tag	3. Tag
Zum Start in den Tag	Kurzmeditation (s. S. 266)	Trockenmassage mit der Bürste unter der Dusche (siehe Seite 302)	fünf Minuten Tiefenatmung und Stretching (siehe Seite 253)
Der erste Schluck	Ein Glas Wasser (Zimmertemperatur oder warm) mit frisch gepresster Zitrone trinken		
Frühstück + Ihre persönliche Tagesration Nahrungsergänzung	Smoothie	Frittata + Blattgemüse mit Olivenöl-Zitronen-Dressing	Smoothie
Vormittagssnack	Detox-Gemüsebrühe	Detox-Gemüsebrühe	Detox-Gemüsebrühe
Achtsames Mittagessen + Ihre personalisierten SOS-Ergänzungsmittel	Mediterrane Platte	Wrap oder Ihre Lieblings-salatmischung + Suppe	Frittata-Reste und Mexikanischer Schwarz-bohnensalat
Nachmittagssnack	Detox-Gemüsebrühe	Detox-Gemüsebrühe	Detox-Gemüsebrühe
Cortisoljustierung	Versuchen Sie täglich am frühen Abend 15 Minuten lang, mit einer beliebigen Entspannungspraktik Ihren Cortisolspiegel runterzubringen.		
Abendessen + Ihre personalisierten SOS-Ergänzungsmittel	Gemüsesalat aus Süßkartoffel und Grünkohl + Rosmarin-Hühnchen oder Mexikanischer Bohneneintopf als vegane Option	Mit Miso glasierter Lachs mit Spinat; vegane Option: Wurzelgemüse	Falafel-Bällchen/Veganes Quinoa-Taboulé / Blumenkohl mit Paprika + evtl. Reste vom Hühnchen vom Vorabend
Zum Tagesabschluss: Selbstpflege	Wohlfühl-Wannenbad	Tagebuch: Was war heute gut, was war schlecht?	Digital-Detox: Zeitung oder Buch lesen

1. Woche – Menüvorschläge und Tagesablauf			
	4. Tag	5. Tag	6. Tag	7. Tag

	4. Tag	5. Tag	6. Tag	7. Tag
Zum Start in den Tag	Kurzmeditation	Trockenmassage mit der Bürste unter der Dusche	fünf Minuten Tiefenatmung und Stretching	Digital-Detox: Ein Tag offline
Der erste Schluck	ein Glas Wasser (Zimmertemperatur oder warm) mit frisch gepresster Zitrone trinken			
Frühstück + Ihre persönliche Tagesration Nahrungsergänzung	Rührei oder Omelett + optional Blattgemüse mit Olivenöl-Zitronen-Dressing	Smoothie	Rührei oder Omelett + optional Blattgemüse mit Olivenöl-Zitronen-Dressing	Power Parfait Smoothie + optional Olivenöl-Granola-Müsli
Vormittagssnack	Kokosjoghurt mit Kakaobohnenbruchstücken und Waldbeeren oder Olivenöl-Granola-Müsli	gekochtes Ei mit etwas Himalajasalz	optional: gesunder Snack nach Wahl	optional: gesunder Snack nach Wahl
Achtsames Mittagessen + Ihre personalisierten SOS-Ergänzungsmittel	Orientalische Platte (evtl. mit Resten vorm Vorabend)	Buddha-Bowl (evtl. mit Resten vom Vortag)	Chinakohl-Zitrus-Rohkostsalat (nach Belieben mit Resten vom Vortag)	Orientalische Platte
Nachmittagssnack	gesunder Snack nach Wahl	Detox-Gemüsebrühe	Power Parfait Smoothie, optional mit Olivenöl-Granola-Müsli	gekochtes Ei mit etwas Himalajasalz
Cortisol-Justierung	Versuchen Sie täglich am frühen Abend 15 Minuten lang, mit einer beliebigen Entspannungspraktik Ihren Cortisolspiegel runterzubringen.			
Abendessen + Ihre personalisierten SOS-Ergänzungsmittel	scharfe Sushi Buddha-Bowl mit Quinoa oder Wildreis	Chinakohl-Zitrus-Rohkostsalat	Cajun-Limette-Fisch-Taco + Mexikanischer Bohneneintopf + Ingwer-Limetten-Grünkohl + ½ Tasse gekochtes Getreide nach Wahl oder Wurzelgemüse nach Wahl	Schwarzbohnen-Süßkartoffel Buddha Bowl
Zum Tagesabschluss: Selbstpflege	Tagebuch: Was war heute gut, was war schlecht?	Tagebuch: Digital-Detox	Wohlfühl-Wannenbad	Tagebuch: Was war heute gut, was war schlecht?

5. NEUAUSRICHTUNG: GEIST UND GEMÜT BESÄNFTIGEN

| Neustart: Falsche Ernährung beenden | Neuausrichtung: Chronischen emotionalen und mentalen Stress loslassen | Innere Erneuerung: Stressschäden an der Wurzel heilen | Neue Kraft: Schilddrüse und Nebennieren heilen | Neues Leben: Nie mehr ausgepowert sein |

Willkommen beim zweiten Programmteil der ersten Woche, in dem wir uns dem inneren Neustart widmen wollen.

Diese Ansage hören Sie vor jedem Start im Flugzeug vom Flugbegleiter: Setzen Sie sich Ihre Sauerstoffmaske zuerst selbst auf, bevor Sie anderen helfen. So ist es auch beim SOS-Plan: Wenn Sie sich nicht gleich während des Neustarts Zeit für sich selbst und für Ihre eigenen Bedürfnisse nehmen, woher sollen dann die Energiereserven kommen, die Sie für Ihre Regeneration brauchen und dafür, um aus dem SOS-Modus herauszukommen? Und was passiert ohne Energie? Nun, die Bezeichnung »Burn-out« ist nicht nur eine bildhafte Formulierung dafür, erschöpft, kraftlos, müde und innerlich leer zu sein, sondern »ausgebrannt« bezieht sich durchaus auch auf die entzündlichen Prozesse in einem übermäßig und andauernd gestressten Körper, wie es für den SOS-Modus charakteristisch ist. Wenn Ihnen in der »Hitze des Gefechts« »der Kopf raucht«, dann greifen Sie fast schon instinktiv auch zu Mitteln, um wieder abzukühlen oder »cool« zu werden, die nicht immer besonders gesund sind (Eiscreme, ein paar Gläschen Wein zu viel, exzessives Shopping über Ihrem Budget). Stellen Sie sich manchmal (oder öfter) die Frage, wo sich die Pause-Taste befindet, die Sie gerne drücken würden? Oder haben Sie sich auch schon mal gewünscht, den Lauf der Welt für eine Stunde anhalten zu können, um Ihre lange To-do-Liste abzuarbeiten oder wenigstens mal durchzuatmen? Sie haben bei den Fragebögen vorn bei der Grundursache Stress eine besonders hohe Punktzahl erzielt? Dann ist dies das Kapitel, dem Sie sich besonders intensiv widmen sollten. *Dieses Kapitel ist eine Aufforderung zum Innehalten.* Betrachten Sie es als ein ärztliches Rezept von mir, das ich Ihnen ausstelle und das eine Anleitung enthält, wie Sie etwas nur für sich selbst tun.

Helfen Sie zuerst sich selbst, bevor Sie anderen helfen.

Es fängt schon damit an, die falsche Annahme oder innere Einstellung zu ändern, Sie hätten keine Zeit, etwas für sich zu tun, oder Sie dürften es sich gar nicht erlauben.

Viele Frauen leben in dem falschen Glauben, sie müssten immer weiter- und weitermachen, sich immer nur für andere verausgaben – bis irgendwann gar nichts mehr geht. Diese Überlastung und Überanstrengung ist so weit verbreitet und so allgemein gesellschaftlich akzeptiert, dass die meisten Menschen mit Kindern den Eindruck haben, sie würden nie mit allem fertig; weniger als 20 Prozent sind der Meinung, dass sie alles im Griff haben. Der erste und entscheidende Grundsatz einer inneren Neuausrichtung lautet, dass Sie das Recht – und in gewisser Weise sogar die Pflicht – haben, sich auch um Ihr eigenes Wohlergehen zu kümmern. Nicht weil Sie dadurch zu einer besseren Mutter, Freundin, Kollegin, Partnerin oder Ehefrau werden. Sondern einfach deswegen, weil es Ihnen zusteht, weil Sie es wert sind. Sie sollten lernen, Ihre Aufgaben und Pflichten und Ihre Fürsorge von einer Position der inneren und körperlichen Stärke aus zu erfüllen statt aus einer Position der Schwäche, in der sie hauptsächlich damit beschäftigt sind, sich irgendwie über Wasser zu halten. Ich werde versuchen, Ihnen Hinweise zu geben und Möglichkeiten aufzuzeigen, wie Sie von diesem Gefühl der ständigen Überbeanspruchung, des Ausgelaugtseins wegkommen. Es ist einfach nicht sinnvoll, wenn Sie ständig »aus dem letzten Loch pfeifen« und sich nur so über die Runden schleppen. Statt ewig nur auf dem Beifahrersitz mitzufahren, will ich Sie in die Lage versetzen, das Lenkrad selbst in die Hand zu nehmen.

Eine absolut notwendige Grundlage für die gesamte Erholung und für unseren Weg raus aus dem SOS-Modus ist gesunder Schlaf. Ohne gesunden Schlaf können alle anderen Maßnahmen nicht recht greifen.

Wie fühlen Sie sich? – Ihr Körper lügt nicht

Ihr Körper ist Ihr persönliches Messinstrument, ein feiner Gradmesser, der Ihnen zuverlässig anzeigt, wenn der Druck zu hoch wird. Auf der Anzeigeskala stehen die bekannten körperlichen Symptome: Kopfschmerzen, Schlafstörungen, Verdauungsstörungen, Hitzewallungen, sonstige Schmerzen und Beschwerden. Es gibt auch psychische Symptome wie Ängstlichkeit, Reizbarkeit, Frustration, depressive Stimmung, Überforderungsgefühl. Der sichere Weg von der Überforderung zum vollkommenen Zusammenbruch führt meiner Meinung nach über die total falsche Denkweise: »Ich muss immer weiterstrampeln, denn wenn ich aufhöre, fliegt mir hier der ganze Laden auseinander.« In einem Akt der fatalen Überkompensation arbeiten Sie dann mehr und mehr und machen sich dadurch immer noch mehr Stress. Erinnern Sie sich daran, dass die natürliche Stressreaktion die normale Antwort des Körpers auf eine äußere Bedrohung ist. Wenn Sie also die genannten Symptome bedenklich oft bei sich wahrnehmen, dann handelt es sich um Warnsignale Ihres Körpers an Sie! Auch das ist eine Art Körpersprache – diesmal aus dem Körperinneren an Ihr Bewusstsein.

Viel zu viele ignorieren ihre Körpersprache. Viele haben vergessen, wie es sich anfühlt, etwas zu fühlen. Sie übergehen die Signale einfach. Das fängt schon in jungen Jahren an, wenn wir uns genieren, in der Schule die Hand zu heben, weil wir auf die Toilette müssen. So lernen wir, Gefühle und körperliche Bedürfnisse zu unterdrücken. Erst sind es die leisen, später auch die lauten Signale, die ignoriert werden.

Hören Sie auf Ihren Körper

- Nehmen Sie sich drei Minuten Zeit. Stellen Sie sich dafür eventuell einen Wecker.
- Setzen Sie sich aufrecht auf einen Stuhl oder legen Sie sich auf eine bequeme Unterlage. Schließen Sie die Augen, atmen Sie zunächst gleichmäßig, dann acht Atemzüge lang immer langsamer und tiefer.
- Vertiefen Sie die Atmung nochmals. Stellen Sie sich vor, wie der Atem durch den ganzen Körper wandert, insbesondere dorthin, wo Sie das Gefühl haben, verkrampft oder blockiert zu sein. Stellen Sie sich vor, Sie könnten die Verspannung mit dem Hauch des Atems wegblasen. Gibt es etwas in Ihrem Leben, das Sie assoziativ mit dieser Blockade verbinden? Lassen Sie sich Zeit, damit die Antwort aus Ihrem Körper an die Oberfläche, in Ihr Bewusstsein dringen kann.
- Fragen Sie Ihren Körper jetzt, ob es irgendetwas gibt, was Sie wissen müssen.
- Hören Sie genau hin, ob eine Antwort kommt. Falls ja, schreiben Sie sie anschließend auf, damit Sie sich später daran erinnern oder daran weiterarbeiten können.

Aber Ihr Körper ist immer ehrlich, er lässt sich nichts vormachen, auch nicht von Ihnen! Sie haben vielleicht schon die Erfahrung gemacht, was passiert, wenn Sie sich etwas vorgenommen haben oder etwas machen müssen, was nicht in Einklang mit Ihrem Bauchgefühl steht. Dann stellen sich über kurz oder lang irgendwelche der genannten Symptome oder Beschwerden ein. Ich hatte eine Patientin Anfang 30, bei der sich auf einmal ein schweres Ekzem entwickelte, aber nur am Finger unter ihrem Ehering. Damals schöpfte sie Verdacht, ihr Ehemann könne eine Affäre mit einer anderen Frau haben. Wie sich herausstellte, war dem tatsächlich so, und sie ließ sich scheiden. Das ist natürlich ein sehr spezielles und geradezu dramatisches Beispiel. Aber es ist durchaus bezeichnend. Achten Sie auf solche Reaktionen in der Magengrube und vertrauen Sie Ihrem Bauchgefühl. Auch auf das Gefühl, dass es Ihnen die Kehle zuschnürt, wenn Sie nicht die Wahrheit sagen (beispielsweise, wenn Sie »aus Gefälligkeit« Ja statt Nein sagen) oder wenn Sie etwas als Zumutung empfinden. Körper und Geist sind eine Einheit. Es ist nicht immer nur der Druck von außen. Auch der Druck von innen teilt sich Ihnen mit, sei es in Form eines Gedankens oder einer Empfindung oder eben eines körperlichen Unwohlseins. Diese Innenwahrnehmung (Interozeption) liefert Ihnen wertvolle Informationen.

Sich eine Pause gönnen

Es ist nicht sehr lange her, da hat sich eine meiner besten Freundinnen eine ganze Zeit lang dermaßen überfordert, dass sie am Rande des sprichwörtlichen Nervenzusammenbruchs war. Sie wurde äußerst reizbar und launisch, aber statt Ihrem offensichtlichen Bedürfnis, mal einen Gang runterschalten, nachzugeben, wurde alles nur noch schlimmer. Eines Tages zettelte sie einen Riesenstreit mit ihrem Ehemann an, fühlte sich deswegen aber noch elender und brachte in der Arbeit schließlich rein gar nichts mehr auf die Reihe. Kommt Ihnen so etwas bekannt vor? Am frühen Nachmittag schickte Sie mir eine Nachricht, Sie müsse sich jetzt in eine Höhle zurückziehen. Und genau das tat sie. Sie verhängte sogar ihr Himmelbett mit ein paar Decken und zog die Bettdecke über die Ohren. So blockte sie alles ab, was von außen auf sie einstürmte. Eine Stunde lang entspannte sie sich vollkommen. Danach fühlte sie sich wie neugeboren. Ich schrieb ihr zurück: »Das hast du großartig gemacht! Das mit der Höhle werde ich mir notieren. Das ist eine tolle Metapher.«

Wie oft pushen wir uns auch dann noch vorwärts, wenn wir eigentlich genau wissen, dass es höchste Zeit ist, sich in die Höhle zurückzuziehen? Wir spüren genau, wie wir uns dem Zusammenbruch oder einem nicht kontrollierbaren Vulkanausbruch nähern – und machen dennoch einfach weiter. Aber nur wenn wir uns rechtzeitig eine kleine Pause gönnen und die Energiereserven wieder auffüllen, wenn wir uns selbst die Pausenerlaubnis erteilen, wie ich es gerne nenne, können wir uns vor dem Zusammenbruch bewahren. In meinem Alltag und in meiner beruflichen Tätigkeit in der Praxis spielt die Pausenerlaubnis eine wichtige Rolle. Sie ist auch aus rein ärztlicher Sicht vollkommen sinnvoll. Unser gesamter körperlicher Rhythmus unterliegt nämlich nicht nur dem zirkadianen Tag-Nacht-Rhythmus, der wesentlich von der Cortisolausschüttung gesteuert wird, sondern auch noch dem sogenannten ultradianen Rhythmus mit wesentlich kürzeren Zyklen, die etwa 90 bis 120 Minuten lang andauern; das sind die Zeitspannen, in denen wir besonders leistungsfähig und konzentriert sind. Wenn Sie wenigstens am Ende des Tages oder durchaus auch einmal mittendrin eine Viertelstunde Pause einlegen, in der Sie sich nur um Ihr Wohlbefinden kümmern, sich entspannen, bewusst durchatmen, zu Fuß eine kleine Runde drehen oder was auch immer tun, um sich auf den nächsten ultradianen Zyklus einzustimmen, werden Sie sehen, dass Sie ganz von selbst, ohne irgendwelche »Aufputschmittel« wie etwa die nächste Tasse Kaffee, sehr fokussiert und produktiv arbeiten können.

Aber es geht nicht nur darum, sich lediglich für die Arbeit wieder fit zu machen. Ihre persönliche Pausenerlaubnis ist auch einer jener

Geheimtricks, mit deren Hilfe Sie dem Hamsterrad der permanenten Überforderung entkommen: Sie füllen einfach immer rechtzeitig Energie nach, statt den Tank leerlaufen zu lassen – und dann mitten auf der Autobahn stehen zu bleiben. Topathleten, professionelle Künstler, die ständig zu Auftritten unterwegs sind, und erfolgreiche Unternehmer kennen alle dieses Geheimnis: Jeder Mensch braucht zwischendurch seine Auszeiten, um sich zu erholen, zu erneuern und neue Kraft schöpfen zu können. Das ist ein Schlüssel zum Erfolg im Leben und zu einer stabilen Gesundheit.

Warum fällt es vielen von uns Frauen aber so schwer, sich die Pausenerlaubnis zu erteilen? Wieso werden wir nervös und bekommen Schuldgefühle, wenn es darum geht, einfach mal innezuhalten und neue Energie zu tanken? Natürlich sind die Anforderungen von außen heutzutage enorm, und es ist keineswegs leicht, allein das Notwendige zu tun, was die Existenz sichert, und darüber hinaus womöglich noch andere Aufgaben und Verpflichtungen zu erfüllen. Dieser Druck kann wirklich unbarmherzig sein.

Aber da ist noch etwas anderes. Viele Frauen sind in der Vorstellung befangen, sie dürften sich nichts gönnen, weil das etwas Zügelloses, Ausschweifendes an sich habe. Manche von uns sind auch Opfer von Erziehungsmustern, die nur das ständige Höher, Schneller, Weiter gelten lassen wollen. Das äußert sich zum Beispiel in Perfektionismus, im Good-Girl-Syndrom (immer brav und nett sein zu wollen) oder in der Angst, etwas zu verpassen (genannt FOMO = fear of missing out), setzt uns enorm unter Druck und erzeugt emotionalen und körperlichen Stress.

Bevor wir uns damit beschäftigen, wie wir es uns leichter machen, rechtzeitig die Pause-Taste zu drücken, lohnt es sich, solche Verhaltensmuster etwas genauer zu betrachten.

Moderne Mythen

Es gibt eine Fülle von Ursachen für Stress und jeder reagiert anders darauf. Meine diesbezügliche Hauptschwäche ist beispielsweise mein Hang zum Perfektionismus. Ich habe die Tendenz, mir zu viel aufzuhalsen und das dann auch noch bis in die kleinste Verästelung auszuarbeiten. Ich habe immer Angst, es könnte nicht gut genug sein oder nicht so gut wie das, was andere machen. Als ich mich dann mit dem Problem auseinandersetzte und erkannte, was die Grundursache für meinen SOS-Modus war, lernte ich aber wunderbarerweise, damit umzugehen: Gefahr erkannt, Gefahr gebannt.

Deswegen ist es so wichtig, dass Sie im Hinblick auf Ihren SOS-Modus auch selbst Ursachenforschung – und ein Stück weit Gewissenserforschung – betreiben. Es lohnt sich, Ihre Verhaltensmuster, Einstellungen und Denkschablonen zu hinterfragen und damit zu durchschauen, wie es so weit kommen konnte. Ich selbst habe meinen Perfektionismus und was er bei mir blockierte, erst erkannt, nachdem ich Marni kennenlernte. Ihre Geschichte hat mein Leben verändert.

Marni war mit 58 Jahren immer noch ein Energiebündel. Sie hatte eine erfolgreiche Karriere, eine glückliche, intakte Familie, ihre fünf erwachsenen Kinder waren inzwischen ebenfalls Großverdiener. Sie hatte alles, was man sich wünschen konnte. Dennoch fehlte Marni etwas. Sie war geschäftlich viel unterwegs, war in ihrem Beruf voll auf dem Laufenden, besuchte regelmäßig ihre Kinder und trieb jeden Tag zwei Stunden lang Sport. Aber trotz allem (oder deswegen) war sie zuletzt vollkommen erschöpft und ausgepowert. Als sie zu mir in die Praxis kam, war sie deutlich untergewichtig und litt an Hashimoto sowie an Schlaflosigkeit. Als ich mir ihre Lebensgeschichte anhörte, wurde mir einiges klar. Sie stammte aus einer bitterarmen Einwandererfamilie, in der jeder Groschen zweimal hatte umgedreht werden müssen, um die Kinder durchzubringen, und in der man ständig Existenzängste hatte. Sie fing schon als sehr junge Frau zu arbeiten an, um zum Familienunterhalt beizutragen, und hatte sich fest vorgenommen, dieser Armut zu entrinnen. Mit dieser Motivation gab sie stets ihr Bestes und tat alles, um im Leben voranzukommen. Und das war ihr gelungen. Aber dieser Ansporn, dank dem ihr ein großer sozialer und finanzieller Aufstieg gelungen war, erwies sich als kontraproduktiv, nachdem sie alles erreicht und die 40 überschritten hatte. Sie blieb ständig auf der Überholspur. Obwohl sie längst wohlhabend war und in materiell gesicherten Verhältnissen lebte, steckte ihr Bewusstsein immer noch in der armseligen Hütte ihrer Kindheit und Jugend fest – in ihrem Gehirn war noch keine Botschaft oder Erlaubnis angekommen, jetzt auch mal den Schongang einzulegen. So saß sie vor mir: geschmackvoll und teuer gekleidet, mit makellosem Makeup und perfekt frisiert und mit einem Körper wie Madonna. Ich sagte zu ihr: »Marni, Sie jagen immer noch Gespenster, die sich längst in Luft und Wohlgefallen aufgelöst haben. Gönnen Sie sich etwas, erlauben Sie sich eine Pause.« Jahre später erzählte sie mir, dass dieses Gespräch ein Wendepunkt in ihrem Leben war. Sie erkannte, was mit ihr los war, konnte endlich loslassen und sich entspannen und fing an, das Leben zu genießen.

Aber während dieses Gesprächs war mir klar geworden, dass auch für mich selbst die Karriere und das Streben nach beruflichem Erfolg ein Vehikel war, um einer unglücklichen Kindheit zu entkommen. Und auch als Ärztin lebte ich immer noch so, als könnte ich morgen wieder in Armut zurückfallen, machte alles mit, was mir vorteilhaft erschien, auch wenn mein Bauchgefühl dagegen war; ständig lebte ich in der Angst, dass das Geld nicht reichte, wenn ich nicht genug arbeitete. Ich will rückhaltlos ehrlich zu Ihnen sein: Ich war so leistungsorientiert, dass ich immer dachte, irgendetwas stimmt nicht oder ich habe immer noch nicht alles getan, was ich tun sollte, wenn mal irgendetwas praktisch wie von selbst lief oder ich mich dabei ertappte, dass ich mich zurücklehnen konnte. Prompt hatte ich dann wegen meines Ehrgeizes ein schlechtes Gewissen. Auch ich musste erst erkennen und durchschauen, wie sehr ich von meinen Kindheitserfahrungen geprägt war und wie sehr sie mich immer weiter vorantrieben – bis zum Gehtnichtmehr. Ich persönlich musste wirklich erst lernen, dass man auch ohne übermäßigen Stress erfolgreich sein und erfolgreich arbeiten kann. Die im Buddhismus verbreitete Vorstellung von »hungrigen Geistern«, die als Ausdruck unerfüllter Bedürfnisse die Menschen plagen, ist meiner Meinung nach ein gutes Bild dafür, wie viele Frauen leben und worunter sie eigentlich leiden.

Meine regelrechte Sucht nach Arbeit und noch mehr Arbeit ist ein Beispiel aus meinem eigenen Leben. Nur dank guter Noten und »guten Betragens« gelang es mir, die Anerkennung meiner Mutter zu gewinnen – und nebenbei noch etwas Beifall und Anerkennung seitens der Lehrer. Gut, ich war einigermaßen intelligent; das nutzte ich zum Selbstschutz und schließlich auch dazu, ein Stipendium zu ergattern, dank dessen ich mit 15 der ungeliebten Umgebung in Richtung College entfliehen konnte. Aber auch nachdem ich mir als Erwachsene meinem Platz im Leben und im Beruf gesichert hatte, hatte ich immer noch das Gefühl, viel und hart arbeiten und etwas erreichen zu müssen, um überleben zu können. Wenn ich nicht völlig gestresst und von früh bis spät im Beruf gefordert war, hatte ich die Befürchtung, dass etwas nicht stimmte. So geriet ich aus übertriebener Überlebensangst in den SOS-Modus. Und da ich nach wie vor für mein einschlägiges Verhalten »belohnt« wurde, das heißt berufliche wie gesellschaftliche Anerkennung fand, geriet ich in jene Endlosschleife von Überarbeitung und Belohnung, die auch süchtig machen kann.

Marnis Geschichte ist ebenso wie meine ein warnendes Beispiel, wie es zu einem Burn-out kommt. Aber wie Marni habe ich inzwischen gelernt, genussvoll erfolgreich zu leben und mich nicht vom SOS-Modus überwältigen zu lassen.

Als ich nach dieser Erfahrung anfing, mich auch mit anderen über den Hang zum Perfektionismus, über Stresssucht und FOMO auszutauschen, war die Reaktion vollkommen einhellig: »Solche hungrigen Geister ernähre ich auch.« Müdigkeit, Stress, Überanstrengung, Nervosität, Depressionen und viele der körperlichen Symptome, die wir an uns feststellen, haben nicht nur einfache organische Ursachen. Wir geraten immer dann in den SOS-Modus, wenn unser Gehirn zu dem Schluss kommt, dass etwas nicht stimmt. Und natürlich stimmt etwas nicht, wenn wir uns mit Geistern herumplagen. So etwas kann man auch nicht mit Tabletten kurieren. Das sind ehrliche Einsichten, die man selbst gewinnen muss, und dazu will ich Ihnen in diesem Kapitel verhelfen. Dies sind auch Erkenntnisse, die Sie in Ihren SOS-Heilplan einbringen können und sollen. Ich möchte Ihnen dabei helfen, solche selbsterzeugten, fehlangepassten Stresssymptome zu erkennen und loszuwerden.

Sich an bestimmte Verhaltensmuster zu klammern führt zu den gleichen Wohlfühlreaktionen und Belohnungsmechanismen im Gehirn wie jede andere Sucht. Im Unterschied zur Drogensucht oder zur Spielsucht handelt es sich bei Höchstleistung, Überarbeitung und Perfektionismus allerdings um gesellschaftlich akzeptierte Suchtformen, die sogar mit beruflicher und allgemeiner Anerkennung belohnt werden. Zeitweise erfüllen sie auch das unmittelbare menschliche Bedürfnis nach Anerkennung, Zugehörigkeit und vermitteln das ebenfalls wichtige Bedürfnis und Gefühl von materieller Absicherung und genereller Wertschätzung. Wenn das fehlt und wir uns nicht gebraucht und gesellschaftlich akzeptiert fühlen, sind wir verängstigt, einsam und sehr verwundbar. Allein schon deswegen tun wir alles, um »dazuzugehören«.

Diese Verhaltensweisen oder Ziele sind nicht aus sich heraus »negativ« oder »schädlich« – im Gegenteil: Wenn Sie gerne und viel arbeiten, es mit Begeisterung tun, dabei fokussiert sind und damit auch noch Erfolg haben, dann ist das doch wunderbar, weil Sie sich damit identifizieren, weil es Ihnen Freude bereitet und weil Sie sich damit selbst verwirklichen können. Dagegen ist überhaupt nichts einzuwenden und das wird Sie auch niemals krank machen. Wenn aber die Motivationslage nicht stimmt und Sie sich nur aus krankhaftem Ehrgeiz, Kollegenneid, Konkurrenzdenken oder übertriebenem, falschem Pflichtbewusstsein so verhalten, dann kostet Sie das Ihre körperliche Gesundheit, Ihr Lebensglück, Ihre Freizeit und Zeit für menschliche Beziehungen und letztlich erfährt dann auch Ihre geistige Gesundheit einen Knacks.

Hier kommt der Fachbegriff »Neuroplastizität« ins Spiel. Bis vor gar nicht allzu langer Zeit hielt man das Gehirn eines Erwachsenen für ein fertig entwickeltes Organ, an dem sich nichts mehr verändert. Mittlerweile weiß man, dass es sich völlig anders verhält. Die Neurowissenschaften liefern heute immer neue Studien, die zeigen, wie sich die Nervenbahnen im Gehirn laufend verändern, und zwar gerade auch in Abhängigkeit von den äußeren Lebensumständen, von dem, was Sie tun, was Sie lernen, welche Erfahrungen Sie machen; daraus entstehen laufend neue Gedanken und Verhaltensmuster, die sich tatsächlich auch in den Verknüpfungen von Nervenzellen und Nervenbahnen, also im Wachstum von Neuronen, organisch abbilden. Wenn Sie eine Sache erst einmal »verinnerlicht« haben, müssen Sie darüber nicht mehr explizit nachdenken, Ihr Gehirn entlastet sich von diesen – langsamen – Bewusstseinsschritten und Sie reagieren und denken in der entsprechenden Situation intuitiv und nicht mehr reaktiv. Stellen Sie sich die Frage, ob Sie auf eine Weise oder in einer Situation leben, die sich gut anfühlt. Sie haben die Möglichkeit, zu korrigieren, was Ihnen nicht entspricht oder was Sie nicht so haben wollen. Auch ich muss immer noch daran arbeiten, aber mein eigenes Leben ist so viel einfacher und lebenswerter geworden, seit mein Gehirn die Botschaft verinnerlicht hat, dass nicht immer alles total großartig sein muss, was ich tue. Marni hat die gleiche Erfahrung gemacht und so ging es vielen Frauen, die in meine Praxis kamen.

Sehen wir uns noch einige der verbreitetsten Verhaltensmuster genauer an. Ich wette, Sie erkennen das eine oder andere sofort.

Perfektionismus

Einmal war ich eingeladen, in einem luxuriösen Yoga-Retreat einen Vortrag zu halten. Der Raum war brechend voll mit über hundert schon halbwegs erleuchteten Yoga-Anhängerinnen. Während des Vortrags fragte ich sie unter anderem, welche der anwesenden Yoginis während der vergangenen Wochen rein zufällig mal vor einem Spiegel stand und mit ihrem Körper unzufrieden war. Sofort schossen sämtliche Hände in die Höhe. Jedes Mal, wenn ich in einer solchen oder ähnlichen Versammlung von Frauen diese Frage stelle, passiert dasselbe. Es wird niemanden überraschen, zu hören, dass 91 Prozent aller Frauen mit ihrem Körper unzufrieden sind und dass 97 Prozent wenigstens einmal am Tag denken:»Ich hasse meinen Körper.«Den ganzen Tag über sind wir vor allem mit Bildern konfrontiert, die uns immer wieder signalisieren, dass wir»nicht gut genug«sind: nicht schlank genug, nicht perfekt genug, nicht ausreichend entgiftet und auch als Mütter defizitär. Wenn es etwas gibt, was die allermeisten Frauen gemeinsam haben, dann ist es dieses Gefühl der Unzulänglichkeit. Perfektionismus ist ein Verhaltensmuster, mit dem sich sehr viele Frauen abplagen, um irgendeiner Idealvorstellung gerecht zu werden – einige sogar ganz besonders, nämlich in der Regel diejenigen, bei denen Erfolg, Anerkennung und Liebe schon früh miteinander verknüpft waren.

Übertrainiert? Kommen Sie auch mal wieder runter (vom Stepper)

Ich habe in meiner Praxis viele Frauen gesehen, die schon seit Jahren konsequentes, hartes Sporttraining und Work-out gemacht haben oder die sich monatelang auf ein bestimmtes Sportereignis wie etwa einen Marathonlauf vorbereitet haben. Sie trieben also schon lange Sport und dann erst kam es zum SOS. Manche Frauen sind auch hierbei Opfer ihres Perfektionismus, weil sie meinen, unbedingt einen»perfekten Körper«oder (halten Sie sich fest, genau so habe ich es mehrmals gehört)»einen perfekten Yoga-Körper«haben zu müssen.

Wenn man es maßvoll und richtig betreibt, hat jedes Lauf- oder Aerobic-Training natürlich positive Wirkungen für Körper und Gesundheit. Aber wenn man es übertreibt und sinnvolle körperliche Anstrengung in Überanstrengung und»Übertrainiertheit«ausartet, ist das auch wieder eine Art Stress mit dementsprechenden Stresssymptomen. Zu diesem Overtraining-Syndrom gehört auch wieder eine Erschöpfung der Nebennieren, was man an chronischer Müdigkeit und Burn-out erkennt; ganz typisch und verstärkend kommt bei diesen Sportlern und Sportlerinnen hinzu, dass sie zu wenig oder zu kurze Erholungsphasen einlegen, die der Körper braucht, um sich zu regenerieren, sondern sich ständig bis ans Limit pushen und so in den SOS-Modus geraten. Besser dran sind diejenigen, die regelmäßig, aber weniger intensiv trainieren. Hier hilft das Training, den Cortisolspiegel niedrig zu halten, und das trägt dazu bei, aus dem SOS-Modus rauszukommen. Wenn Sie nach einem anstrengenden Training oder einer längeren Phase mit anstrengendem Training an einen Punkt kommen, wo die Kräfte Sie verlassen, dann ist es höchste Zeit, solch einen überehrgeizigen Trainingsplan zurückzustutzen, dem Körper Zeit zur Erholung zu geben und ihn außerdem gesund zu nähren.

Ein gewisser Ehrgeiz und Hang zum Perfektionismus hat, gerade in der Berufswelt, durchaus gewisse Vorteile – wir wollen es nicht in Bausch und Bogen verdammen. Aber Sie sollten sich von der Schattenseite, vom Überperfektionismus lösen. Druck und Übereifer, womöglich verbunden mit der Furcht, als »Hochstaplerin« entlarvt zu werden, weil sich herausstellen könnte, dass man doch nicht so perfekt ist, wie man zu sein vorgibt oder wie die Leute es sich denken – das führt dazu, dass man sich gar nicht mehr entspannen kann, weil man immer mehr tun muss als die anderen. Sie fühlen sich dann schlecht, Ihr Cortisollevel steigt und Sie landen im SOS-Modus. Aller Erfolg und alle Anerkennung, die Sie bekommen, werden dann doch überschattet von chronischer Erschöpfung und all den körperlichen Beschwerden und Symptomen. Am Ende wollen Sie nichts anderes mehr, als in eine Höhle zu kriechen und sechs Monate lang zu schlafen.

Typische Anzeichen von Perfektionswahn sind:

- das Gefühl, dass es immer noch etwas gibt, was Sie tun, fertigstellen oder verbessern müssten
- das Gefühl, trotz guter Vorarbeit und Vorbereitung einem Test, einer Präsentation, einem Vortrag nicht gewachsen zu sein
- sich oft mit anderen zu vergleichen
- das häufige Gefühl, es »eigentlich besser zu können«
- Schwarz-weiß-Denken: Sie halten sich entweder für erfolgreich oder für eine Versagerin.

Damit sind wir auch gleich schon beim nächsten typischen Verhaltensmuster angelangt, das mit Perfektionismus oft Hand in Hand geht.

Stresssucht

Viele Frauen sind in Lebensumständen aufgewachsen, in denen Stress an der Tagesordnung war; mehr oder weniger unbewusst reproduzieren sie immer wieder ein solches Milieu, in dem es stressig zugeht. Auch wenn es nicht angenehm ist, ist es doch etwas, das ihnen vertraut ist und das sie »brauchen«. So eine psychologische Konstellation ist gar nicht so selten. Es gibt ja auch unendlich viele Möglichkeiten, wie man die Dinge im Leben dramatisieren kann, und manche schwelgen regelrecht darin. Ich beschränke mich im Folgenden bei den typischen Merkmalen auf weniger exzessive, dafür ernst zu nehmende Fälle von Stresssucht, Arbeitssucht und Überanstrengung:

- Sie sind ständig völlig gestresst und überarbeitet.
- Sie haben zu viele Termine und kommen ständig zu spät.
- Sie haben das Gefühl, nie genug Zeit zu haben, um eine Sache zum Abschluss zu bringen, übernehmen aber trotzdem weitere Aufgaben.
- Sie geraten von einer Stresssituation in die nächste.

Ständig mit Arbeit überhäuft zu sein und unter permanenten Termindruck zu stehen versetzt Sie in einen dauergestressten Zustand der Unruhe und Besorgnis. Um aus diesem wieder herauskommen, müssen Sie Ihre Verhaltensmuster ändern. Damit kommen wir auch schon zum nächsten typischen Verhaltensmuster, das zur gleichen Problemfamilie gehört – dem Bedürfnis nach Anerkennung, das uns oft zu Perfektionismus und Überarbeitung treibt.

Das Good-Girl-Syndrom

»Sei doch ein braves Kind« beziehungsweise »ein liebes Mädchen« ist in eine der frühesten Verhaltensregeln, die wir zu hören bekommen, und sie führt vor allem bei Frauen dazu, dass sie niemals lernen oder wagen, ihre Bedürfnisse oder Wünsche zu äußern, Risiken einzugehen, aus der Reihe zu tanzen. Von frühester Kindheit an wird uns beigebracht, höflich zu sein, niemanden zu unterbrechen, sich nicht einzumischen, sich immer zu bedanken und selbst dann in falsche Begeisterung auszubrechen, wenn wir etwas nicht wollen oder es uns nicht gefällt, immer freundlich und gefällig zu sein, nur nicht unangenehm aufzufallen, und als Kinder sollen wir zwar immer in Sichtweite bleiben, aber auch schön leise sein (Grundsatz des *to be seen but not heard*); wir sollen Autoritäten nicht in Frage stellen, nicht für eigene Rechte eintreten und anderen die Führung überlassen. Die Liste, was von »braven« Mädchen (den kleinen wie den großen) alles erwartet wird, ließe sich noch weiter verlängern. Dieses Syndrom entsteht auch oft aus einer familiär angespannten Situation, wenn Sie als Kind oder Jugendliche oft in die Rolle der Friedensstifterin gedrängt wurden, wo sie sich am besten unterhalb des Wahrnehmungsradars bewegten, um nicht (»unangenehm«) aufzufallen, oder in denen Ihnen Anerkennung (Liebe, Kümmern, ja manchmal überhaupt erst einmal wahrgenommen zu werden) erst und nur dann zuteil wurde, wenn sie »brav« waren oder sich »anständig benahmen«.

Aber immer nur das »brave Mädchen« spielen zu müssen, steht irgendwann der Erreichung Ihrer Ziele und der Verwirklichung Ihrer Träume entgegen. Es bringt Sie nicht weiter, wenn Sie zu allem nur Ja und Amen sagen; irgendwann wird das gesundheitsschädlich. Die gute, brave Patientin stellt nämlich auch die ärztliche Autorität nicht infrage. Sie belästigen ihren Doktor nicht damit, nach einem Labortest zu fragen oder nach einer hieb- und stichfesten Diagnose oder einer bestimmten Behandlung. Bei Ärzten und Krankenschwestern sind, wie bei Eltern und Lehrern, im Grunde nur die Braven beliebt; sie scheuen nichts mehr als die sogenannten »schwierigen Patienten«. Die Fügsamkeit der »guten Patientinnen« hat dazu geführt, dass unendlich viele Frauen monatelang, manchmal jahrelang mit Depressionen, Übergewicht, Haarausfall, trockener Haut, Verstopfung, Nachgeburtsbeschwerden oder anderen Leiden zu kämpfen haben. All das, weil sie einfach nicht wissen, dass sie ein Recht haben auf genauere Untersuchungen, Labortests, eine zweite Meinung, welche möglicherweise ein Schilddrüsenproblem enthüllt, oder auf ein anderes Medikament, das es kuriert. Es ist nicht einfach, sich aus dem Good-Girl-Schema zu lösen und das durchzusetzen, was man für sich selbst für notwendig hält. So etwas fällt niemandem leicht und erst recht nicht Frauen. Aber unter Umständen kann Ihr Leben davon abhängen.

Typische Anzeichen des Good-Girl-Syndroms sind:

- sich regelrecht zu verleugnen, um bei anderen einen guten Eindruck zu machen
- immer zu beschwichtigen und Konflikten aus dem Weg zu gehen (Konflikte lösen bei Ihnen Ängste aus)
- Hemmungen zu haben, die Wahrheit auszusprechen, weil man die Gefühle anderer verletzen könnte
- stets den »guten Samariter« zu spielen, sich »gerne« freiwillig zu melden; manche Frauen übernehmen zusätzliche Aufgaben, für die sie wirklich keine Zeit (oder auch keine Kompetenz) haben, nur weil sie niemanden enttäuschen wollen

- Hemmungen zu haben, auch einmal »Nein« zu sagen oder etwas abzulehnen, weil Sie glauben, dann nicht mehr geliebt zu werden.

Das führt direkt zum nächsten Fehlverhaltensmuster.

FOMO-Syndrom und andere Formen von Katastrophendenken

Sowohl das FOMO-Syndrom (die Befürchtung, irgendetwas zu verpassen) als auch das Katastrophendenken (ständig zu befürchten, dass irgendetwas schiefgeht, dass das Geld, die Zeit oder die Liebe nicht reichen wird etc.) haben ihren Ursprung im ständigen »Was wäre wenn?«. Solche Denkhaltungen gründen oft in traumatischen Erlebnissen, tatsächlichen Verlusten, Verlustängsten, Erlebnissen des Im-Stich-gelassen-worden-Seins. Auch solche Dinge »verdrahten« sich zu festgefügten Reaktions- und Verhaltensmustern im Gehirn: Bei der kleinsten Ungewissheit, beim geringsten Risiko wittern Sie Gefahr, der Stressmodus wird viel zu früh und viel zu oft eingeschaltet, Sie beginnen unruhig zu werden und zu hyperventilieren – in Erwartung der Katastrophe. Das Problem besteht darin, dass kein noch so hohes Maß an äußeren Garantien und Sicherheiten diese innere Unsicherheit abdämpfen und beruhigen kann. Man wird immer nach noch mehr Sicherheit streben und nie genug davon bekommen.

Gängige Anzeichen für ständige Besorgtheit und Katastrophendenken sind:

- ständige Befürchtung, nicht genug Zeit, Geld, Liebe und Anerkennung zu haben
- Katastrophendenken: immer zu befürchten, dass alles noch schlimmer wird

- Tendenz, zu viel zu arbeiten, weil ja nie genug da ist
- Ja zu sagen, obwohl Sie lieber Nein sagen möchten

Sehen wir uns jetzt ein paar von meinen erprobten Techniken und Strategien an, mit deren Hilfe Sie auch aus solchen fatalen Verhaltensmustern ausbrechen können, um die Dinge leichter zu nehmen und das Leben genießen zu können, damit Sie sich auf die Dauer von SOS-Grundursachen frei machen können.

Wie Sie die Pause-Taste betätigen

Innezuhalten ist eine spirituelle Praxis. Es tut Ihnen gut. Es tut jedem Menschen gut. Es hat eine ansteckende Wirkung und ist eine Gabe, die sich unerschöpflich immer wieder erneuert und weitergibt. Sich bis zur Erschöpfung zu verausgaben nützt weder Ihnen noch irgendjemandem sonst. In Ihrer beruflichen Arbeit werden Sie dadurch nur schlechter statt besser, Ihre menschlichen Beziehungen leiden darunter und Sie werden davon nicht glücklicher. Wer sich bis zur Erschöpfung verausgabt, wird streitsüchtig, ist leicht gekränkt, gereizt, fühlt sich leicht schikaniert und hat eben keine Reserven mehr. Es leuchtet vollkommen ein, dass es für Sie selbst, für alles, was Sie tun, und für Ihre ganze Umgebung besser und produktiver ist, wenn Sie gesund, glücklich und entspannt sind. Sie haben ein Recht darauf, sich etwas zu gönnen, Sie müssen sich geradezu regelmäßig eine Pause erlauben.

Was wir erreichen wollen, wenn wir auf die Pause-Taste drücken, sind genau die gegenteiligen Gefühle von denen, die wir im SOS-Modus erleben. Wir sehnen uns nach äußerer und innerer Ruhe, wenn wir uns beispielsweise im Liegestuhl am Strand entspannen, in ein duftendes heißes Bad eintauchen, eine intensive Massage erhalten oder am Ende einer Yoga-Stunde im Shavasana vollkommen entspannt auf der Matte liegen. Diese Entspannungshaltung ist physiologisch gesehen genau das Gegenteil der Stressreaktion. Wenn der

SOS-Modus der Ein-Schalter ist, dann ist das der Aus-Schalter. Hierbei agiert der Parasympathikus statt des Sympathikus; er unterstützt die Entspannung, Verdauung, Zell- und Gewebereparatur. Außerdem werden der Puls und die Atmung beruhigt, der Blutdruck normalisiert, und das wirkt sich auch beruhigend auf das Gehirn aus. Wenn Sie ein paarmal pro Woche wenigstens eine halbe Stunde in einem entspannten Zustand verbringen, wirkt das ausgesprochen gesundheitsfördernd; das ist in zahlreichen wissenschaftlichen Untersuchungen über die Auswirkungen von Meditation, Yoga und anderen Entspannungspraktiken ausführlich nachgewiesen und dokumentiert.

Gute Nacht

Schlaf ist sozusagen die lange ultimative Pause, die Sie am Ende eines Tages brauchen. Ohne ausreichend langen, tiefen, gesunden Schlaf haben Sie keine Chance, dem SOS-Modus zu entrinnen. Auch solche Erscheinungen wie das suchtartige Verlangen nach Kaffee oder Gedächtnistrübungen können dann nicht überwunden werden. Die magische Zahl in diesem Zusammenhang lautet: sieben. Sie brauchen mindestens sieben Stunden Schlaf pro Nacht, um Ihre innere Uhr und Ihren Cortisolrhythmus im Einklang mit dem natürlichen Tag-Nacht-Rhythmus zu bringen. Auch die Giftstoffe, die sich den ganzen Tag über im Körper angesammelt haben, werden während der Nachtruhe entsorgt. Gleichzeitig braucht Ihr Gehirn diese Zeit, um die tagsüber aufgenommenen Information zu strukturieren und zu verarbeiten.

Die sieben goldenen Regeln für optimalen Schlaf

Wenn Sie alle diese Ratschläge befolgen, erzielen Sie optimale Ergebnisse. Bedenken Sie, dass pharmazeutische Schlafmittel Nebenwirkungen haben können und den Schlaf manchmal eher stören. Einige Empfehlungen für natürliche Schlafmittel, die ich selbst gern benutze, finden Sie in einer Tabelle am Ende des Kapitels. Sie können generell zusammen mit pharmazeutischen Schlafmitteln genommen werden – wenn Sie Glück haben, genügen Ihnen die natürlichen Schlafmittel. Sollten Sie Benzodiazepine (Tranquilizer) nehmen, dann müssen Sie sich auf jeden Fall vorher mit Ihrem Arzt absprechen. Experimentieren Sie in dem Fall nicht alleine herum.

1. Machen Sie es von Anfang an richtig, indem Sie rechtzeitig mit der Vorbereitung für einen guten Schlaf anfangen:
- Trinken Sie nach Möglichkeit nach 14 Uhr keinen Kaffee mehr.
- Machen Sie tagsüber möglichst kein Nickerchen.
- Machen Sie täglich mindestens 20 Minuten lang Sport, aber nicht in den drei Stunden vor dem Schlafengehen (außer Entspannungsyoga).
- Trinken Sie in den drei Stunden vor dem Schlafengehen keinen Alkohol mehr (selbst Rotwein hält viele Frauen länger wach).
- Essen Sie nach Möglichkeit in den drei Stunden vor dem Schlafengehen nichts mehr. Wenn Sie oft an Sodbrennen leiden und davon wach werden, vermeiden Sie am besten beim Abendessen auch Speisen, die Ihnen unter Umständen aufstoßen (Zitrusfrüchte, Tomaten, Paprika, Kaffee, scharf gewürzte Speisen, Schokolade).
- Trinken Sie in den zwei Stunden vor dem Schlafengehen nichts mehr, wenn Sie öfter mal nachts raus müssen.

2. Verwandeln Sie Ihr Schlafzimmer in Ihr privates Refugium.
Wenn Sie nachts öfter aufwachen, kann ein ungemütliches Schlafzim-

mer zum Albtraum werden. Richten Sie es so ein, dass Sie sich dort wohlfühlen, und beachten Sie noch:

- Benutzen Sie Ihr Bett nur zum Schlafen, zum Sex und für entspannende Lektüre.
- Überheizen Sie das Schlafzimmer nicht. Die meisten Menschen schlafen am besten bei Temperaturen um die 20°.
- Dämpfen Sie störende Geräusche und Licht: Verwenden Sie gegebenenfalls eine Augenmaske und Ohropax.
- Investieren Sie in qualitätsvolle, schadstofffreie Bettdecken, Kissen und Bettwäsche.
- Falls Sie Einschlafschwierigkeiten haben, wälzen Sie sich nicht von der einen Seite auf die andere. Setzen Sie sich lieber auf und lesen Sie etwas, das Sie ablenkt, bis Sie wieder müde werden.

3. Schalten Sie ab – in jeder Hinsicht. Führen Sie etwa eine Stunde vor dem Schlafengehen keine hitzigen Gespräche mehr, hören Sie rechtzeitig auf zu arbeiten oder am Computer zu schreiben und dergleichen. Schalten Sie sämtliche elektronischen Geräte aus und nehmen Sie sie nie mit ins Bett und am besten nicht einmal in Ihr Schlafzimmer. Lesen Sie lieber ein entspannendes Buch; achten Sie auf tiefe, gleichmäßige Atmung; praktizieren Sie eventuell etwas Entspannungsyoga oder machen Sie Autogenes Training. Wenn Sie mögen, hören Sie Entspannungsmusik (die einzige Ausnahme für Gerätegebrauch).

4. Nehmen Sie Ihre Sorgen nicht mit ins Bett – denken Sie rechtzeitig vor dem Schlafengehen darüber nach. Dafür könnten Sie sich beispielsweise ein Sorgen-Tagebuch zulegen. Setzen Sie sich etwa eine Stunde, bevor Sie zu Bett gehen, in Ihrer Wohnung irgendwohin (aber nicht ins Schlafzimmer!) und vertrauen Sie Ihre Sorgen und Ihre Gedanken dem Tagebuch an. Schreiben Sie über alles, was Sie sonst später möglicherweise wachhält oder bedrückt. Dann drehen Sie die Seite am besten um und schreiben sich auf deren Rückseite alles auf, was Sie sich für den nächsten Tag vorgenommen haben. Der Sinn der

Übung besteht darin, dass Ihnen dann beim Einschlafen oder mitten in der Nacht nicht irgendetwas einfällt, was Sie dann schlagartig hellwach macht. Wenn man auf diese Weise einen klaren Kopf bekommt, kann man viel besser schlafen. Meine Patientinnen haben mit dieser Übung schon die besten Erfahrungen gemacht.

5. Baden Sie es einfach weg – nehmen Sie vor dem Schlafengehen ein warmes Bad! Das entspannt sowohl den Körper als auch den Geist. Spülen Sie die Sorgen und den Ärger des Tages fort. Am besten nehmen Sie das Bad, gleich nachdem Sie Ihren täglichen Eintrag in das Sorgen-Tagebuch gemacht haben. Sollten Sie nicht gerne in der Wanne baden, genügt auch ein warmes Fußbad. Sie können sich dabei ein warmes Tuch über die Augen legen.

6. Atmen Sie tief durch. Sinnlos an die Decke zu starren ist kein gutes Rezept zum Einschlafen. Tief atmen schon. Legen Sie sich auf den Rücken oder auf die Seite, platzieren Sie eine Hand auf dem Bauch und spüren Sie bewusst, wie sich Ihr Bauch beim Atmen hebt und senkt. Wenn Sie von irgendwelchen Gedanken abgelenkt werden, fokussieren Sie sich erneut auf das Atmen. So werden Sie bald entspannt einschlafen.

7. Justieren Sie Ihren Tag-Nacht-Rhythmus, indem Sie morgens immer um die gleiche Zeit aufstehen, am besten gegen 7 Uhr, und abends immer um die gleiche Zeit ins Bett gehen, am besten gegen 23 Uhr. Wenn Sie an Schlaflosigkeit leiden oder wirklich eine schlechte Nacht hinter sich haben, setzen Sie sich beim Frühstück nach Möglichkeit dem Sonnenlicht aus, indem Sie selbst bei trübem Wetter auf dem Balkon oder am Fenster frühstücken, oder stellen Sie eine halbe Stunde lang eine Lightbox an, um den Aufwachmodus der Cortisolausschüttung zu stimulieren.

Woran merken Sie, dass Sie jetzt eigentlich sofort relaxen sollten? Wenn Sie sich in einer reizbaren Verfassung befinden, launisch sind, die Schultern bis zu den Ohren hochgezogen haben, das Gefühl haben, überanstrengt zu sein, wenn Sie ungeduldig sind, sich schlecht konzentrieren können – all jene Merkmale, die auch zum Erscheinungsbild des SOS-Modus gehören – dann ist es für Sie höchste Zeit zu entspannen.

Eigentlich hätten Sie sich schon entspannen sollen, bevor es so weit gekommen ist. Achten Sie daher in Zukunft besser auf die ersten Anzeichen und versuchen Sie schon runterzukommen, bevor Sie in die Gefahrenzone der Überanstrengung bzw. in Stress kommen. Viele von uns müssen sich tagsüber mehrmals aktiv entspannen. Versuchen Sie es folgendermaßen zu sehen: Ihre Reizbarkeitsschwelle ist wie eine Tankanzeige für Ihre Energiereserven. Steht die Anzeige auf voll oder drei viertel voll? Das ist sehr gut, dann befinden Sie sich im grünen Bereich. Aber wenn Sie immer reizbarer werden, dann leert sich der Energietank immer rascher – möglicherweise fahren Sie schon auf Reserve. Dann ist es höchste Zeit, den Tank rasch wieder aufzufüllen.

Das Tolle dabei ist, dass man nur wenige Sekunden braucht, um sich in den Entspannungsmodus zu versetzen. Sehen Sie sich dazu meine Lieblingsübung auf Seite 266 an. Das ist anfangs etwas gewöhnungsbedürftig, aber je öfter Sie es machen, desto leichter wird es Ihnen fallen. Meine Patientinnen versichern mir immer wieder, dass sie damit nicht nur selbst innerlich ausgeglichener werden, sondern auch ihre Rollen und ihr Potenzial als Mütter, Ehefrauen, Partnerinnen und im Beruf viel besser verwirklichen können.

Die Sache hat zwar keinen Haken, bedarf aber einer Grundvoraussetzung: Sie müssen über Selbstwertgefühl, einen inneren Kern verfügen, der für Sie nicht verhandelbar ist. Aus diesem erwachsen klare Prioritäten und klare Grenzen, bei denen Sie nicht zulassen, dass sie überschritten werden, auch nicht von innen, indem Sie sich von einer inneren Stimme falsche Rücksichtnahme suggerieren lassen. Überprüfen Sie stets, ob Sie auch genügend Zeit und Raum für sich selbst haben. Sich Zeit für sich selbst zu reservieren ist alles andere als egozentrisch: Es ist wichtig für Ihren Selbstrespekt und Ihre Gesund-

Nachtschicht

Nachts arbeiten zu müssen, stellt für die Stressreaktion des Körpers eine große Herausforderung dar und kann zu Gesundheitsproblemen führen. Sie sollten einige Regeln beachten, um sich zu schützen und es Ihrem Körper zu erleichtern:

- **Vor Schichtantritt sollten Sie »vorschlafen«.** Ich weiß, dass es sich ein bisschen merkwürdig anhört, aber es ist wissenschaftlich erwiesen, dass man in gewissen Grenzen durchaus »auf Vorrat« schlafen kann. Das beugt körperlicher Erschöpfung und den psychologischen Folgen von Schlafmangel vor.
- **Nehmen Sie sich nur gesundes Essen mit.** Man ist zu bequem und leicht dazu verleitet, sich nachts mit Junkfood und flüssigen Kalorien (Limo, Cola, Säften) über Wasser zu halten. Besser ist es auf jeden Fall, nur hochwertiges, nährstoffreiches Essen zu sich zu nehmen, um den Cortisolspiegel auf einem gesunden Niveau zu halten, und auf ungesunde Kalorien ganz zu verzichten.
- **Nehmen Sie Adaptogene ein.** Dazu finden Sie mehr ab Seite 320. Für die Schichtarbeit hat sich insbesondere Taigawurzel (Eleuthero) als Mittel erwiesen, das den Körper und den Geist während der Arbeit stressfrei hält.
- **Entspannen Sie sich aktiv nach der Arbeit** – genauso wie Sie es auch in jedem anderen Job zu Hause tun sollten – und ruhen Sie sich zwischen den Schichten gut aus.

heit. Falls Sie jetzt meinen, es falle Ihnen (aus etlichen vorgeschobenen Gründen) schwer, so eine Auszeit für sich selbst einzuplanen, Sie hätten das Gefühl, Sie könnten es nicht oder Sie könnten es sich nicht leisten, Sie hätten keine Zeit dafür, dann sage ich Ihnen an dieser Stelle als berufstätige und im Beruf sehr eingespannte Frau, dass das alles nur Ausflüchte und fadenscheinige Entschuldigungen sind, über die Sie hinwegkommen müssen. Für so etwas finden sich die Zeit und auch der Platz, wenn man sie sich wirklich nehmen will. Und wenn Sie sich daran gewöhnen und es öfter tun, dann gewinnen Sie damit auch ein viel selbstbestimmteres Leben. Ist das nicht toll?

Falls Sie nun immer noch meinen, für so etwas gäbe es keine Zeit und keinen Platz in Ihrem Leben, dann beantworten Sie sich bitte folgende Fragen:

- Wo und wann finden Sie in den nächsten beiden Wochen ungestört Zeit, etwas für sich zu tun?
- Was wollen Sie in dieser Zeit machen?
- Welches sind die Hindernisse, die Sie davon abhalten, und wie wollen Sie sie überwinden?
- Was wäre das Beste, das Ihnen in so einer Auszeit passieren könnte?
- Was wäre das Schlimmste?
- Wie und wann wollen Sie diese Auszeit nun konkret gestalten? Wann soll sie anfangen und wie lange soll sie dauern?

Tragen Sie Ihre Auszeit jetzt in Ihrem Terminkalender ein!

Schreiben Sie Ihre Geschichte neu, verdrahten Sie Ihr Gehirn neu

Wir sind nicht mit negativen Gedanken und Ansichten über uns selbst und unser Leben auf die Welt gekommen. Das entwickelt sich erst im Lauf des Lebens, wenn man schlechte Erfahrungen macht, in unangenehme Situationen gerät oder mit Menschen zu tun hat, die einen ablehnen oder in der Entfaltung oder Entwicklung blockieren. Solche Einflüsse, sei es durch negatives Feedback oder durch abweisende Verhaltensweisen, gehören zu den gefährlichsten und wirksamsten Giften, die wir jeden Tag schlucken müssen. Natürlich werden wir davon beeinflusst, und indem wir Gedanken verinnerlichen, werden sie Teil unserer Lebensgeschichte. Denkmuster und Verhaltensweisen zu ändern ist möglich, aber es dauert seine Zeit und es bedarf dafür einiger Übung, besonders wenn wir schon sehr lange auf der falschen Spur unterwegs sind. Stellen Sie sich vor, dass Sie auf einem viel begangenen Gebirgspfad entlangwandern. Ist dieser Pfad bereits ziemlich ausgetreten, so ist es nicht so schwer, ans Ziel zu gelangen. Ähnlich ist es mit dem Gehirn. Wenn Sie sich immer auf denselben Gedankenbahnen bewegen, hat das Gehirn die Tendenz, diese Bahnen nicht zu verlassen, weil es einfacher ist, wenn man sich nicht mit Neuem auseinandersetzen muss.

Stellen Sie sich nun vor, dass Sie sich durch einen dichten Urwald bewegen müssen, wo es noch keinen ausgetretenen Pfad gibt. Womöglich müssen Sie sogar die Machete schwingen, um das Unterholz zu beseitigen und überhaupt weiterzukommen. Aber wenn Sie diesen neuen Pfad wieder und immer wieder benutzen, wird es immer leichter, bis es so weit ist, dass der neue Pfad sich deutlicher eingeprägt hat als der alte. So lassen sich neue Gedanken, neue Denkweisen – und damit neue neuronale Bahnen – bilden. Wenn so ein neuer Pfad auf der richtigen Spur gelegt ist, fällt es leichter, in innerem Gleichgewicht, im Frieden mit sich selbst und mit Zuversicht zu leben – genau das Gegenteil von Nervosität, Stress, Unausgeglichenheit und Selbstzweifeln.

Nachfolgend nun sieben wichtige Grundsätze und Vorgehensweisen, wie Sie bei sich selbst neue Denkweisen anbahnen können:

1. Bleiben Sie ganz im Hier und Jetzt

Ganz in der Gegenwart, ganz im Hier und Jetzt zu bleiben ist eine der besten und schnellsten Techniken, Ängste, Sorgen, Katastrophendenken und das FOMO-Syndrom (ich könnte was verpassen) zu überwinden. Wenn Sie strikt im Hier und Jetzt bleiben, machen Sie sich automatisch weder Gedanken über die Vergangenheit noch irgendwelche Sorgen über die Zukunft. Sie bleiben bewusstseinsmäßig einfach dort, wo Sie gerade sind. Das können Sie mit ein paar einfachen Übungen unterstützen:

- Setzen Sie sich eine Minute lang einfach still und aufrecht hin und achten Sie auf nichts anderes als die Geräusche um Sie herum.
- Wenn Sie Geschirr abwaschen, konzentrieren Sie sich nur auf das Plätschern des Wassers im Spülbecken, darauf, wie sich die Seifenlauge anfühlt und das Geschirrteil, das sie gerade abschrubben. Üben Sie das auch mit anderen Routinehandlungen im Haushalt.
- Machen Sie sich den Geschmack und die Aromen bei der nächsten Mahlzeit eine Minute lang ganz bewusst.

Falls Ihre Gedanken anfangen umherzuwandern und sich von der unmittelbar vorliegenden Aufgabe entfernen, bringen Sie den Fokus sanft wieder darauf zurück. Das ist ganz einfach. Bleiben Sie in der Gegenwart.

2. Lassen Sie alle negativen Gedanken los

Können Sie sich vorstellen, mit Ihrer besten Freundin im Café zu sitzen, und ihr Sachen zu sagen, wie:»Weißt du, was mir aufgefallen ist, meine Liebe? Dein Arsch ist in letzter Zeit echt fett geworden.« Oder: »Wie? Dein Freund hat dich sitzen lassen? Na, kein Wunder, du warst eben nicht gut genug für ihn.« Oder:»Ach was, diesen Job bekommst du nie. Du bist so eine Versagerin.«

Niemals würde jemand mit seiner besten Freundin so sprechen, wie wir manchmal zu uns selbst sprechen. Jeden Tag geht das so! Solche negativen Gedanken können einem das Leben zur Hölle machen. Hier sind noch ein paar typische Beispiele, wie Frauen sich selbst runterziehen:

- Ich darf keine Zeit (oder kein Geld) dazu verwenden, mit etwas zu gönnen.
- Dafür habe ich gar keine Zeit.
- Ich bekomme doch nie, was ich mir wünsche.
- Ich bin wirklich nur fett und faul.
- Alles, was ich anpacke, geht schief.
- Ich halte ja doch nicht lange durch, also was solls!
- Bei meiner Mutter und Großmutter war es doch schon genauso, warum sollte es bei mir anders sein?
- Funktioniert das wirklich oder ist es nur Zeitverschwendung?
- Ich hab mir bei der Diät sowieso schon Ausnahmen erlaubt; warum sollte ich weitermachen?

Fangen Sie damit an, sich zuzuhören, dann werden Sie den einen oder anderen Gedanken wiedererkennen. So werden Sie negative Gedanken los:

Seien Sie Ihre eigene beste Freundin: Dieser Gedankentrick ist eine wirkungsvolle Methode, um negative Gedankenbahnen zu verlassen. Sprechen Sie zu sich selbst wie zu jemandem, den Sie wirklich gern haben. Damit sparen Sie sich jede Menge stressige Adrenalinausschüttungen aus den Nebennieren und viele unerwünschte Nebenwirkungen. Ich verwende noch einen anderen kleinen Trick: Ich stelle mir vor, dass sich meine beste Freundin mit meinen selbstkritischen Gedanken unterhält und sich dabei schützend vor mich stellt und mich verteidigt. Was würde sie zu ihnen sagen? Ich vermute, sie würde von ihnen verlangen, dass sie mich in Ruhe lassen sollen, und sie würde ihnen etwas Tolles über mich sagen. Versuchen Sie es ruhig einmal. Bringen Sie Ihre selbstkritischen Stimmen zum Schweigen.

Gedanken wie eine Wolke vorbeiziehen lassen: Selbstkritische, negative Gedanken können Handlungen auslösen – wie etwa den Griff zu einem großen, fetten, süßen Eis als Seelentröster. Ein Verzweiflungsakt. Lassen Sie sich einfach nicht von ihnen kontrollieren. In so einem Fall mache ich es ähnlich wie bei anderen Impulshandlungen, von denen ich weiß, dass sie nicht gut für mich sind: Ich beobachte mich selbst, spüre genau, wie ein negativer Gedanke in mir hochkommt und von mir Besitz ergreifen will, und dann betrachte ich ihn wie eine Wolke, die im Frühlingswind vorüberzieht oder sich auflöst. Beobachten Sie sie einfach. Beobachten und beobachten Sie und tun Sie gar nichts. Reagieren Sie nicht, spüren Sie der Wolke nur nach – und schon hat sie sich von selbst aufgelöst.

Widersprechen Sie: Wenn es sich um ein besonders hartnäckiges selbstkritisches Denkmuster handelt, können Sie auch mal die Herausforderung annehmen und dem negativen Gedanken aktiv widersprechen und ihn widerlegen. Wenn Sie beispielsweise von innen hören, dass Sie es beruflich sowieso nie nach oben schaffen werden, dann erinnern Sie sich an Gelegenheiten, bei denen Sie tatsächlich Erfolge erzielt haben. Wenn bei mir ein destruktiver Gedanke aus der Vergangenheit auftaucht, dann danke ich ihm für sein Erscheinen und sage zu ihm: »Von dir hab ich jetzt echt die Nase voll. Vielen Dank, aber du kannst jetzt gehen und brauchst auch nicht mehr wiederzukommen.« So was muss man, wie gesagt, ein bisschen üben, aber das wirkt wie Magie.

Begrüßen Sie das Neue: Hier noch einige Beispiele, wie Sie Selbstkritik ummünzen können und damit negative Gedanken ersetzen. Mit der Zeit werden diese dann zu Ihrer zweiten inneren Natur oder zumindest blicken Sie damit zielgerichtet nach vorne, sobald die destruktive Selbstkritik sich zu Wort meldet:

- Ich bin ganz entspannt. Ihr könnt mir alle den Buckel runterrutschten. Ich habe alles, was ich brauche.
- Ich weiß, was ich will, und ich bin auf dem besten Weg, es zu bekommen.
- Ich kann mich genau so akzeptieren, wie ich bin.
- Ich habe einen schönen und gesunden Körper und fühle mich wohl in meiner Haut.

- Es macht nichts, wenn jetzt die Wäsche noch nicht gebügelt oder das Geschirr noch nicht abgewaschen ist. Mir ist es jetzt wichtiger, mich erst mal um mich selbst zu kümmern.

3. Hören Sie mit Selbstvorwürfen auf

Das Wörtchen »sollte« ist ein strenger Zuchtmeister und eine besonders hinterhältige Art und Weise des negativen Denkens, weil Sie sich auf diese Weise implizit ständig selbst suggerieren, wie unzulänglich, untätig und unakzeptabel Sie sind, und dass Sie eine Pause gar nicht verdient haben. Es hört sich oft so an: »Ich sollte im Beruf eigentlich erfolgreicher sein«, »Ich sollte schlanker sein«, »Ich sollte längst verheiratet sein«, »Ich sollte noch mehr arbeiten«, »Ich sollte zustimmen (oder ablehnen)«.

Achten Sie einmal darauf, wie oft Sie zu sich selbst »ich sollte« sagen und worauf sich das jeweils bezieht. Vorsicht, Sie könnten vor sich selbst erschrecken. Aber dadurch lernen Sie auch viel über sich – was sie antreibt und was Sie eventuell in die falsche Richtung treibt. Wenn Sie Ihren Gebrauch von »sollte« ein paar Tage lang bewusst beobachtet haben, versuchen Sie bewusst, dieses Verb aus Ihrem Alltagsvokabular zu eliminieren, und beobachten Sie, was dann passiert. Kann sein, dass sich die Welt verändert.

4. Hören Sie auf zu vergleichen

Als ehemalige Perfektionistin (inzwischen auf dem Weg der Besserung) bin ich mit dem kleinen, gemeinen Vergleiche-Monster bestens vertraut, das immer wieder auftaucht, um einen daran zu erinnern, dass alle anderen erfolgreicher, erfahrener und klüger sind als man selbst. Es handelt sich um ein Erweiterungsform von »sollte«. Vorbilder zu haben, die man bewundert, von denen man lernen und denen man nacheifern kann, ist eine starke Inspirations- und Motivations-

262 | Der Aufstand der Hormone

quelle, aber direkte Vergleiche gehen vollkommen fehl und sind regelrecht kontraproduktiv. Kein Mensch kann so sein wie ein anderer; wenn Sie anfangen direkte Vergleiche zu ziehen, sind Sie von vornherein die Verliererin. Da würden Sie sich auf einen sinnlosen Wettstreit einlassen, der zu nichts anderem führt, als Sie frustriert, erschöpft und mit einem negativen Bild von Ihnen selbst auf dem Schlachtfeld zurückzulassen. Dagegen können Sie angehen, indem Sie sich selbst annehmen und sich gut finden, so, wie Sie sind. Probieren Sie folgenden kleinen Trick: Wenn Sie sich das nächste Mal dabei erwischen, wie Sie sich mit jemandem vergleichen, dann wünschen Sie der Person in Gedanken viel Erfolg, gehen Sie vielleicht auf deren Facebook-Seite, »liken« Sie sie, senden Sie ihr eine anerkennende, bewundernde Nachricht – und denken Sie daran, dass wir alle zusammen die Menschheit bilden, jeder Einzelne von uns. Jeder hat etwas beizutragen, jeder hat eine besondere Gabe, die er einbringen kann. Bringen Sie sich selbst Wertschätzung entgegen und erkennen Sie auch die Beiträge aller anderen dankbar an. Das ist wirklich großherzig und heilt vom Gift des Neids, das einen selbst auffrisst.

5. Denken Sie noch mal an Ihre Erfolgserlebnisse

Gewöhnen Sie es sich an, jeden Tag vor dem Abendessen oder vor dem Schlafengehen noch einmal bewusst an etwas zu denken, was Sie heute gut gemacht haben, was Ihnen ein positives Gefühl für sich selbst gegeben hat. Und wenn es nur einfache Sachen sind wie: einer älteren Person beim Einkaufen geholfen zu haben, jemanden mit einer freundlichen Bemerkung zum Lächeln gebracht zu haben oder endlich etwas erledigt zu haben, das Sie schon lange vor sich hergeschoben haben und nun endlich von der Liste streichen konnten. Jeder Mensch verdient Anerkennung und Sie können ohne Weiteres bei sich selbst als Ihrer besten Freundin damit anfangen, sich für »gute Taten« oder Erfolge auch etwas Eigenlob zu spenden. Durch so eine zuversichtliche Grundeinstellung und positive Eigenreaktion werden auch Hormone im Körper freigesetzt, die wie ein physiologisches Gegenmittel zur Stressreaktion wirken und Ihr Gehirn so restrukturieren, dass Sie erst gar nicht in den SOS-Modus geraten. Das Verrückteste daran ist: Es ist wissenschaftlich erwiesen, dass eine optimistische Einstellung und eine positive Ausstrahlung Erfolg und Wohlstand geradezu magisch anziehen.

6. Sich gegenseitig unterstützen

Viele Menschen verlassen sich ganz unwillkürlich und unkompliziert auf den Beistand von anderen. Wenn wir viel zu tun haben, wenn von irgendeiner Seite der Druck zu groß wird, dann passiert es aber auch leicht, dass wir ein grundlegendes Bedürfnis vernachlässigen: einfach Zeit mit einer guten Freundin zu verbringen. Manche Menschen nehmen die Hilfe anderer nicht so gern in Anspruch, oft aus falschem Stolz, weil sie nicht zugeben wollen, dass sie alleine nicht klarkommen. Dabei ist es viel besser, ständig auf die eine oder andere Weise mit anderen in Kontakt zu stehen – nicht zuletzt ist das eine wirkungsvolle Vorbeugemaßnahme gegen übermäßigen Stress. Shelley Taylor, eine Wissenschaftlerin an der renommierten Stanford-Universität in Kalifornien, hat dieses Phänomen »tend and befriend« (beschützen und befreunden) genannt; unter dieser Bezeichnung wird seit dem Jahr 2000 eine Verhaltensweise diskutiert, wie sich Frauen unter Stress instinktiv gegenseitig unterstützen. Hier spielen in der Tat auch physiologische Komponenten eine Rolle, weil durch dieses Verhalten das vertrauensbildende Antistresshormon Oxytocin freigesetzt wird.

Oxytocin ist als »Kuschelhormon« recht populär geworden. Es wird in bestimmten Situationen großer körperlicher Nähe freigesetzt, wenn eine Mutter ihr kleines Baby stillt oder in den Armen wiegt, beim Orgasmus oder wenn wir uns sonst mit anderen Menschen eng zusammenschließen. Oxytocin ist ein regelrechtes Gegenmittel zur übermäßigen Stressreaktion. Es hilft unmittelbar, Angst und Nervosität abzubauen, Stress zu beseitigen, und Vertrauen, Mut, Großzügigkeit und Empathie zu stärken – und zwar nicht nur bei Ihnen selbst, sondern auch bei den Menschen, mit denen Sie sich eng zusammentun. Schließen Sie sich mit anderen zusammen, tun Sie etwas gemeinsam! Es entspannt auch, wenn man sich einfach mit anderen Menschen unterhalten kann, sei es über ein aktuelles Problem, sei es einfach nur so zum Quatschen. Allein schon in Worte zu fassen, wie es einem geht, und dies mit anderen zu teilen, wirkt wie ein Blitzableiter. Eine der einfachsten Methoden, Stress abzubauen: Rufen Sie einfach eine Freundin an. Geteilte Sorgen verbinden. Es ist für Sie beide gut.

7. Nehmen Sie es als Herausforderung

Sie müssen sich keineswegs immer in eine Höhle verkriechen, wenn Sie zu stark unter Druck stehen. Es gibt auch andere Methoden, damit umzugehen, beispielsweise indem Sie es als Herausforderung nehmen. Wenn Sie sich von all dem, was »noch zu tun ist«, vollkommen erschlagen fühlen, drehen Sie den Spieß doch einfach um, indem Sie sich sagen: »Ich bin gespannt, wie ich das alles schaffen werde.« Damit machen Sie die Sache interessant und werden neugierig darauf. Auf diese Weise lässt sich als negativ empfundener Stress in einen positiven Ansporn umwandeln – und positiver Stress tut gut. Stressbewältigung ist auch eine Sache der inneren Einstellung. Psychologen sprechen auch von *growth mindset* oder einem »dynamischen Selbstbild« im Gegensatz zum »statischen Selbstbild« (*fixed mindset*). Auch hier ist eine Verschiebung der inneren Einstellung beziehungsweise der Selbstwahrnehmung gemeint. Stehen Sie sich also nicht selbst im Weg, indem Sie eine Situation oder ein Problem von vornherein als »schwierig« oder »kaum zu bewältigen« beurteilen. Das statische Selbstbild ist häufig eine Folge der vorprogrammierten Flucht-oder-Kampf-Stressreaktion bei äußerer Gefahr; die Hormonkaskade, die hier automatisch abläuft, verengt unsere Wahrnehmung. Wenn Sie dagegen ein dynamisches Selbstbild haben, dann nehmen Sie eine schwierige Situation als »anregende Herausforderung« an, bei der Sie nur dazulernen und neue Erfahrungen machen können. Wenn wir neugierig sind, ergeben sich auch neue Perspektiven und Möglichkeiten, ein Problem zu lösen.

Stressabbau – Ein paar Tipps

Die Buchhandlungen, ja ganze Bibliotheken sind voll mit Büchern über Entspannung, Meditation, Achtsamkeit. Um dauerhaft aus dem SOS-Modus auszusteigen oder erst gar nicht hineinzugeraten, ist es unabdingbar, sich im Alltag immer wieder bewusst und gezielt zu entspannen. Im nachfolgenden Abschnitt finden Sie eine ganze Reihe Vorschläge – suchen Sie sich heraus, was Ihnen am meisten zusagt. Sie sollten sich daran gewöhnen, dies zu einem ganz normalen Bestandteil Ihres Tagesablaufs zu machen.

Aktiver Rückzug in die Höhle

Sie haben sich jetzt eine Pause verdient; Sie müssen es nicht erst so weit kommen lassen, dass Sie kurz vor dem totalen Zusammenbruch stehen, damit Sie die Erholung bekommen, die Sie jetzt brauchen. Wenn Sie das Ende der Fahnenstange erreicht haben und vor Überanstrengung nicht mehr weiterwissen, dann ziehen Sie jetzt den Stecker. Legen Sie das Mobiltelefon weg, fahren Sie Ihren Computer herunter, sagen Sie Ihre Termine ab und mutieren Sie von der Maschine wieder zum Menschen. Um aus dem SOS rauszukommen, braucht man eine Auszeit. Das ist im Übrigen auch die beste Voraussetzung dafür, anschließend wieder produktiv und kreativ sein zu können, wieder klar im Kopf und emotional ausgeglichener. Wie lange soll die Auszeit dauern? Das hängt davon ab, wie erschöpft Sie sind. Manchmal genügen ein paar Minuten, manchmal eine Stunde, manchmal braucht es dafür einen ganzen Urlaub. Aber wenn Sie das Gefühl haben, dass Sie es jetzt brauchen, dann verkriechen Sie sich eine Weile in Ihre Höhle.

Kurzmeditation

Meditation ist eine Praktik, die zu einer aktiven Entspannung führt; sie ist eine wesentliche Hilfe, wenn es darum geht, vom Karussell des SOS-Modus abzuspringen. Durch intensive Meditation kann sogar die Gehirnrinde dicker werden (die Gehirnmasse wird dichter und »wächst«); dadurch verbessert sich dann auch das Gedächtnis, die Gefühlskontrolle, auch die Willenskraft werden stärker.

Selbst wenn Sie noch nie meditiert haben oder noch nie bewusst Ihren Atem beobachtet haben, können Sie genau das jetzt einfach mal ausprobieren. Die Kurzmeditation ist die beste Meditationsart, die ich je kennengelernt habe. Man kann sie an jedem Ort und zu jeder Zeit ausführen, sie ändert sofort die innere Einstellung, und die ganze Spannung fällt von einem ab. Im Prinzip dauert es nur zwei Minuten, kann aber beliebig wiederholt oder verlängert werden. Es funktioniert folgendermaßen:

- Nehmen Sie eine bequeme Haltung im Sitzen oder im Stehen ein. Spüren Sie Ihre Füße auf dem Boden. Wenn es die Umgebung zulässt, schließen Sie die Augen.
- Atmen Sie ein paarmal ganz normal durch die Nase ein, durch den Mund aus.
- Dann atmen Sie tiefer durch die Nase ein (so lange, wie Sie bis vier zählen) und sagen dabei: »Ich bin …«
- Atmen Sie dann langsam durch den Mund aus, zählen Sie bis sechs und sagen Sie dabei: »… ganz ruhig«
- Wiederholen Sie das achtmal, dann öffnen Sie die Augen wieder.
- Nehmen Sie sich ein paar Momente Zeit, um nachzuspüren, wie Sie sich jetzt fühlen.

Wie Sie an diesem Beispiel sehen, muss man zum Meditieren nicht auf einer Yogamatte sitzen und mit geschlossenen Augen stundenlang »Om« singen. Obwohl das auch enorm wirkungsvoll sein kann. Aber bereits mithilfe solcher Kurzmeditationen können Sie innere Ruhe finden und relativ schnell die Stressreaktion neutralisieren.

In Bewegung kommen: Yoga – oder anderes

Jede Art körperlicher Betätigung – wirklich egal, was – verbessert Ihr Wohlbefinden und Ihre Gesundheit, wenn sie in vernünftigem Maß betrieben wird (und damit nicht neuen Stress erzeugt – davon war schon auf Seite 243 kurz die Rede). Durch Bewegung und Sport wird Stress abgebaut, der Geist entspannt sich und das hat einen positiven Einfluss auf die Cortisolkurve. Das Besondere an Yoga ist, dass es tief sitzende Verspannungen löst, die Gewebeheilung in Gang setzt, gleichzeitig den Geist beruhigt und Ihnen nahezu unausweichlich dazu verhilft, ganz im Hier und Jetzt zu sein. All das fördert die Entspannungsreaktion in ganz erheblicher Weise. Entspannungsyoga bringt Sie besonders wirksam, recht schnell und ohne Anstrengung der Muskeln in eine ganz tiefe Entspannung. Selbst auf absolute Yoga-Anfänger hat es diese positiven Effekte. Ich empfehle Ihnen das sehr, wenn Sie bei den Fragen zu psychisch-emotionalem Stress eine hohe Punktzahl erreicht haben. Die meisten Yoga-Studios bieten entsprechende Kurse an oder Sie suchen sich im Internet ein entsprechendes Video heraus.

Eintauchen ins Wohlfühlbad

Ich spreche gerne vom Wohlfühlbad, denn genau in dieses Gefühl sollen Sie eintauchen: Aaaah! Und wenn Sie wieder aus der Wanne steigen, hält es hoffentlich noch an. Lassen Sie sich vor dem Schlafengehen oder wann immer Ihnen der Sinn danach steht, ein Bad einlaufen – das Wasser sollte möglichst warm sein, eben so, wie Sie es am liebsten haben. Wenn Sie wollen, geben Sie noch Badesalz und Lavendelöl oder ein anderes entspannendes Mittel hinzu. Und/oder zünden Sie Kerzen an. Dann tauchen Sie ein und genießen die vollkommen entspannende, wohltuende Wirkung. Während Sie in der Wanne sitzen, können Sie zusätzlich noch ein paar Minuten lang tief ein- und ausatmen, um den Entspannungseffekt zu erhöhen.

Ihr kleines, tägliches Ritual

So ein kleines, tägliches Ritual kann etwas ganz Einfaches sein wie eine Tasse Tee (oder auch Kaffee), für die Sie sich eine Viertelstunde Zeit nehmen. Es kann auch ein halbstündiger Spaziergang sein, allein oder mit einer Freundin, eine fünfminütige Meditation oder ein heißes Bad am Abend, wie ich es gerade oben beschrieben habe. Was immer Sie machen, dadurch wird auf jeden Fall die HPA-Achse (Hypothalamus-Hypophysen-Nebennieren-Achse) wieder beruhigt. Suchen Sie sich eines der Rituale aus – oder kreieren Sie Ihr eigenes. Sie bringen es nicht an jedem Tag auf die Reihe? Dann suchen Sie sich wenigstens einen Abend in der Woche oder einen Morgen am Wochenende dafür heraus und tragen Sie ihn in Ihren Kalender ein. Und halten Sie wirklich eisern daran fest. Wenigstens das sind Sie sich schuldig.

Tagebuch führen

Um ein Tagebuch zu führen, bedarf es keiner schriftstellerischen Begabung. Schnappen Sie sich einfach einen Stift und ein Heft oder einen Block und schreiben Sie alles auf, was Ihnen in den Sinn kommt. Ich unterscheide gerne zwei Typen Tagebücher:

Das Sorgen-Tagebuch: Schreiben Sie in der halben Stunde vor dem Schlafengehen über Ihre Sorgen, Ängste und verstörenden Erfahrungen während des Tages. Man weiß, dass sich dadurch der Cortisolspiegel senken lässt, es wirkt angstlösend und hat therapeutische Wirkungen bei PTBS (Posttraumatische Belastungsstörung). Man hat auch festgestellt, dass Frauen, die so ein Tagebuch führen, weniger häufig zum Arzt gehen und weniger stark von entzündlichen Prozessen im Körper betroffen sind. Wenn Sie sich nur ungefähr alle vier Tage eine Viertelstunde Zeit nehmen und tatsächlich Tagebucheinträge machen, dann hat das wohltuende Effekte, die sich acht Monate lang positiv auswirken.

Das Danke-Tagebuch: Es wäre gut – und würde auch schon genügen –, wenn Sie mehrmals in der Woche einfach nur drei Dinge aufschreiben, für die Sie dankbar sind. Man hat festgestellt, dass auch bewusst praktizierte Dankbarkeit solche gesundheitsfördernden Wirkungen hat und die Lebensqualität verbessert.

Akku laden nach der Arbeit

Frauen, die sich nach einem langen und stressigen Arbeitstag zu Hause eine bewusste Erholungsphase gönnen, haben dann abends einen normaleren Cortisolspiegel und schlafen besser als diejenigen, die sich nicht entspannen und ihrem Körper keine Zeit zur Erholung lassen. Gewöhnen Sie sich an, abends, wenn Sie von der Arbeit nach Hause kommen, eine Viertelstunde lang mithilfe einer der oben beschriebenen Entspannungstechniken bewusst abzuschalten. Dadurch verhindern Sie vor allem, dass der Cortisolspiegel am Abend noch einmal in die Höhe schießt. Eines meiner Lieblingsrituale am Abend ist meine *Solo Dance Party*. Ich stelle ganz laute Musik an und tanze wie eine Wilde, so als ob mich niemand beobachtet. Und selbst wenn mich jemand beobachten würde – es wäre mir vollkommen egal. Ich singe sogar dazu – und zwar richtig laut. Es ist auch gut, sich regelmäßig einen Abend pro Woche völlig frei von Arbeit und sonstigen Verpflichtungen zu halten. Dieses einfache Prinzip kann Wunder wirken, denn dann fühlen Sie sich wenigstens noch wie ein menschliches Wesen und nicht wie ein stets funktionsfähiger Roboter.

Digital-Detox

Die Informationsflut ist eine neue Art geistiger Umweltverschmutzung, die unsere Hirne und Sinne benebelt. Dadurch wird uns suggeriert, dass wir nie wirklich up to date sind, nie genug wissen, nie aktiv genug sind – das gilt insbesondere, wenn Sie sich von den ständig neuen Livebildern beeindrucken lassen, die Ihre Facebook-Freunde aus ihrem tollen Leben posten. Wenn Sie sich dann auch noch spät am Abend, also zu nahe an der eigentlichen Schlafenszeit, via Computer oder anderem elektronischen Spielzeug mit Aufregerthemen beschäftigen und dabei dem blauen Licht aus diesen Geräten ausgesetzt sind, dann bringt das Ihren ganzen Hormonhaushalt durcheinander. Die Ausschüttung von Cortisol wird stimuliert und die Produktion von schlafförderndem Melatonin verhindert. Sie brauchen sich dann nicht zu wundern, wenn Sie Schlafstörungen haben. Deshalb mache ich Ihnen einen kühnen Vorschlag: Falls Sie solche schlechten digitalen Gewohnheiten haben, ziehen ab und zu mal den Stecker. Gegen neun Uhr abends sollte konsequent Schluss sein und wenigstens einen Tag in der Woche sollten Sie ganz ohne Mediengebrauch verbringen: kein Internet, kein Handy, keine E-Mails, kein Facebook oder Ähnliches. Das wird Ihr Leben verändern, ob Sie es glauben oder nicht.

Gehen Sie an die frische Luft

Schon seit der Antike hat man gewusst, was die Wissenschaft jetzt beweisen kann: Die Natur heilt. Cortisol wird abgebaut, Entzündungen gehen zurück, Sie sind innerlich ausgeglichener, Sie bekommen einen klaren Kopf. Vorausgesetzt natürlich, dass Sie offline sind, wenn Sie draußen spazieren gehen! Denn nur so koppeln Sie sich auch mal von allem ab, was sie umtreibt, und nur so können Sie den Aufenthalt draußen wirklich genießen. Dafür müssen Sie sich nicht gleich ein Farmhaus in England oder eine Ferienvilla in der Toskana kaufen.

Schon ein halbstündiger Spaziergang ein paarmal in der Woche in einem nahe gelegenen Park oder auf einem Flussuferweg kann einen großen Unterschied bewirken. Manchmal genügt es sogar schon, einfach barfuß draußen auf dem Balkon oder im Garten in der Sonne zu stehen und drei volle Minuten lang tief durchzuatmen. Versuchen Sie dabei, den Atem dorthin zu lenken, wo Sie eine Verspannung spüren, und wieder einen klaren Kopf zu bekommen.

Homo ludens – das spielende Wesen

Jede Art Spiel ist für die Gesundheit und für Ihr Wohlgefühl so grundlegend und wichtig wie Sport oder körperliche Betätigung. Lachen ist der direkteste Weg in den Entspannungsmodus überhaupt. Nehmen Sie sich wieder Zeit für Spiele mit Freunden und Freundinnen, mit Ihren Kindern (oder Nachbarskindern) und denken Sie mal darüber nach, ob es ein Hobby oder irgendeine Art Freizeitaktivität gibt, die Sie früher gerne gemacht haben. Setzen Sie sich dabei keinem neuen Stress aus und seien Sie nicht zu selbstkritisch. Tun Sie es rein aus Spaß an der Freude. Was könnte das sein? Rollschuh laufen? Fahrrad fahren? Töpfern? Hula-Hoop? (Ich habe einen Hula-Hoop-Reifen.) Tun Sie es einfach. Es tut so gut, Spaß zu haben.

Die schönste Nebensache der Welt: Kuscheln und Sex

In ein Buch über Frauen, die Stress erleiden, gehört auch ein Kapitel über die schönste Nebensache der Welt. Beziehungsdramen und anstrengende Partnerschaften können sehr auszehrend sein. Untersuchungen haben gezeigt, dass Frauen sehr unruhig schlafen, wenn sie neben einem Partner liegen, mit dem sie eine konfliktreiche Beziehung haben (wohingegen die Männer in der Regel glatt durchschlafen). Wenn Sie allerdings mit einem Menschen schlafen und

Sex haben, den Sie lieben, dann ist das ein hervorragendes SOS-Gegenmittel, das die Qualität Ihres Schlafes verbessert, die Cortisolausschüttung mindert und Ihre Stimmung erheblich bessert – nicht zuletzt wegen der Oxytocinausschüttung. Eine glückliche intime Beziehung trägt dazu bei, die Anspannungen des Tages zu lösen, verbessert die Immunabwehr und wirkt dadurch sogar lebensverlängernd. Einen Orgasmus zu haben ist einfach super, auch wenn Sie ihn mal ganz selbsttätig erleben.

Natürliche Mittel, die Ihrem Schlaf, Gehirn und Gemüt helfen

Zusätzlich zu Ihrer täglichen Standardration an Ergänzungsmitteln gibt es etliche Naturheilmittel und Nährstoffe, die gezielt Ihr Nervensystem stärken (auch Ihr vegetatives Nervensystem), die die Produktion von Neurotransmittern fördern und die Ihnen dabei helfen, Ängste und Depressionen zu lindern sowie die Stimmung zu verbessern. Sie alle sind sicher im Gebrauch, sie machen weder abhängig, noch wirken sie sedierend. Diese sanften Mittel verhelfen Ihnen vor allem zu einem gesunden Schlaf, ohne dass Sie zu Medikamenten greifen müssen. Sie können sie sowohl einzeln nehmen als auch ohne Weiteres miteinander kombiniert. Probieren Sie einfach aus, was bei Ihnen am besten funktioniert. Rechnen Sie mit fünf Tagen, bis Sie wirklich eine Wirkung spüren.

Kräutertee nehmen Sie am besten eine halbe Stunde vor dem Schlafengehen zu sich. Sollten Sie schwere Schlafstörungen haben, können Sie auch eine Stunde vorher bereits eine Tasse trinken und dann noch einmal unmittelbar vor der Bettruhe. Falls nicht ausdrücklich anders angezeigt, sollten Schlaftees *nicht* während der Schwangerschaft genommen werden, während der Stillzeit gibt es hingegen in der Regel keine Einwände.

Im siebten Kapitel wird darüber hinaus von sogenannten Adaptogenen die Rede sein, die die Stressüberreaktion dämpfen und die Immunabwehr, die Geisteskräfte und den allgemeinen Energielevel stärken.

SOS-Rezepte: Naturheilmittel für Schlaf, Geist und Gemüt (Beachten Sie auch die Übersicht: SOS-Rezepte: Adaptogene auf Seite 320)		
Naturheil- oder Ergänzungsmittel	**Anwendung und Nebenwirkungen**	**Dosis**
Echtes Johanniskraut	In vielen Untersuchungen wurde Johanniskraut immer wieder als wirksames Antidepressivum bestätigt, sogar wirksamer als Pharmazeutika – und ohne jede Nebenwirkungen.	300–600 mg pro Tag bei Produkten mit 0,3 % Hypericin und/oder 3–5 % Hyperforin
Kurkuma	Wegen seiner guten und breiten Wirksamkeit bei entzündlichen Prozessen kann Kurkuma bzw. sein wichtigster Wirkstoff Curcumin generell bei Gedächtnistrübung, Ängstlichkeit und Nervosität und depressiven Verstimmungen empfohlen werden.	1–3 g Kurkuma-Pulver oder 1 200 – 2 400 mg Curcumin täglich, am besten über den Tag verteilt einnehmen
L-Theanin⊖	Eine beruhigende, nichtproteinogene Aminosäure, die fast ausschließlich in den Blättern von grünem Tee enthalten ist. Ähnlich wie Meditation wirkt L-Theanin einerseits entspannend, andererseits unterstützt es Konzentration und Aufmerksamkeit durch Verstärkung der Alpha-Wellen im Gehirn. Wirkt innerhalb einer Stunde ähnlich positiv wie pharmazeutische Angstprophylaxe, selbst in Stresssituationen. Unterstützt die Produktion von Neurotransmittern wie Serotonin, Dopamin und GABA (γ-Aminobuttersäure), wodurch ein allgemeines Wohlgefühl erzeugt wird. Senkt möglicherweise den Blutdruck.	100–200 mg pro Tag
Lavendel⊖	Verbessert den Schlaf, beruhigt Nervosität. Untersuchungen haben gezeigt, dass man mit Lavendel tatsächlich Spannungen lindern kann; dazu kann es als Tee oder Extrakt eingenommen oder als Lavendelöl eingeatmet werden (Aromatherapie). Zur Beruhigung und gegen Schlafstörungen finde ich die Einnahme von Lavendelöl-Kapseln am besten. Ich hatte Patientinnen, die sich durch die Umstellung auf die Einnahme von täglich 60-mg-Kapseln von pharmazeutischen Angsthemmern lösen konnten, die sie zuvor jahrelang eingenommen hatten. Einnahme abends vor dem Einschlafen oder auch morgens. Die Wirksamkeit ähnelt der von Benzodiazepinen ohne das Nebenwirkungsrisiko dieser Schlafmittel. Lavendel hat sich auch bei Lampenfieber oder Prüfungsangst als sehr wirksam erwiesen. Nehmen Sie es nicht, wenn Sie ER-positiven Brustkrebs hatten oder ein entsprechend hohes Brustkrebsrisiko in der nächsten Verwandtschaft bekannt ist. Aromatherapie kann man auch während der Schwangerschaft betreiben.	eine Kapsel Lavendelöl (60 mg) vor dem Einschlafen.
Magnesium	Fördert die Entspannung, lindert Nervosität und Ängste und depressive Stimmung. Kann vor dem Einschlafen genommen werden, um Muskeln und Geist zu entspannen. Hilft auch gegen RLS (Restless-Legs-Syndrom) und Muskelkrämpfe, falls Sie davon Schlafstörungen haben.	400 bis 800 mg pro Tag

SOS-Rezepte: Naturheilmittel für Schlaf, Geist und Gemüt (Beachten Sie auch die Übersicht: SOS-Rezepte: Adaptogene auf Seite 320)		
Naturheil- oder Ergänzungsmittel	**Anwendung und Nebenwirkungen**	**Dosis**
Melatonin⊖	Hilft nachweislich beim Einschlafen und eventuell gegen Nachtschweiß während der Menopause. Studien belegen Wirksamkeit und Sicherheit.	0,5–3 mg eine Stunde vor dem Zubettgehen
Passionsblume	Fördert das Einschlafen, Durchschlafen und die Schlafqualität. Sie fühlen sich frischer und ausgeruhter. Hilft auch bei Angstsymptomen.	40–60 Tropfen Extrakt oder 320 mg-Kapseln
Probiotika	Sie sollten Lactobacillus und *Bifidobacterium* enthalten. Eine Wirkung besteht darin, dass die HPA-Achse weniger stimuliert wird. In der aktuellen Forschung über den Austausch zwischen Darm und Hirn gibt es aufredende neue Erkenntnisse, die ein ganz neues Wissenschaftsgebiet erschlossen haben, die Psychobiotik. Hier geht es beispielsweise darum, welche Wirkungen Probiotika auf die seelische Stimmung und auf die Gehirnfunktionen haben – und das sieht alles sehr vielversprechend aus. Wir wissen inzwischen, dass ein Überwiegen der guten Darmbakterien positiv gegen Ängste und Depression wirkt, dass entzündliche Zytokine gehemmt werden und eine Überstimulierung der HPA-Achse vermieden wird. *Bifidobacterium infantis* und *B. longum* gehören zu den Stämmen, die als besonders gesundheitsfördernd gelten.	1–2 Kapseln pro Tag mit einem Minimum von 10 Milliarden KBE
Relora⊖	Eine Kombination von Magnolie und Phellodendron, hilft gegen Ängstlichkeit und SOS, verbessert den Schlaf, liefert Energie, reduziert Cortisol und erhöht wohl auf sichere Weise DHEA.	500 mg vor dem Schlafengehen
SAM (S-Adenosyl-methionin)⊖	Diese für die Methylierung wichtige Aminosäure scheint genauso wirksam zu sein wie einige Pharmazeutika gegen Depression. Positive Wirkungen auch bei Angstzuständen, Schmerzen und Entzündungen im Zusammenhang mit Osteoarthritis und Fibromyalgie.	400–1 600 mg pro Tag. Es kann 1–2 Monate dauern bis eine Wirkung spürbar wird, weil es sich im Körper erst anreichern muss.
Vitamin B₆	Vor dem Einschlafen zu nehmen, um durch die Kappung von Cortisolspitzen Schlafstörungen in der Nacht zu verhindern	50–100 mg
Vitamin B₁₂ (Methylcobalamin)	Spielt eine wichtige Rolle für das Aufrechterhalten des zirkadianen Rhythmus; wahrscheinlich aufgrund seines Einflusses auf die Melatoninproduktion. Verbessert die Qualität des Schlafs, sodass Sie morgens erfrischt und ausgeruht aufwachen.	1 mg zum Schlucken

Zeichen ⊖ = nicht bei Schwangerschaft anwenden

Setzen Sie sich große Ziele, leben Sie bewusst

Sehen Sie sich noch einmal die Stresskurve auf Seite 51 an. Auf der linken Seite der Kurve befindet man sich in einem Zustand der totalen Langeweile, wo man wenig Erfüllung und unterdrückte Wünsche findet, was zu Unterfunktion und verminderter Leistung führt. Von dort ist es in der Regel nicht weit zu verstärkter Reizbarkeit, Depressionen, Ängsten, Wut, Enttäuschung, Verbitterung und einer ganzen Reihe anderer negativer bis destruktiver Gefühle. Diese äußern sich schließlich auch in körperlichen Beschwerden. Umgekehrt sind Zufriedenheit, Wuncherfüllung, die Möglichkeit zu Selbstverwirklichung und zum Ausleben der Talente Voraussetzungen für ein gesundes und gelungenes Leben.

Wenn es Ihnen nicht möglich ist, ein Leben zu führen, das im Großen und Ganzen im Einklang mit Ihnen selbst und mit der Welt steht und in dem Sie sich grundsätzlich wohlfühlen, haben Sie ein erhöhtes Risiko, in den SOS-Modus zu verfallen. Ich habe in meiner Praxis und durch das Internet so viele Frauen kennengelernt, die sich bei der Erfüllung ihrer Träume und Hoffnungen riesigen Hindernissen gegenübersehen. Ich weiß, dass es immenser Anstrengungen bedarf, einen unbefriedigenden Job oder eine unglückliche Beziehung hinter sich zu lassen und irgendwo neu anzufangen. Es ist riskant und es kann Angst einjagen. Ich rate niemandem zu überstürzten Entschlüssen oder zu irgendwelchen Veränderungen, der sich das nicht zutraut. Aber ich weiß, dass Ihr gesundheitlicher Zustand auch von Ihrer Lebenssituation abhängig ist und von einem Gefühl der Sicherheit und Zuversicht. Die Ansicht, »es nicht zu schaffen«, ob sich die nun auf eine neue berufliche Orientierung, einen neuen Anlauf, die Gesundheit in Ordnung zu bringen oder generell darauf, etwas Neues anzupacken, bezieht, ist eine der ältesten Ausreden der Welt. Sie sind eine starke, gereifte Persönlichkeit, eine kluge und tolle Frau, die eigentlich wissen sollte, was das für Ausflüchte und ungute Gedanken sind. Sie sollten in der Lage sein, das

Drehbuch Ihres Lebens selbst zu schreiben, und nicht den Text anderer nachplappern. Hüten Sie sich vor unwillkürlich auftauchenden Negativgedanken, erinnern Sie sich daran, woher sie kommen, und sagen Sie »Nein danke – und tschüss«. Üben Sie systematisch, negative Gedanken durch positive zu ersetzen, die Ihrer eigenen Vorstellung vom Leben entsprechen. Denken Sie daran, dass Sie Ihre Ängste und Befürchtungen hinterfragen können, und glauben Sie an Ihre Träume. Unsere Fähigkeit, in unserem Leben etwas zu verändern, beruht auf dem Glauben, dass wir uns neu erfinden können. Ein ganz bedeutender Risikofaktor für die Gesundheit ist das Gefühl, keine Kontrolle mehr über die Zeit, die Arbeit und das eigene Leben zu haben.

Manchmal begnügen wir uns auch zu leicht mit einer bequemen Lebensweise, festgefahrenen Gewohnheiten, und wir gewöhnen uns sogar an Gesundheitsbeschwerden und finden sie »normal«, obwohl sie in Wahrheit alles andere als normal sind. Wenn das bei Ihnen der Fall sein sollte, dann verwechseln Sie eine bequeme Gewöhnung mit echter Gesundheit und Beschwerdefreiheit. Wenn es irgend geht, nehmen Sie die Herausforderung, Ihre Träume zu verwirklichen, an, auch wenn damit ein gewisses Risiko verbunden ist. Es kann eine äußerst wirksame Waffe im Kampf gegen den Überstress sein – vielleicht die Rettung.

6. INNERE ERNEUERUNG: DARM SANIEREN, IMMUNABWEHR STÄRKEN, GIFTSTOFFE AUSSCHEIDEN, HORMONE INS GLEICHGEWICHT BRINGEN

Neustart:
Falsche
Ernährung
beenden

Neuausrichtung:
Chronischen
emotionalen und
mentalen Stress
loslassen

Innere
Erneuerung:
Stressschäden
an der Wurzel
heilen

Neue Kraft:
Schilddrüse und
Nebennieren
heilen

Neues Leben:
Nie mehr
ausgepowert
sein

Mittlerweile sind wir in der zweiten Woche des SOS-Heilprogramms angelangt. Gratulation dazu und ein herzliches »Weiter so«! Inzwischen sind Sie mit der Umstellung Ihrer Ernährung und der Entschleunigung Ihres Alltags auf Ihrem Weg zu spürbarer Gesundheit schon ein gutes Stück vorangekommen. In dieser Woche fahren Sie

mit der jetzt schon gewohnten Ernährungsweise und den bekannten Rezepten fort; hinzu kommen nun Nährstoffe, Naturheilmittel und einige Vorschläge, die die körpereigenen Reparatur- und Er-
neuerungsmechanismen noch besser dabei unterstützen sollen, die
Grundursachen der Stressüberreaktion (Verdauungsstörungen, mangelnde Entgiftung, Immunschwächen, verborgene Infektionen, Entzündungsherde) auszumerzen und gleichzeitig das Immunsystem zu
stärken. Da der Körper ein Organismus ist, bei dem alles mit allem
zusammenhängt, wirkt sich jede Verbesserung an einer Stelle auch
gleich positiv auf das Gesamte aus.

Wie Sie den Heilungsprozess einleiten

■ Wenn Sie auf dem Fragebogen bezüglich der Verdauung drei oder
mehr Punkte erzielt haben, dann beginnen Sie jetzt mit diesem
Abschnitt. Fügen Sie Ihrer Ernährung nun die Nahrungsergänzungsmittel hinzu, die für Ihr Krankheitsbild vorgesehen sind.

■ Wenn Sie beim Verdauungsfragebogen weniger als drei Punkte erreicht haben, dann konzentrieren Sie sich jetzt in erster Linie auf
diejenige Grundursache, bei der Sie die höchste Punktzahl erreicht haben, und folgen Sie den dafür angegebenen Empfehlungen, fügen Sie nach drei Tagen die entsprechenden Empfehlungen
für den zweithöchsten Werts hinzu und so fort.

■ Wenn Sie bei mehreren Testbögen hohe Punktzahlen erzielt haben, dann arbeiten Sie dieses Kapitel mit allen Empfehlungen von
Anfang bis Ende durch – lassen Sie sich immer ein paar Tage Zeit,
bevor Sie die Nahrungsergänzungsmittel des nächsten Abschnitts
hinzunehmen.

■ Folgen Sie den Maßgaben des Plans die ganzen vier Wochen lang,
Schritt für Schritt.

Denken Sie stets daran, dass Sie dabei sind, sich an eine ganz neue Le-
bens- und Ernährungsweise zu gewöhnen. Das ist keine Schnellrepa-

ratur. Sich unter Druck gesetzt und getrieben zu fühlen ist eine Denkweise, von der Sie sich ein für alle Mal verabschieden sollten. Tun Sie Ihr Bestes, loszulassen und sich locker und unverkrampft auf diesen neuen Weg einzulassen. Sie sind schon auf dem besten Weg zu einem neuen Lebensgefühl, Ihre Ernährung steht nun unter dem Motto: Essen Sie sich gesund. Und zwar solange Sie leben.

Wundern Sie sich nicht, wenn Sie in den Übersichtsdarstellungen Wiederholungen bemerken. Naturheilmittel und bestimmte Nährstoffe können verschiedene Selbstheilungskräfte aktivieren, Entzündungsherde einzudämmen und Ungleichgewichte wieder auszubalancieren. Nehmen Sie aber nicht die doppelte oder mehrfache Dosis, wenn ein Mittel mehr als einmal erwähnt wird. Jeweils eine Dosis genügt für den angegebenen Zeitraum.

Das 4-E-Programm für eine gesunde Verdauung

Die gründliche Sanierung Ihres Darms ist kein Hexenwerk, sondern im Grunde leicht zu bewerkstelligen. Neben der Umstellung Ihrer Ernährung ist es auf der physiologischen Ebene die wichtigste Maßnahme zur Bekämpfung der allermeisten chronischen Beschwerden. Ein intakter, gesunder Darm ist die Grundvoraussetzung für eine funktionierende Nährstoffaufnahme, Immunabwehr und Entgiftung. Wie Sie bereits wissen, zählen Darmentzündungen zu den Grundursachen weiterer (chronischer) Entzündungen im Körper, ferner von Gewichtszunahme, Insulinresistenz, Gedächtnistrübungen, Hormonungleichgewichten, Angstzuständen und Depressionen. Fehlfunktionen des Darms, Zöliakie und Glutenunverträglichkeit stehen außerdem im Zusammenhang mit fortgeschrittenem Hashimoto und weiteren Autoimmunkrankheiten und sie beeinflussen die Intensität Ihrer Stressreaktion. Hashimoto wiederum reduziert die Peristal-

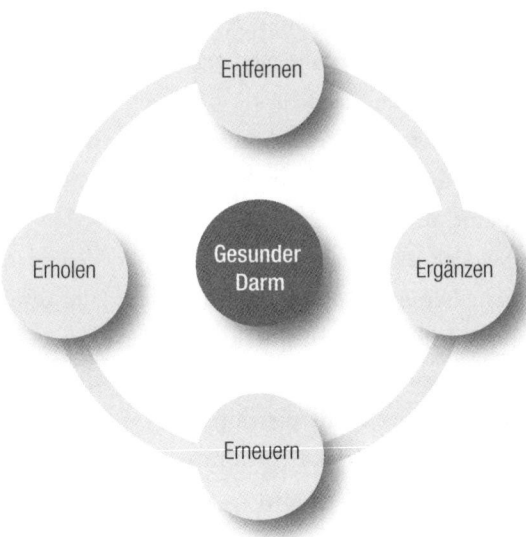

tik (Darmbewegungen) und trägt somit zu Verstopfung bei; das führt zu Blähungen, Darmwinden und Überwucherung mit Bakterien, dadurch möglicherweise zu Durchfall.

Mithilfe des 4-E-Programms für eine gesunde Verdauung lässt sich eine pathologisch durchlässige Darmwand in vier Schritten sanieren und heilen. Dadurch werden Sie den Großteil der »bösen« oder »schlechten« Bakterien los, die die Ursache für Dünndarmfehlbesiedelung (DDFB), ferner für Hefepilze und auch überflüssige Pfunde sind und sogar die Anfälligkeit für Nervosität und Ängstlichkeit erhöhen. Diese bösen Geister werden anschließend durch gesunde Darmflora ersetzt und der Heilprozess der entzündeten Darmwand und Darmschleimhaut setzt ein. Wichtige Verdauungsenzyme und Verdauungssäuren werden vermehrt, falls Sie zu wenig davon haben. Je nachdem, wie weit die Entzündung bei Ihnen fortgeschritten ist, kann die Darmsanierung vier bis sechs Wochen in Anspruch nehmen; es kann sogar ein halbes Jahr dauern, bis der Darm wieder *vollends* geheilt und intakt ist. Um das zu erreichen, ergreifen Sie nacheinander die unten stehenden Maßnahmen – wobei Sie sich nicht streng an die Reihenfolge halten müssen – Sie können auch parallel oder phasenverschoben vorgehen. Oder Sie suchen sich aus dem E-4-Programm diejenigen Abschnitte heraus, die nach dem Ergebnis des Fragebogens auf Seite 154 für Sie am relevantesten sind.

1. **ENTFERNEN** Sie aus Ihrer Ernährung alles, was Ihre Darmschleimhaut reizt, angreift, beschädigt, Ihr Mikrobiom angreift und lediglich schädliche Bakterien oder Pilze »ernährt«.
2. **ERGÄNZEN** Sie fehlende Verdauungsenzyme und Flüssigkeiten, um den Verdauungsvorgang zu unterstützen.
3. **ERNEUERN** Sie Ihr Mikrobiom durch eine gesunde Darmflora und reichlich Ballaststoffe.
4. **ERHOLEN** muss sich Ihr Darm ganz alleine – lassen Sie ihm Zeit und fördern Sie die vollständige Heilung mit geeigneten Naturheil- und Ergänzungsmitteln.

Die gute Nachricht in diesem Zusammenhang lautet, dass Sie nach der ersten Woche im SOS-Heilprogramm bereits auf dem besten Wege sind, den Darm zu sanieren. Die ersten Schritte bestanden ja bereits darin, auf ungeeignete Ernährung zu verzichten. Das tun Sie schon seit einer Woche. Fahren Sie damit einfach im Neustart-Ernährungsprogramm fort; jetzt kommen noch einige Maßnahmen hinzu, die speziell für die Darmsanierung geeignet sind.

Entfernen

Da Sie bereits seit einer Woche nichts mehr zu sich nehmen, was Ihren Darm reizt, können Sie sich nun noch mehr darauf konzentrieren, die Masse der nutzlosen oder gar schädlichen Bakterien und Hefepilze im Darm deutlich zu reduzieren. Außerdem sollten Sie jetzt streng kontrollieren, auf welche Medikamente Sie verzichten können,

denn viele Schmerzmittel oder Magenmittel schädigen die Darmschleimhaut erheblich – lassen Sie so viel wie möglich weg.

Entfernen Sie alles, was die Darmwand schädigt

*Entfernen Sie die vier schlimmsten Übeltäter: Antibiotika,
nicht steroidale Antirheumatika (NSAR), Paracetamol und
Protonenpumpenhemmer (PPI)*

Bekanntlich haben die meisten Medikamente unerwünschte Risiken und Nebenwirkungen. Bei Antibiotika, Protonenpumpenhemmern, nicht steroidalen Antirheumatika (NSAR) und Acetamino-
phenen wie Paracetamol bestehen die Nebenwirkungen darin, das
empfindliche Ökosystem Ihres gesamten Verdauungstraktes und
insbesondere des Darms massiv zu schädigen. Es geht inzwischen
nicht nur darum, Ihre persönliche Gesundheit zu schützen, sondern
auch die des Planeten, indem wir den Gebrauch – oder besser Miss-
brauch – von Medikamenten massiv einschränken. Die beste und
einfachste Methode besteht natürlich darin, gesund zu bleiben. Je
gesünder und weniger anfällig Sie sind, desto weniger Medikamente
brauchen Sie. Falls wir etwas zur Stärkung oder zur Heilung benötigen, sollten wir uns auf natürliche Methoden rückbesinnen. Deshalb stellt dieses ganze SOS-Programm in allererster Linie darauf
ab, die natürlichen Abwehrkräfte, sprich das Immunsystem und die
Selbstheilungskräfte, zu stärken. Jeder Tag im SOS-Plan verbessert
Ihren gesundheitlichen Zustand insgesamt, indem er die wichtigsten Stressoren entfernt und damit dem Körper viel mehr Möglichkeit lässt, seine Selbstheilungskräfte zu entfalten. Das soll immer im
Mittelpunkt stehen. Sie werden merken, dass Sie fortan viel selte-
ner krank werden und, wenn doch einmal, viel schneller wieder gesunden als bisher. Aber sprechen Sie bitte auf jeden Fall mit Ihrem
Arzt, bevor Sie ein Medikament absetzen. Das ist sicherer für Ihre
Gesundheit.

Antibiotika: Antibiotika sind im Wortsinne Todfeind Nummer eins einer gesunden Darmflora. Mehr als 70 Prozent aller in den USA verschriebenen Antibiotika sind aus medizinischer Sicht unnötig, und wenn der Durchschnittsamerikaner das 30. Lebensjahr erreicht hat, hat er bereits 30 Therapien mit Antibiotika hinter sich. Hinzu kommt, dass die Hälfte aller in den USA produzierten Antibiotika dem Tierfutter beigemischt wird, damit die Tiere schneller wachsen und mehr Fleisch ansetzen. Ob Sie wollen oder nicht, bekommen Sie also mit jeder Portion Burger, Steak, Schnitzel oder Huhn, die nicht »bio« ist, noch regelmäßig eine Extradosis Antibiotika. Das Mikrobiom im Verdauungstrakt hat eine bemerkenswerte Widerstandskraft, aber auch hier ist irgendwann die Grenze erreicht. Bei Antibiotika reicht manchmal schon eine Gabe, um eine ganze Spezies guter Darmbakterien dauerhaft auszurotten. Desinfektionsmittel für die Hände haben ähnliche verheerende Wirkungen. Sogenannte *antibakterielle Produkte,* wie sie auch in Arztpraxen und Krankenhäusern verwendet werden, enthalten nicht selten Triclosan und andere hormonaktive Substanzen, die zum Beispiel zu Antibiotikaresistenzen führen können. Sie sind auch in vielen Haushaltsprodukten bis hin zu Geschirrspülmitteln und Duschgels enthalten. Auch für solche Produkte gilt: Konsequent aus Küche und Bad entfernen! Verwenden Sie nur umweltfreundliche Produkte und waschen Sie sich die Hände ganz traditionell mit einfacher Seife und Wasser. Weitere Hinweise wie Sie Antibiotika vermeiden können finden Sie auf Seite 284.

Nichtsteroidale Antirheumatika (NSAR): Zu den rezeptfrei erhältlichen Medikamenten dieser Klasse gehören Ibuprofen, Diclofenac, ASS (Aspirin) und andere mehr, die von vielen Frauen mehr oder weniger regelmäßig bei Menstruationsbeschwerden, Kopfschmerzen, Migräne oder sonstigen chronischen Schmerzen geschluckt werden. Weil jeder und jede sie bedenkenlos einnimmt, entsteht leicht der Eindruck, sie seien unschädlich, was aber keineswegs der Fall ist. Bereits wenn man sie fünf Tage hintereinander einnimmt, kann das zu gastrointestinalen Blutungen (also im Verdauungstakt) führen. Viele

Dauernutzer entwickeln eine chronische Darmentzündung – die wiederum ist eine wesentliche Ursache für eine durchlässige Darmwand und so für mögliche Autoimmunkrankheiten.

Paracetamol (auch Acetaminophen genannt) schädigt vor allem die empfindliche Magenschleimhaut, kann zu gastrointestinalen Blutungen führen und die Aufnahme von Nährstoffen behindern, die für die Darmgesundheit wichtig sind. Außerdem dezimiert es das in fast allen Zellen unseres Körpers enthaltene Antioxidans Glutathion, eine der wichtigsten Entgiftungssubstanzen. Gilt in den USA als die Ursache Nummer eins für Leberschäden.

Protonenpumpenhemmer (PPI): Diese Säurehemmer (bspw. Omeprazol, Pantoprazol) werden zur Abdämpfung der Magensäure eingenommen, etwa gegen Sodbrennen. Sie können auch die Aufnahme von Vitamin B_{12} behindern und erhöhen so das Risiko für Depressionen, neurologische Störungen und Probleme bei der Entgiftung. Protonenpumpeninhibitoren können Dünndarmfehlbesiedelung fördern – eine mögliche Ursache für Lebensmittelunverträglichkeiten, die wiederum zu chronischen Entzündungen führen.

Naturheilmittel als Alternative zu gängigen Schmerzmitteln

Auf dieser Seite finden Sie aus meiner »grünen Hausapotheke« diejenigen Mittel, die man immer griffbereit haben sollte. Sie können sie einzeln oder in Kombination anstelle von Paracetamol oder nicht steroidalen Entzündungshemmern (wie ASS, Ibuprofen, Diclofenac etc.) einnehmen, um Schmerzen oder Entzündungen zurückzudrängen. Dank dieser Naturheilmittel anstelle der Pharmazeutika mit ihren Nebenwirkungen schützen Sie Ihr Verdauungs- und Entgiftungssystem. Um unnötigen Antibiotika vorzubeugen, stärken Sie Ihr Immunsystem, indem Sie einfach jeden Tag acht bis zehn Löffel voll buntem Gemüse und Waldbeeren essen, außerdem täglich Ihre persönliche Tagesration Nahrungsergänzungsmittel wie auf Seite 222 dargestellt einnehmen.

Heilmittel	Beschreibung	Dosierung
Boswellia (Weihrauch)⊖	Hemmt Entzündungen und bekämpft Schmerzen, die von Osteoarthritis sowie von Ergänzungsmitteln bei entzündlicher Darmerkrankung herrühren	3 × täglich 350 mg
Bromelain⊖	Ein aus der Ananas gewonnenes Enzym, das täglich gegen chronische Entzündungen genommen werden kann; außerdem hilfreich für die Verdauung	2 × täglich 200–320 mg
Capsaicin	Wird aus der Chili-Pfefferschote gewonnen; sehr wirksam bei Nervenreizungen	nur zur äußeren Anwendung. Auf die betroffene Stelle 3 x täglich auftragen. Anschließend unbedingt Hände waschen; darf nicht in die Augen gelangen!
Curcumin (Kurkuma)⊖	Lindert allgemein Schmerzen und Entzündungen	täglich 1 200–2 400 mg
Ingwer	Erwiesenermaßen ebenso wirksam wie Pharmaka gegen Schmerzen und Entzündungen bei Menstruationsbeschwerden, Kopfschmerzen und Gelenkarthritis	1–2 × täglich 500–1 000 mg
Lavendel- oder Pfefferminzöl	Lindert Kopfschmerzen, wenn äußerlich aufgetragen	1 oder 2 Tropfen auf die Schläfen oder 7–10 Tropfen in ein heißes Bad
SAM (S-Adenosylmethionin)⊖	Besonders zu empfehlen bei Osteoarthritis-Knieschmerzen	3 × täglich 200–400 mg
Teufelskralle⊖	Wirkt bei Schmerzen im unteren Rücken besser als konventionelle Mittel	Täglich 500 bis 100 mg des Inhaltsstoffes Harpagosid

⊖ *Nicht bei Schwangerschaft anwenden*

Entfernen Sie die Schadbakterien

Falls Sie häufiger unter Blähungen, weichem Stuhl, Dysbakterie oder Anzeichen von Dünndarmfehlbesiedelung leiden, dann ist es an der Zeit, die »schlechten Mikroben« loszuwerden. Kräuterarzneien können dabei sehr wirksam helfen, selbst zur Beseitigung der Dünndarmfehlbesiedelung. Zu den wirksamsten zählen die Kanadische Orangenwurzel⊖ (auch Goldsiegelwurzel genannt) oder andere berberinhaltige Pflanzen, außerdem Knoblauch⊖ und ätherische Öle von Oregano⊖, Thymian⊖ oder Salbei⊖, die alle in Kombinationspräparaten erhältlich sind. Folgen Sie bei der Einnahme den Anweisungen auf dem Beipackzettel und nehmen Sie sie mindestens vier und bis zu acht Wochen lang ein. Für Schwangere sind diese Produkte allerdings nicht geeignet, und falls Sie stillen, sprechen Sie erst mit Arzt, Ärztin oder Hebamme.

Es kann sein, dass sich Ihre Beschwerden nach der Einnahme anfangs verschlimmern. Das liegt in der Regel daran, dass manche »bösen« Darmbewohner, vor allem Candida, ein Hefepilz, beim Absterben bestimmte Chemikalien freisetzen, die in den Darm und sogar in den Blutkreislauf geraten können und vorübergehend leichte oder mittlere Beschwerden verursachen wie

- Blähungen
- Durchfall
- Gedächtnistrübung
- Kopfschmerzen

- Müdigkeit
- Schmerzen
- Verstopfung

Wenn diese Beschwerden Sie nicht besonders beeinträchtigen, trinken Sie mehr Wasser und sitzen Sie das ganze einfach aus. Sie dauern nur ein paar Tage. Falls diese Symptome stärker und sehr unangenehm sind, trinken Sie noch mehr Wasser, achten Sie darauf, dass Sie jeden Tag mindestens einmal Stuhlgang haben, und nehmen Sie dreimal täglich 300 mg N-Acetylcystein⊖ (s. S. 293), um die Entgiftung zu unterstützen. Wenn die Beschwerden länger als drei Tage anhalten oder von anderen Beschwerden begleitet werden, die bisher nicht erwähnt wurden, dann handelt es sich nicht um solch eine Zerfallsreaktion, sondern eher um eine Grippe oder eine andere Infektion. Dann sollten Sie einen Arzt konsultieren.

Ergänzen

Hier unterstützen wir den Körper einfach mit Ergänzungspräparaten bei den natürlichen Verdauungsvorgängen. Diese helfen, die Produktion von Verdauungsenzymen und Magensäften anzukurbeln.

Ergänzen Sie Verdauungsenzyme und stärken Sie die Magensaftproduktion

Verdauungsenzyme helfen vor allem, unverdaute Nahrungsanteile weiterzuverarbeiten, die ansonsten nach dem Essen Blähungen oder Darmwinde verursachen würden. Man nimmt sie zu Beginn der Mahlzeit, damit sie dann wirksam werden, wenn auch der Körper Verdauungssäfte produziert.

Zur **Unterstützung der Magensaftproduktion** empfiehlt sich die Einnahme bzw. das Trinken von *Magenbitter* bzw. Kräuterbitter⊖ zu Beginn der Mahlzeit oder von einem oder zwei in Wasser verdünnten Löffeln *Apfelessig*; bei ein oder zwei Mahlzeiten am Tag oder die Einnahme von *Betain HCl*, beginnend mit einer Tablette pro Tag (diese enthalten üblicherweise 650 mg); dann nehmen Sie bei jeder Mahlzeit eine mehr, bis Sie bei drei angelangt sind. Jeweils zu Beginn der Mahlzeit. Nehmen Sie Betain HCl aber nicht, wenn Sie gleichzeitig ein Antazidum (gegen Magensäure, Sodbrennen) nehmen, und auch nicht ohne Rücksprache mit dem Arzt, falls Sie ein Magengeschwür oder Zwölffingerdarmgeschwür haben. Sollten Sie nach der Einnahme ein Brennen im Magen spüren, reduzieren Sie die Dosis wieder auf eine Tablette. Wenn Ihr Magen wieder mehr Magensäure produziert, können Sie die Dosis weiter senken. Führen Sie die Einnahme ein bis zwei Monate lang durch.

Falls Sie an Reflux leiden, versuchen Sie es eventuell mit DGL Lakritz-Extrakt⊖ (DGL Süßholzwurzelextrakt), ein oder zwei Kautabletten zwischen den Mahlzeiten und vor dem Schlafengehen, falls nötig. Auch Zink-Carnosin, 30 mg täglich, hilft bei Magenbeschwerden.

Erneuern

Es ist nicht damit getan, Schadbakterien aus dem Darm zu entfernen. Wir müssen auch dafür sorgen, dass wir neue, »gute« Mikroben zuführen. Das gelingt am besten mit fermentierten Lebensmitteln, Probiotika und gesunden Ballaststoffen.

Erneuern Sie Ihre Darmflora

Stärken Sie Ihre Darmflora, indem Sie

- *Blattgemüse, Salate oder Kohlgemüse* (s. S. 200) essen: zu mindestens zwei Mahlzeiten pro Tag mindestens zwei Tassen – sowie mindestens einmal am Tag *fermentiertes Gemüse* (s. S. 207). Für Ihre Gesundheit wäre es am allerbesten, wenn Sie das Ihr ganzes Leben lang so beibehielten, aber Sie sollten sich wenigstens während der Laufzeit des SOS-Heilplans daran halten.
- *gesunde Ballaststoffe* von verschiedenen Pflanzen essen. Die meisten Menschen essen allenfalls die Hälfte der täglich empfohlenen Menge zwischen 25 und 38 g Ballaststoffe. Wenn Sie Ihre Darmflora nicht ausreichend damit füttern, fangen selbst die guten Mikroben an, sich an Ihrer Darmschleimhaut gütlich zu tun, was unweigerlich zu Entzündungen und zu durchlässiger Darmwand führt. Essen Sie zu zwei Mahlzeiten am Tag zwei Tassen Gemüse und fügen Sie zwei Teelöffel frisch gemahlene Leinsamen hinzu.
- ein *Probiotikum* zu sich nehmen, das zehn Milliarden koloniebildende Einheiten (KBE) sowie eine Mischung aus *Lactobacillus*- und *Bifidobacterium*-Stämmen enthält. Diese sind eine große Hilfe, um das gesunde Gleichgewicht in der Darmflora wiederherzustellen

SOS-Rezepte: Naturheilmittel und Ergänzungsmittel für den Darm		
Naturheilmittel / Ergänzungsmittel	Anwendung und Risiken	Dosierung
Apfelessig	Regt die Magensäurebildung und Säurebildung im Zwölffingerdarm an.	1–2 × täglich 1 bis 2 Teelöffel in Wasser verdünnt am Beginn der Mahlzeit.
Ballaststoffe	Ballaststoffreiche Ernährung hat einen cholesterinsenkenden Effekt. Fördert die entgiftende Abfuhr von Hormonzerfallsstoffen aus dem Darm; fördert das Gedeihen der guten Darmmikroben.	am besten 30–35 g täglich
Betain HCl	Regt die Magensäurebildung an.	mit 1 Tablette pro Tag anfangen und bei Bedarf bis zu 3 Tabletten steigern
DGL Lakritze (Süßholzwurzel)⊖	Gegen Sodbrennen	1–3 Kautabletten oder Kapseln zwischen den Mahlzeiten
Eibischwurzel	Zur Heilung der Darmwand	täglich 2–6 Kapseln oder 1–2 Tassen Tee (2 Teelöffel pro Tasse, ½ Stunde ziehen lassen)
Kräuterbitter⊖	Das kann eine beliebige Kombination von Auszügen der Löwenzahnwurzel, Klettenwurzel und Artischocke sein.	Jeweils ¼ Teelöffel von jedem dieser Auszüge in einem kleinen Glas Wasser oder Mineralwasser vor jeder Mahlzeit. Wahlweise ¼ Teelöffel Ingwer zur Geschmacksverbesserung und Verdauungsförderung beigeben.
Kurkuma	Heilt die Darmschleimhaut.	täglich 2–10 g Kurkumapulver
L-Glutamin⊖	Fördert die Heilung und Verbesserung der Darmwand.	mindestens einen Monat lang 2 × täglich 5–10 g Pulver
Leinsamen	Ballaststoffreich	täglich 2 Teelöffel, frisch gemahlen
Magnesiumcitrat	Hilft bei Verstopfung	400–800 mg vor dem Schlafengehen
Probiotika	Sollten Lactobacillus und *Bifidobacterium* enthalten; sie fördern die gesunde Darmflora und heilen eine beschädigte Darmschleimhaut	täglich 1–2 Kapseln
Verdauungsenzyme	Gegen unverdaute Nahrung im Darm; bei Blähungen nach dem Essen	1–2 × vor der Mahlzeit
Zink-Carnosin	Gegen Entzündungen im Verdauungstrakt	täglich 30 mg

⊖ *Nicht bei Schwangerschaft anwenden*

und die Schutzfunktion der Darmschleimhaut intakt zu halten. Ich kann nur dringend empfehlen, über mehrere Monate täglich einmal eine Portion davon zu trinken. Danach können Sie die Einnahme auf alle zwei bis drei Tage reduzieren, wenn Sie das Gefühl haben, es tut Ihnen weiterhin gut. Im Fall ausgeprägter Dysbakterie (ganz schlechter Darmflora mit vielen Fäulnisbakterien) oder durchlässiger Darmwand kann die Einnahme von Probiotika zu Blähungen und Darmwinden führen. Falls dem so ist, setzen Sie sie wieder ab und folgen Sie vier bis sechs Wochen dem Prozedere unter »Entfernen Sie Schadbakterien« (s. o.) – nach zwei Wochen können Sie es dann wieder mit Probiotika probieren, dann sollten Sie sie problemlos vertragen. Sollte sich immer noch Unverträglichkeiten ergeben, versuchen Sie es mit einem anderen Produkt und einer möglichst niedrigen Dosis oder warten Sie noch einmal zwei weitere Wochen ab.

- *Präbiotika* sind Stärken, am bekanntesten vielleicht die Fructooligosaccharide in Knoblauch, Zwiebeln, Spargel, Topinambur, Hafer und Arabinogalactan (in Ergänzungsmitteln) – all diese sind ebenfalls eine Wohltat für die Darmflora. Als Dosierung empfehlen sich 4 bis 10 g täglich. Sie werden in der Regel in Kombination mit Produkten für die Darmsanierung angeboten.

Erholen und heilen lassen

Sie können noch mehr tun, um die Heilungsprozesse Ihres Körpers so zu unterstützen, dass sich die Darmschleimhaut wieder vollständig erholen kann. Dann minimiert sich auch die Entzündungsgefahr, die durchlässige Darmwand wird geheilt und die Aufnahme der lebensnotwendigen Nährstoffe in den Körper optimiert. Es entsteht ein gesundes Umfeld, in dem ein gesundes Mikrobiom blühen und gedeihen kann.

Erneuern Sie die Darmschleimhaut und heilen Sie durchlässige Darmwand

Die Darmwand erneuert sich ungefähr alle fünf Tage. Mit den nachfolgenden Ergänzungs- und Naturheilmitteln können Sie den Selbstheilungsprozess fördern bis hin zur Heilung von pathologisch durchlässiger Darmwand.

■ *Kurkumawurzel, Eibischwurzel* und *Süßholzwurzel* (in entglycyrrhizinierter Form von DGL Lakritzextrakt⊖) sind die wirksamsten Naturheilmittel für die Darmschleimhaut. Die Dosierung für Kurkumapulver bewegt sich zwischen 2 und 10 g pro Tag. Frische Kurkumawurzel kann man Smoothies beimischen.

■ *Zink* ist ein unentbehrliches Spurenelement und wird in vielfacher Weise im Körper benötigt. Im Darm trägt es vor allem dazu bei, die Tight Junctions, den Zwischenraum zwischen benachbarten Zellen in der Darmschleimhaut, dicht zu halten, damit keine körperfremden Substanzen ins Körperinnere gelangen, was zu Immunabwehr und Entzündungen führen würde. Und es fördert das Abheilen von Geschwüren. Eine gute durchschnittliche Dosierung liegt bei 30 mg pro Tag.

■ *L-Glutamin-Pulver* ist eine Aminosäure, die ebenfalls viel dazu beiträgt, die Darmschleimhaut mit Nährstoffen zu versorgen und dadurch Lücken im Schleimfilm zu schließen. Sie können bis zu drei Monate lang täglich zweimal 5 bis 10 g einnehmen.

■ Die *antioxidanten Vitamine A, C, E* und das *Spurenelement Selen* sind ebenfalls für eine intakte Darmwand unverzichtbar und finden sich in allen qualitätsvollen Multivitaminpräparaten. Ergänzen Sie dies durch Nahrungsmittel, die ebenfalls viele Antioxidantien enthalten wie Gemüse, Nüsse und Saaten.

Wie Sie Entzündungen lindern, die Immunabwehr stärken und verborgene Infektionen bekämpfen

Das Immunsystem muss die anspruchsvolle und schwierige Aufgabe bewältigen, körpereigene von körperfremden Substanzen, Mikroorganismen, Bakterien und Viren zu unterscheiden – denn es soll den Körper vor möglichen Eindringlingen schützen. Im SOS-Modus kann das Immunsystem diese Aufgabe nicht einwandfrei erfüllen, weil es beispielsweise beim Signalempfang oder bei der Signalübertragung zu Störungen kommt. Es werden entweder massenweise Entzündungssignale ausgelöst oder der Körper ist unfähig, sie abzuschalten. Eines der wichtigsten Ziele des SOS-Gesundheitsprogramms ist es daher, das Immunsystem wieder in die richtige Balance zu bringen. Nur so kann es verborgene Infektionen wie das schlummernde Epstein-Barr-Virus in Schach halten. Wenn Sie unter Dauerstress stehen, nimmt diese Schutzwirkung ab und die Symptome, die auf Autoimmunkrankheiten hinweisen, wie Ermüdung, diffuse Schmerzen und Gedächtnisprobleme, nehmen zu. Wenn es gelingt, den Cortisolrhythmus wieder in den richtigen Takt zu bringen, hilft das dem Immunsystem, wieder ins Gleichgewicht zu kommen und Eigengewebe und Fremdgewebe wieder zuverlässig zu erkennen – und nicht »aus Versehen« Eigengewebe anzugreifen, wie es eben bei Autoimmunkrankheiten der Fall ist.

Wenn Sie sich im SOS-Modus befinden, haben Sie also definitionsgemäß schon eine Entzündung. Daher empfehle ich auf jeden Fall die Einnahme von Kurkumaextrakt⊖, Extrakt von grünem Tee⊖ oder N-Acetylcystein (NAC oder ACC)⊖ oder eine Kombination dieser drei (siehe dazu die gegenüberliegende Seite) zumindest in den Wochen, in denen Sie das SOS-Programm strikt durchziehen. Bemerken Sie dann eine Verbesserung Ihres Gesamtzustandes, bleiben Sie für drei bis sechs Monate dabei.

Erinnern Sie sich, dass bei Hashimoto eine Fehlregulation des Im-

SOS-Rezepte: Naturheilmittel und Ergänzungsmittel gegen Entzündungen

Naturheilmittel/Ergänzungsmittel	Anwendung und Risiken	Dosierung
Curcumin (Kurkuma)	Der Auszug aus der Kurkumawurzel wirkt als natürliches Heilmittel gegen Entzündungen. Kurkuma wird seit Jahrtausenden in der indischen Küche als Gewürz verwendet (Grundlage für Curry). Besonders wirksam gegen Depression, die aus stressbedingter Überreaktion (SOS) und oxidativem Stress entsteht. Curcumin hilft auch gegen arthritische Schmerzen, als Schmerzmittel allgemein und bei Darmentzündungen wie Morbus Crohn und Colitis; vermindert Hirnfunktionsstörungen und DNA-Schäden aufgrund von oxidativem Stress.	täglich 1 200 bis 2 400 mg Extrakt
Grüner Tee Extrakt[1]⊖	Grüner Tee fördert sehr stark die Entgiftung über die Leber, indem es dem Körper hilft, Giftstoffe aufzulösen und zu entsorgen. Gleichzeitig wirkt er antioxidant und antientzündlich, unterstützt eine gesunde Darmflora und die Östrogen-Entgiftung. Kann als Tee getrunken werden; das Extrakt ist besonders hilfreich für die Gewichtsabnahme.	täglich 200 mg
Ingwer	Hilft gegen Schmerzen und Entzündungen, in der Wirkung absolut vergleichbar mit pharmazeutischen Schmerzmitteln; insbesondere bei Osteoarthritis und Menstruationsbeschwerden.	1–2 × täglich 500–1 000 mg
N-Acetylcystein⊖	Stellt dem Körper Cystein zur Verfügung, das zur Bildung von Glutathion benötigt wird, einem der wichtigsten Antioxidantien (Entgifter). Das in fast allen Zellen enthaltene Glutathion wird bei entzündlichen Prozessen sowie bei dadurch ausgelöstem oxidativem Stress und im Fall von Infektionskrankheiten aufgebraucht. Dauerhaft niedriges Glutathion steht in Zusammenhang mit Autoimmunkrankheiten und chronischer Müdigkeit.	3 × täglich 300 mg
Omega-3-Fettsäuren	Essenzielle Fettsäuren (EPA/DHA) schützen nachweislich gegen Entzündungen und oxidativen Stress (Zellalterung) oder wirken sogar heilend. Dadurch schützen sie auch gegen Herzerkrankungen, Depressionen, Demenz und andere Folgekrankheiten entzündlicher Prozesse.	1–2 × täglich 850 EPA/200 DHA, falls Sie keinen Fisch essen, gibt es auch Produkte auf Algenbasis
Quercetin⊖	Das in vielen Lebensmitteln, vor allem Zwiebeln und Äpfeln, vorkommende Flavonoid unterstützt wirksam das Immunsystem und wirkt antientzündlich; insbesondere bei Nahrungsmittelunverträglichkeiten, jahreszeitlich bedingten Allergien, Hautausschlägen aller Art und Histaminunverträglichkeit	3 × täglich 250 mg

⊖ *nicht bei Schwangerschaft anwenden*

munsystems vorliegt, die bewirkt, dass das Schilddrüsengewebe angegriffen wird, es sich also nicht um eine Schilddrüsenerkrankung im eigentlichen Sinn handelt? Vordringlich geht es jetzt deshalb darum, die Entzündung zu lindern, sozusagen die Flammen der Entzündung zu löschen, und die Immunabwehr wieder einzupendeln, um Hashimoto und auch anderen möglichen Autoimmunkrankheiten, die irgendwann später entstehen könnten, die Grundlage zu entziehen.

Wenn Sie bei den Fragebögen bezüglich Immunsystem und Entzündungen eine hohe Punktzahl erreicht haben, dann sehen Sie sich die Abschnitte, die auf Ihre konkreten Beschwerden zutreffen, noch einmal genauer an und nehmen Sie unbedingt täglich entsprechende Dosierungen ein, die Sie der anschließenden Tabelle »SOS-Rezepte: Naturheilmittel und Ergänzungsmittel zur Stärkung des Immunsystems (s. S. 297) entnehmen, und ergänzen Sie sie mit Mitteln aus der Übersicht »SOS-Rezepte: Naturheilmittel und Ergänzungsmittel gegen Entzündungen«.

- Probiotikum mit *Lactobazillus*-Stämmen
- Zink
- Vitamin D

Grenzen ziehen – Immunabwehr stärken

Wenn Sie Ihre Grenzen nicht erkennen – und beispielsweise zu viel Verpflichtungen und Aufgaben übernehmen, weil Sie es nicht fertigbringen, Nein zu sagen –, dann besteht allzu leicht das Risiko, davon überwältigt zu werden. Sie überfordern sich dann geistig und/oder emotional. Das kann zu einem Burn-out führen, der unter anderem Ihre Immunabwehr schwächt. Das Immunsystem ist auch ein Gradmesser für die Widerstandsfähigkeit des Körpers. Falls Sie eine niedrige Immunschwelle haben, resultiert Ihre Empfindlichkeit vielleicht daraus, dass Sie sich selbst und Ihrem Körper nicht genug Zeit und Ruhe zur Erholung geben.

Naturheilmittel und Ergänzungsmittel, die Entzündungen lindern

Wenn Sie sich im SOS-Modus befinden, dann haben Sie mit hoher Wahrscheinlichkeit auch mehr oder weniger deutlich ausgeprägte Entzündungserscheinungen. Das ist regelmäßig auch dann der Fall, wenn Sie depressiv verstimmt sind oder häufig stark ermüden; auch bei schmerzenden, angeschwollenen, rötlichen Gelenken, bei Gedächtnisproblemen, chronischen Schmerzen, PMS oder Menstruationskrämpfen; wenn Sie übergewichtig sind und mit Insulinresistenz, Prädiabetes oder Metabolischem Syndrom, hohem Cholesterinspiegel oder hohem Blutdruck zu tun haben; desgleichen, wenn Sie das Gefühl haben, leicht krank zu werden, leicht Nesseln oder Ausschlag bekommen; wenn Sie an polyzystischem Ovarsyndrom, chronischer Müdigkeit, durchlässiger Darmwand leiden, Nahrungsmittelunverträglichkeiten haben, den Großteil des Tages im Sitzen verbringen oder sich lange schlecht ernährt haben, regelmäßig in Nachtschichten arbeiten oder andere der in diesem Buch bereits erwähnten Symptome zu beklagen haben.

Dann suchen Sie sich eines oder mehrere Naturheilmittel und Nahrungsergänzungsmittel aus der Übersicht auf Seite 293 aus und nehmen Sie sie zusätzlich zu Ihrer täglichen Ernährung. Schon nach wenigen Wochen werden Sie merken, wie sich viele der nachgelagerten Beschwerden wie Gliederschmerzen, Menstruationsbeschwerden bis hin zu Depressionen bessern werden. Falls Sie außerdem dauerhafte Entzündungsschmerzen haben, finden Sie in der Tabelle auf Seite 285 auch sichere natürliche Schmerzmittel.

Stärken Sie das Immunsystem

Falls Sie generell oder in bestimmten Jahreszeiten leicht krank werden, stärken Sie Ihre Immunabwehr mithilfe der Mittel in der nachstehenden Übersicht, am besten kurz vor Beginn der entsprechenden Jahreszeit, in der Regel der Erkältungs- und Grippesaison, oder wenn Sie wissen, dass Ihnen eine stressreiche Arbeitsphase oder Ähnliches bevorsteht. Nehmen Sie die Mittel während der gesamten entsprechenden Saison oder Phase. Beachten Sie dazu auch die Adaptogene im folgenden Kapitel (S. 316)

SOS-Rezepte: Naturheilmittel und Ergänzungsmittel zur Stärkung des Immunsystems		
Naturheilmittel / Ergänzungsmittel	**Anwendung und Risiken**	**Dosierung**
Kalmegh (Andrographis)⊖	Eine traditionelle Heilpflanze aus Asien vor allem (vorbeugend) gegen Erkältungskrankheiten. Wirkt fiebersenkend, antientzündlich, antiviral, antioxidant und stärkt die Immunabwehr.	täglich 2 000 bis 6 000 mg; in konzentrierter Darreichung 200 mg
Probiotika	Milchsäurebakterien (*Lactobacillus-Arten*) stärken das Immunsystem und wirken vorbeugend gegen Atemwegserkrankungen und entzündliche Reaktionen.	täglich 1–2 Kapseln
Reishi⊖	Der Glänzende Lackporling, ein Pilz aus Ostasien, gehört als wirkungsvolles immunstärkendes Tonikum zu den Adaptogenen; diese richten sich gezielt an die Nebennieren und können ebenso gezielt gegen SOS eingesetzt werden, wie später im siebten Kapitel besprochen wird. Reishi hilft bei häufig wiederkehrenden Infektionen und wirkt auch vorbeugend gegen virale Infektionen.	1 × täglich 3–9 g getrocknete Pilze in Kapseln oder Tabletten oder 2–3 × täglich 2–4 ml Extrakt in etwas Wasser trinken
Vitamin D₃	Nachgewiesenermaßen positive Auswirkungen auf Immunsystem und Psyche	täglich 2 000 Einheiten, im Winter möglicherweise bis zu 4 000 Einheiten (siehe Seite 346)
Zink	Hemmt vor allem entzündliche Prozesse der Darmschleimhaut. Stärkt das Immunsystem und ist besonders wirksam gegen Infektionen mit Herpesviren, einschl. Epstein-Barr. Viel Zink ist enthalten in Rindfleisch, Lamm, Truthahn, Kürbiskernen, Sesampaste, Linsen, Kichererbsen, Cashewnüssen und Quinoa.	täglich 30 mg; am besten mit den Mahlzeiten, um Übelkeit zu vermeiden

⊖ *Nicht bei Schwangerschaft anwenden*

Naturheilmittel zur Bekämpfung von verborgenen Infektionen

Zusätzlich zu den Mitteln, die die Immunabwehr stärken, gibt es noch spezielle Naturheilmittel, die bei der Bekämpfung oder zur Vorbeugung von Virusinfektionen besonders wirksam sind und die latente Viren im Körper in Schach halten. Chronischer Stress wirkt immer zugunsten von Herpes-Simplex- und Epstein-Barr-Viren; daher ist es wichtig, dem Stress mit aktiver Entspannung sowie mit entsprechenden Mitteln entgegenzuwirken. Die in der Übersicht unten aufgelisteten Naturheilmittel können drei Monate lang vorsorglich oder zur Bekämpfung einer bestehenden Infektion genommen werden. Über hartnäckige Virusinfektionen sollten Sie aber immer auch mit Ihrem Hausarzt sprechen; besonders im Falle einer Schwangerschaft sollten Sie eine Selbstmedikation mit Naturheilmitteln absprechen.

SOS-Rezepte: Naturheilmittel und Ergänzungsmittel gegen verborgene Infektionen		
Naturheilmittel / Ergänzungsmittel	Anwendung und Risiken	Dosierung
Echinacea	Eine sanfte, sehr gut verträgliche, dennoch sehr wirksame Vorbeugung gegen Viren und zur allgemeinen Stärkung der Immunabwehr. Ich empfehle es jahreszeitlich allen Frauen, die sich regelmäßig »jeden Virus einfangen«. Auch zum Gebrauch während der Schwangerschaft unbedenklich und im Prinzip auch bei Autoimmunkrankheiten; falls Sie in dem Zusammenhang Medikamente nehmen, sprechen Sie aber zur Sicherheit mit Ihrem Arzt.	bis zu 3 × täglich 300–500 mg
Johanniskraut	Hat vielfach wohltuende Wirkungen vor allem für das Nervensystem, auch als Antidepressivum und gegen Virusinfektionen, eignet sich besonders, wenn der Körper bereits gestresst ist	täglich 300–600 mg
Lakritze (Süßholzwurzel)⊖	Daraus gewonnene Präparate haben nachweislich gute Wirkungen gegen Viren, Entzündungen und für das Immunsystem. Nicht einnehmen bei Bluthochdruck.	täglich 150–300 mg
Zitronenmelisse	Wirkt gegen Viren und beruhigend bei Stress und Nervosität; neuere Untersuchungen aus den vergangenen zehn Jahren haben eindrucksvoll bestätigt, wie wirksam Zitronenmelisse gegen Herpes-Simplex-Viren ist.	täglich 300–1 200 mg als Tee oder in Kapseln oder 1–3 × täglich 40–60 Tropfen

Im siebten Kapitel werden Sie noch etwas über Adaptogene erfahren, eine Gruppe von Naturheilmitteln, die sich auch für die Stärkung des Immunsystems sehr gut eignen.

Fördern Sie aktiv die Entgiftung Ihres Körpers

Wir sind heutzutage einer nie dagewesenen Belastung durch Umweltgiftstoffe ausgesetzt. Wenn wir dann auch noch durch eine einseitige und schlechte Ernährung dem Körper die für die Entgiftung notwendigen Spurenelemente, Substanzen und Nährstoffe vorenthalten, dann braucht man sich nicht zu wundern, wenn er die lebensnotwendige Entgiftung nicht mehr bewältigen kann.

Das mit Abstand wichtigste Entgiftungsorgan ist die Leber, die schädliche Substanzen und chemische Verbindungen im Körper zerlegt und sie sozusagen in geeigneten Päckchen für die Müllabfuhr bereitstellt, die hauptsächlich durch den Darm, teilweise auch durch die Nieren erfolgt. Zu den typischen Beschwerden, die auf eine gestörte Entgiftung zurückzuführen sind, zählen Akne, Allergien, Hormonprobleme (PMS, Endometriose, Uterusmyom, Brustempfindlichkeit oder Probleme mit der Fruchtbarkeit), Chemikalienunverträglichkeiten, chronische Erschöpfung, hartnäckiges Übergewicht, Kopfschmerzen, Autoimmunkomplikationen, chronische Entzündungen und vieles mehr. Die Leber spielt eine wichtige Rolle bei der Umwandlung des inaktiven Schilddrüsenhormons T4 in das aktive Schilddrüsenhormon T3; daher ist eine gesunde Leber eine unentbehrliche Voraussetzung, um Schilddrüsenunterfunktion erst gar nicht aufkommen zu lassen.

SOS-Rezepte: Naturheilmittel und Ergänzungsmittel zur Entgiftung

Naturheilmittel / Ergänzungsmittel	Anwendung und Risiken	Dosierung
Artischockenblätter-extrakt⊖	Enthält Antioxidantien, die die Leber beim Abbau von Toxinen wirkungsvoll unterstützen.	täglich 320–640 mg
Curcumin (Kurkuma)⊖	Unterstützt die Glutathionen-Produktion in den Zellen und entgiftet dadurch auf natürliche Weise den Körper.	täglich 1 200–2 400 mg Extrakt
Grüner Tee Extrakt⊖ (entkoffeiniert)	Unterstützt die Entgiftung durch die Leber. Kann als Tee getrunken werden; das Extrakt ist besonders hilfreich für die Gewichtabnahme, fördert einen ausgeglichenen Hormonhaushalt und für die Entgiftung.	täglich 200 mg oder 4–8 Tassen Tee
Methylfolat	Wenn Sie auf dem Fragebogen Seite 157 bezüglich der Entgiftung eine hohe Punktzahl erreicht oder hohe Homocystein-Werte haben oder Kenntnis von einer MTHFR-Genmutation (siehe Seite 462), sollten Sie täglich mindestens 800 mg Methylfolat nehmen.	täglich 800 mg
N-Acetylcystein⊖	Wie bereits auf Seite 293 erwähnt, fördert es wirksam die Entgiftung, indem es Glutathion, eines der wichtigsten Antioxidantien, aufbaut.	3 × täglich 300 mg
Pinienrindenextrakt⊖	Das Extrakt aus der Rinde der französischen Meereskiefer (*Pinus pinaster*) hemmt Entzündungen, oxidativen Stress, Zellmembran- und DNA-Schäden, sowie die Schäden, die durch chronisch erhöhten Blutzucker an den Zellen entstehen. Enthält mit seinen Procyanidinen sekundäre Pflanzenstoffe, die auch in Kakao, grünem Tee, Grapefruitsamen oder Waldbeeren enthalten sind und diese so gesundheitsfördernd macht, vor allem dank ihrer Schutzfunktionen. Außerdem fördern sie die Hirntätigkeit und die Konzentration, reduzieren schädliches Cholesterol, fördern das allgemeine Wohlbefinden, reduzieren entzündete Zytokine (schon nach Einnahme an fünf aufeinanderfolgenden Tagen), sorgen für eine nachhaltige Reduzierung der Symptome von Endometriose, Menstruationsbeschwerden, Falten und Runzeln und Schmerzen bei Osteoarthritis. Möglicherweise fördert es auch die Fetteinlagerung als Folge von Entzündungen und verbessert die Insulinempfindlichkeit.	täglich 100–200 mg
Schisandra (Spaltkörbchen)⊖	Über Schisandra werden Sie auf Seite 322 noch mehr erfahren. Das daraus gewonnene Tonikum schützt allem Anschein nach die Leber und wirkt als Antioxidans. Die positive Wirkung auf die Leber geht wohl auf die beruhigende, stressabbauende Wirkung zurück. Gleichzeit wird die Glutathion-Produktion unterstützt, und es scheint eine Schutzwirkung gegen Umwelthormone, Medikamente und Schwermetalle zu geben. Ziehen Sie Schisandra auf jeden Fall in Betracht, wenn Sie an Hashimoto und schlechter T4-in-T3-Umwandlung leiden (dazu mehr Seite 298)	1–2 × täglich 20–30 Tropfen oder 2–4 Kapseln pro Tag

⊖ *Nicht bei Schwangerschaft anwenden*

Das Zwei-Schritt-Verfahren zur Entgiftung

1. Entfernen Sie sämtliche potenziellen Schadstoffe aus Ihrem Essen und aus Ihrer Umgebung.
2. Ernähren Sie sich »gut« und richtig – nur mit entsprechender Ernährung und Ergänzungsmitteln stärken Sie die Entgiftung Ihres Körpers.

Entfernen Sie Schädliches, indem Sie bewusst schadstoffarm leben

Grundregeln für schadstoffarmes Leben:

Ernähren Sie sich ausschließlich von einer großen Vielfalt frischer, natürlicher Lebensmittel. Also kein Junkfood essen. So einfach ist das. Dadurch vermeiden Sie automatisch, dass Rückstände von Pestiziden, Düngemitteln und anderen chemischen Substanzen als Gifte in Ihren Körper gelangen.

Nehmen Sie ausschließlich Biofleisch und Biomolkereiprodukte zu sich.

Essen Sie nur ökologisch angebautes Obst und Gemüse.
Verwenden Sie ausschließlich ökologische Haushaltsreinigungsmittel und nur Biokosmetika und Biokörperpflegeprodukte. Gleiches gilt für Garten- und Pflanzenschutzmittel, Wandfarben, Lacke, Baumaterial, Möbel etc., soweit es Ihnen möglich ist.

Vermeiden Sie unnötige Medikamenteneinnahmen. Außer den bereits erwähnten Schmerzmitteln, Antibiotika, Säurehemmern etc., welche den Verdauungstrakt schädigen, müssen viele andere Medikamente in der Leber verstoffwechselt werden; das kann zu einer Überlastung der natürlichen Entgiftungskapazitäten Ihres Körpers führen. Paracetamol greift zum Beispiel die natürlichen Vorräte von Glutathionen in den Zellen an und braucht sie teilweise auf. (Des-

wegen sind N-Acetylcystein-Gaben die erste ärztliche Rettungsmaß-
nahme, wenn Patienten mit einer Paracetamolvergiftung ins Krankenhaus eingeliefert werden.) Ich will damit nicht vorschlagen, dass
Sie schlagartig die Einnahme aller Ihrer verordneten Medikamente
beenden sollen – tun Sie das auf keinen Fall ohne Rücksprache mit
dem Arzt, der sie Ihnen verschrieben hat. Aber versuchen Sie trotzdem, pharmazeutische Medikamente so weit wie möglich zu reduzieren und nötigenfalls durch Naturheilmittel zu ersetzen, um Beschwerden zu lindern. Auf www.avivaromm.com finden Sie unter
»Natural MD Library« viele weitere Informationen auf Englisch hie-
rüber.

Stärken Sie sich und Ihren Körper mit gutem Essen

Die Lebensmittel, die Sie jetzt schon in der Neustart-Phase zu sich
nehmen, sind genau das Richtige, was Ihr Körper für die Verbesserung der Entgiftung braucht. Sie werden es bald daran merken, dass
sich Ihr Gesundheitszustand und Ihre Stimmung verbessern und Sie
sich allgemein viel vitaler fühlen. Nehmen Sie außerdem Probiotika
ein, essen Sie viel frisches Gemüse und Salat, außerdem Beeren und
dazu einige pflanzliche Entgiftungsmittel und Ergänzungsmittel, die
besonders wirkungsvoll sind, wie etwa Kurkuma (s. S. 293)

Entgiftung von Schwermetallen

Quecksilber ist das am häufigsten im Körper vorkommende Schwer-
metall – es wird vorwiegend durch Fischkonsum aufgenommen.
Dementsprechend genügt es oft, zumindest einige Monate lang ganz
auf Fisch zu verzichten, um das Quecksilber nach und nach abzubauen; greifen Sie stattdessen vermehrt zu Omega-3-Ergänzungsmit-
teln. Chlorella-Alge, gepuffertes Vitamin C (Ascorbinsäure) und Ballaststoffe eignen sich sehr gut, um Schwermetalle zu binden und aus
dem Körper auszuscheiden. Mithilfe von N-Acetylcystein bildet der

Körper Glutathione, die ebenfalls Schwermetalle und andere Umweltgifte entsorgen. Zu den weniger bekannten Eigenschaften von Probiotika gehört ihre Fähigkeit, ebenfalls Schwermetalle zu binden und über den Verdauungstrakt zu entsorgen. Falls Sie den Verdacht haben, zu viele Schwermetalle im Körper zu haben, weil sie auch am Ende des SOS-Programms immer noch einschlägige Symptome sehen, die damit zu tun haben könnten, dann sollten Sie einen Arzt oder Naturheilkundler konsultieren; man kann dann entsprechende Tests machen und weitere Maßnahmen zur Entgiftung ergreifen. Auf keinen Fall sollten Sie in den ersten drei Monaten einer Schwangerschaft oder während der Stillzeit eine gezielte Entgiftung durchführen, sonst besteht die Gefahr, dass Ihr Baby eine Extraportion Gift abbekommt.

Trockenbürsten für die Entgiftung

Das größte Entgiftungsorgan Ihres Körpers ist die Haut. 30 Prozent aller Giftstoffe werden täglich über die Haut entsorgt. Sich fünf Minuten pro Tag in Ruhe trocken abzubürsten kostet nichts (außer der einmaligen Anschaffung einer qualitätvollen Bürste), wirkt äußerst angenehm und stimulierend auf die Haut und unterstützt die Entfernung der Toxine.

Am besten gehen Sie folgendermaßen vor:

1. Kaufen Sie sich eine Bürste mit Naturborsten (also kein Kunststoff!) und einem möglichst langen Stiel, um alle Körperstellen leicht erreichen zu können.

2. Stellen Sie sich nackt ins Bad oder in die Dusche (ohne Wasser).

3. Fangen Sie an Hals und Schulter an, sich mit der Bürste sanft zu massieren, dann streichen Sie über die Arme, den Rücken, den Bauch, den Po und die Beine hinunter bis zu den Füßen. Machen Sie nur sanfte, langsame Kreisbewegungen. Gehen Sie mehrmals über eine Stelle und dann weiter. Achten Sie auf

empfindliche Partien wie Brüste und Oberschenkel. Schrubben Sie nicht!

4. Wenn Sie damit fertig sind, duschen Sie sich ab. Anfangs mit warmem Wasser und zum Schluss gönnen Sie sich eine kurze kalte Dusche. Tragen Sie nach dem Abtrocknen eine milde Feuchtigkeitslotion auf.

Mutationen, Stimmung und Entgiftung

Nicht selten kommen zwei Arten von Mutationen vor: die im MTHFR-Gen (dazu mehr auf Seite 462) und die sogenannte COMT-Mutation. Diese beeinflusst die Art und Weise wie Ihr Körper Umweltgifte, nicht mehr benötigte Hormone (Hormonreste) und Adrenalin entsorgt. Wenn Ihr Körper sich nicht ordentlich entgiftet, werden Sie anfälliger für den Kontakt mit bestimmten chemischen Substanzen und Ihre Körper reagiert entsprechend überempfindlich darauf. Die Folge sind dafür typische Krankheiten wie chronische Erschöpfung, Muskelschmerz/Druckschmerz, Endometriose, auch Ängstlichkeit und Depressionen.

Wenn Sie bei dem Entgiftungsfragebogen eine hohe Punktzahl erreicht haben, wenn Sie Fehlgeburten oder Geburtskomplikationen hatten, Herzkrankheiten in Ihrer Familie häufiger waren (lässt das auf MTHFR schließen) oder wenn Sie nach Kaffeegenuss, nach Achterbahnfahrten oder beim Anschauen von Horrorfilmen sehr starkes Herzklopfen bekommen (lässt auf COMT schließen), dann sind das Alarmzeichen, die Sie nicht missachten dürfen. In diesen Fällen ist eine tägliche Gabe von 800 µg (Mikrogramm) Methylfolat, Vitamin-B-Komplex und SAM (400 mg täglich) angezeigt, um die Auswirkungen dieser Mutationen zu kompensieren.

Entgiftung von Haus und Bad

Da Sie inzwischen schon viel an Ihrer Ernährung verändert haben, auch und gerade mit dem Ziel einer nachhaltigen Entgiftung, wäre es nun angezeigt und sehr empfehlenswert, diese guten Ansätze auch in Ihrer häuslichen Umgebung weiterzuführen – durch die Entgiftung oder Entsorgung von Kosmetika und Haushaltsreinigern, die Ihrer Gesundheit schaden könnten.

Machen Sie Ihre Wohnung grüner

Eine Grundregel in allen Umweltbelangen ist das sogenannte Vorsorgeprinzip, das ich meinen Patientinnen seit 30 Jahren auch hinsichtlich ihrer Gesundheit immer wieder predige: Wenn Sie sich nicht sicher sind, lassen Sie einfach die Finger davon. Man könnte auch sagen: Weniger ist mehr. Sollten Sie sich im Hinblick auf die Unschädlichkeit – egal, ob es ein Lebensmittel, ein Reinigungsmittel oder ein Körperpflegeprodukt betrifft – nicht ganz sicher sein, lassen Sie es einfach links liegen und schauen Sie sich nach einer Alternative um. Mittlerweile ist jedem klar, dass bereits geringe Mengen eines Umwelthormons dazu führen können, den Hormonhaushalt Ihres Körpers gründlich aus dem Gleichgewicht zu bringen und in ein Chaos zu stürzen. Sie werden merken, dass sich für jedes gängige Reinigungsprodukt eine Alternative findet: Mit etwas Essig, Backpulver oder einigen Spritzern Zitronensaft kann man wahre Wunder erzielen. Sollte Ihnen das jedoch zu altmodisch vorkommen, greifen Sie zur mittlerweile großen Auswahl an ökologisch einwandfreien Reinigungsmitteln.

Tiefenwirkung

Denken Sie stets daran, dass auch die Körperpflegemittel, die Sie täglich verwenden, nicht einfach auf der Hautoberfläche bleiben, sondern tiefer ins Gewebe eindringen. Heutzutage trägt eine Frau ab dem Teenageralter buchstäblich Dutzende Chemikalien aller Art auf die Haut auf, noch bevor sie das Haus verlässt, um zur Schule oder zur Arbeit zu gehen. Sie verstecken sich in Haar- und Körperpflegeprodukten, in dekorativer Kosmetik und Parfums. Über die Haut gelangen diese Stoffe in den Blutkreislauf, wo sie, zusammen mit anderen Umwelthormonen, ihre schmutzige Arbeit verrichten; die besteht vor allem darin, die Östrogenbelastung zu erhöhen. Was soll frau da machen? Verringern Sie auch hier nach Möglichkeit Ihren Kontakt mit toxischen Stoffen, indem Sie sich überlegen, was Sie wirklich brauchen, und konsequent aussortieren, was Sie nicht brauchen. Auch hier gilt die Maxime: Weniger ist mehr – wird sie nicht gerade besonders eleganten und gepflegten französischen Frauen zugeschrieben? Wenn Sie es trotzdem gerne üppig mögen: Es gibt auch in diesem Bereich viele Firmen, die naturnah produzieren.

Die schmutzige Wahrheit über Frauenhygieneartikel

1982 tauchten die ersten Berichte über Dioxin, Pestizide und andere Umweltgifte in Damenbinden und Tampons auf. Diese Stoffe sind krebserregend und sehr schädliche Hormondisruptoren. Chemikalien verschiedenster Art finden sich auch in Intimspülungen, Hygienetüchern und Gleitgels; das sind alles Produkte, die keiner Regulierung oder Überwachung unterliegen, wie das etwa bei Lebensmitteln oder Pharmazieprodukten der Fall ist, und deswegen können die Hersteller alles Mögliche hineinpacken. So steigt bei Benutzung dieser Artikel das Risiko unter anderem für Frühpubertät, Gebärmutterschleimhautwucherung und sogar Krebs. Auch hier empfehle ich, unbedingt zu Bioprodukten zu greifen. Allein schon solche Vorkehrungen können für Ihre Gesundheit einen großen Unterschied ausmachen, besonders wenn Sie mit Endometriose, PMS, Uterus- und Fruchtbarkeitsproblemen zu tun haben.

Vom Hormonchaos zum Hormongleichgewicht

Die Grundursachen für die Stressüberreaktion (SOS) und die daraus folgenden Auswirkungen wie die falschen Cortisolschwankungen, die Schäden am Mikrobiom, Übergewicht, Insulinresistenz, Entzündungen, die Schwierigkeiten, mit Umweltgiften und der Entgiftung fertig zu werden, lassen sich alle letztlich auf einen gemeinsamen Nenner bringen: hormonelle Ungleichgewichte.

Was soll frau also tun? Den SOS-Heilplan ernst nehmen und konsequent umsetzen! Es ist wunderbar, dass Sie jetzt schon dabei sind und alles auf den richtigen Weg bringen, vor allem bei der Ernährung. Dadurch erfahren Sie bereits im Wortsinne »am eigenen Leib«, wie es sich anfühlt, vom Hormonchaos wegzukommen und zu einem ausgeglichenen, harmonischen Hormonhaushalt zu finden. Im nächsten Kapitel werden Sie erfahren, wie Sie Ihre Nebennieren richtig ernähren und Ihre Schilddrüse unterstützen. Außerdem lernen Sie meine bevorzugten Naturheilmittel kennen, die Adaptogene. Falls Sie noch mehr machen wollen, sehen Sie sich nun die »SOS-Rezepte: Naturheilmittel für einen ausgeglichenen Hormonhaushalt« an.

SOS-Rezepte: Naturheilmittel für einen ausgeglichenen Hormonhaushalt

Naturheilmittel / Ergänzungsmittel	Anwendung und Risiken	Dosierung
Vitex (Mönchspfeffer)	Dieser Lippenblütler ist das Hormonausgleichsmittel für Frauen aller Altersstufen und eine meiner Lieblingsheilpflanzen. Sie enthält selbst keinerlei Hormone, aber sie verbessert das Östrogen- und Progesterongleichgewicht im Körper; damit können Sie PMS (prämenstruelles Syndrom) endlich vergessen, depressive Zustände und Reizbarkeit werden gelindert, ebenso Blähungen, Brustempfindlichkeit, Heißhunger, und der Menstruationszyklus wird wieder regelmäßig. Vitex hemmt Entzündungen durch endokrine Disruptoren, die zu Endometriose führen können, fördert die Fruchtbarkeit und beugt Fehlgeburten vor; vermutlich aufgrund seiner Wirkung auf Progesteron. Vitex verbessert vaginale Trockenheit, Schlafstörungen und Hitzewallungen vor allem während der Wechseljahre. Am besten probieren Sie aus, ob es Ihnen hilft, indem Sie es 3 Monate lang kontinuierlich nehmen und danach solange es Ihnen guttut. Setzen Sie es ab, falls Sie den Eindruck haben, dass es Ihre Stimmung trübt; das ist eine zwar seltene, aber denkbare Nebenwirkung.	1–2 × täglich ein 500-mg-Kapsel oder 3 × täglich 40–60 Tropfen
Maca⊖	Diese Knolle aus den Anden ist ein unbedenkliches Naturheilmittel, das hilft, den Cortisolspiegel zu regulieren und damit auch den weiblichen Hormonhaushalt insgesamt. Sie können es ähnlich wie ein Medikament einnehmen oder zu Ihrem Smoothie dazugeben (s. S. 397). Mehr dazu auch auf Seite 320.	

⊖ *nicht bei Schwangerschaft anwenden*

Zweite Woche:
Innere Erneuerung, Tag für Tag

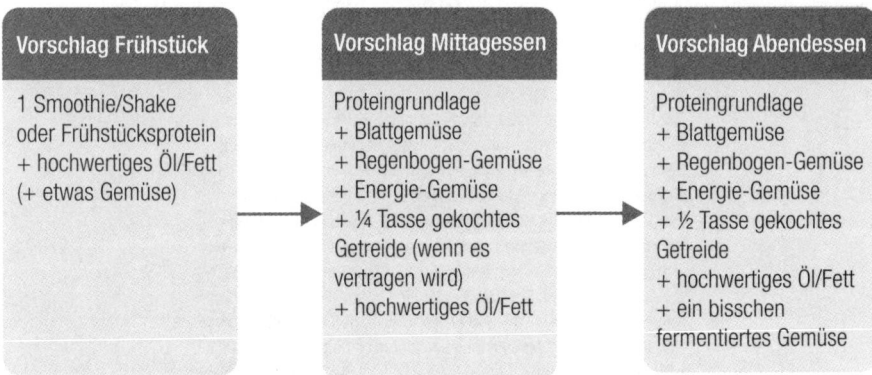

Vorschlag Frühstück	Vorschlag Mittagessen	Vorschlag Abendessen
1 Smoothie/Shake oder Frühstücksprotein + hochwertiges Öl/Fett (+ etwas Gemüse)	Proteingrundlage + Blattgemüse + Regenbogen-Gemüse + Energie-Gemüse + ¼ Tasse gekochtes Getreide (wenn es vertragen wird) + hochwertiges Öl/Fett	Proteingrundlage + Blattgemüse + Regenbogen-Gemüse + Energie-Gemüse + ½ Tasse gekochtes Getreide + hochwertiges Öl/Fett + ein bisschen fermentiertes Gemüse

2. Woche – Menüvorschläge und Tagesablauf			
	8. Tag	**9. Tag**	**10. Tag**
Zum Start in den Tag	Kurzmeditation (siehe Seite 266)	Trockenmassage mit der Bürste unter der Dusche (siehe Seite 302)	Fünf Minuten Tiefenatmung (siehe Seite 253) und Stretching
Der erste Schluck	Ein Glas Wasser (Zimmertemperatur oder warm) mit frisch gepresster Zitrone trinken.		
Frühstück + Ihre persönliche Tagesration Nahrungsergänzung	Smoothie	Frittata + Blattgemüse mit Olivenöl-Zitronen-Dressing	Smoothie
Vormittagssnack	Gesunder Snack nach Wahl	Muffin oder Energiebällchen	Gesunder Snack nach Wahl
Achtsames Mittagessen + Ihre personalisierten SOS-Ergänzungsmittel	Frischer Truthahn-Wrap oder veganer Nori-Gemüse-Wrap	Orientalische Platte	Ein Wrap nach Belieben
Nachmittagssnack	Kokosjoghurt mit Kakaobohnenbruchstücken und Waldbeeren	Gesunder Snack nach Wahl	Gesunder Snack nach Wahl
Cortisol-Justierung	Versuchen Sie täglich am frühen Abend 15 Minuten lang mit einer beliebigen Entspannungspraktik Ihren Cortisolspiegel runterzubringen.		
Abendessen + Ihre personalisierten SOS-Ergänzungsmittel	Thai-Steak-Salat (evtl. gleich eine größere Menge für den nächsten Tag; für Veganer ohne Fleisch) + ½ Tasse gekochtes Getreide Ihrer Wahl	Hühnchen-Basilikum-Kokos-Curry-Tajine + Spinat mit Pinienkernen/Blumenkohlpopcorn + ½ Tasse gekochtes Getreide (Vollkorn-Basmatireis)	mit Miso glasierter Lachs, + Ingwer-Orangen-Karotten + Rosenkohl + ½ Tasse gekochtes Getreide Ihrer Wahl
Zum Tagesabschluss: Selbstpflege	Wohlfühl-Wannenbad	Tagebuch: Was war heute gut, was war schlecht?	Digital-Detox: Zeitung oder Buch lesen

2. Woche – Menüvorschläge und Tagesablauf				
	11. Tag	**12. Tag**	**13. Tag**	**14. Tag**
Zum Start in den Tag	Kurzmeditation	Trockenmassage mit der Bürste unter der Dusche	Fünf Minuten Tiefenatmung und Stretching	Digital-Detox Ein Tag offline
Der erste Schluck	Ein Glas Wasser (Zimmertemperatur oder warm) mit frisch gepresster Zitrone trinken.			
Frühstück + Ihre persönliche Tagesration Nahrungsergänzung	Rührei oder Omelett + optional Blattgemüse mit Olivenöl-Zitronen-Dressing	Smoothie	Rührei oder Omelett + optional Blattgemüse mit Olivenöl-Zitronen-Dressing	Power-Parfait Smoothie, optional mit Granola-Müsli
Vormittagssnack	Detox-Gemüsebrühe	½ Apfel mit einem Esslöffel Mandelbutter	Kokosjoghurt mit Kakaobohnenbruchstücken und Waldbeeren oder Olivenöl-Granola-Müsli	optional: gesunder Snack nach Wahl
Achtsames Mittagessen + Ihre personalisierten SOS-Ergänzungsmittel	Scharfe Sushi Buddha-Bowl (evtl. restlicher Lachs vom Vortag)	Reste der Frittata	Cajun-Limette-Fisch-Taco + Nicht-Mutters-Krautsalat + Guacamole; vegane Option: Mexikanischer Bohneneintopf	Salatschüssel nach eigenem Gusto
Nachmittagssnack	Kleiner Wrap nach Belieben	Gesunder Snack nach Wahl	Detox-Gemüsebrühe	Gesunder Snack nach Wahl
Cortisoljustierung	Versuchen Sie täglich am frühen Abend 15 Minuten lang mit einer beliebigen Entspannungspraktik Ihren Cortisolspiegel runterzubringen.			
Abendessen + Ihre personalisierten SOS-Ergänzungsmittel	Grüne Göttin-Linsen-Bowl + Blumenkohlpopkorn + Spinat	Cajun-Limette-Fisch-Taco + Nicht-Mutters-Krautsalat + Guacamole; vegane Option: Mexikanischer Bohneneintopf	Brokkoli-Sesam-Nudel-Bowl oder Asia-Bowl	Kürbis-Curry-Kokos-Suppe + Marokkanischer Spinat
Zum Tagesabschluss: Selbstpflege	Tagebuch: Was war heute gut, was war schlecht?	Digital-Detox: Zeitung oder Buch lesen	Wohlfühl-Wannenbad	Tagebuch: Was war heute gut, was war schlecht?

7. NEUE KRAFT: NEBENNIEREN UND DIE SCHILDDRÜSE MIT ALLEM VERSORGEN, WAS SIE BRAUCHEN

Neustart:
Falsche
Ernährung
beenden

Neuausrichtung:
Chronischen
emotionalen und
mentalen Stress
loslassen

Innere
Erneuerung:
Stressschäden
an der Wurzel
heilen

**Neue Kraft:
Schilddrüse und
Nebennieren
heilen**

Neues Leben:
Nie mehr
ausgepowert
sein

Nun sind wir in der dritten Woche des SOS-Ernährungs- und Gesundheitsprogramms angelangt. Bis hierher haben Sie bereits die Schwerstarbeit geleistet, die nötig war, um die Selbstheilungskräfte Ihres Körpers in Turbofunktion zu bringen. Ich hoffe sehr, dass Sie sich morgens nach dem Aufwachen bereits viel vitaler fühlen, tagsüber munter sind und nachmittags gegen 16 Uhr nicht mehr den großen Durchhänger haben. Idealerweise ist es inzwischen auch vorbei mit dem ständigen Heißhunger auf Süßes. Ihre Verdauung sollte besser funktionieren und regelmäßiger sein und Sie schlafen jetzt besser und tiefer. Dass alles bestens läuft, merken Sie auch daran, dass Sie sich nicht mehr so aufgeblasen und schwerfällig fühlen, dass Sie klar denken können und nicht mehr so vergesslich sind. Aber selbst wenn sich noch keine allzu deutlichen Änderungen abzeichnen, können Sie sich doch immerhin über die kleinen Verbesserungen freuen. Ihr Körper befindet sich auf jedem Fall schon auf dem Weg der Gesundung und Genesung. Solch ein Heilungsprozess braucht immer seine Zeit.

In dieser Woche liegt der Schwerpunkt auf den Energiedrüsen: den Nebennieren und der Schilddrüse. Diese sollen jetzt durch Zuführung passender Nährstoffe gezielt »gefüttert« und aufgebaut werden. Warum hat es so lange gedauert, bis ich speziell auf die beiden zu sprechen komme, obwohl sie doch im Buchtitel direkt angesprochen werden? Der Grund liegt ganz einfach im organischen Aufbau des Körpers und der Körperfunktionen. Man kann nur schwer wirklich verständlich über die Äste und Zweige reden, wenn man nichts über die Wurzeln weiß. Ich könnte viel über Naturheilmittel und Nahrungsergänzungen speziell für die Nebennieren und die Schilddrüse erzählen, die Ihnen eine ganz andere Vitalität, einen wesentlich besseren Stoffwechsel, eine gehobene Stimmung und gesteigerte Konzentrationsfähigkeit, einen »normalen« Hormonhaushalt und ein ebensolches Körpergewicht verleihen können. Aber damit ist im Hinblick auf die Grundsachen, die Sie in Ihren momentanen Leidenszustand gebracht haben (und weswegen Sie überhaupt zu diesem Buch gegriffen haben), nichts gesagt. Und damit würde sich auf lange Sicht nichts ändern, Sie wären immer noch Opfer der gleichen Grundsachen, die zu diesen ganzen Fehlentwicklungen und Ungleichgewichten geführt haben und die an verschiedenen Stellen im Körper, heute hier, morgen da, zum Vorschein kommen. Natürlich könnten Sie schnell mal ein Schilddrüsenmedikament einwerfen, das niedrige oder fehlende Schilddrüsenhormone ersetzt, aber damit sind die Autoimmunprobleme noch längst nicht behoben – sie treten dann vielleicht in einem anderen Organ oder Körpersystem in Erscheinung. Das würde auch nichts am Entzündungszustand, an der Latenz verborgener Infektionen oder an einem Übermaß an Umwelthormonen ändern, die bei Ihnen vielleicht der Kern des Problems sind.

Es führt kein Weg daran vorbei: Sie müssen die Grundursachen beheben. Genau das haben Sie schon erfolgreich in die Wege geleitet und setzen es jetzt mit gezielten Maßnahmen fort.

Der erste Teil dieses Kapitels »Versorgen Sie Ihre Nebennieren« wendet sich an jede Frau, weil es jede Frau betrifft. Ich möchte nämlich vor allem auch vermeiden, dass Sie warten bis es vielleicht nicht zu spät –, aber eben doch schon recht spät ist. Sie müssen es nicht auf die harte Tour lernen. Dieser Abschnitt ist besonders wichtig für diejenigen, die in den SOS-Fragebögen (ab Seite 142 ff.) durchweg hohe Punktzahlen erreicht haben. Im Kapitel »Heilen Sie Ihre Schilddrüse« erhalten Sie nun Antworten auf die Fragen, die sich Ihnen beim Blick auf Ihre Laborwerte zu Ihrer Schilddrüsenfunktion stellten: So können Sie die Schilddrüsenfunktion mithilfe von Naturheilmitteln und richtiger Ernährung wieder stabilisieren.

Sie gehen nun in die dritte und letzte Woche des SOS-Neustarts. Auch wenn in erster Linie Ihre Schilddrüse Hilfe benötigt, sollten Sie die Nebennieren nicht vergessen. Sie hängen miteinander zusammen und voneinander ab.

Wenn Sie also jetzt in diesem Kapitel weiterlesen, halten Sie sich bitte weiter an Ihren Neustart-Ernährungsplan, nehmen Sie weiter Ihre tägliche Standardration an Ergänzungsmitteln plus Ihre individuelle Ration, die Sie sich entsprechend Ihren Fragebogenergebnissen selbst zusammengestellt haben. Gönnen Sie sich zwischendurch Genussauszeiten und notieren Sie weiterhin, was Sie essen und wie Ihr Körper darauf reagiert.

Versorgen Sie Ihre Nebennieren

Die 34-jährige Langstreckenläuferin und Ernährungsberaterin Wren befolgte nach eigenem Bekunden eine »makellose« Diät, als sie zu mir in die Praxis kam. Sie meinte zu mir, sie müsse sich doch eigentlich topfit fühlen – stattdessen war sie ständig erschöpft.

Sie arbeitete 14 Stunden am Tag, um ihre Ernährungsberatungspraxis am Laufen zu halten, und trainierte außerdem intensiv für ihre Marathonläufe. Nach einem Marathon bekam sie regelmäßig eine Erkältung, die sich dann lange hinzog. »Das andere Problem, mit dem ich zu kämpfen habe«, erzählte sie mir, »sind regelrechte Fressattacken mitten in der Nacht. Ungefähr eine Stunde nach dem Einschlafen wache ich auf und habe ein Gefühl, als wäre ich am Verhungern. Dann löffle ich Mandelbutter und Kokosbutter direkt aus dem Glas. Danach gehe ich wieder schlafen. Um sechs Uhr morgens wache ich wieder auf, bin aber völlig erledigt. Ich stehe ganz neben mir, als hätte ich Drogen genommen. Erst nach ein oder zwei Tassen Kaffee komme ich allmählich wieder zu mir. Bei den Beratungen meiner Klienten ertappe ich mich dabei, dass ich nicht ganz bei der Sache bin. Mittlerweile kommt meine Periode auch völlig unregelmäßig und meine Brüste sind so empfindlich, dass ich kaum mehr einen Büstenhalter anziehen kann. Von Libido kann bei mir bald gar keine Rede mehr sein und in der Woche vor meiner Periode werde ich unausstehlich. Meine Beziehung zu meinem Freund leidet schon darunter.«

Gemeinsam gingen wir ihr Ernährungstagebuch durch. Das bringen alle meine Patientinnen in die Sprechstunde mit. Dabei fiel mir auf, dass sie sich mit frischen und gesunden Lebensmitteln zwar sehr qualitätvoll ernährte, aber angesichts ihres Energieverbrauchs beim Laufen aß sie viel zu wenig. Zum Frühstück trank sie einen grünen Smoothie, zum Mittagessen aß sie Salat, dann eine Handvoll Mandeln am Nachmittag. Die letzte Mahlzeit am Tag nahm sie gegen 16 Uhr zu sich; sie bestand meist aus einem weiteren Salat, etwas gedünstetem Gemüse und einigen glutenfreien Crackern. In der Regel blieb sie bis gegen Mitternacht auf, ohne vor dem Schlafengehen noch etwas zu essen. Sie ernährte sich also praktisch völlig kohlenhydratfrei. Wie nicht anders zu erwarten, ergab ein 24-Stunden-Speichel-Cortisoltest (dazu mehr Seite 466) einen deutlich erhöhten Cor-

Noch einmal zur HPA-Achse

Hauptsächlich über die HPA-Achse (Hypothalamus-Hypophysen-Nebennierenrinden-Achse) läuft die gesamte Stressreaktion des Körpers vom Gehirn zu den Nebennieren und wirkt von dort aus praktisch auf jeden Teil des Körpers. Wenn dieses System ständig »eingeschaltet« bleibt, bleiben auch Sie ständig aufgedreht, überreizt und damit reizbar; dadurch befinden Sie sich sozusagen ständig im Alarmzustand. Ihr Blutzucker ist hoch, der Blutdruck ebenfalls, und alle übrigen komplexen Systeme im Organismus, wie die Verdauung, die Immunabwehr, der Hormonhaushalt und das Nervensystem, reagieren entsprechend. Das führt zu all jenen Beschwerden, Gesundheitsproblemen und regelrechten Krankheiten, die wir bei SOS-Ü (SOS-Überlastung) erörtert haben. Wenn das Gehirn die Stressreaktion dann herunterregelt, um den Körper vor der chronischen Überlastung zu schützen, werden auch die Cortisol- und die Adrenalinproduktion in den Nebennieren heruntergefahren. Als Folge davon landen Sie im SOS-Erschöpfungs-Modus, in dem Sie sich sehr müde, manchmal wirklich restlos erschöpft fühlen, da alle Körperreaktionen gehemmt und verlangsamt werden (Stoffwechsel, Blutdruck, Hormonproduktion). Ihre Stimmung geht absolut in den Keller. Auch Ihre Schilddrüsenfunktion wird gehemmt, um Energie zu sparen. Wegen dieser Schilddrüsenunterfunktion fühlen Sie sich schwach und krank.

tisolspiegel am Abend mit einer ausgeprägten Cortisolspitze gegen ein Uhr nachts. Genau der Zeitpunkt ihrer Fressattacke. Und morgens war der Cortisolspiegel niedrig – weshalb sie kaum aus dem Bett kam.

Ich legte Wren ans Herz, sich lieber entsprechend meinem SOS-Gesundheitsprogramm zu ernähren. Damit sollte sie generell mehr essen und automatisch auch mehr gesunde Fette zu sich nehmen, also genau das, was sie nachts vor dem Kühlschrank verschlang, weil ihr

Körper regelrecht danach hungerte. Außerdem sollte sie ein richtiges Abendessen bestehend aus energiereichen Gemüsen wie Süßkartoffeln, Kartoffeln und Kürbis sowie etwas Getreide zu sich nehmen.

Von jetzt an trainierte Wren auch nicht mehr so verbissen, machte lieber zur Entspannung öfter mal Yoga und fügte ihrem Gesundheitsplan die Einnahme von Adaptogenen hinzu, worauf ich gleich ausführlich zu sprechen komme.

Auch wenn Sie selbst keine Langstreckenläuferin sind und sich Ihr Leben in vielerlei Hinsicht von Wrens unterscheidet, so besteht der gemeinsame Nenner für viele von uns Frauen doch in dem Druck, den wir uns machen oder dem wir ständig ausgesetzt sind: dem Druck, noch mehr zu arbeiten, uns auch noch um dies und das kümmern zu müssen, noch etwas erreichen zu wollen – wir zahlen einen hohen Preis dafür. Viele sind erschöpft und überfordert, oft von den eigenen Ansprüchen. So kommt es immer wieder zu Essstörungen, Schlafstörungen, Nervosität, wir werden leicht krank und der Hormonhaushalt gerät aus dem Gleichgewicht – wir geraten in den SOS-Modus mit den bekannten Folgen von Übergewicht bis hin zu Autoimmunkrankheiten.

Es muss nicht allein äußerer Stress sein; alles, womit der Körper überfordert ist, eine nicht ordentlich funktionierende Verdauung, ein zu schwaches Entgiftungs- oder Immunsystem, kann Sie in den SOS-Modus bringen.

Da ist es beruhigend, zu wissen, dass jeder kleine Schritt, den Sie mit dem SOS-Plan bisher unternommen haben, den Nebennieren dabei hilft, diese Überforderung abzustellen und damit den SOS-Modus zu beenden. Sie haben schon viel erreicht:

- Sie haben Reizauslöser für Entzündungen aus Ihrem Essen und aus Ihrer häuslichen Umwelt entfernt.
- Sie geben Ihrem Körper wertvolle Nährstoffe.
- Sie nehmen sich öfter mal eine Auszeit, gönnen sich eine Pause, damit Sie sich erholen und das Leben genießen können, statt sich weiter zu verausgaben.

- Sie verbessern Ihren Schlaf.
- Sie achten darauf, dass Sie mit gezielten Entspannungsmaßnahmen Ihre Cortisolwerte zur Nacht beruhigen und so nicht mehr in den SOS-Modus geraten.

Der nächste Schritt besteht jetzt darin, sich aus der Apotheke von Mutter Erde weitere Hilfe zu holen. Ich meine die Adaptogene, eine spezielle Klasse von Naturheilmitteln, welche Ihre Gesundung weiter vorantreiben. Dazu gehören auch bestimmte Nährstoffe, die insbesondere die Stressreaktion verbessern und stärken: Falls diese bei Ihnen überaktiviert ist, werden die Adaptogene Sie beruhigen; sind Sie von dem ganzen Gezerre um Sie herum ausgepowert, dann werden sie Ihnen helfen, wieder zu Kräften zu kommen, vitaler und widerstandsfähiger zu werden.

Adaptogene: Traditionelles medizinisches Wissen für moderne Zeiten

Bei Adaptogenen handelt es sich um Naturheilmittel, die insbesondere positiv auf die HPA-Achse (Hypothalamus-Hypophysen-Nebennierenrinden-Achse, s. S. 316) wirken. Adaptogene wie der bekannte Ginseng gelten als die Königsklasse der Naturheilmittel und werden seit Jahrhunderten, wenn nicht Jahrtausenden in China und Indien angewendet. Sie helfen insbesondere in allen möglichen Arten von Stresssituationen – vom Lärm bis zur Depression –, indem sie den Körper gegen negative Einflüsse widerstandsfähiger machen. Sie stärken die Immunabwehr und befördern die Gesundheit, die Vitalität, die Ausdauer und das allgemeine Wohlbefinden. Adaptogene helfen dem Körper, mit den Anforderungen des Alltags besser fertig zu werden, indem sie sozusagen im Hintergrund für ein Gefühl von Ausgeglichenheit und innerer Stärke sorgen. Sie helfen Ihnen dadurch, eine höhere Stressschwelle zu errichten, auch indem sie auf das Zentralnervensystem einwirken und alle bekannten Faktoren von der chro-

Warnung bei Nebennierungenerkrankungen

Falls bei Ihnen Nebennierenerkrankungen wie Nebennierenrinden-insuffizienz (*Morbus Addison*) oder primärer Hyperaldosteronismus (Conn-Syndrom) diagnostiziert wurden, können Sie sich bezüglich der Ernährung ohne Weiteres an den SOS-Plan halten; die Medikamente, die Ihnen in den Fällen verschrieben wurden *müssen* Sie weiter einnehmen. Sprechen Sie über die eventuelle Einnahme von Adaptogenen und Ergänzungsmitteln für die Nebennieren unbedingt mit Ihrem Hausarzt, *bevor* Sie irgendetwas davon nehmen.

nischen Erschöpfung über das Hemmen von Entzündungen bis zum Einpendeln des Hormonhaushaltes positiv beeinflussen. Ganz bemerkenswert ist, wie sie in der Lage sind, die Nebennierenfunktion zu normalisieren und auszugleichen, unabhängig davon, ob Sie sich im SOS-Überlastungsmodus oder im SOS-Erschöpfungsmodus befinden.

Bei alledem sind Adaptogene dennoch keine Wunderdroge, die Sie nehmen, um einfach superhektisch weitermachen zu können wie bisher. Das ist nicht gemeint und das sollten Sie beachten. Unser Ziel ist es, dass Sie öfter als bisher die Pause-Taste drücken und sich generell an eine gesündere Lebensweise gewöhnen. Adaptogene sind zwar wirksam, aber eben auch nur Hilfsmittel auf Ihrem Weg zur Selbstheilung. Sie unterstützen Ihren Körper, wenn es zwischendurch mal hektisch wird – das lässt sich im realen Leben des 21. Jahrhunderts gar nicht mehr vermeiden.

Adaptogene wurden zuerst von sowjetischen Wissenschaftlern gründlich erforscht, die nach Möglichkeiten suchten, wie man die Kampfkraft der Soldaten und die Produktivität der Arbeiter steigern kann. Unser Ziel ist es allerdings nicht, unsere »Produktivität« auf Kosten unserer Gesundheit zu steigern. Wir verwenden Adaptogene aus genau dem gegenteiligen Grund: Unsere Ziele sind Heilung und Genesung von stressinduzierten körperlichen Beschwerden und Lebensgenuss.

Adaptogene bereichern die SOS-Maßnahmen, die Sie bereits in Angriff genommen haben, um eine ganz neue Dimension. Sie gehen wirklich an die Wurzel des SOS-Modus, indem sie die Wahrnehmung im Gehirn, dass Sie sich im Stressüberreaktionsmodus befinden, auf natürliche Weise herunterregeln und die Widerstandsfähigkeit gegen Stress erhöhen. Dadurch wird automatisch die Immunreaktion normalisiert und der Hormonhaushalt kann sich einpendeln, was Sie daran merken, dass Sie mental wieder fitter sind, einen ausgeglicheneren Blutzucker haben und vieles mehr. An Ihnen liegt es dann, die Auslöser für den SOS-Modus weiterhin konsequent zu vermeiden oder zu entfernen.

Zunächst klingt es nach einer sehr kühnen Behauptung, dass es eine Klasse von Naturheilmitteln geben soll, die in der Lage sind, praktisch jedes komplexe System im Organismus zu heilen. Aber inzwischen haben Sie so viel über die komplexen Ursachen und weitreichenden Folgen des SOS-Modus erfahren, dass Sie das eigentlich nicht mehr so sehr überraschen sollte. Die phänomenale Vielfalt und der Reichtum an wohltuenden chemischen Substanzen, die in diesen Pflanzen enthalten sind, wirken positiv auf die gesamte HPA-Achse, von den Stresszentren im Gehirn bis hinunter zu einzelnen Organen und den komplexeren organischen Systemen wie der Immunabwehr, dem Hormonhaushalt und dem gesamten Stoffwechsel, die alle an der Stressreaktion und natürlich auch an der Stressüberreaktion (SOS) beteiligt sind.

Lesen Sie, was mir zwei Frauen über die Auswirkungen von Adaptogenen erzählten:

JL: Das musikalische Grundthema meines sympathischen Nervensystems klang wie die Filmmusik von »Lola rennt«: Rasende Cortisolstöße peitschten mich immer weiter und weiter bis zur physischen und mentalen Erschöpfung. Aber dann hat mich eine Neubewertung meiner Prioritäten zu einer gewissen Entschleunigung gebracht. Und nachdem Sie mich dan-

kenswerterweise auf Adaptogene aufmerksam gemacht haben, ist es mir gelungen, auf einen eher parasympathischen Modus umzuschwenken, nach dem Motto »Eile mit Weile«. Am liebsten höre ich inzwischen brasilianische Sambarhythmen – immer noch voller Energie, aber sanfter und geschmeidiger.

ML: Erst vor Kurzem habe ich damit begonnen, Ashwagandha (Schlafbeere) zu nehmen, und merke bereits jetzt, wie sich mein Zustand wesentlich verbessert. Meine Nervosität ist bei Weitem nicht mehr so schlimm, ich bin nicht mehr so hungrig und fühle mich viel vitaler. Ich bin schon so auf die weitere Entwicklung gespannt!

Wählen Sie Ihre Adaptogene aus

In der nachfolgenden tabellarischen Übersicht habe ich die Adaptogene nach ihrer Wirkungsweise in »beruhigend«, »anregend« und »nahrhaft« eingeteilt. Zugeordnet finden Sie typische Symptome und typische Bedürfnisse oder persönliche Ziele. Das soll Ihnen dabei helfen, das für Sie Passende zu finden und so die richtigen Adaptogene auszuwählen. Im Allgemeinen empfehle ich, mit einem oder mehreren beruhigenden oder nährenden Adaptogenen anzufangen – also beispielsweise mit Reishi, Ashwagandha und Maca. Dann können Sie allmählich weitere dazunehmen, je nach Ihren persönlichen Symptomen und Bedürfnissen.

Für den Anfang suchen Sie sich am besten dasjenige aus, von dem Sie sich entsprechend der Beschreibung in der Übersicht am meisten versprechen. Danach können Sie allmählich (im Verlauf mehrerer Wochen) sogar mehr als drei dazunehmen. Die Auswirkungen und Reaktionen sind bei jedem Menschen anders. Wenn Sie langsam Schritt für Schritt vorgehen, können Sie die Wirkung jeweils besser und genauer beobachten und einschätzen. Das geht natürlich nicht, wenn Sie gleich Kombinationen anwenden, weil sich manche Effekte aus den Pflanzen verstärken oder neutralisieren. Es gibt natürlich auch viele Kombinationsprodukte von Adaptogenen, außerdem solche, die Adaptogene mit anderen Nahrungsergänzungsmitteln kombinieren.

SOS-Rezepte: Adaptogene⊖ –

Naturheilmittel Ergänzungsmittel	Besonders geeignet, wenn Sie …
Ashwagandha (Schlafbeere) Zur Beruhigung von Geist, Gemüt und Muskulatur. Entspannend, kräftigend	müde und angespannt sind, nervös und ängstlich sind, schlecht einschlafen können, Gelenkschmerzen und arthritische Schmerzen haben, Gedächtnisprobleme haben, chronisch ermüdet sind, an Fibromyalgie oder chronischen Muskelverspannungen leiden
Eleuthero (auch Borstige Taigawurzel oder Sibirischer Ginseng genannt). Stärkt die Leistungskraft und die Konzentration. Kräftigend	Gedächtnis- und Konzentrationsprobleme haben, aber eigentlich hellwach sein müssen, leicht krank werden oder verborgene Infektionen haben wie bsw. Epstein-Barr-Virus, Unterstützung zur Entgiftung brauchen, nachts arbeiten oder öfter Überstunden machen oder sonst wie im normalen Schlafrhythmus gestört werden (etwa Mütter, die gerade geboren haben)
Maca⊖ Das Basismittel für den weiblichen Hormonhaushalt schlechthin. Kräftigend	sich vitaler fühlen wollen und das Gefühl haben, dass in Ihrer Ernährung noch ein wichtiges Element fehlt, schwache Libido haben, Ihr Hormonhaushalt aus dem Gleichgewicht geraten ist, Ihre Fruchtbarkeit verbessern wollen, Ihre Stimmung aufhellen wollen, nervös und depressiv gestimmt sind.
Reishi⊖ Beruhigend, Kraftigend	tiefer und länger schlafen wollen, Ihre Immunabwehr stärken wollen, die Entgiftung fördern wollen, sich häufig überfordert und gereizt fühlen
Rhodiola (Rosenwurz) Zur Beruhigung von Geist und Nerven. Anregend	mit Nervosität zu kämpfen haben, geistig leicht ermüden, sich von übertriebenem Sport, damit verbundenen Entzündungen oder SOS erholen wollen, an Angststörungen oder Depressionen leiden, sich gereizt oder ausgebrannt fühlen, von Fibromyalgie oder chronischen Kopfschmerzen geplagt werden, Ihre Libido und Fruchtbarkeit anregen wollen

Was der Nebennierenrinde hilft

Anwendung und Risiken	Dosierung
Ashwagandha nehmen Sie, wenn Sie sehr erschöpft sind. Es ist gut verträglich und sicher, hat beruhigende und ausgleichende Wirkung. Baut Nervosität ab, entspannt Muskulatur, lindert Schmerzen, verbessert sowohl Gehirnleistung als auch Schlafqualität. Ashwagandha wirkt daher auch wohltuend, wenn Sie mit Osteoarthritis und rheumatischer Arthritis zu kämpfen haben. Bei Diabetikern werden Blutzucker und der Cholesterinspiegel verbessert. Sollten Sie eine Empfindlichkeit oder Unverträglichkeit gegen Nachtschattengewächse haben, bitte nur vorsichtig oder gar nicht anwenden.	täglich 3–6 g Pulver oder in Kapseln oder 3 × täglich 20–80 Tropfen in Wasser aufgelöst
Dieses inzwischen sehr gut wissenschaftlich erforschte Adaptogen verbessert die geistige und körperliche Leistungsfähigkeit, verringert Stress und Müdigkeit, hilft bei Schlaflosigkeit und von Träumen unterbrochenem Schlaf. Stärkt das Immunsystem, vor allem gegen Virusinfektionen, verbessert die Entgiftung, stärkt die Muskulatur und verhindert deren Abbau im Alter; lindert Schmerzen bei Entzündungen und Osteoarthritis. Es gibt seltene Fälle von Schlaflosigkeit im Zusammenhang mit Taigawurzel. Falls dies bei Ihnen der Fall sein sollte, suchen Sie nach einem anderen Adaptogen oder nehmen Sie Taigawurzel vor dem Mittag. Nehmen Sie es nicht, wenn Sie bereits an Schlafstörungen leiden; auch nicht bei hohem Blutdruck.	täglich 2–3 g in der Kapsel oder 2–3 × täglich 2–4 ml Extrakt in Wasser
Ein kräftigendes Mittel, das Sie rasch wieder aufbaut. Bei den Quechua-Indios in den Anden Perus gilt die auf den ersten Blick an eine Petersilienwurzel erinnernde Knolle als ein Nahrungsmittel, das die geistige Präsenz, körperliche Stärke und Ausdauer fördert. Es gilt dort auch als Liebestrank, der die Libido und Potenz bzw. Fruchtbarkeit steigert. Nervosität und depressive Stimmung werden gedämpft und schwache Formen sexueller Störungen bei Frauen gelindert. Getrocknete Knollen sind immer noch reich an essenziellen Aminosäuren, Jod, Eisen und Magnesium sowie Sterinen, die vielfache Wirkungen und Auswirkungen haben und die Nebennierenrinden- und andere Hormonfunktionen unterstützen. Man verwendet es auch, um Menstruations- und Wechseljahrbeschwerden zu behandeln	täglich 75–100 mg
Reishi (Glänzender Lackporling) ist ein Pilz, der in der chinesischen Heilkunde hohes Ansehen genießt, vor allem als Stärkungsmittel für die Nebennieren. Auch die Immunabwehr, die Entsorgung von Umweltgiften aus dem Körper werden gefördert und er wirkt entzündungshemmend. Reishi wird insbesondere auch bei neurotischen Erkrankungen angewendet. Daher empfiehlt sich die Einnahme vor dem Schlafengehen für einen tiefen, erholsamen Schlaf. Nicht einnehmen, falls eine generelle Pilzallergie besteht.	täglich 3–9 g Trockenmasse in Form von Kapseln oder Tabletten oder 2–3 × täglich 2–4 ml Tinktur in etwas Wasser
Rhodiola gilt als das potenteste Adaptogen bei Angststörungen. Es stärkt die geistige und körperliche Leistungsfähigkeit, wirkt (nachtschichtbedingter) Müdigkeit entgegen, unterstützt den Erholungs- und Heilungsprozess bei sportbedingten Muskelverletzungen und Entzündungen. Weil Rhodiola auch anregend wirkt, sollte man es nicht mehr spätabends einnehmen, aber ansonsten wirkt es beruhigend und stärkend auf die Psyche und die Nerven, verbessert den Schlaf und mildert die Symptome von Stress, Reizbarkeit und Burn-out. Es kräftigt die Immunabwehr, wodurch Erkältungsinfektionen seltener auftreten. Wird auch zur Behandlung chronischer Müdigkeit, von Fibromyalgien und chronischem Kopfweh eingesetzt. Libido und Fruchtbarkeit werden verbessert und der Appetit gestärkt, weswegen Rhodiola auch bei Essstörungen eingenommen werden kann, die oft zusammen mit SOS auftreten. Nicht einnehmen, wenn Sie an bipolarer Depression und manischen Störungen leiden.	täglich 100–400 mg in Kapseln oder Tabletten oder 2–3 × täglich 2–3 ml Tinktur in etwas Wasser

	SOS-Rezepte: Adaptogene⊖ –
Naturheilmittel Ergänzungsmittel	**Besonders geeignet, wenn Sie ...**
Schisandra Zur Entgiftung, Anregend	Gedächtnis- oder Konzentrationsschwächen haben, körperlich leicht ermüden, unter Angststörungen leiden, die Entgiftung des Körpers stärken müssen
Shatavari (Indischer Spargel) Das beliebteste und bekannteste Mittel für Frauen, gleicht den Hor- monhaushalt aus, Kräftigend	sich verjüngt, ausgeglichener und gelassener fühlen wollen, unter Hormonschwankungen, PMS, Fruchtbarkeits- und Wechseljahrproblemen leiden
Tulsi Indisches oder heiliges Basilikum Der Muntermacher, Kräftigend	das Gefühl haben, Sie brauchen einen Trank als leichte Anregung für Geist und Psyche und zur Immunstärkung, etwas gegen depressive Verstimmung, Nervosität oder Antriebslosigkeit tun wollen, Schlafstörungen haben, sich innerlich ganz neu ausrichten, Ihren Lebensstil ändern und vor allem gesün- der leben wollen, geistig klarer werden wollen, unter chronischen Entzündungen leiden, hohen Blutzuckerspiegel, hohe Cholesterin- oder Triglycinwerte haben

⊖ *nicht bei Schwangerschaft anwenden*

Zusätzliche Adaptogene, die Sie fast immer nehmen können, sind Ginseng (anregend, aufbauend, normalisiert den Blutzucker), Lakritz (ein starker Entzündungshemmer und sehr zu empfehlen, wenn die Nebennieren erschöpft sind und der Blutdruck niedrig ist, bei Benommenheit und Schwindel und niedrigem Cortisol. Darf aber nicht bei hohem Blutdruck genommen werden) und Cordyceps (Chinesischer Raupenpilz: Wie andere Pilze, die als Naturheilmittel verwendet werden, stärkt er das Immunsystem enorm und beruhigt das Nervensystem). Auch Relora (s. S. 274) ist zu empfehlen (reduziert Cortisol, verbessert DHEA und verhilft zu besserem Schlaf).

Was der Nebennierenrinde hilft

Anwendung und Risiken	Dosierung
Schisandra (dt. Bezeichnung: Spaltkörbchen) zählt zur Königsklasse der traditionellen chinesischen Naturheilmittel; es wirkt vor allem positiv auf Geist und Nerven, indem es die Konzentration stärkt, beruhigend wirkt und Angstsymptome lindert. Außerdem gehört das Mittel zur ersten Wahl, wenn es darum geht, die Leberfunktion zu stärken, also die Entgiftung zu fördern, vor allem die Abfuhr von Umwelthormonen. Wird auch von Athleten genommen, um auf natürliche Weise die Ausdauer und die Leistungsfähigkeit zu stärken und allgemein den Körper zu vitalisieren.	1–2 × täglich 20–30 Tropfen oder 2–4 Kapseln
Shatavari gilt insbesondere für Frauen als die »Königin« der ayurvedischen Kräutermedizin, vor allem als regelrechter Jungbrunnen. Es wirkt kräftigend und ausgleichend, wird also vor allem bei allen Störungen des Hormonhaushalts genommen; auch zur Steigerung der Libido, der Fruchtbarkeit, bei vaginaler Trockenheit und Schlafproblemen. Shatavari hat möglicherweise auch einen Einfluss auf den Insulin- und den Cholesterinspiegel. Nicht einnehmen, falls Sie östrogenrezeptorpositiven Brustkrebs hatten.	3 × täglich 40–80 Tropfen in Wasser
Das sogenannte heilige Basilikum oder Königsbasilikum beruhigt Geist und Seele und fördert die Lebensdauer. In der ayurvedischen Medizin wird die Pflanze auch »Tulsi« genannt, was so viel wie »die Unvergleichliche«, »Einzigartige« bedeutet. Tulsi macht Sie vitaler, verscheucht die Müdigkeit, hebt die Stimmung, vertreibt Ängste und Sorgen. Auch bei Nikotinentzug sehr zu empfehlen. Verbessert die geistigen Fähigkeiten, sorgt für positive Motivationen gerade in Übergangssituationen. Antientzündliche und antioxidante Bestandteile schützen die Leber vor Stress und Schäden durch entzündliche Vorgänge. Hilft den Blutzucker-, Cholesterin- und Triglycinspiegel zu senken und stärkt die Abwehrkräfte gegen Erkältungen und Bronchitis.	3 × täglich 40–60 Tropfen in Wasser

Klein und fein

Gelegentlich habe ich von Patientinnen gehört, dass sie durch Adaptogene nervöser und reizbarer wurden oder dass sich ihre Schlafstörungen verschlimmert statt verbessert haben. Anregende Adaptogene wie Rhodiola (Rosenwurz), Eleuthero (Taigawurzel) oder Ginseng verbessern die geistigen Funktionen und stärken die körperliche Ausdauer. Wer sich also bereits im SOS-Ü befindet, wird dadurch möglicherweise überstimuliert; das ist denkbar, betrifft aber nur wenige Menschen. Dazu kann es auch im SOS-E-Modus kommen, wenn Sie besonders erschöpft sind und die Stimulation durch Adaptogene ein bisschen zu viel ist. Diese (Neben-)Wirkungen klingen ab, sobald das Adaptogen abgesetzt wird; doch die Fälle zeigen, wie wichtig es ist, das für *Sie* passende Adaptogen zu finden. Ich empfehle immer, mit einer niedrigen Dosierung und größeren Einnahmeintervallen anzufangen. Wenn Sie bereits bei dieser Dosierung eine Verbesserung spüren, dann bleiben Sie erst mal eine Weile dabei; erst wenn Sie meinen, dass sich Ihr Zustand noch verbessern lässt, können Sie die Dosierung langsam erhöhen. Danach passen Sie die Dosierung je nach Bedarf nach oben oder unten an. Sie können und sollten hierbei ein bisschen ausprobieren, was für Sie das Beste ist. Aber starten Sie mit kleinen Dosierungen und erhöhen Sie langsam.

Wann sehe ich Ergebnisse?

Wie lange es dauert, bis sich eine Verbesserung zeigt, kann man nicht generell vorhersagen. Das hängt von vielen Variablen ab, wie den Beschwerden, die Sie kurieren wollen, und der Zeit, die es braucht, bis Sie das für Sie richtige Adaptogen oder die passende »Kräutermischung« sowie die passende Dosierung gefunden haben. Innerhalb weniger Wochen sollte sich eine Verbesserung Ihres Schlafs, Ihrer Stimmung, Ihres allgemeinen Wohlgefühls beziehungsweise des Gefühls einer inneren Ausgeglichenheit ergeben, außerdem generell eine erhöhte geistige Präsenz. Schon nach einigen Tagen sollte sich Ihr Muskeltonus entspannt, der Schlaf verbessert und die Schmerzen nachgelassen haben. Was PCOS, Fruchtbarkeit, Blutdruck, Blutzucker und Blutdrucksenkung anbelangt, müssen Sie mit mindestens einem Monat und bis zu sechs Monaten rechnen, bis eine Optimierung auch in Laborwerten nachweisbar ist.

Einigen Untersuchungen zufolge sollen Adaptogene bei konzentrierter Einnahme über einen Zeitraum von zwei bis zwölf Wochen besonders effektiv wirken, obwohl sie traditionellerweise über längere Zeiträume von mehreren Monaten bis zu einem Jahr genommen wurden. Auf jeden Fall lässt sich sagen, dass Sie sie so lange nehmen, wie sie Ihnen guttun. Sollten die wohltuenden Wirkungen nachlassen, setzen Sie die Einnahme zwei Wochen lang aus und machen Sie dann einen Neustart, eventuell mit einem anderen Adaptogen oder einer anderen Kombination. Dabei sollte auf jeden Fall immer die Verbesserung des Schlafs im Vordergrund stehen – weiterhin mithilfe der Entspannungs- und Einschlafübungen – sowie eine Entspannungsphase mindestens einmal am Tag. Verlassen Sie sich bitte nicht einfach nur auf das »Pillenschlucken« (diesmal von Adaptogenen), um ihre HPA-Achse wieder richtig einzustellen. Aus dem SOS-Modus dauerhaft und erfolgreich herauszukommen und nachhaltig gesund zu werden ist und bliebt ein ganzheitlicher Prozess aus richtiger Ernährung, richtiger Entspannung, richtiger Unterstützung.

Kann ich Adaptogene mit anderen Ergänzungsmitteln kombinieren?

Ja, das ist ohne Weiteres möglich. Ich empfehle oft, sie mit Ergänzungsmitteln zu nehmen, die ich in »SOS-Rezepte: Naturheilmittel für Schlaf, Geist und Gemüt« beschrieben und empfohlen habe (s. S. 275). Sie können Sie sogar zusammen mit Ihrer Schilddrüsenhormon-Ergänzung nehmen oder mit jedem anderen in diesem Buch erwähnten Naturheilmittel.

Was ist mit Medikamenten, die mir der Arzt verschrieben hat?

Wenn Sie aktuell ein ärztlich verschriebenes Medikament einnehmen, empfehle ich, sich mit dem Hausarzt oder der Hausärztin oder Ihrem Facharzt kurzzuschließen, bevor Sie Naturheilmittel ergänzen. Es besteht immer die Möglichkeit von Wechselwirkungen. Das kommt bei Adaptogenen zwar selten vor, aber wenn Sie Medikamente gegen hohen Blutdruck oder Immunsuppressiva nehmen, sollten Sie generell von Adaptogenen Abstand halten; und wenn Sie Medikamente gegen Depressionen oder Angstzustände nehmen, ist ebenfalls Vorsicht geboten.

Kann ich Adaptogene nehmen, wenn ich schwanger werden will, schwanger bin oder während der Stillzeit?

Adaptogene sind völlig unbedenklich, wenn Sie schwanger werden wollen. Wie Sie der Übersicht oben entnehmen können, verbessern manche die Fruchtbarkeit sogar.

Warnung: *Setzen Sie Adaptogene sofort ab, wenn Sie den Verdacht haben, schwanger zu sein!*

Müde Mütter wiederum können sich freuen: Während der Stillzeit können Adaptogene genommen werden, halten Sie sich aber in der Zeit besser an beruhigende Mittel. Sollte Ihr Baby einen Ausschlag oder etwas Ähnliches bekommen, setzen Sie das Adaptogen ab und nehmen Sie Naturheilmittel oder Ergänzungsmittel aus »SOS-Rezepte: Naturheilmittel für Schlaf, Geist und Gemüt« (s. S. 275).

Natürlich wird mir häufig die Frage gestellt, wie es mit der Verträglichkeit von Adaptogenen während der Schwangerschaft aussieht. Ich verstehe zwar, dass Sie sich während der Schwangerschaft oft schlapp fühlen. Aber leider gibt es meines Erachtens noch nicht genügend wissenschaftliche Erhebungen, die eindeutig belegen, dass die Einnahme von Adaptogenen während der Schwangerschaft unbedenklich, also vollkommen sicher ist. Mindestens zwei, Schisandra-Beeren und Lakritz, dürfen auf keinen Fall während der Schwangerschaft genommen werden. Greifen Sie in dem Fall lieber zu den »Naturheilmitteln für Schlaf, Geist und Gemüt« oder beraten Sie sich mit Ihrem Hausarzt oder Ihrer Hebamme, ob es womöglich noch einen anderen Grund für Ihre Schwangerschaftsmüdigkeit gibt, insbesondere Anämie oder Schilddrüsenunterfunktion.

Weitere Unterstützung für die Nebennieren

Die in der nachfolgenden tabellarischen Übersicht behandelten Nahrungsergänzungsmittel versorgen Ihre Nebennieren sowie das Stressreaktionssystem mit wichtigen zusätzlichen Nährstoffen. Neuere Erkenntnisse zu Curcumin haben gezeigt, dass seine vielfältigen wohltuenden Wirkungen offenbar zu einem wesentlichen Teil auf der Eigenschaft beruhen, die Stressreaktion sozusagen wieder auf Anfang zurückzusetzen. Die übrigen hier genannten Ergänzungsmittel unterstützen den normalen Cortisolverlauf und Vitamin C hilft beim Wiederauffüllen der Nebennieren nach einer Stressreaktion.

SOS-Rezepte: Ergänzungsmittel zur Unterstützung der Nebennierenfunktion bei Frauen

Naturheilmittel / Ergänzungsmittel	Anwendung und Risiken	Dosierung
Curcumin⊖	Anders als bei anderen Adaptogenen, bei denen die gesamte Pflanze mit ihrem gesamten Wirkstoffkomplex verarbeitet wird, handelt es sich bei Curcumin um einen aus der Kurkumawurzel bereits isolierten Wirkstoff. Wissenschaftliche Untersuchungen haben indes gezeigt, dass es wie ein Adaptogen wirkt und die Stressüberreaktion (SOS) dämpft. Curcumin hat eine solch überragende Bedeutung für die Heilung der Grundursachen von SOS, dass ich es an dieser Stelle in die Liste der Adaptogene mit aufnehmen musste. Neueren Forschungen zufolge wirkt Curcumin auch chronischem Stress und sich anbahnenden depressiven Symptomen entgegen. Das liegt an der entzündungshemmenden Wirkung von Curcumin, die das Wiedereinpendeln eines normalen Cortisolrhythmus befördert und dazu verhilft, den gesamten Hormonhaushalt wieder auf ein stressfreies Niveau zurückzuführen. Es handelt sich um ein hochwirksames Antioxidans, verbessert den Gesamtcholesterinspiegel (indem das »schlechte« LDL abgebaut und mehr »gutes« HDL gebildet wird). Ferner wird der Aufbau von Adiponektin angeregt, einem Peptidhormon, das in den Fettzellen gebildet wird und das Hunger- bzw. Völlegefühl reguliert. Es moduliert auch die Wirkung des Insulins an den Fettzellen – Menschen mit hohem Adiponektinspiegel sind vor Diabetes geschützt. Es beugt Insulinresistenz vor, verbessert die Eigenbewegung des Darms und vermindert das Demenzrisiko.	täglich 1 200–2 400 mg des Extrakts
Phosphatidylserin (PS)⊖	Dabei handelt es sich um eine Substanz, die den Omega-3-Fettsäuren ähnelt und ebenfalls hauptsächlich im Gehirn und in den Nervenzellen vorliegt. PS wirkt hemmend auf überschüssige Cortisol- und Adrenalinausschüttungen, die durch Stress hervorgerufen werden. Durch PS werden viele Wirkungen erzielt, die auch Adaptogenen zugeschrieben werden: Stimmungsaufhellung, Vitalisierung, Verbesserung der kognitiven Funktionen wie Gedächtnis, Aufmerksamkeit, Informationsverarbeitungsgeschwindigkeit. Auch die körperliche Leistungsfähigkeit (Sport) wird verbessert.	3 x täglich 100 mg
Vitamin B_5	Vitamin B_5 (Pantothensäure) wird manchen Mischungen von Adaptogenen wegen seiner angeblich den Cortisolüberschuss reduzierenden Wirkung beigegeben.	täglich 500 mg
Vitamin B_6	Dieses Vitamin spielt bei der Produktion von Neurotransmittern eine wichtige Rolle. Und zwar sowohl bei der Übertragung von Stresssignalen als auch bei der Übertragung von Entspannungssignalen, zu denen zum Beispiel das Serotonin gehört. Wenn es vor der Nachtruhe genommen wird, pendelt sich während des Schlafes der Cortisolspiegel wieder besser ein, sodass Cortisolspitzen vermieden werden (Aufwachen mitten in der Nacht und Morgenmüdigkeit).	50–100 mg vor dem Schlafengehen
Vitamin C	Normalerweise ist Vitamin C in der Nebennierenrinde geradezu überreichlich vorhanden. Durch seine sehr gute antientzündliche Wirkung schützt es die Nebennieren gut. Unter Stress wird dieser Vorrat aber rasch aufgebraucht. Eine entsprechende Ergänzung verhilft zu einem zügigen Wiedereinpendeln des Cortisolspiegels und stärkt die Nebennierendrüsenfunktion.	täglich 1 500–3 000 mg zusammen mit Flavonoiden einnehmen. Während der Schwangerschaft nicht mehr als 2 000 mg einnehmen.

⊖ *nicht bei Schwangerschaft anwenden*

Heilen Sie Ihre Schilddrüse

Claire ist Kardiologin und Mutter von zwei Mädchen. Sie kam zu mir in die Praxis, weil sie es »satthatte, träge, müde und wabbelig« zu sein. Noch im letzten Monat ihrer Schwangerschaft musste sie den Anforderungen an eine extrem aufreibende Assistenzarztstelle gerecht werden. Wenige Wochen nach ihrer ersten Entbindung behandelte sie schon wieder im Schnitt 35 Patienten am Tag, musste den ganzen damit verbundenen Papierkram erledigen und zu Hause natürlich eine »perfekte Mutter« sein. Drei Jahre später und nachdem sie ihr zweites Kind auf die Welt gebracht hatte, stellte sie sich auf die Badezimmerwaage, weil sie inzwischen ihre Hose nicht mehr zuknöpfen konnte, und sah, dass sie zehn Kilo zugenommen hatte.

Schluchzend ließ sie sich auf dem Badewannenrand nieder und begann mit einer Bestandsaufnahme, wie es wirklich um sie stand. Sie war ständig müde und antriebslos. Einen diffusen Schmerz im Handgelenk ignorierte sie schon seit Monaten. Sie hatte keinerlei Lust auf Sex, ihren hohen Blutdruck kontrollierte sie regelmäßig selbst im Krankenhaus. Es kam ihr vor, als würde sie sich nur von Cookies ernähren. Sie litt unter Verstopfung und Blähungen, was die Cookie-Diät selbstverständlich nur verschlimmerte, aber sie konnte einfach nicht damit aufhören. Inzwischen waren aus dem Gläschen Wein am Abend zwei geworden und am Wochenende gern mehr. Das einzig Positive war, dass sie wie ein Stein schlafen konnte und ihre süßen kleinen Mädchen ganz gesund waren.

Ich erklärte Claire, was es mit dem SOS-Plan auf sich hatte und wie er funktionierte. Sie verstand auf Anhieb, worum es ging. Mit etwas feuchten Augen atmete sie tief durch und sagte: »Okay, da muss ich jetzt durch. Packen wir's an, Dr. Romm. Schon allein wegen meiner Mädchen will ich gesund bleiben und lange leben.« Claire begann sofort mit dem SOS-Neustart und ich verordnete ihr gleich eine einfache Meditationsübung, die sie jeden Morgen machen sollte. Als ich ihre Laborwerte erhielt, rief ich bei ihr an. Sie hatte viel zu wenig Eisen, zu wenig Vitamin D und eine fortgeschrittene Hashimoto-Thyreoiditis. »Da bin ich regelrecht erleichtert«, lautete ihre erste Reaktion. »Die ganzen Jahre habe ich mir meinen Zustand mit meiner Trägheit zu erklären versucht – meine Willenskraft ist aufgebraucht.« Sie verstand aber nicht, wie es ihr als Ärztin hatte passieren können, dass ihre Schilddrüse so dermaßen außer Rand und Band geraten war. Mit dem gebotenen Takt erinnerte ich sie daran, dass sie doch nun den Alarmruf ihres Körpers gehört und verstanden hatte. Gefahr erkannt, Gefahr gebannt. Damit hatte sie noch alle Chancen, die notwenigen Änderungen in die Wege zu leiten.

Claire war hoch motiviert. Sie machte sich die morgendliche Meditationsübung wirklich zur Gewohnheit, fing sogar an, einmal in der Woche zu einem Yogakurs zu gehen, achtete darauf, ihren Blutzucker konstant zu halten, und nahm Ergänzungsmittel, um ihr Nährstoffdefizit auszugleichen. Ihre seelische Verfassung verbesserte sich sehr schnell, und dank eines niedrig dosierten, natürlichen Schilddrüsenhormonersatzes wurde sie wieder viel vitaler und nahm allmählich ab. Mit der Zeit verschwand auch der Schmerz in ihrem Handgelenk. Erstmals seit Jahren verspürte sie wieder genug Energie, um sich nicht nur aktiv um eine richtige, gesunde Ernährung zu kümmern, sondern auch ihr Leben so weit wieder in die Hand zu nehmen, dass sie sich feste Zeiten für die Arbeit, für Ruhepausen und für das Spielen mit den Kindern einteilte.

Claire ist nur eine von den buchstäblich zig Millionen Frauen, die mit ähnlichen Problemen – manche mit noch weiteren, andere mit weniger gravierenden – zu kämpfen haben. Solche und ernstere Beschwerden wie bei Claire können zermürbend sein, sodass man des Lebens nicht mehr froh wird. Claire fand zum Glück die Hilfe, die sie benötigte, und konnte sich auf den Weg der Genesung begeben. Aber was ist mit den vielen Fällen, in denen Frauen unfruchtbar bleiben oder Fehlgeburten erleben, depressiv werden oder sonstige Beschwerden haben, die von Ärzten nicht ernst genommen werden? Das ist gerade auch in der noch viel größeren Zahl von Fällen mit weniger gravierenden Symptomen so, dass die betroffenen Frauen nicht zu einem so unbeschwerten Leben finden, wie es eigentlich möglich sein könnte.

Das SOS-Programm für die Schilddrüse

Claires Geschichte erinnert uns erneut an den Zusammenhang von Stressüberreaktion (SOS-Ü) und Schilddrüsenfehlfunktion. Es ist völlig klar, dass die Beschwerden und Symptome, mit denen sie zu kämpfen hatte, nicht einfach so vom Himmel gefallen sind. Sie war bereits seit Längerem einfach ausgebrannt, wollte es allen recht machen, war eine Perfektionistin und hatte sich mindestens drei Jahre lang nicht gut und ausgewogen ernährt. Es waren gleich mehrere Grundursachen im Spiel, die dazu geführt hatten, dass sie in den Zustand geriet, in dem sie dann letztendlich zu mir kam. Ihre Geschichte erinnert auch noch einmal daran, wie wichtig es ist, hin und wieder etwas für sich selbst zu tun und bedenkliche Symptome nicht einfach beiseitezuwischen, weil man dafür zu beschäftigt ist. Setzen Sie zuerst sich selbst die Sauerstoffmaske auf, bevor Sie anderen helfen!

Ich möchte noch einmal daran erinnern, was ich schon am Anfang des Buches gesagt habe: Alle fünf Grundursachen, die zum SOS führen, sind auch Grundursachen für Schilddrüsenunterfunktion. SOS bringt den Körper in einen Alarmzustand, den Zustand einer permanenten Überhitzung, was dazu führt, dass Signale ausgesendet werden, um bestimmten Energieverbrauch, der gerade nicht dringend benötigt wird, abzuschalten. Dazu gehört das Herunterregeln der Schilddrüsenfunktion. So wie SOS zu Insulin-, Leptin- und Cortisolresistenz führen kann, kann es auch zu Schilddrüsenhormonresistenz führen. Außerdem spielen bei Schilddrüsenunterfunktion noch chronische Entzündungen, Toxine, durchlässige Darmwand und Infektionen eine Rolle.

Der Sinn und Zweck des gesamten SOS-Heilprogramms besteht darin, die Grundursachen für Stressüberreaktion *und Schilddrüsenunterfunktion* zu beseitigen – oder ihnen vorzubeugen. Im nächsten Abschnitt erfahren Sie gleich viel mehr über Ihre Schilddrüse, damit Sie die Heilung selbst in die Hand nehmen können. Dazu erfahren Sie auch vieles über die Bestimmung der einschlägigen Laborwerte und was sie aussagen und wie man zur richtigen Behandlung findet.

Zur vollständigen Erholung und Wiederherstellung einer normalen Schilddrüsenfunktion müssen Sie sich auch nach vier Wochen unbedingt weiter an den SOS-Plan halten, sowohl hinsichtlich der Ernährung als auch hinsichtlich der Entschleunigung Ihres Lebens.

| Fahren Sie mit dem SOS-Plan zur Beseitigung von Stress und den fünf Grundursachen fort. | Schauen Sie sich Ihre Laborwerte an. | Beginnen Sie mit spezifischer Ernährung für die Schilddrüse. | Suchen Sie sich die für Sie besten Schilddrüsenhormone aus, falls benötigt. | Beobachten Sie die Wirkung und ändern Sie eventuell die Behandlung. |

Schilddrüsenunterfunktion: Taten – nicht raten

Eines nach dem anderen: Zunächst einmal geht es darum, festzustellen, ob es sich um eine (seltenere) nicht autoimmunverursachte Schilddrüsenunterfunktion handelt oder um die (viel häufigere) Hashimoto-Thyreoiditis. Das kann man nur durch einen Test feststellen – und den sollten Sie nun einfach einmal durchführen lassen. Eine eindeutige Diagnose ist die Voraussetzung für die optimale Behandlung. Es kann nicht schaden, sich in sinnvollen Zeitabständen erneut testen zu lassen, um zu sehen, ob es Fortschritte bei der ärztlich verordneten Ersatztherapie gibt. (Das Hormon wird von außen zugeführt. Die richtige Dosierung ist wichtig. Gerade hierbei wird von ärztlicher Seite leicht überdosiert. Andererseits neigen Patientinnen zu eigenmächtiger Veränderung der Dosierung). Das richtige Testverfahren spielt für die Gesundung der Schilddrüse eine wichtige Rolle.

Ich empfehle immer, sich unbedingt auf Schilddrüsenunterfunktion testen zu lassen, wenn

- Sie mehr als drei Punkte auf dem Fragebogen bezüglich Hashimoto haben,
- Sie schwanger sind, selbst wenn es bisher keinerlei Probleme mit der Schilddrüse gab,

- bei Ihnen schon einmal Hashimoto oder Schilddrüsenunterfunktion diagnostiziert wurde,
- Sie bereits einschlägige Medikamente nehmen, aber immer noch Beschwerden haben.

Ich habe keine Schilddrüse mehr. Kann ich da meine Schilddrüsenunterfunktion bekämpfen?

Falls Ihre Schilddrüse entfernt oder abgetragen wurde, müssen Sie natürlich Medikamente einnehmen, welche die Hormone ersetzen, die Ihr Körper jetzt nicht mehr selbst produziert. Wenn Sie regelmäßig und in der richtigen Dosierung die richtigen Medikamente nehmen, sollten Sie keine Schilddrüsenunterfunktion haben und in dieser Hinsicht beschwerdefrei sein – sofern Sie auch Ihre diesbezüglichen Grundursachen im Auge behalten und sicher sind, dass es keine Probleme mit der Umwandlung in das Schilddrüsenhormon gibt, wenn Sie nur T4 nehmen oder eine Schilddrüsenhormonresistenz vorliegt. Sie können sich aber auf jeden Fall weiter an das SOS-Programm halten, um gegen die für eine Schilddrüsenunterfunktion einschlägigen Grundursachen vorzugehen, die womöglich auch noch andere Beschwerden verursachen.

Die wichtigsten Schilddrüsentests

Es gibt eine Reihe Standardlabortests, durch die man feststellen kann, welche Form der Schilddrüsenfehlfunktion bei Ihnen vorliegt – Hashimoto oder nicht autoimmune Schilddrüsenunterfunktion. Bei diesen Tests werden die wichtigsten Substanzen gemessen, die an der Umwandlung der inaktiven Form des Schilddrüsenhormons in die aktive Form beteiligt sind.

Thyreotropin (thyreoideastimulierendes Hormon TSH) ist ein Hormon, das im Gehirn in der Hypophyse (Hirnanhangsdrüse) produziert wird. TSH hat die Aufgabe, die Schilddrüse zur Hormonproduktion anzuregen. Sobald eine gesunde Schilddrüse dieses chemische Signal empfangen hat, beginnt sie mit der Produktion ihrer beiden wichtigsten Hormone: Triiodthyronin (T3) und Thyroxin (T4). In den meisten Fällen entsteht Schilddrüsenunterfunktion dadurch, dass die Schilddrüse selbst nicht richtig funktioniert. Bei Hashimoto liegt das daran, dass Antikörper das Schilddrüsengewebe angreifen; dadurch entsteht eine Entzündung, die die gesunde Funktion beeinträchtigt oder unterbindet. Dann kann die Schilddrüse nicht in normaler Weise und in erforderlicher Menge T3 und T4 synthetisieren. Eine Rückkoppelung führt dazu, dass die Hypophyse noch mehr TSH produziert, um die Schilddrüse noch stärker zur Hormonbildung anzuregen.

Stellen Sie es sich in etwa so vor: Sie selbst sind ein TSH-Molekül. Ihre beste Freundin wohnt in der Schilddrüse. Sie wollen sie besuchen und klopfen an ihre Tür. Da niemand öffnet, klopfen Sie immer lauter. So ähnlich verstärkt das TSH seine Aktivitäten in der Hoffnung auf eine Reaktion. Deswegen kann man an erhöhten TSH-Werten beim Labortest zuverlässig eine Schilddrüsenunterfunktion ablesen. Ganz so einfach ist es aber leider dann doch nicht: In manchen Fällen kann trotz normaler TSH-Werte eine Schilddrüsenunterfunktion vorliegen, dann haben Sie eine herabgesetzte Schilddrüsenfunktion trotz normaler TSH-Werte, weil die Umwandlung von T4 in T3 zu gering ist (siehe dazu auch Seite 354) oder weil die Schilddrüsenhormonresistenz in Ihren Zellen zu hoch ist. Wenn die Hypophyse aufgrund von Stress kein oder zu wenig TSH produziert, dann sieht man im Labortest niedrige oder normale TSH-Werte bei gleichzeitig geringer Schilddrüsenhormonproduktion (T3 oder T4) und weiteren Symptomen für eine Schilddrüsenunterfunktion.

Schilddrüsenhormone (T3 und T4): In Ihrer Schilddrüse werden Triiodthyronin (T3) und Thyroxin (T4) gebildet. Dabei entsteht weitaus mehr T4, das anschließend, bei Bedarf, in das aktive Hormon T3 umgewandelt wird. Sie werden FT3 (freies T3) und FT4 (freies T4) genannt, weil sie im Blut nicht an Proteine gebunden sind; deswegen sind sie frei für ihre vorhergesehene Funktion in den Körperzellen: Hier dienen sie dazu, Ihren Stoffwechsel für Ihre optimale Gesundheit am Laufen zu halten. Anhand der T3- und T4-Werte lässt sich feststellen, ob in Ihrem Blutkreislauf genügend aktive Hormone vorhanden sind, um die zentral wichtige Aufgabe der Schilddrüse zu erfüllen.

Schilddrüsen-Antikörper: Mithilfe von Schilddrüsen-Antikörpertests will man feststellen, ob eine autoimmune Schilddrüsenerkrankung vorliegt; diese ist von anderen Formen der Schilddrüsenfehlfunktion zu unterscheiden. Die beiden Schilddrüsen-Antikörpertests beziehen sich auf sogenannte mikrosomale Antikörper (MAK) und Thyreoglobulin-Antikörper (TAK).

Das Vorhandensein von MAK ist ein definitiver Hinweis für das Vorliegen von Hashimoto. Wenn Sie positiv auf Schilddrüsenantikörper getestet wurden, Ihre übrigen Schilddrüsenwerte jedoch normal sind, dann ist das ein starkes Indiz dafür, dass sich eine Schilddrüsen-Autoimmunkrankheit anbahnt. Allerdings werden erhöhte Schilddrüsen-Antikörperwerte auch bei anderen Autoimmunstörungen wie systemischem Lupus (Schmetterlingsflechte), rheumatischer Arthritis, Typ-1-Diabetes und bei Fibromyalgie festgestellt. Erhöhte TAK-Werte während der Schwangerschaft legen es sehr nahe, dass bei Ihnen eine subklinische Schilddrüsenunterfunktion besteht (dazu Seite 339), die in der Regel behandelt werden müsste; dann besteht auch ein Risiko für Postpartum-Hypothyreose. Darauf komme ich weiter unten noch zu sprechen.

Reverses T3 (rT3): Wenn Ihr Körper Energie sparen will, statt Energie zu »verbrennen«, dann wird das aktive T3 in die inaktive Form rT3 verwandelt. Das ist etwa der Fall bei hohem Fieber bei Infektionskrankheiten, Dauerstress, Unterernährung (auch verminderter Kalorienzufuhr) und wenn Sie sich im SOS-Modus befinden. Unter Schulmedizinern sind die Meinungen über Sinn und Nutzen dieses

Tests geteilt: Ich persönlich finde ihn sehr hilfreich, um sich ein Bild von der Schilddrüsenfunktion einer Patientin zu verschaffen, wenn alle anderen Tests zwar normale Werte liefern, es aber trotzdem Anzeichen für Schilddrüsenunterfunktion gibt.

Jod: Ihre Schilddrüse ist auf Jod genauso angewiesen wie ein Auto auf Benzin. Ohne Jod geht nichts und bei Frauen herrscht sehr oft Jodmangel. 90 und mehr Prozent des Jods, das Sie mit der Nahrung (oder Ergänzungsmitteln) aufnehmen, wird über den Harn wieder ausgeschieden; deswegen ist ein 24-Stunden-Urintest auf Jodgehalt die beste und einfachste Methode, um festzustellen, ob Ihr Körper genügend Jod bekommt. Ein Wert von 100 bis 199 µg/l gilt als optimal; bei Schwangeren werden Jodanteile von 150 bis 249 µg/l als angemessen betrachtet.

Weitere Tests: Wenn aus Ihren Schilddrüsenlaborwerten hervorgeht, dass Sie an Schilddrüsenunterfunktion oder Hashimoto leiden, dann empfehle ich, sich auch auf Eisen und Vitamin D testen zu lassen. Eine Frau schrieb mir auf meinem Blog: »Die Dosierung meiner Schilddrüsenmedikamente änderte sich ständig. Dann fand ich heraus, dass meine Vitamin-D-Werte ebenfalls zu niedrig waren. Nachdem ich sie wieder auf Normalstand gebracht hatte, nahm ich relativ schnell ab! Inzwischen habe ich wieder Kleidergröße 6 statt 12!« Unser Körper benötigt all diese Elemente und Nährstoffe sowie Selen, Vitamin A und andere, um ausreichend Schilddrüsenhormone bilden, umwandeln und zum Einsatz bringen zu können.

Schluss mit der Verwirrung um Schilddrüsentests – und mit der Kontroverse darum

Beim Umgang mit Schilddrüsentests herrscht reichlich Verwirrung und Sie werden bei einigen Ärzten eventuell auf Widerstand stoßen, wenn Sie wollen, dass alle diese oben genannten Tests durchgeführt werden. Medizinern wurde beigebracht, zunächst nur den TSH-Wert zu testen und alles Weitere hängt dann von Ergebnissen dieses Tests ab. Aber der TSH allein liefert nicht immer ein zutreffendes, komplettes Bild. Denn er ist nicht der einzige Parameter und er ist auch nicht immer korrekt. So kann Ihre Schilddrüse beispielsweise ganz normal funktionieren und reichlich T4 erzeugen, sodass alles in bester Ordnung zu sein scheint, aber Ihr Körper kann dieses T4 vielleicht nicht oder nicht in ausreichendem Maß in aktives Schilddrüsenhormon umwandeln oder er tut dies zwar, aber Ihre Zellen erweisen sich als resistent dagegen; davon wird weiter unten noch ausführlicher die Rede sein (s. S. 354). Es kann auch sein, dass Ihre Laborwerte ganz in Ordnung sind, *außer* zu hoher Werte für Schilddrüsenantikörper (MAK bzw. TAK); diese sind immer ein Hinweis darauf, dass sich bei Ihnen Hashimoto entwickelt. Dementsprechend sehen Ihre Werte ganz normal aus, trotzdem bahnt sich unter der Oberfläche bereits etwas an.

Über Sinn und Unsinn von Schilddrüsenlabortests wird unter Medizinern heftig gestritten, vor allem über die Aussagekraft des TSH-Tests. Die meisten Untersuchungslabore sehen 4,5 bis 5,0 mU/l als Schwellenwert für die Diagnose einer Schilddrüsenunterfunktion. Dieser Grenzwert beruht auf großflächigen TSH-Tests bei Erwachsenen; im Durchschnitt gehen die Werte dann bis in diese Höhe. Wenn die Untersuchungen jedoch auf kerngesunde Menschen ohne Schilddrüsenprobleme beschränkt werden, dann liegen die Werte für diese Bandbreite selbstverständlich viel niedriger. Die National Academy of Clinical Biochemistry hat daher eine Untersuchung veröffentlicht, laut derer die Toleranz zwischen 0,4 und 2,5 mU/l liegen müsste; das beruht auf den Durchschnittsergebnissen von 95 Prozent der schilddrüsengesunden Menschen. Die Angabe dieser Werte wird durch eine weitere Studie gestützt, wonach beispielsweise der TSH-Wert bei der mildesten Form der Krankheit im Schnitt 1,18 mU/l beträgt.

Es liegt auf der Hand, dass eine engere Bandbreite der Werte leicht zu vorschneller Diagnose führen kann; deswegen sind viele Ärzte in dieser Hinsicht sehr zurückhaltend. Genauso gut lässt sich aber auch andersherum argumentieren, indem man sagt, dass der gegenwärtig breit akzeptierte höhere Schwellenwert die Gefahr einer Unterdiagnose birgt, worunter dann Millionen Frauen zu leiden hätten.

Aber selbst wenn man von dem allgemein akzeptierten höheren Wert ausgeht, befinden sich doch sehr, sehr viele Frauen im Schwellenbereich und entwickeln später auch eine Schilddrüsenunterfunktion; man tut also nicht gut daran, lediglich moderat erhöhte TSH-Werte einfach abzutun oder gar zu ignorieren. Das passiert aber meist und man sagt den betroffenen Frauen dann, sie sollten sich ein Jahr später erneut testen lassen.

Bevor Sie sich also einfach blauäugig auf das verlassen, wenn Ihr Arzt Ihnen sagt, Ihre Laborwerte seien normal, schauen Sie doch lieber mal auf die Tabelle »Wichtige Schilddrüsentests und -werte« auf Seite 339, allein um sicherzugehen, dass für Sie auch der richtige Test durchgeführt wurde. Und vergleichen Sie Ihre Laborwerte mit denen in der Tabelle. Bei praktischen Ärzten und Ärztinnen wie ich, zeigt die Erfahrung, dass es denjenigen Patientinnen am besten geht, die einen TSH-Wert zwischen 0,5 und 2,5 mU/L haben. Eine Vielzahl Untersuchungen hat außerdem gezeigt, dass sich langfristig viele Vorteile für die Patienten ergeben, wenn man auch schon bei relativ niedrigen TSH-Werten eine Behandlung einleitet, unabhängig davon, ob sich symptomatisch bereits etwas feststellen lässt; ein früher Behandlungsbeginn wirkt sich langfristig vor allem auf Herz und Hirn positiv aus.

Es ist hilfreich, schon vor dem ersten Gang zum Hausarzt oder sonstigen Erstbehandler eine klare Vorstellung davon zu haben, was Sie erreichen wollen.

Wie ich in meiner Praxis mit Schilddrüsentests umgehe

Wenn ich bei einer Patientin Anzeichen für eine Schilddrüsenunterfunktion bemerke, ordne ich gleich sämtliche einschlägigen Laboruntersuchungen an. So bekomme ich von Anfang an ein umfassendes Bild und erspare der Patientin mehrfache Besuche in der Praxis oder im Labor. Damit kann ich dann auch ohne weitere Verzögerung mit der optimalen individuellen Behandlung in dem jeweiligen Fall beginnen.

Wenn es Anhaltspunkte für andere mögliche Diagnosen bei einem konkreten Symptombild gibt, beispielsweise Anämie wegen Eisenmangels oder eine Epstein-Barr-Infektion, dann beschränke ich mich anfangs bei der Laboruntersuchung auf TSH, FT3 und FT4 und lasse auf weitere Ursachen testen. Wenn sich die Werte des Schilddrüsentests im Grenzbereich bewegen oder positiv sind, dann veranlasse ich die weiteren Tests, um festzustellen, ob ein Hashimoto vorliegt.

Falls die Symptome sehr stark auf Hashimoto hindeuten und sowohl die ersten als auch die Nachfolgetests normale Werte ergeben, empfehle ich, nach vier bis sechs Wochen noch einmal TSH- und Schilddrüsen-Antikörpertests durchzuführen und gegebenenfalls noch einmal drei Monate später. So gehe ich auch vor, wenn die Antikörpertests von dem anfänglichen Test abweichen. Manchmal sind Antikörper die Vorboten einer sich anbahnenden Hashimoto-Thyreoiditis; sie können aber auch aufgrund anderer Autoimmunvorgänge im Körper erhöht sein. Wenn die Werte für Schilddrüsenantikörper kontinuierlich steigen, obwohl die anderen Schilddrüsenwerte normal bleiben, und gleichzeitig weitere Symptome für Schilddrüsenunterfunktion vorliegen, dann ist es völlig vernünftig, mit einer Hashimoto-Behandlung zu beginnen.

Eine Ausnahme besteht bei Schilddrüsentests während der Schwangerschaft: Dann ist der MAK-Test zwingend durchzuführen.

Wie Sie Ihre Laborwerte für die Schilddrüse selbst entschlüsseln

Unabhängig davon, ob bei Ihnen in der Vergangenheit bereits einmal Schilddrüsenunterfunktion diagnostiziert wurde oder ob es sich für Sie um Neuland handelt, ist es für Sie unabdingbar wichtig, Ihre Laborergebnisse entschlüsseln und verstehen zu können. Nur so gelangen Sie zu einer korrekten Diagnose und folglich zu einer richtigen Behandlung. Nachstehend finden Sie eine Tabelle, auf der Sie nachsehen können, was für Sie die verschiedenen Laborergebnisse zu bedeuten haben. Diese Tabelle liefert einen Überblick über die wichtigsten Konstellationen und erhebt keinen Anspruch auf Vollständigkeit.

Wichtige Schilddrüsentests und -werte			
Bezeich-nung	Worum es dabei geht	Normalbereich	Außerhalb des Normalbereichs (Bedeutung)
TSH	Ein Hypophysenhormon, das der Schilddrüse signalisiert, Hormone zu bilden	0,5–3,0 mU/l	Falls der Wert >2, 5 mU/l liegt und Symptome vorhanden sind, besteht Verdacht auf Schilddrüsenunterfunktion.
FT3	Das aktivste der Schilddrüsenhormone	>3,2 mU/l (320–340 µg/l)	Falls <3,2 mU/l (320µg/l) und Symptome vorhanden sind, besteht Verdacht auf Schilddrüsenunterfunktion.
FT4	Das Vorläuferhormon, aus dem das aktive Schilddrüsenhormon T3 entsteht	>1,2–1,4 mU/l	Falls < 1,2 mU/l und Symptome vorhanden sind, besteht Verdacht auf Schilddrüsenunterfunktion.
MAK	Derjenige Testwert, der die sichersten Hinweise auf eine Autoimmunschilddrüsenkrankheit liefert	Negativ oder <4 mU/l	Wenn noch weitere Symptome oder Werte außerhalb des Normbereichs hinzutreten, muss vom Vorliegen eines Hashimoto ausgegangen werden.
TAK	Thyreoglobulin ist ein Protein der Schilddrüse. Mit diesem Test soll festgestellt werden, ob Antikörper gegen dieses Protein vorhanden sind.	Negativ oder <4 mU/l	Wenn noch weitere Symptome oder Werte außerhalb des Normbereichs hinzutreten, muss vom Vorliegen eines Hashimoto ausgegangen werden.
Reverse T3 (rT3)	Ein inaktiver Vorrat des Schilddrüsenhormons	<10 ng/dl	Wenn die Werte darüberliegen, heißt das, der Körper spart Energie, indem er das aktive Schilddrüsenhormon in einen inaktiven Zustand versetzt.
Jod	Das Mineral ist für die Bildung von Schilddrüsenhormonen unverzichtbar.	100–199 µg/l, während der Schwangerschaft: 150–249 µg/l	Jodinsuffizienz oder Jodmangel

* *Standardannahmen aufgrund der Erhebungen, die in diesem Kapitel erläutert wurden*

Mein Arzt meint, meine Laborergebnisse seien grenzwertig und ich hätte subklinische Hypothyreose. Was hat das zu bedeuten?

Anika kam in meine Praxis, weil sie schnell ermüdete und erschöpft war, unter Stimmungsschwankungen, an schmerzhaften Monatsblutungen und Konstipation litt und außerdem ihre Libido verloren hatte. Zusätzlich hatte sie Schlafprobleme: Sie wachte viel zu früh auf und konnte dann nicht mehr einschlafen, außer am Wochenende, da wollte sie am liebsten die ganze Zeit im Bett verbringen. Innerhalb weniger Monate hatte sie sieben Pfund zugenommen, obwohl sie nicht mehr aß als sonst. Da sie selbst schon davon ausging, dass ihr Zustand auf eine Schilddrüsenfehlfunktion zurückzuführen war, hatte sie ihren Hausarzt gebeten, ihre Werte zu testen. Der Arzt hatte lediglich die TSH-Werte untersuchen lassen und ihr gesagt, sie befänden sich im Normalbereich, wenn auch nahe an der oberen Grenze; es gebe aber jedenfalls kein Problem mit der Schilddrüse. Er schlug vor, es vielleicht mal mit einem Antidepressivum zu versuchen.

Was davon zu halten ist, wenn Ihre Werte tatsächlich normal sind, Sie aber dennoch Beschwerden und Symptome haben

Falls Ihre Laborwerte auch anhand der Standards in der Tabelle »Wichtige Schilddrüsentests und -werte« wirklich normal sind und sich bei Ihnen dennoch Symptome zeigen, die auf Schilddrüsenunterfunktion hindeuten, dann besteht auch die Möglichkeit, dass diese Symptome andere Ursachen haben. Vielleicht sind Sie seit einiger Zeit einfach nur sehr erschöpft und sollten sich mehr Ruhe gönnen, weil sie beispielsweise gerade eine Geburt hinter sich haben oder aus einem Grund stark unter Stress stehen. Es können auch noch Ungleichgewichte aufgrund einer der fünf Grundursachen bestehen, so könnten etwa Lebensmittelintoleranzen oder Dysbiose im Darm für starke Müdigkeit ursächlich sein. Dank des SOS-Programms sollten solche Ursachen aber mittlerweile weitgehend beseitigt sein. Man darf auch andere mögliche Ursachen nicht außer Acht lassen. Diabetes, Fettleibigkeit, Depressionen, Atemstillstand im Schlaf (Apnoe), Nierenkrankheiten, chronische Müdigkeit oder kongestive Herzinsuffizienz können sich symptomatisch ganz ähnlich wie Schilddrüsenunterfunktion äußern. Auch eine Erkrankung des Hypothalamus oder der Hypophyse (Hirnanhangsdrüse) können zu Symptomen führen, die denen der Schilddrüsenunterfunktion ganz ähnlich sind, aber eben keine entsprechenden Laborbefunde ergeben. Das kommt alles zwar nur selten vor, aber wenn die Symptome wirklich keine Entsprechung in den Laborwerten finden, darf man diese Möglichkeiten nicht übersehen.

			Was haben meine Laborwerte zu bedeuten?		
TSH	FT4	FT3	Schilddrüsenantikörper MAK, TAK	Reverse T3 (rT3)	Bedeutung
hoch	niedrig	niedrig	normal	keine Angabe	nicht autoimmune Schilddrüsenunterfunktion oder Hashimoto, aber Antikörper sind noch nicht erhöht oder nicht nachweisbar
hoch	normal	normal	normal oder hoch	keine Angabe	subklinische Hypothyreose
hoch	niedrig	niedrig	positiv	keine Angabe	Hashimoto (autoimmune Hypothyreose)
normal	normal	niedrig	normal	keine Angabe	Hypothyreose aufgrund mangelhafter Umwandlung von T4 in T3
normal oder hoch	normal	hoch	normal oder hoch	keine Angabe	Resistenzen gegen FT3 in den Zellen
hoch, niedrig oder normal	niedrig oder normal	niedrig oder normal	hoch	keine Angabe	Verdacht auf Hashimoto im Entwicklungsstadium; es besteht ein hohes Risiko für Hashimoto oder eine andere Autoimmunkrankheit; Antikörper können bis zu sieben Jahre lang nachweisbar sein, bevor sich Symptome zeigen oder Laborwerte nachweisbar sind.
normal oder hoch	normal	niedrig oder normal	normal oder hoch	hoch	Extreme Müdigkeit, Erschöpfung, Stress, Infektionen, SOS können zu »kranker Normalschilddrüse« führen, die durch geringe Schilddrüsenhormonfunktion aufgrund der Zurückhaltung aktiven Schilddrüsenhormons gekennzeichnet ist.

Aber Anikas Laborwerte waren nicht normal. Der TSH lag bei 4,4. Ihr Arzt hatte die Diagnose Schilddrüsenunterfunktion nur ganz knapp verfehlt – es handelt sich übrigens um die häufigste Form von Schilddrüsenproblemen. Genau diese Diagnose habe ich dann gestellt. Daraufhin fing sie mit dem SOS-Programm an, das wir speziell für sie darauf zugeschnitten hatten, dass sie hauptsächlich auf Milchprodukte verzichtet, darauf achtet, ihren Blutzucker konstant zu halten und mehr Protein zu sich nimmt; außerdem nahm sie Schilddrüsenmedikamente. Es dauerte nicht lange und sie fühlte sich wie neugeboren. Ihre Verdauung besserte sich, ihre Monatsblutungen brachten sie nicht mehr um den Verstand. Sie brauchte nicht mehr das ganze Wochenende, um sich zu erholen, und sie drehte auch nicht mehr so schnell durch. Sie konnte es gar nicht fassen, dass sie eine Zeit lang so reizbar und quengelig gewesen war. Inzwischen war sie wieder munter und gut gelaunt.

Laborergebnisse nahe am Grenzwert liegen eben oft nur einen Hauch von einer bestimmten Zahl entfernt, die die Voraussetzung für eine definitive Diagnose ist. Sie befinden sich dann knapp unterhalb des relativ hoch angesetzten TSH-Schwellenwertes, der, wie ich bereits ausgeführt habe, revidiert werden müsste.

Wenn Ihr Arzt von einem Grenzwert 4,8 ausgeht und Ihre Laborergebnisse liegen bei 4,7, dann wird die Auskunft, die man Ihnen gibt, lauten, Sie seien ein Grenzfall.

Die Bezeichnung *subklinische Hypothyreose* ist ein Ausdruck, der dem Arzt hinsichtlich der Diagnose einen gewissen Interpretationsspielraum eröffnet. Solange der TSH nicht bei 10 oder darüber liegt, muss er keine Schilddrüsenunterfunktion feststellen, wenn die Werte für die freien T3 und T4 normal sind. Schätzungen zufolge fallen 10 Prozent der Bevölkerung in dieses Raster. Endokrinologen und Hausärzte scheuen eine eindeutige Diagnose, solange alles so grenzwertig erscheint, und wollen von einer »voreiligen« Behandlung absehen. Aber das führt lediglich dazu, dass Millionen Frauen mit Schilddrüsenunterfunktion keine Diagnose und dementsprechend keine Behandlung erhalten.

Es ist doch ganz einfach so, dass ein erhöhter TSH-Wert nichts anderes bedeutet, als dass die Produktion von Schilddrüsenhormon zu gering ist. Durch mehr TSH versucht der Körper die Schilddrüse zu verstärkter Hormonbildung anzuregen. Würde die Schilddrüse auf diese Signale richtig reagieren, würde sich der TSH-Wert schnell wieder auf Normalniveau einpendeln. Subklinische Hypothyreose ist nichts anderes als eine milde Form des Schilddrüsenversagens und sollte auf jeden Fall behandelt werden. Mindestens 30 Prozent aller Frauen mit subklinischer Hypothyreose leiden an depressiven Verstimmungen, trockener Haut, Vergesslichkeit, langsamem Denken, Muskelschwäche oder häufigen Krämpfen, Müdigkeit, Kälteempfindlichkeit, geschwollenen Augen und Verstopfung. Auch die milde Form der Schilddrüsenunterfunktion kann zu erhöhten Risiken für Herzkrankheiten führen, zu erhöhtem Cholesterin, Arteriosklerose, peripherer Gefäßerkrankung sowie Vorhofflimmern, wodurch sich das Infarkt- und Schlaganfallrisiko um das Zweieinhalbfache bis Dreifache erhöhen. Jede Erhöhung des TSH-Wertes um 1 μl führt zu einem erhöhten Risiko für Herzkrankheiten, was sich verschlimmert, wenn zusätzlich noch eine Insulinresistenz vorliegt. Schon ein geringfügig zu niedriger T4 steht oftmals in Zusammenhang mit Insulinresistenz und erhöhtem Cholesterinspiegel und bereits eine relativ geringfügige Schilddrüsenfehlfunktion kann zu Metabolischem Syndrom führen.

Hingegen konnte in mehreren umfangreichen Untersuchungen gezeigt werden, dass sich bei Frauen, bei denen schon bei relativ niedrigen Werten mit der Behandlung begonnen wird, der Zustand von Herz und Gehirn verbessert. Eine Behandlung ist im Grunde schon dann angezeigt, wenn Sie noch keine Symptome haben, aber einen erhöhten TSH-Wert. Ich habe ja bereits erklärt, dass der Grenzwert, an den sich die meisten Ärzte halten, meines Erachtens viel zu hoch ist. Man kann einen TSH über 2,5–3,0 nicht mehr als subklinisch bezeichnen. Hier liegt bereits eindeutig Schilddrüsenunterfunktion vor.

Eindeutig positive Werte – Was soll frau dann machen?

Wenn Sie schon geahnt oder fest damit gerechnet haben, dass Sie an Hashimoto leiden, empfinden Sie es vielleicht sogar als Erleichterung, wenn es nun eine eindeutige Erklärung für Ihre Symptome gibt. Wenn das alles für Sie noch Neuland ist, fühlen Sie sich vielleicht von allem noch zu sehr überwältigt, frustriert oder traurig, insbesondere, wenn Sie bisher ganz gesund waren und es nun so aussieht, als müssten Sie zukünftig Medikamente nehmen. Falls es Ihnen so geht, ist das völlig normal. Wenn sich an unserer Selbstwahrnehmung etwas ändert, ist das immer mit einem Moment des Innehaltens und der Trauer verbunden. Aber Hashimoto bedeutet nicht automatisch, dass Sie nun »krank« sind, und es muss auch nicht automatisch dazu kommen, dass Sie für den Rest Ihres Lebens auf Medikamente angewiesen sind.

Führt Hashimoto zu weiteren Gesundheitsrisiken?

Sofern Hashimoto sachgemäß behandelt wird, brauchen Sie keine weiteren Gesundheitsrisiken zu befürchten. Sie können auch künftig ein gesundes, glückliches und ganz normales Leben führen. Wenn es Risiken gäbe, würden sie sich erst über längere Zeiträume auswirken, sodass mehr als genug Zeit bleibt für sinnvolle Gegenmaßnahmen, wie die Anwendung von Nahrungsergänzungs- und Naturheilmitteln, Änderung des Speiseplans und der Essgewohnheiten (Sie sind bereits dabei), und auch dafür, gegebenenfalls die richtigen Medikamente zu finden.

Lässt sich Hypothyreose heilen?

Die Antwort lautet eindeutig Ja; Frauen können Schilddrüsenunterfunktion wieder loswerden, wenn auch nicht in allen Fällen.

Wenn Sie aufgrund von Mangelernährung an nicht autoimmuner Hypothyreose leiden, dann müssen Sie eigentlich nur über einen gewissen Zeitraum die fehlenden Nährstoffe zu sich nehmen, dann stellt sich die normale Schilddrüsenfunktion wieder ein. Auch wenn das Problem in nicht ausreichender Umwandlung von inaktivem in aktives Schilddrüsenhormon oder bei der Aufnahme der Zellen besteht, kann die normale Schilddrüsenfunktion wiederhergestellt werden.

Sollte eine Schilddrüsenunterfunktion nach einer Geburt aufgetreten sein (Postpartum-Thyreose), erholt sich die Schilddrüse innerhalb von sechs bis zwölf Monaten; falls Sie dafür Medikamente nehmen, kann deren Dosierung dann für ein paar Wochen halbiert und schließlich ganz abgesetzt werden. Sollten die Symptome anderthalb Jahre und länger anhalten, besteht eher eine Wahrscheinlichkeit dafür, dass sich bei Ihnen eine dauerhafte Schilddrüsenunterfunktion entwickelt hat, was eine langfristige Hormonersatzbehandlung nötig macht. Bei etwa 30 Prozent der Frauen, die eine Postpartum-Thyreose erleiden, entwickelt sich daraus eine chronische Thyreose. Für Frauen, die von einer Postpartum-Thyreose vollständig genesen sind, empfiehlt sich alle fünf bis zehn Jahre ein Schilddrüsentest, weil ein erhöhtes Risiko besteht, dass später einmal Hashimoto entsteht. Sie sollten sich auch testen lassen, wenn andere Symptome auftreten, die im Zusammenhang mit der Schilddrüse stehen könnten.

Prinzipiell ist es möglich, auch bei Hashimoto eine Remission, also ein Nachlassen der Symptome, zu erreichen, aber das gilt nicht in jedem Fall. Es ist schwer vorauszusagen, bei wem es zu einer Remission kommt, und wie lange es dauert, bis es so weit ist. Meiner Erfahrung nach ist es so, dass beim Vorliegen eines eindeutigen Auslösereizes eine gute Remissionschance besteht. Beispielsweise eliminiert man bei Frauen mit Zöliakie einfach den Reiz (Gluten) aus der Ernährung.

So wie sich Entzündungen dank der Ernährung gemäß dem SOS-Programm zur Bekämpfung ihrer Grundursachen reduzieren, so gehen dadurch auch die Werte Ihrer Schilddrüsenantikörper zurück. Und damit verbessert sich automatisch wieder Ihre Schilddrüsenfunktion; das hängt natürlich auch davon ab, wie viel Schilddrüsengewebe nach der Autoimmunattacke Ihres Körpers noch intakt geblieben ist. Man muss immer damit rechnen, dass es monatelang oder sogar ein Jahr dauern kann, bis eine nachhaltige Verbesserung der Antikörperwerte nachweisbar ist. Aber wenn Sie wirklich konsequent an die Wurzel des Problems gehen, dann müsste sich über kurz oder lang auch eine Änderung zeigen und Ihre Werte sollten sich wieder normalisieren. Wenn die Entzündung zurückgeht, sollten auch Beschwerden wie Übergewicht, Gedächtnistrübung oder Schlafstörungen und andere Symptome verschwinden. Schilddrüsenmedikamente sind eine sehr gute Unterstützung zur Bekämpfung der Symptome, während Ihr Fokus darauf liegt, mit der richtigen Ernährung die Grundursachen zu beseitigen, und Sie werden davon in keiner Weise abhängig. Sobald Ihre normale Schilddrüsenfunktion wiederhergestellt ist, können Sie die Medikamente absetzen.

Meine Mutter und meine Großmutter haben Hashimoto, bin ich dann auch betroffen?

Bei einem kleinen Prozentsatz besteht eine erbliche Veranlagung für Hashimoto, die entweder das Schilddrüsengewebe betrifft oder die Fähigkeit der Umwandlung in die aktive Form des Hormons. Wenn Sie also eine direkte Verwandte (Mutter oder Schwester) mit Hashimoto haben, dann besteht ein erhöhtes Risiko, und falls Sie Symptome entwickeln, die darauf hinweisen, sollten Sie sich testen lassen. Aber es ist keineswegs so, dass jede Frau mit einer entsprechenden Veranlagung auch tatsächlich Schilddrüsenunterfunktion entwickelt – so wie umgekehrt nicht jede Schilddrüsenunterfunktion auf einer genetischen Ursache beruht. Sollte bei Ihnen ein derartiges generelles Risiko bestehen, dann tun Sie am besten von vornherein etwas, damit es nicht virulent wird, indem Sie bei der Ernährung darauf achten, alles zu sich zu nehmen, was die Schilddrüse braucht, generell Entzündungen vermeiden und ebenso die fünf Grundursachen für SOS.

Was ist mit Medikamenten?

Lassen Sie mich zunächst einmal klarstellen, dass ich es bevorzuge, statt von Schilddrüsenmedikamenten lieber von Schilddrüsenhormonergänzung zu sprechen. Das trifft genauer, worum es geht, nämlich darum, den Körper von außen mit den Hormonen zu versorgen, die er für eine bestimmte Zeitspanne oder überhaupt nicht mehr selbst bilden kann. Nicht jede Patientin mit einer Thyreose braucht gleich Medikamente, insbesondere dann nicht, wenn ihre Laborwerte nur knapp über dem Grenzwert liegen und ihre Symptome sich nicht drastisch verschlechtern. Bei vielen Patientinnen verbringen wir sechs, manchmal bis zu zwölf Wochen damit, die Grundursachen eindeutig festzustellen, um von dieser Seite eine Umkehr und Besserung in die Wege zu leiten.

Falls Ihre Werte für mikrosomale Antikörper (MAK) allerdings weit außerhalb des Normalbereichs liegen, Sie schon lange an Hashimoto mit dauerhaft deutlich erhöhten Antikörpern leiden und Ihre übrigen davon abgeleiteten Beschwerden Ihre Lebensqualität wirklich beeinträchtigen, dann eröffnen Ihnen Schilddrüsenhormonpräparate wirklich ganz neue Perspektiven für Ihr Wohlbefinden. Wenn Sie so eine Behandlung anfangen, bedeutet das nicht, dass Sie sie für den Rest Ihres Lebens fortsetzen müssen. Falls nicht eindeutig benennbare und eingrenzbare und damit offensichtlich rückgängig zu machende Ursachen für Ihre Schilddrüsenunterfunktion verantwortlich sind, ist es wahrscheinlich, dass Sie auf Schilddrüsenhormonersatz angewiesen sein werden. Gerade wenn Ihnen daran liegt, so natürlich wie möglich zu leben, ist diese Perspektive auf den ersten Blick natürlich eine Enttäuschung. Aber lassen Sie mich Ihnen bei dieser Gelegenheit noch einmal versichern, dass diese Art der Schilddrüsenbehandlung keine medikamentöse Behandlung ist, bei der Ihrem Körper chemisch-pharmazeutische Fremdstoffe zugeführt werden, wie es bei konventionellen Medikamenten der Fall ist. Es handelt sich lediglich um einen Schilddrüsenhormonersatz, der Ihrem Körper das gibt, was er selbst momentan nicht mehr auf natürlichem Weg herstellen kann. Das Ziel einer Behandlung mit Schilddrüsenhormonersatz sind die Zurückdrängung der begleitenden Beschwerden und eine Normalisierung der Laborwerte; TSH, FT3 und FT4 sollten sich innerhalb von sechs Wochen normalisieren. Bis sich Schilddrüsenantikörper zurückgebildet haben, kann es Monate dauern. Sobald es Ihnen einige Monate hintereinander wieder spürbar besser geht, können Sie mit Ihrem Hausarzt beratschlagen, ob und wie Sie die Dosierung reduzieren, und dann kommt vielleicht eines Tages der Moment, dass Sie die Hormonergänzungsmittel ganz absetzen können. Dabei wird die Dosierung zunächst noch weiter reduziert und danach werden die Werte für TSH, FT3 und FT4 erneut im Labor untersucht. Wenn sie nach dem Absetzen noch außerhalb des Normalbereichs liegen, werden sie die Ersatzstoffe weiterhin einnehmen müssen.

Schilddrüsenfunktion in der Schwangerschaft und nach einer Geburt

Die Schilddrüsenhormone spielen im Hinblick auf Fruchtbarkeit, Schwangerschaft, Geburt und den Gesundheitszustand junger Mütter eine besonders wichtige Rolle. Sie haben ihre Auswirkungen auf den gesunden Schlaf, die Stimmung, Vitalität, Gewichtsverlust und die Produktion von Muttermilch. Ich empfehle allen Frauen, die den Wunsch hegen, ein Kind zur Welt zu bringen, ihre Schilddrüsenfunktion testen zu lassen. Falls es bei Ihnen früher schon einmal ein diagnostiziertes Problem mit der Schilddrüse gab oder falls jetzt bei einem Test zumindest Schilddrüsenantikörper (siehe Tabelle Seite 341) festgestellt wurden, lautet mein Rat ebenfalls, alles zu unternehmen, um die Schilddrüse mithilfe der richtigen Nährstoffe, einer gesunden Lebensweise und des SOS-Programms in einen optimalen Zustand zu versetzen.

Eine Vielzahl von Problemen und Ungleichgewichten im Hormonhaushalt können auf eine Fehlfunktion der Schilddrüse, hauptsächlich Schilddrüsenunterfunktion, zurückgeführt werden: Dazu gehören alle möglichen Arten von Hormonschwankungen, die Ihnen in der Vergangenheit zu schaffen gemacht haben, einschließlich polyzystisches Ovarsyndrom (PCOS) – die Hauptursache für Unfruchtbarkeit –, Unfruchtbarkeit selbst, Fehlgeburten, Wochenbettdepression, Probleme mit der Muttermilch und andere.

Eine Schilddrüsenfehlfunktion während der Schwangerschaft stellt für Ihr Baby ein nicht unbeträchtliches Risiko dar. Sollten Sie schwanger sein oder bald werden wollen, sollten Sie also auf jeden Fall Ihre Schilddrüsenhormonwerte untersuchen lassen. Selbst wenn sich lediglich positive MAK-Werte ergeben (siehe Tabelle Seite 341), könnte bei Ihnen bereits subklinische Schilddrüsenunterfunktion vorliegen, die behandelt werden sollte; dann besteht nämlich auch ein deutlich erhöhtes Risiko, eine Schilddrüsenunterfunktion nach der Schwangerschaft zu entwickeln, also sollten Sie sich auch danach immer mal wieder testen lassen. Falls Sie bereits positiv auf Hashimoto getestet sind oder auch wenn Sie nur erhöhte MAK-Werte haben, sollten Sie auf jeden Fall *Selen* nehmen (mehr dazu Seite 359), Das hilft erwiesenermaßen, die mikrosomalen Antikörper MAK und die Entwicklung von Hashimoto zu verringern beziehungsweise zu verlangsamen. Wenn Sie erstmals während der Schwangerschaft Schilddrüsenmedikamente einnehmen, rate ich sehr dazu, nur solche mit dem Wirkstoff Levothyroxin zu verwenden. Diese Mittel sind Standard bei allen Geburtshelfern und daher wissen sie, wie sie damit umgehen müssen, vor allem hinsichtlich der richtigen Dosierung (mit der korrekten Dosierung anderer Medikamente kennen sie sich hingegen nicht aus und gerade während einer Schwangerschaft ist die richtige Dosierung das A und O). Wechseln Sie nur dann zu anderen Wirkstoffen bzw. Medikamenten, wenn sich bei der Einnahme von Levothyroxin gar keine Wirkung zeigt.

Bei Zehntausenden von Frauen wird im ersten Jahr nach einer Geburt einfach keine Schilddrüsendiagnose gestellt, obwohl sie mit vielen Beschwerden kämpfen, die stark darauf hindeuten. Diese Beschwerden werden einfach als die üblichen Beschwerden und Nachwirkungen einer Geburt abgetan und abgehakt. Aber tiefe Erschöpfung, Depression, Schwierigkeiten beim Abnehmen und bei der Produktion der Muttermilch sind alles andere als die »üblichen Umstellungen im Zusammenhang mit einer Geburt«. Es kann sich genauso gut um Symptome einer Schilddrüsenunterfunktion handeln; und wenn Sie es in den ersten Monaten und im ersten Jahr nach einer Geburt zusätzlich zu anderen Problemen auch noch mit einer Schilddrüsenunterfunktion zu tun bekommen, dann wird alles noch wesentlich anstrengender, und es kommt umso mehr zu Angstzuständen, Stress, Schuldgefühlen und Depressionen.

Nach einer Geburt sind Frauen aufgrund der natürlichen Veränderungen des Immunsystems und des Hormonhaushalts, die während und nach der Schwangerschaft und Geburt auftreten, besonders anfällig für autoimmune Schilddrüsenerkrankungen. Schätzungen gehen davon aus, dass bis zu 17 Prozent betroffen sind, und das Risiko ist für die Frauen zweieinhalbmal höher, die bereits von einer Autoimmunerkrankung, einem Schilddrüsenproblem nach einer früheren Geburt, einer Schilddrüsenunterfunktion schon zu Beginn der Schwangerschaft oder erhöhten MAK-Werten betroffen sind. Es kann passieren, dass sich gleich eine Schilddrüsenunterfunktion entwickelt. Bei den meisten Frauen kommt es jedoch zunächst zu einer Periode mit Schilddrüsen*über*funktion – was eine korrekte Diagnose natürlich zusätzlich erschwert. Das wird oft übersehen – und währenddessen werden Sie vollkommen verrückt, weil Sie von einem Extrem ins andere fallen.

Typische Symptome für Schilddrüsenüberfunktion sind:

- Schlaflosigkeit, innere Unruhe und Erregung, Nervosität
- Müdigkeit, Erschöpfung
- Herzklopfen
- Gewichtsverlust
- Hitzewallungen
- Reizbarkeit
- Zittern (Tremor)

Zur Erinnerung und zum Nachschlagen sei an dieser Stelle auf die typischen Symptome einer Schilddrüsenunterfunktion auf Seite 64 verwiesen. Die einschlägigen Tests sind die gleichen wie sonst auch, ebenso die Behandlung. Viele Ärzte warten allerdings einige Monate ab, bevor sie mit der Behandlung der Schilddrüsenunterfunktion beginnen. Meiner Meinung nach werden Mütter, die vor Kurzem geboren haben, dadurch aber im Stich gelassen; es geht ihnen zu lange schlecht, wohingegen eine rechtzeitige Behandlung doch ohne Weiteres dazu führt, dass sich ihre Verfassung insgesamt verbessert und damit doch auch die Beziehung zu ihrem Neugeborenen.

Sollten bei Ihnen nach einer Geburt zwar keine Symptome festzustellen, aber die Laborwerte nicht in Ordnung sein, dann machen Sie alle vier bis acht Wochen einen Schilddrüsentest, bis diese Werte sich wieder normalisiert haben. Falls Sie diagnostizierte Schilddrüsenunterfunktion haben, können Sie auch während der Stillzeit die Symptome bedenkenlos mit 40–120 mg Propranolol behandeln. Bisweilen wird in dem Fall auch Atenolol empfohlen, aber ich halte das nicht für die erste Wahl bei stillenden Müttern. Bevor man überhaupt anfängt, Medikamente einzunehmen, wäre meine allererste Wahl ohnehin, nach Möglichkeit solche Symptome wie Reizbarkeit, innere Unruhe, Nervosität und Herzrasen mit Naturheilmitteln in den Griff zu bekommen. Besonders hilfreich wirken hier *Leonurus cardica* (Echtes Herzgespann)⊖ und Zitronenmelisse (*Melissa officinalis*), von jedem dreißig bis sechzig Tropfen, zwei- bis sechsmal am Tag, sind auch während der Stillzeit unbedenklich. Radiojodtherapie und Thyreostatika (Schilddrüsenhemmer) können während der Schwangerschaft zu vielfältigen, schwerwiegenden Komplikationen führen und außerdem das Wachstum, die Entwicklung und die geistigen Fähigkeiten des Kindes beeinträchtigen. Bei Müttern nach der Geburt können sie Wochenbettdepression fördern; das ist bei schätzungsweise einer von zwölf jungen Müttern der Fall. Auch die Muttermilch kann beeinträchtigt sein, also ist davon wirklich abzuraten.

Sofern bei Ihnen symptomatisch ausgeprägte Schilddrüsenunterfunktion vorliegt, ist die Medikamentierung mit Schilddrüsenhormonersatz der beste Weg, damit Sie sich möglichst rasch wieder wohlfühlen; die Einnahme während der Stillzeit ist unbedenklich und kann zu einer wesentlich verbesserten Milchproduktion beitragen. Bei Levothyroxin (T4) wird in der Regel eine Dosis von 50–100 µg verabreicht, unabhängig von der Höhe des TSH-Wertes. Individuelle Einstellungen sind aber ohne Weiteres möglich. Eine andere Medikation (auch mit tierischem Schilddrüsenextrakt) kann ebenfalls in Erwägung gezogen werden.

Wie Sie den für Sie passenden Schilddrüsenhormonersatz finden

Bisher vertraute die Ärzteschaft bei Schilddrüsenunterfunktion auf einen einzigen Wirkstoff: Levothyroxin. Es handelt sich um eine synthetisch hergestellte Substanz, die mit dem natürlichen Hormon identisch ist, und es ist eines der am häufigsten verschriebenen Medikamente weltweit. Zwar ist die Wirksamkeit als Hormonersatz unumstritten, aber die Einnahme führt bei vielen Frauen nicht zu der erhofften Besserung des Befindens. Leider wurde den allermeisten Ärzten beigebracht, nur Medikamente mit Levothyroxin zu verschreiben, und deshalb bieten sie kaum andere Optionen an. Das führt dazu, dass viele Frauen nicht angemessen behandelt werden – mit nachteiligen Folgen für ihre Gesundheit, insbesondere langfristig gesehen. Hinzu kommt, dass bei vielen Frauen mit einer bestimmten Anfangsdosierung gestartet, aber nicht oder unzureichend nachjustiert wird; verschlimmert wird diese suboptimale Behandlung durch unzureichende Folgetests. Es wird also bei Weitem nicht genug auf die jederzeit richtige Dosierung geachtet.

Allmählich dringt aber auch die Erkenntnis durch, dass der ausschließliche Ersatz von T4 am Beschwerdebild vieler Patientinnen nichts oder nur wenig ändert. Also könnte man erwägen, T3 zumindest bei den Patientinnen ins Spiel zu bringen, bei denen sich aufgrund von T4-Ersatz nichts verbessert. Allerdings gibt es gewichtige

Bedenken gegen den Ersatz von T3 – und zwar dahingehend, dass der Schuss in die andere Richtung losgeht: eine Übermedikation, die zu Schilddrüsen*über*funktion führt; damit würden vor allem das Herzinfarkt- und das Osteoporoserisiko erhöht.

Bei einigen Patientinnen sind Arzneimittel mit T3 sehr wirksam. Das kann allerdings auch zu Überstimulierung führen, wodurch es zu innerer Unruhe, Schlaflosigkeit und erhöhter Reizbarkeit kommen kann, und es besteht die Gefahr einer Schilddrüsenüberfunktion. Daher empfehle ich bei diesen Präparaten eine möglichst niedrige Dosierung, die gerade ausreicht, um die Symptome von Schilddrüsenunterfunktion zu beheben; setzen Sie das Mittel aber ab, wenn sich innerhalb weniger Wochen, auch nach Erhöhung der Dosis, die erhoffte Wirkung nicht einstellt. Sollten Sie ein Gefühl innerer Unruhe und Aufgeregtheit verspüren, gehen Sie zurück zur niedrigsten Dosierung. Wenn Sie dann immer noch Symptome wahrnehmen, setzen Sie das Medikament ganz ab. Es gibt unter Ärzten und Patientinnen eine Debatte, ob man bioidentischen Hormonen (also natürlich gewonnenen Präparaten, etwa einem Schilddrüsenextrakt vom Schwein) den Vorzug geben sollte vor synthetisch hergestellten; ich bin der Ansicht, dass das jeder nach seinen persönlichen Vorlieben entscheiden sollte.

Meiner Ansicht nach ist es stets das Beste, mit einer niedrigen Dosierung anzufangen und diese einige Wochen lang langsam zu erhöhen. Wenn Sie einen Punkt erreicht haben, an dem Sie sich wieder rundherum wohlfühlen, sollten Sie sechs Wochen lang bei dieser Dosierung bleiben und sich dann wieder testen lassen. Wenn die Laboruntersuchung normale Werte bestätigt oder zumindest, dass sie nahe am Normalbereich liegen, dann haben Sie das richtige Medikament und die für Sie passende Dosierung gefunden.

Wenn Sie ein Schilddrüsenhormonersatzmedikament nehmen, ist es außerordentlich wichtig, auf die strikte Regelmäßigkeit der Einnahme zu achten. Das Präparat sollte mindestens 30 Minuten vor der Mahlzeit und möglichst immer zur selben Tageszeit genommen wer-

den; wenn Sie noch andere Medikamente oder Nahrungsergänzungsmittel nehmen, sollte zwischen den beiden Einnahmen ein Abstand
von vier Stunden liegen. Vor allem Eisen, Kalzium und Sojaproteiner-
satz können der Absorption in die Quere kommen. Wenn Sie die Einnahme mit dem Schlafengehen koppeln, sollte der Abstand zur letzten Mahlzeit des Tages ungefähr zwei Stunden betragen.

Obwohl ich Schilddrüsenersatz einnehme, geht es mir nicht besser

Es kann vorkommen, dass die Einnahme von Schilddrüsenhormonersatz keine Wirkung zeigt. Wenn es Ihnen nach einiger Zeit der Einnahme partout nicht besser geht, kann die Ursache in zu unregelmäßiger Einnahme liegen, wie ich es eben erwähnt habe. Darüber hinaus
sind noch andere Gründe denkbar:

Die Dosierung ist falsch oder Sie nehmen das falsche Präparat:
Sprechen Sie mit Ihrem Hausarzt darüber, wie Sie die Dosierung op-
timieren können. Wenn das nicht hilft, sollten Sie ein anderes Mittel
in Erwägung ziehen. Vielleicht benötigen Sie T4 oder eine Kombination von T4 und T3.

**Vielleicht nehmen Sie noch ein anderes Medikament, das die Auf-
nahme von Schilddrüsenhormonen blockiert:** Das passiert häufiger
bei der parallelen Einnahme von Protonenpumpenhemmern gegen
Magen- und Zwölffingerdarmgeschwüre (wie etwa Omeprazol), An-
tibabypillen, Arzneimitteln gegen Pilze, Cholesterinsenker, Mittel gegen Herzrhythmusstörungen, Lithium oder andere Hormonersatz-
stoffe.

**Möglicherweise besteht bei Ihnen ein Problem mit der Umwand-
lung der Schilddrüsenhormone:** Wenn Ihr Körper das T4 nicht in
T3 umwandelt, was überwiegend im Gewebe der Leber stattfindet,
dann hilft Ihnen die Einnahme von T4 gar nichts. Dann werden Sie
T3 benötigen und eventuell etwas, das die Umwandlung von T4 in

T3 unterstützt. Es gibt vielerlei denkbare Ursachen für diese mangelhafte Umwandlung. Dazu zählen Stress, Depressionen, chronische Schmerzen, exzessives Fasten, Diabetes, Insulinresistenz oder Metabolisches Syndrom, Leptinresistenz, exzessives Sporttraining, Eisenmangel, chronische Entzündungen, Umweltgifte und einige Ungleichgewichte im Hormonhaushalt – alles das steht auch im Zusammenhang mit SOS!

Möglicherweise blockieren Ihre Zellen die Aufnahme des Schilddrüsenhormons: Ihr Körper hat genug hergestellt, aber Ihre Körperzellen nehmen das Hormon aufgrund von Depressionen, unzureichender Allgemeinernährung, Fettleibigkeit, Leptin-Insulin-Resistenz, Diabetes, Chronischem Erschöpfungssyndrom, Fibromyalgie, Entzündungen, Autoimmunkrankheiten oder generell krankem Zustand nicht auf. Dies betrifft praktisch die Gesamtheit der fünf Grundursachen; da es das erklärte Ziel des SOS-Programms ist, diese Grundursachen zu beseitigen, müsste auch die Aufnahmefähigkeit der Körperzellen für das Hormon wiederherstellbar sein.

Sie haben eine der Grundursachen für Erkrankungen noch nicht völlig beseitigt: Denken Sie bitte daran, dass der vierwöchige SOS-Heilplan lediglich als Start zu einer lebenslangen Änderung Ihrer Ernährungs- und Lebensweise gedacht ist und dass es mehr Zeit in Anspruch nehmen kann, um sämtliche Grundursachen zu beseitigen.

Wann und wie beende ich die Einnahme von Schilddrüsenhormonersatz?

Falls Sie eine erfreuliche Verbesserung Ihres Gesundheitszustandes feststellen und sich nun mit dem Gedanken tragen, die Hormonersatzeinnahme zu beenden, sollten Sie am besten zusammen mit Ihrem Hausarzt einen Plan ausarbeiten, in welchen Schritten Sie die Dosierung langsam reduzieren; dieser sollte regelmäßige Labortests (höchstens alle sechs Wochen) zur Überwachung beinhalten. Die Dauer dieses Entzugs richtet sich nach den Laborwerten für TSH, FT4 und

FT3, bis diese sich nicht mehr verändern. Falls sich aufgrund der Ergebnisse wieder Anzeichen für Unterfunktion ergeben oder sonstige Symptome auftauchen, bleibt nichts anderes übrig, als die Dosierung wieder zu erhöhen und die Einnahme fortzusetzen, möglicherweise auf unabsehbare Zeit. Es kann aber auch sein, dass aufgrund der Laborwerte eine geringere Dosis vorläufig ausreicht. Wenn Sie so weit sind, die Einnahme des Ersatzes ganz aufzugeben, lassen Sie sich sechs und dann zwölf Wochen nach dem Absetzen noch einmal testen, um sicherzugehen, dass die Werte stabil bleiben. Und falls Sie erneut *irgendwelche* Symptome bemerken, lassen Sie sich auf jeden Fall gleich wieder testen. Dazu müssen Sie wissen, dass Schilddrüsenantikörper noch monatelang, ja bis zu einem Jahr erhöht bleiben können; diese Werte bedeuten nicht, dass Sie weiterhin Hormonersatz einnehmen müssten, sofern alle anderen Werte normal bleiben und sonst keine Symptome auftreten. Allerdings bedeuten nach wie vor erhöhte Antikörperwerte, dass es auf jeden Fall sinnvoll ist, die Grundursachen zu bekämpfen.

Falls Sie früher einmal Schilddrüsenunterfunktion hatten und nun schwanger werden, ist es zwingend notwendig, die aktuellen Werte feststellen zu lassen und nötigenfalls wieder Medikamente zu nehmen.

Wie sich die Schilddrüsenfunktion wiederherstellen lässt … auf natürlichem Weg

Gibt es eine spezielle Ernährung bei Hashimoto?

Die gibt es allerdings und Sie folgen ja bereits dem dafür vorgesehenen Diätplan! Das gesamte Ernährungsprogramm im Neustart und in der anschließenden Phase ist darauf ausgerichtet. Es enthält alles, was Sie brauchen: reizarme Lebensmittel, die keine Entzündungen hervorrufen, jede Menge nährstoffreiche, antioxidante, darmfreundliche und giftfreie Bestandteile, sowie ausreichend Ballaststoffe. Dieser Ernährungsplan ist darauf ausgelegt, Ihren Blutzucker konstant zu halten, er versorgt Sie mit allen für den Hormontransport notwendigen Aminosäuren, unterstützt Ihren Körper optimal bei der Entgiftung und vieles mehr.

Darüber hinaus sollten Sie noch ein paar weitere Aspekte im Auge behalten:

- Menschen mit Autoimmun-Thyreoiditis haben ein fünfmal höheres Risiko, an Zöliakie zu erkranken; dies kann jederzeit passieren. Daher rate ich allen Patientinnen mit Hashimoto unbedingt zu einer glutenfreien Ernährung.
- Nehmen Sie nicht zu viel rohes Kohlgemüse (*Brassicaceae*) zu sich (s. dazu S. 201), also am besten nicht mehr als zweimal pro Woche. Außerdem rate ich, Kohlgemüse nicht als Saft zu trinken.
- Bei Soja und Sojaprodukten ist ebenfalls Zurückhaltung angesagt. Bei Durchsicht der einschlägigen Forschungsliteratur zeigt sich, dass bei Frauen mit intakter, gesunder Schilddrüsenfunktion und normaler Jodaufnahme kein Risiko für eine Schilddrüsenerkrankung besteht. Selbst wenn gesunde Frauen dreimal pro Woche Soja und vor allem Sojaprodukte wie Tofu zu sich nehmen, wird die Schilddrüsenfunktion nicht beeinträchtigt. Allerdings kann Soja bei Frauen, die Schilddrüsenhormonersatz einnehmen, dessen Aufnahme in die Körperzellen hemmen. Daher empfehle ich Sojaverzehr höchstens einmal pro Woche, oder ganz darauf zu verzichten, wenn Sie Hashimoto haben.
- Achten Sie stets darauf, Ihren Blutzuckerspiegel konstant zu halten. Essen Sie daher vorwiegend gesundes, langsam verbrennendes Vollwertgetreide bzw. Vollkorngebäck und frische Energie-Gemüse (s. S. 199). Falls Sie sich in Ihrer Ernährung nach der Paleo-Diät richten, sollten Sie, um Ihrer gesundheitlichen Situation gerecht zu werden, deren modifizierte Form befolgen, so wie es viele Paleo-Vertreter empfehlen.

Welche Naturheil- und Ergänzungsmittel könnten für mich hilfreich sein?

Solange die Laborwerte oder Symptome für Hashimoto nicht wirklich besorgniserregend sind, beginne ich die Behandlung zunächst mit dem Einsatz von Naturheil- und Ergänzungsmitteln über einen Zeitraum von sechs Wochen. Wir beobachten genau, wie sich die Symptome entwickeln, und die Tests werden erneut durchgeführt. Erst danach beginne ich mit Hormonersatzmitteln, falls es dann überhaupt noch nötig ist. Zwar gibt es durchaus eine Fülle von Nährstoffen, welche die Schilddrüsenfunktion unterstützen; am häufigsten empfehle ich jedoch diejenigen in der Tabelle auf Seite 361. Mit ihrer Hilfe lassen sich die häufigsten Ernährungsdefizite ausgleichen und die Entzündungen bekämpfen, die als Grundursache für Hashimoto infrage kommen. Das geht auch, wenn Sie Schilddrüsenmedikamente nehmen. Dazu gehört natürlich eine Ernährungsweise mit viel Frischgemüse, die Ihrem Körper vor allem Vitamin A, C und E liefert, sowie Ihre persönlichen Ergänzungsmittel (s. S. 222). Überlegen Sie also sorgfältig, welche der auf Seite 361 angezeigten Ergänzungsstoffe Sie zusätzlich noch nehmen können. Es sollten sich keine Verdoppelungen ergeben. Falls Sie bereits Vitamin D einnehmen, genügt diese Dosis.

Die Sache mit dem Jod bei Hashimoto

Jod ist für die Bildung der Schilddrüsenhormone absolut unverzichtbar. In Ländern oder Gebieten, in denen es zu wenig Jod gibt, ist Jodmangel die Hauptursache für Hypothyreose. Zu viel Jod kann aber auch zu Hashimoto führen. Viele Frauen berichten sogar von einer Verschlimmerung der Hashimoto-Symptome, selbst wenn sie Jod als Nahrungsergänzung nur sparsam dosieren. Das wird vor allem dann zu einem Problem, wenn auch noch Selenmangel hinzutritt.

In meiner Praxis empfehle ich Dulse-Algen (eine Rotalgenart, auch Lappentang genannt), die man in Form von Flocken kaufen kann, als ideale Jodquelle. Ich gebe sie zu Salat oder Suppen dazu oder streue sie über Müsli. Sie sind geschmacklich etwas gewöhnungsbedürftig,

SOS-Rezepte: Zur Verbesserung der Schilddrüsenfunktion

Bezeichnung	Anwendung und Risiken	Dosierung
Curcumin⊖	Wenn erhöhte mikrosomale Antikörper (MAK) vorhanden sind, beginne ich immer damit, die Entzündung zu reduzieren und die Auslöser dafür zu eliminieren. N-Acetylcystein (NAC) und Pycnogenol (Pinienrindenextrakt) sind dafür gleichermaßen geeignet, außerdem noch Kurkumin. (Beachten Sie dazu auch die Tabellen auf den Seiten 293 und 301.)	1 200–2 400 mg/Tag
Guggul⊖	Dieses Naturheilmittel unterstützt und verbessert nach aller Erfahrung die Schilddrüsenfunktion, indem sich vor allem die Umwandlungsrate von T4 in aktives T3 erhöht. Nur während der Schwangerschaft sollten Sie dieses Mittel nicht einnehmen; in der Stillzeit ist nichts dagegen einzuwenden. Setzen Sie es auch ab, wenn das Kind Bauchschmerzen bekommen sollte und sobald sich Ihre Schilddrüsenwerte wieder normalisieren.	750 mg/Tag
Eisen	Eisenmangel signalisiert Ihrer Schilddrüse, sie soll Energie sparen, weswegen sie die Hormonproduktion herunterfährt. Zuverlässige Eisenlieferanten in der Ernährung: Aus rotem Fleisch von Rind, Wild, Schwein und Geflügelschenkeln kann Eisen rasch absorbiert werden; wenn Sie davon mehrmals wöchentlich essen, steigt Ihr Eisen im Körper rasant an. Ferner empfehlen sich Blatt- und Kohlgemüse, rote Bohnen sowie getrocknete Aprikosen und Rosinen – allerdings ist bei Trockenfrüchten der Zuckergehalt hoch. Sollten Ihre Werte niedrig sein, können Sie es auch mit der Einnahme von Eisen-Chelat probieren; das ist eine nicht zu Verstopfung führende Form von Eisen, die am besten zusammen mit 500 mg Vitamin C genommen wird, um die Aufnahme im Körper zu verbessern. Eisen sollte nicht zusammen mit Protonenpumpenhemmern genommen werden, weil diese die Resorption verhindern. Außerdem Eisen nicht gleichzeitig mit Schilddrüsenhormonersatz einnehmen, weil es dessen Aufnahme blockieren würde. Es sollten jeweils vier Stunden zwischen den beiden Einnahmen liegen.	30–60 mg Eisen-Chelat/Tag
Selen	Der Körper verwandelt Selen in ein wirksames Glutathion (Antioxidans). Es schützt die Schilddrüse gegen Entzündungen und oxidativen Stress, der die Schilddrüsenfunktion beeinträchtigt und das Schilddrüsengewebe angreift. In mehreren Studien konnte gezeigt werden, dass Selen auch hilft, die mikrosomalen Antikörper (MAK) zu reduzieren. Es spielt außerdem eine entscheidende Rolle bei der Umwandlung von T4 in T3. Auch das Risiko für Wochenbettdepression verringert sich bei Frauen mit erhöhten MAK; Sie können es schon während der Schwangerschaft einnehmen und in der Zeit nach der Geburt fortsetzen, um dieses Risiko zu mindern. Einige Kollegen meinen, dafür sei schon der Verzehr von zwei Paranüssen pro Tag ausreichend, doch ich empfehle weitere besonders selenhaltige Lebensmittel wie Pilze, Lamm, Truthahn, Hühnchen, Eier, Kabeljau und Heilbutt und außerdem natürlich gerne Paranüsse, wenn Sie die mögen, aber nicht als Ersatz für ein Ergänzungsmittel.	bis zu 200 µg/Tag (nicht mehr)
Vitamin D	Bei Hashimoto-Patientinnen und anderen Autoimmunkrankheiten wurde immer wieder ein niedriger Vitamin-D-Spiegel festgestellt. Wenn Sie pro Tag 4 000 Einheiten (Schwangere 2 000 Einheiten) in Form eines Ergänzungsmittels zu sich nehmen, kann das dazu führen, dass eine Autoimmun-Schilddrüsenerkrankung gar nicht erst ausbricht oder sich wieder vollständig zurückbildet. Das kann man alle sechs Wochen testen, um zu überprüfen, ob die Dosierung beibehalten werden oder vermindert werden soll. (Ich empfehle nicht, Serumwerte über 70 nM zu überschreiten.)	2 000–4 000 Einheiten/Tag (bei Schwangeren nicht mehr als 2 000 Einheiten/Tag)
Zink	Ist ebenfalls für die Umwandlung von T4 in T3 notwendig; es ist daher wichtig das zu ergänzen, wenn Sie Probleme mit der Umwandlung haben.	30 mg/Tag; nehmen Sie es zusammen mit der Mahlzeit ein, um eventuelle Übelkeit zu vermeiden

⊖ *Nicht bei Schwangerschaft anwenden*

aber wenn Sie Sushi mögen, werden Sie sich damit rasch anfreunden. Zwei Teelöffel pro Tag sind eine gute Dosierung für eine kleine Menge Jod. Da heutzutage sehr viele Präparate zur Unterstützung der Schilddrüse bereits Jod enthalten, sollten Sie deren Etiketten sorgfältig lesen, um sicherzustellen, dass Sie nicht zu viel Jod zu sich nehmen. Falls Sie Jod in der einen oder anderen Form als Nahrungsergänzungsmittel zu sich nehmen und es Ihnen dann schlechter geht, setzen Sie es lieber wieder ab. Denken Sie auch daran, jodiertes Salz nicht weiterzuverwenden, wenn Sie es nicht vertragen.

Anders als beim Selen gibt es bei der Jod-Ergänzung keinen Nachweis, dass dadurch einer Postpartum-Schilddrüsenerkrankung vorgebeugt werden kann. Trotzdem sollten alle Schwangeren darauf achten, täglich 200–300 µg Jod zu sich zu nehmen, damit sich der Fötus gut und gesund entwickelt. Verlassen Sie sich nicht auf die Menge, die sich üblicherweise in Vitaminpräparaten für Schwangere und in Algen befindet.

Haarausfall bei Hashimoto

Das Schöne an dem ganzen SOS-Programm ist, dass es nicht nur die Grundursachen Ihrer Beschwerden und Ihre Stressüberlastung beseitigt, sondern dass Sie damit automatisch auch von den häufigsten Symptomen befreit werden. Eines der Symptome, das Frauen am meisten zu schaffen macht, ist das Ausdünnen der Haare. Darüber möchte ich gerne ein paar Worte verlieren. Über die Zusammenhänge zwischen Ernährung und dünnem Haar bei Frauen weiß man noch recht wenig. Aber es scheint so, dass Eisenmangel eine Rolle dabei spielt – es muss nicht nur Blutarmut sein (Anämie), es genügt auch schon ein niedriger Ferritin-Spiegel (s. S. 462) Der Haarverlust wird allem Anschein nach so lange anhalten, bis der Serum-Ferritin-Spiegel (s. S. 460) mindestens 70 µg/l beträgt. Bei Haarverlust scheint auch L-Lysin, eine Aminosäure, eine wichtige Rolle zu spielen.

Es gibt eine Studie, die nahelegt, dass ein beachtlicher Anteil von Frauen auf eine L-Lysin-und-Eisen-Therapie gut reagiert. Siehe dazu auch die Anmerkungen zu Eisen in der Tabelle Seite 361. Die Dosie-

Antibabypille und Ihre Schilddrüse

Sicherlich sind Ihnen die üblichen Risiken und Nebenwirkungen bei der Einnahme der Pille bekannt, vor allem Blutgerinnsel. Weniger bekannt ist, dass durch die Pille mehr sexualhormonbindende Globuline gebildet werden, die sich an aktive Schilddrüsenhormone im Blut binden; Letztere können dadurch nicht mehr in die Zellen gelangen, um ihre Funktion zu erfüllen. Kontrazeptiva führen auch zu Insulinresistenz und Entzündungen; das kann man bei Untersuchungen an den hohen Werten für C-reaktives Protein (CRP) bei den Verwenderinnen erkennen. Auch auf die Stimmung können sie sich negativ auswirken, sind vor allem depressionsfördernd und führen zu einem chronischen Östrogenüberhang. Sollten Sie mit diesen Problemen zu tun haben und bereit sein, das zu ändern, dann setzen Sie die Pille ab und gehen zu natürlicher Verhütung über, eventuell mithilfe von Kondomen (diese bieten 97 Prozent Sicherheit und haben keinerlei Nebenwirkungen). Oder Sie lassen sich eine Spirale einsetzen, die mittlerweile sehr sicher und wirksam ist, selbst wenn Sie bisher noch kein Kind haben. (Die bekannten, viel diskutierten Probleme mit der Spirale bezogen sich auf das inzwischen längst überholte Modell Dalkon Shield, das nicht mehr verwendet wird.)

rung für das L-Lysin liegt bei 1 000 mg täglich. Ich empfehle daher, diese Kombination sechs Wochen lang auszuprobieren und zu beobachten, was passiert.

Gratulation! Einschneidende Veränderungen der Lebens- und der Essgewohnheiten vorzunehmen ist nie ganz einfach, aber Sie sind voll bei der Sache! Sie haben Ihren Körper jetzt 21 Tage lang auf einen dringend benötigten Neustart gesetzt und ihm alles zugeführt, was er braucht, um die Grundursachen all Ihrer Beschwerden zu beseitigen.

Wir haben dabei sehr großen Wert auf Entgiftung gelegt und diese stark unterstützt. Der Verdauungstrakt konnte genesen, der Blutzuckerspiegel hat sich normalisiert und Ernährungsdefizite bei bestimmten Nährstoffen wurden geschlossen. Sie konnten Ihre Akkus wieder aufladen, die Darmflora »blüht« wieder so, wie sie sein soll, der ganze Stoffwechsel und der Hormonhaushalt befinden sich wieder im Gleichgewicht. Sie haben alle möglichen Reizstoffe, die Energie wegsaugten, aus dem Körper – und aus dem Geist – eliminiert und einiges eingeübt, was die chronische Überlastung zum Stillstand bringt. Auch die Auslöser von Entzündungen, die ebenfalls einen gewichtigen Teil zum SOS beigetragen haben, vor allem zu Ihrer ständigen Übermüdung, Vergesslichkeit und dem Völlegefühl, sind jetzt wesentlich reduziert. Dieser 3-Wochen-Neustart hat es ihnen ermöglicht, sozusagen reinen Tisch zu machen, um auf bessere Weise von vorn anfangen zu können.

Ich hoffe, dass Sie inzwischen mehr als zufrieden mit sich sind und dass Ihre Freundinnen inzwischen neugierig geworden sind und Sie fragen, wie Sie das geschafft haben – denn das wollen sie jetzt auch probieren. Wenn Sie das Gefühl haben, dass Sie erst am Anfang stehen und sich noch nicht viel, aber immerhin schon ein bisschen verändert hat, dann hat das möglicherweise damit zu tun, dass Sie einen besonders hohen Berg erklimmen müssen, und das dauert natürlich etwas länger. Jeder muss sein eigenes Tempo finden. Einige Frauen benötigen mehr Zeit für den Neustart. Dann brauchen Sie weder enttäuscht sein noch in Hektik verfallen, sondern nehmen sich einfach die Zeit, die Sie brauchen. Nirgendwo steht geschrieben, Sie müssten nach exakt drei Wochen den Neustart abbrechen und dann schon in den Füllhorn-Plan einsteigen. Heilung und Genesung brauchen immer ihre Zeit und Sie haben sich jetzt gerade einmal erst drei Wochen lang an den Neustart-Plan gehalten. Vermutlich sind Sie noch mittendrin, sämtliche Grundursachen Ihrer Beschwerden endgültig auszumerzen. Sobald alle Ihre verschiedenen Körperzellen die Nährstoffe erhalten, die sie brauchen, setzt sich der Selbstheilungsprozess des Körpers ganz von selbst in Gang. Dann kann Ihr Körper gar nicht anders, als positiv darauf zu reagieren, und es wird sich alles zum Guten wenden.

Was folgt als Nächstes?

Im letzten Kapitel möchte ich Ihnen zeigen, wie Sie von dem vergleichsweise strengen, diätähnlichen Plan des Neustarts wieder zu einem Leben aus dem Füllhorn zurückfinden. Es geht mir vor allem darum, Ihnen zu vermitteln, wie Sie sich in diesen neuen, gesünderen Ess- und Lebensgewohnheiten vollkommen wohlfühlen. Diese Art von gesundem Leben sollen Sie ja von nun an beibehalten. In der nun folgenden Woche werden wir auf sehr bewusste Weise etliche Lebensmittel und Gerichte wieder auf den Speiseplan setzen, die Sie in den vergangenen drei Wochen des Neustarts konsequent vermieden haben, und Sie sollten aufmerksam beobachten, wie Ihr Körper auf jedes Einzelne reagiert. Auf diese Weise legen Sie selbst die Grundlage für Ihren persönliche Lebensweise; Sie sollen dabei auf nichts Wesentliches verzichten und sich ganz wohlfühlen. Sie werden sehen, wie interessant es ist, herauszufinden, was Ihnen guttut – und ich bin mir sicher, Sie werden angenehm überrascht sein, wie entspannt sich das alles entwickelt.

Jetzt ist auch der Zeitpunkt gekommen, sich noch einmal die Fragebogen aus dem dritten Kapitel vorzunehmen. Sie werden überrascht sein zu sehen, was sich inzwischen alles bei Ihnen verändert hat und was Sie schon alles erreicht haben. Machen Sie sich aber auch keine Gedanken, falls Sie bisher noch keine wirklich dramatischen Veränderungen erreicht haben – es liegen noch viel Zeit und Möglichkeiten mit diesem Programm vor Ihnen und ich verspreche Ihnen, es wird Ihr Leben verändern.

Dritte Woche: Neue Kraft, Tag für Tag

Vorschläge für jeden Tag

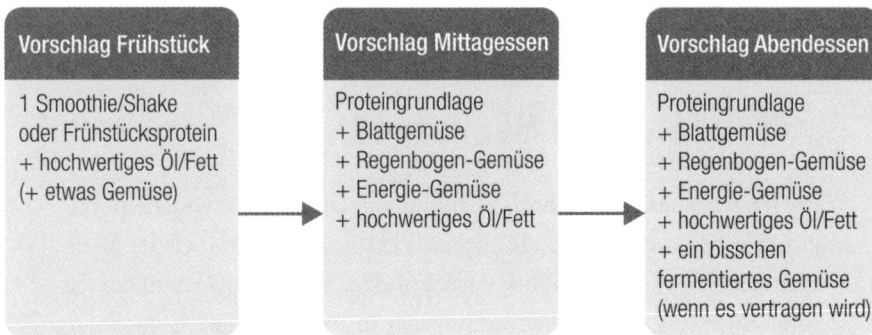

Vorschlag Frühstück	Vorschlag Mittagessen	Vorschlag Abendessen
1 Smoothie/Shake oder Frühstücksprotein + hochwertiges Öl/Fett (+ etwas Gemüse)	Proteingrundlage + Blattgemüse + Regenbogen-Gemüse + Energie-Gemüse + hochwertiges Öl/Fett	Proteingrundlage + Blattgemüse + Regenbogen-Gemüse + Energie-Gemüse + hochwertiges Öl/Fett + ein bisschen fermentiertes Gemüse (wenn es vertragen wird)

3. Woche – Menüvorschläge und Tagesablauf

	15. Tag	16. Tag	17. Tag
Zum Start in den Tag	Kurzmeditation (s. S. 266)	Trockenmassage mit der Bürste unter der Dusche (s. S. 302)	fünf Minuten Tiefenatmung (s. S. 253) und Stretching
Der erste Schluck	Ein Glas Wasser in Zimmertemperatur mit frisch gepresster Zitrone		
Frühstück + die persönliche Tagesration Nahrungsergänzung	Smoothie	Frittata + Blattgemüse mit Olivenöl-Zitronen-Dressing	Smoothie
Vormittagssnack	Muffin oder Energiebällchen	Detox-Gemüsebrühe	Kokosjoghurt mit Kakaobohnenbruchstücken und Waldbeeren oder Olivenöl-Granola-Müsli
Achtsames Mittagessen + Ihre personalisierten SOS-Ergänzungsmittel	Räucherlachs-Platte oder andere Platte nach Wahl	Truthahn-Wrap oder veganer Nori-Reis-Wrap	Salat nach eigenem Gusto + Suppe vom Vortag
Nachmittagssnack	½ Apfel mit einem Esslöffel Mandelbutter	Handvoll geröstete Mandeln	Kokosjoghurt mit Kakaobohnenbruchstücken und Waldbeeren oder Olivenöl-Granola-Müsli
Cortisol-Justierung	Versuchen Sie täglich, am frühen Abend 15 Minuten lang mit einer beliebigen Entspannungspraktik Ihren Cortisolspiegel runterzubringen		
Abendessen + Ihre personalisierten SOS-Ergänzungsmittel	Gebackenes Huhn in Walnusskruste + Spinat mit Pinienkernen	Salat nach eigenem Gusto + Suppe	Hühnchen-Basilikum-Kokos-Curry-Tajine + gedünsteter Spinat mit Pinienkernen oder Blumenkohlpopcorn + ½ Tasse gekochtes Getreide
Zum Tagesabschluss: Selbstpflege	Wohlfühl-Wannenbad	Tagebuch: Was war heute gut, was war schlecht?	Digital-Detox: Zeitung oder Buch lesen

3. Woche – Menüvorschläge und Tagesablauf			
	18. Tag	**19. Tag**	**20. Tag**	**21. Tag**
Zum Start in den Tag	Kurzmeditation	Trockenmassage mit der Bürste unter der Dusche	fünf Minuten Tiefenatmung und Stretching	Digital-Detox: Ein Tag offline
Der erste Schluck	Ein Glas Wasser in Zimmertemperatur mit frisch gepresster Zitrone			
Frühstück + die persönliche Tagesration Nahrungsergänzung	Rührei oder Omelett + Blattgemüse mit Olivenöl-Zitronen-Dressing	Smoothie	Rührei oder Omelett + Blattgemüse mit Olivenöl-Zitronen-Dressing	Power Parfait Smoothie, optional mit Olivenöl-Granola-Müsli
Vormittagssnack	Smoothie	kleiner Wrap nach Belieben	Detox-Gemüsebrühe	optional: Gesunder Snack
Achtsames Mittagessen + Ihre personalisierten SOS-Ergänzungsmittel	Mediterrane Platte	Buddha-Bowl (mit Resten vom Vortag)	Thai-Salat-Wrap	Salat nach eigenem Gusto + Kürbis-Curry-Kokos-Suppe
Nachmittagssnack	Gesunder Snack	Handvoll geröstete Mandeln	Kleiner Wrap nach Belieben	Gesunder Snack
Cortisol-Justierung	Versuchen Sie täglich, am frühen Abend 15 Minuten lang mit einer beliebigen Entspannungspraktik Ihren Cortisolspiegel runterzubringen			
Abendessen + Ihre personalisierten SOS-Ergänzungsmittel	Mit Miso glasierter Lachs mit Frühlingszwiebeln und Sesam + grillte Kürbisscheiben oder Orangen-Ingwer-Karotten + gerösteter Brokkoli	Buddha-Bowl nach Wahl	Bohnensuppe mit Rosmarin + Blattsalate oder Rosenkohl	Toskanischer Nudelsalat + Mediterranes Koriander-Hühnchen + Blattgemüse mit Olivenöl-Zitronen-Dressing oder Spinat mit Pinienkernen
Zum Tagesabschluss: Selbstpflege	Tagebuch: Was war heute gut, was war schlecht?	Digital-Detox: Zeitung oder Buch lesen	Wohlfühl-Wannenbad	Tagebuch: Was war heute gut, was war schlecht?

8. NEUES LEBEN: LEBENSMITTEL SIND MITTEL FÜR EIN GUTES LEBEN

Neustart: Falsche Ernährung beenden

Neuausrichtung: Chronischen emotionalen und mentalen Stress loslassen

Innere Erneuerung: Stressschäden an der Wurzel heilen

Neue Kraft: Schilddrüse und Nebennieren heilen

Neues Leben: Nie mehr ausgepowert sein

Leben aus dem Füllhorn

Das Schöne ist, dass Sie bereits aus dem reichhaltigen Füllhorn der wertvollen Lebensmittel leben. Dass Sie schon so weit gekommen sind, haben Sie vielleicht noch nicht einmal richtig bemerkt. Wir sprechen ja auch absichtlich nicht von einer »Diät« im geläufigen Sinn des Wortes, weil es darum nicht geht. Es geht bei dem SOS-Plan nicht darum, sich ein paar Wochen lang »zurückzuhalten«, um ein paar Pfunde loszuwerden – die Sie dann schnell wieder draufhaben, sobald Sie zu Ihrer gewohnten Ernährungsweise zurückkehren, weil Sie den Verzicht einfach nicht mehr aushalten.

Hier geht es um etwas anderes. Es geht um eine ganz andere Lebens- und Ernährungsweise.

Natürlich handelt es sich auch um eine Ernährungsrebellion. Aber diese Rebellion richtet sich nicht gegen Sie, sondern gegen eine Nahrungsmittelindustrie und eine Art von Gastronomie, die nicht davor zurückschreckt, Sie mit Müll (engl. *junk*) abzuspeisen. Was Sie da geboten bekommen, beeinträchtigt Ihre Gesundheit und verschlechtert und verkürzt damit Ihr Leben. Deswegen ist es an der Zeit, dass auch Sie sich sagen: »He, das lasse ich mir einfach nicht mehr bieten.« So wie Sie auch schon dem Wahn, immer perfekter sein zu wollen, entsagen sollten. Auch der gefährdet Ihre Gesundheit.

Das Ziel einer Lebens- und Ernährungsweise, bei der Sie aus dem Füllhorn der Natur schöpfen, ist es, auf natürliche Weise körperlich und geistig fit zu sein, sich emotional im Gleichgewicht zu befinden und sich rundum wohl zu fühlen. Damit Sie nie mehr »auf dem Zahnfleisch« daherkommen. Das gelingt Ihnen am besten durch den Genuss von frischen und frisch zubereiteten Nahrungsmitteln, die Sie zu passenden Tageszeiten einnehmen, um im Einklang mit dem natürlichen Tagesrhythmus zu bleiben. So erhält auch Ihr Körper die richtigen Informationen, wie er sich verhalten soll, und Sie selbst sind viel zufriedener, wenn Sie keine Beschwerden mehr haben. Blutzucker und Insulin im Normbereich, Entzündungsrate niedrig, Cortisol im natürlichen Rhythmus: So kann man sich gut fühlen!

Ich habe von Anfang an betont, dass es bei dem SOS-Programm nicht um Essverbote, Verzicht und Selbstkasteiung geht. Nahrungsaufnahmekontrolle, Diätpolizei – das erhöht nur den Stress, den wir gerade vermeiden wollen.

Bei der Lebens- und Ernährungsweise mit Freude und Genuss geht es aber um mehr, als bloß die richtigen Nahrungsmittel auszusuchen. Es geht um bewussten Genuss: Sie sollte erkennen, welche Lebensmittel für Sie besonders gut sind, welche Sie und Ihr Körper besonders gern mögen und gut vertragen. Sie wollen sie essen, um gesund zu sein und gesund zu bleiben, denn »gesund« ist das neue »sexy« – und so werden Sie sich auch fühlen! Sie sollten Ihre Ernährung als eine Art und Weise begreifen, das Beste aus sich zu machen – eine Art Selbstverwirklichung, Ihr neuer »Style«.

Zu Ihrem neuen Style gehören auch die Ruhepausen, das Innehalten, die Erholung. Auch damit, nicht nur mit der bewussten Auswahl der Lebensmittel, treffen Sie selbstbestimmte Entscheidungen, gewinnen Sie Autonomie und Selbstbewusstsein. Sie verstehen, warum Sie etwas tun, und wissen, dass es gut für Sie ist. Und Sie spüren vor allem, wie gut es Ihnen tut! Das macht die Sache so erfolgreich, nicht nur für Wochen oder Monate: Es ist Ihr neuer Lebensstil. Bleiben Sie dabei, wenn Sie Ihre neu gewonnene Gesundheit für den Rest Ihres Lebens behalten und genießen wollen.

Den Speisezettel wieder erweitern

Neue Nahrungsmittel in Ihren Speiseplan aufzunehmen ist einfach und unkompliziert. Sie probieren alle zwei bis drei Tage etwas Neues aus und beobachten, wie Ihr Körper darauf reagiert. Damit keine Missverständnisse aufkommen: Mit den neuen Nahrungsmitteln sind natürlich echte, frische Lebens-Mittel gemeint. Weißmehl und andere raffinierte Kohlenhydrate, so auch weißer Zucker, alle Arten von Fertiggerichten oder hochverarbeiteter Supermarktware mit Konservierungsstoffen, künstlichen Aromen und sonstigen Zusätzen sowie minderwertige Öle und Fette sind selbstverständlich keine Lebens-Mittel in diesem Sinn und kommen in unserem »Leben aus dem Füllhorn« nicht mehr vor. Sie wirken im Körper nur destruktiv und leisten keinerlei konstruktive Beiträge für Ihre Gesundheit. Diese Art von Ernährung ist für Sie nun wirklich »von gestern«.

Nachfolgend eine kurze Übersicht, was auch in Zukunft gar nicht mehr »auf den Tisch kommt« – oder in Ihren Kühlschrank:

- Lebensmittel mit »Zuckerzusatz«, also Süßstoffen oder Zuckerersatzstoffen, auch kein Maissirup
- Weißmehl und andere raffinierte, schnell verbrennende Kohlenhydrate
- gehärtete Öle oder Fette (Transfette) – verwenden Sie nur die in Kapitel 4 aufgelisteten Öle oder Fette
- gesüßte Getränke: alle Limonaden, Colas und Eistees (auch nicht in Diät- oder Light-Version), Fruchtsäfte gleich welcher Art (auch nicht »bio« oder »ohne Zuckerzusatz«) und bitte kein Zucker in Kaffee oder Tee
- Junkfood jeder Art
- alles, was Konservierungsmittel, Zusatzstoffe oder Lebensmittelfarben enthält
- alles, was Glutamat (Geschmacksverstärker) oder künstliche Aromen enthält

Sollte ich wieder erweitern?

Ehrlich gesagt ernähre ich mich ziemlich nah am ursprünglichen Neustart-Speiseplan plus kleine Ausnahmen entsprechend der 95/5-Regel (s. S. 379). Obwohl ich beides gut vertrage, kommen glutenhaltige Lebensmittel und Milchprodukte nicht täglich auf meinen Tisch. Mir ist es lieber, sie nur ausnahmsweise zu mir zu nehmen, nicht regelmäßig. Aber das können Sie halten, wie Sie wollen – sofern Sie achtsam sind, wie sich ein bestimmtes Lebensmittel auf Ihr Wohlbefinden, Ihre Vitalität und Ihre geistige Präsenz auswirkt.

Falls Sie sich im Neustart pudelwohl gefühlt haben und Sie wesentliche Verbesserungen nach Ihrem Verzicht auf Gluten, Molkereiprodukte und andere für Sie unverträgliche Lebensmittel bemerkten, müssen Sie all dies natürlich nicht wieder einführen. Die meisten meiner Patientinnen haben nie mehr eine bestimmte Speise oder etwas aus einer bestimmten Lebensmittelgruppe zu sich genommen, nachdem sie gemerkt haben, dass ihr miserabler Zustand vor allem darauf zurückzuführen war. Falls Sie das auch so halten wollen – prima!

Sollten sich bei Ihnen erst jetzt, also nach der dritten Woche, erste Anzeichen einer Besserung ergeben haben, dann empfehle ich Ihnen dringend, noch zwei oder drei Wochen mit der Neustart-Phase weiterzumachen und sich erst danach zu überlegen, wie Sie Ihren Speiseplan wieder erweitern.

Nach meinen Beobachtungen und Erfahrungen in meiner Praxis interessiert es die meisten Frauen, ob sie wieder glutenhaltige Lebensmittel, Milchprodukte, Kaffee und ab und zu etwas Süßes essen können. Gleich anschließend kläre ich Sie über das Für und Wider auf, dann können Sie selbst entscheiden, ob Sie gluten- und milchhaltig essen wollen. Außerdem habe ich ein paar Hinweise, wie Sie diese Lebensmittel wieder einführen können, so Sie es denn wollen. Danach können wir uns gerne über Kaffee und Zucker unterhalten. Falls Sie immer noch Verlangen nach Süßem, raffinierten Kohlenhydraten, Alkohol oder anderen ungesunden Lebensmitteln haben, ist das ein Zeichen dafür, dass Sie die eigentliche Grundursache dafür noch nicht ausgemerzt haben. Am besten blättern Sie noch einmal zurück auf Seite 191! Ich kann nur dringend empfehlen, sich von solchen »Genüssen« fernzuhalten, solange schwer kontrollierbare Gier der Antreiber ist. Ein gelegentlicher Appetit und anschließende Freude am Genuss sind etwas anderes als ein Suchtverhalten.

Empfiehlt es sich, glutenfrei zu bleiben?

Wenn sich an Ihrem Zustand jetzt nach drei glutenfreien Wochen nichts oder kaum etwas geändert hat, dann ist es keineswegs unvernünftig, nun vorsichtig und maßvoll gelegentlich wieder etwas Glutenhaltiges zu essen – aber bitte nur in Form von Vollkornprodukten. Das ist kein Freibrief, sich wieder nach Herzenslust auf alle möglichen Weißmehlprodukte zu stürzen, die eindeutig die Grundursache Nummer eins für die Gesundheitsprobleme von Millionen von

Menschen sind. Hinter Glutenunverträglichkeit verstecken sich viele Krankheiten, die von den meisten Menschen und sogar von vielen Medizinern als »Schicksal« oder als Alterserscheinung hingenommen werden. Falls Sie wieder glutenhaltig essen, tun Sie sich aber den Gefallen, beim kleinsten Anzeichen altbekannter Beschwerden doch wieder und dann dauerhaft darauf zu verzichten.

Wozu brauchen Sie Milch?

Milchprodukte (neben Milch vor allem Joghurt und Käse) sind nicht für jedermann ein Problem. In seinem bekannten Buch über die *Blue Zones*, die von ihm so genannten Gegenden auf der Welt, wo es auffällig viele Hundertjährige gibt, hat der Journalist Dan Buettner die Ernährung und die Lebensweise der dortigen Menschen untersucht. Bei etlichen dieser Bevölkerungsgruppen sind Milch und Molkereiprodukte durchaus an der Tagesordnung. Beispielsweise essen die Menschen auf Sardinien, wo es geradezu unglaublich viele alte und im hohen Alter auch sehr vitale Greisinnen und Greise gibt, hauptsächlich Brot, Käse, Bohnensuppe und verschiedene Gemüse sowie ungefähr einmal pro Woche ein Stück Fleisch. Viele Menschen auf Sardinien erreichen nicht nur dieses Alter von 80, 90, oft auch über 100 Jahren – sie nehmen auch so gut wie keine Medikamente und arbeiten noch bis ins Alter auf ihren Bauernhöfen. Hochwertige Fette in Vollmilchprodukten sind nachhaltige Energielieferanten für den Körper, helfen Insulinspitzen zu vermeiden, geben uns ein gutes, anhaltendes Sättigungsgefühl, fördern den Kohlenhydratumsatz und sogar das Abnehmen!

Für viele von uns sind Milchprodukte jedoch ein Auslöser von Entzündungen. Denn anders als in Sardinien kommt bei uns die Milch nicht von selbst gehaltenen, artgerecht gefütterten Kühen, Schafen und Ziegen, sondern von Turbokühen, die mit Antibiotika und Hormonen vollgepumpt sind. Und anders als in Sardinien, wo die Bauern ihren eigenen Grund und Boden bewirtschaften, selbst angebautes Gemüse mit vielen gesunden Mikroben aus dem intakten Boden essen und so gut wie nie medizinische Behandlungen mit Antibiotika über sich ergehen lassen müssen, sind wir sehr vielen negativen Umwelteinflüssen und chemischen Substanzen ausgesetzt, die unseren Verdauungstrakt beschädigen. Deswegen haben bei uns so viele Menschen Laktoseunverträglichkeiten.

Falls Sie sich Gedanken darüber machen sollten, ob es für Sie gesund und sicher ist, milchfrei zu leben, lassen sich dafür etliche gute Argumente ins Feld führen. Sie werden auch von den führenden Ernährungswissenschaftlern David Ludwig und Walter Willett (die ich persönlich sehr schätze) vertreten, die in der kinderheilkundlichen Fachzeitschrift *JAMA Pediatrics* noch einmal zusammengefasst haben, was in der Naturheilkunde seit Jahrzehnten vertreten wird:

- Die meisten Menschen brauchen keine Tiermilch für ihre Ernährung. Konsum von Kuhmilch ist auf der evolutionären Skala eine ganz junge Ernährungsweise.
- Fettarme oder fettfreie Milch führt keineswegs dazu, dass wir weniger Fett aufnehmen, sondern kann sogar Fettleibigkeit befördern. Die Fokussierung auf »fettarm« basiert auf einer völlig falschen Vorstellung, wonach Fett fett machen soll und alles Fett schlecht ist, weil es angeblich Herzkrankheiten befördert, was einfach nicht stimmt. Gesunde Fette schaden nicht.
- In Ländern mit hohem Milchkonsum tritt Osteoporose häufiger auf. Auch haben Wissenschaftler auf einen möglichen Zusammenhang zwischen hohem Milchkonsum und Gebärmutterkrebs, Brustkrebs und Herzkrankheiten bei Frauen hingewiesen.
- Es gibt keinen Beweis, dass man die Wachstumshormone in der Milch unbedenklich lebenslang zu sich nehmen kann. Aller Wahrscheinlichkeit nach sind sie Auslöser für einige der Hormonprobleme bei uns Frauen. (Von vielen Frauen habe ich gehört, dass sich ihre Akne zurückgebildet hat, nachdem sie auf Milchprodukte verzichtet haben. Ich kenne keine andere Einzelmaßnahme in der Änderung der Ernährungsweise mit einem vergleichbar deutlichen Ergebnis.)

Versuchen Sie stattdessen, noch stärker auf kalziumhaltige pflanzliche Lebensmittel zurückzugreifen wie grüne Blattgemüse, Sesam, Bohnen und Hülsenfrüchte, Mandeln, hochwertige Fette sowie auf proteinhaltige Lebensmittel wie wiederum Hülsenfrüchte, aber auch Fisch, Geflügel und anderes Fleisch.

Wie Sie Ihren Speisezettel langsam wieder erweitern

Wenn Sie Ihre Ernährungspalette langsam wieder erweitern, kommt es nur darauf an, aufmerksam zu beobachten, wie Ihr Körper auf diese neuen Zutaten reagiert, vor allem, ob altbekannte Beschwerden wiederkehren. Manchmal reagiert der Körper sofort, manchmal schleichen sich die Beschwerden erst nach ein paar Wochen ein. Hier müssen Sie also besonders achtsam sein, falls es nicht gleich zu einer Reaktion kommt. Gehen Sie am besten folgendermaßen vor:

1. Gehen Sie schrittweise vor, indem Sie nur alle drei Tage ein neues Nahrungsmittel oder eine bestimmte Art von Nahrungsmittel ausprobieren, wie etwa Gluten, ein Milchprodukt, Obst, Hülsenfrüchte, ein Nachtschattengewächs oder bestimmte Nüsse, auf die Sie im Neustart verzichtet haben.
2. Beginnen Sie mit einer durchschnittlichen Portion (z. B. eine Scheibe Brot oder ¼ bis ½ Becher Joghurt) an zwei Mahlzeiten pro Tag und drei Tage hintereinander.
3. Achten Sie darauf, wie Sie sich ein paar Stunden nach der jeweiligen Mahlzeit fühlen; beobachten Sie auch, wie es Ihnen in diesen drei Tagen insgesamt geht, und notieren Sie es am besten nach dem Muster auf den Seiten 375 ff.
4. Sollten Sie dabei eines der unten genannten Symptome feststellen (oder andere Beschwerden, die Ihnen vor dem Neustart-Programm zu schaffen gemacht haben), dann bekommt Ihnen dieses Nahrungsmittel oder diese Klasse von Nahrungsmitteln einfach nicht oder jedenfalls noch nicht.

- häufige Müdigkeit und Erschöpfung
- Gedächtnis- und Konzentrationsschwächen
- Schlafstörungen
- Nervosität, depressive Stimmung, Launenhaftigkeit
- Durchfall, Verstopfung, anhaltende Verdauungsprobleme
- Gliederschmerzen und Schwellungen
- ständig laufende Nase, wässrige Augen, dunkle Ringe unter den Augen, Anzeichen von Allergien
- ständiges Jucken, Ausschläge, Aphten, Ekzeme
- Anzeichen von Autoimmunkrankheiten: Aufflackern von Hashimoto, entzündliche Darmkrankheiten wie Colitis oder Morbus Crohn, rheumatische Arthritis, Schuppenflechte, Weißfleckenkrankheit (Vitiligo)
- heftige Anfälle von Heißhunger auf bestimmte Lebensmittel
- Flüssigkeitsansammlungen im Gewebe (Ringe lassen sich nur schwer abziehen oder Socken hinterlassen einen Abdruck in der Haut)

Falls Sie so etwas feststellen, setzen Sie das entsprechende Lebensmittel wieder ab und lassen Sie es in den nächsten zwei bis drei Monaten weg; halten Sie sich stattdessen sechs Wochen lang an das 4-E-Programm zur Sanierung des Darms (s. S. 279). Danach können Sie es mit dem entsprechenden Lebensmittel noch einmal probieren. Wenn Sie es dann immer noch nicht vertragen, sollten Sie endgültig darauf verzichten oder einen Arzt oder Heilpraktiker aufsuchen und sich beraten lassen.

5. Sollten Sie eine Reaktion Ihres Körpers bemerkt haben, warten Sie nach dem Absetzen noch einen Tag, damit diese Symptome wieder abklingen können, und versuchen Sie es dann mit der nächsten Speiseplanerweiterung, am besten aus einer anderen Kategorie.

6. Fahren Sie nach dieser Methode weiter fort, bis Sie alles durchprobiert haben, was Sie essen möchten.*

---

* Das Wochenprotokoll finden Sie auch als Downloadmaterial. Siehe dazu Seite 470.

Die Reihenfolge der Erweiterung

Ich möchte Ihnen auch eine Empfehlung mit auf den Weg geben, in welcher Reihenfolge Sie bestimmte Klassen von Nahrungsmitteln in Ihren erweiterten Speiseplan wieder mit aufnehmen. Legen Sie bitte unbedingt zwischen jedem Erweiterungsschritt einen Tag Pause ein und setzen Sie alles gleich wieder ab, was Probleme verursacht.

- glutenhaltiges Getreide
- kreuzreaktive Getreidesorten
- Milchprodukte
- Hülsenfrüchte
- Nüsse (außer bei eindeutigen Allergien)
- Nachtschattengewächse
- Essig und Hefen
- Obst

Auch wenn Sie jetzt Glutenhaltiges, Milchprodukte und anderes gut vertragen, sollten Sie in den kommenden Wochen und Monaten weiterhin gut darauf achten, wie Sie sich fühlen. Falls Sie wieder Beschwerden haben sollten, ziehen Sie noch einmal das Neustart-Programm der ersten Woche durch, dazu können Sie aus dem erweiterten Speiseplan alles essen, von dem Sie wissen, dass Sie es gut vertragen.

Wochenprotokoll für die Rückkehr zur vollen Ernährung (In diesem Muster ist Platz für jeweils 2 neue Nahrungsmittel)			
1. Tag			
Neues Nahrungsmittel			
Mein Befinden nach dem	Frühstück	Mittagessen	Abendessen
Verdauung			
Wachheit			
Stimmung			
Entzündung/Allergie			
Weitere Bemerkungen			

2. Tag

Neues Nahrungsmittel

Mein Befinden nach dem	Frühstück	Mittagessen	Abendessen
Verdauung			
Wachheit			
Stimmung			
Entzündung/Allergie			
Schlaf			
Weitere Bemerkungen			

3. Tag

Neues Nahrungsmittel

Mein Befinden nach dem	Frühstück	Mittagessen	Abendessen
Verdauung			
Wachheit			
Stimmung			
Entzündung/Allergie			
Schlaf			
Weitere Bemerkungen			

4. Tag

Neues Nahrungsmittel

Mein Befinden nach dem	Frühstück	Mittagessen	Abendessen
Verdauung			
Wachheit			
Stimmung			
Entzündung/Allergie			
Schlaf			
Weitere Bemerkungen			

5. Tag

Neues Nahrungsmittel

Mein Befinden nach dem	Frühstück	Mittagessen	Abendessen
Verdauung			
Wachheit			
Stimmung			
Entzündung/Allergie			
Schlaf			
Weitere Bemerkungen			

6. Tag

Neues Nahrungsmittel

Mein Befinden nach dem	Frühstück	Mittagessen	Abendessen
Verdauung			
Wachheit			
Stimmung			
Entzündung/Allergie			
Schlaf			
Weitere Bemerkungen			

7. Tag

Neues Nahrungsmittel

Mein Befinden nach dem	Frühstück	Mittagessen	Abendessen
Verdauung			
Wachheit			
Stimmung			
Entzündung/Allergie			
Schlaf			
Weitere Bemerkungen			

Wie steht es jetzt mit Kaffee?

Vielleicht haben Sie zu Ihrer eigenen Überraschung festgestellt, dass Sie Kaffee bereits nach den wenigen Wochen, die gerade hinter Ihnen liegen, gar nicht mehr so sehr vermissen. Eventuell ist Ihnen auch aufgefallen, dass Sie tagsüber nicht mehr so müde sind wie früher und dass Sie nachts besser schlafen. Sie haben auch nicht dauernd Heißhunger auf Süßes, langwierige hormonelle Probleme wie PMS oder Brustempfindlichkeit haben sich verbessert oder sind ganz verschwunden. Einigen meiner Patientinnen fehlt das morgendliche oder nachmittägliche Kaffeeritual, aber das können Sie genauso gut auch mit grünem Tee oder Kräutertee genießen. Doch es gibt auch Frauen, die Kaffee beinahe schmerzlich vermissen.

Falls Sie glauben, dass Sie unbedingt Kaffee brauchen, weil Sie sich sonst zu müde für alles fühlen, dann sind Sie immer noch im Suchtmodus. Gier auf Kaffee ist leider immer ein Zeichen, dass eine der Grundursachen für Ihre Beschwerden noch nicht restlos beseitigt ist. Meist ist das Bedürfnis nach Kaffee eine Folge von zu wenig oder gestörtem Schlaf oder zu geringer Hormonausschüttung Ihrer Nebennieren. Ich an Ihrer Stelle würde weiterhin auf Kaffee verzichten und mich auf die Gesundung des Körpers insgesamt besinnen. Sie sollten damit beginnen, die Grundursache(n) zu beseitigen und Ihre Nebennieren zu stärken.

Nur wenn Sie Kaffee zum reinen Genuss zu sich nehmen, einfach als das duftende, aromareiche Getränk, das er ja tatsächlich ist, und ihn nicht für einen Hallo-Wach-Kick brauchen, dann ist es auch in Ordnung, wenn Sie Ihr Tässchen trinken. Beschränken Sie sich aber auf eine Tasse pro Tag – und die möglichst koffeinfrei. Am besten genießen Sie sie in der ersten Tageshälfte, und zwar zusammen mit einer Mahlzeit (keinesfalls *anstelle* einer Mahlzeit). Ab dem Nachmittag sollten Sie möglichst gar keinen Kaffee mehr trinken. Einige meiner Patientinnen heben sich Ihre Kaffeeoption »als Belohnung« fürs Wochenende auf – was ich für eine sehr gute Idee halte. Das hört sich wirklich nach Genuss ohne Reue an. Trinken Sie Ihren Kaffee ungesüßt, allenfalls mit reiner Milch (falls Sie die vertragen), alternativ mit etwas Kokosmilch oder Mandelmilch.

Und was ist mit Zucker? Die 95/5-Regel

Eine ebenfalls häufig gestellte Frage lautet: Wie oft man denn nach Herzenslust im Essen schwelgen könne?

In vielen Bereichen des Lebens, vor allem des Wirtschaftslebens ist oft von der 80/20-Regel die Rede (wonach Unternehmen mit 20 Prozent ihrer Produkte 80 des Gewinns erwirtschaften oder auch der einzelne Angestellte in 20 Prozent konzentrierter Arbeit 80 Prozent seiner Aufgaben erledigt und so weiter, Anm. d. Ü.). Wenn es ums Essen geht, dann sind 20 Prozent Ungesundes schon zu viel: Wenn ein Fünftel Ihres Essens aus Junkfood besteht, kann man nicht von gesunder Ernährung sprechen. Dann können Sie nicht erwarten, auf diese Weise gesund zu bleiben.

Ich selbst halte mich an die 95/5-Regel und gönne mir ab und zu etwas leckeres Ziegenmilchkaramell oder ein Stück Kuchen (am besten selbst gebacken, weil man dann kontrollieren kann, was reinkommt). Die Woche über genehmige ich mir immer mal wieder ein Stückchen Schokolade mit hohem Kakaoanteil, dagegen ist gar nichts einzuwenden. Dabei halte ich mich an zwei Grundregeln. Erstens: Es muss sich auch hier um echte, frische, möglichst selbst zubereitete Lebensmittel handeln, also keine Gummibärchen oder Chips aus der Tüte. Zweitens: *Je ne regrette rien* – ich bereue nichts. Es wäre kein Genuss, wenn man sich hinterher Vorwürfe macht oder ein schlechtes Gewissen hat. In dem Sinne: Tun Sie's einfach!

Wirklich: Etwas Süßes ab und zu bringt Sie nicht um. Wenn es dafür die richtige Jahreszeit ist, ist gegen etwas mehr frisch geerntetes Obst nichts einzuwenden, sofern Sie davon keine Blähungen oder ernstere Verdauungsstörungen bekommen. Auch nicht gegen eine Idee Honig im Kräutertee ab und zu, gegen ein gelegentliches kleines Stück Kuchen von der Nachbarin (oder Oma) oder ausnahmsweise einmal ein paar Löffelchen (selbst gemachtes) Dessert zum Nachtisch. Mit Zucker fühlt man sich so unglaublich wohl und gesättigt. Aber das funktioniert nur, wenn Sie sich solche kleinen süßen Häppchen wirklich nur als Ausnahme gönnen, niemals regelmäßig, da müssen Sie einfach mit sich selbst ehrlich sein – und vielleicht auch mal in dem einen oder anderen Fall bewusst verzichten. Gerade beim Zucker hängt sehr viel von den konkreten Umständen, von der Menge und von der Häufigkeit des Konsums ab. Aber wenn Sie ehrlich zu sich sind und wissen, dass Sie schon mal regelrecht zuckersüchtig waren, oder gar an Prädiabetes, Metabolischem Syndrom oder PCOS leiden, dann sollten Sie auf jeden Fall genau aufpassen und gegebenenfalls Buch führen, wie Ihr Körper reagiert. Wenn Sie sich wirklich an die 95/5-Regel halten wollen, werden Sie merken, dass 5 Prozent von allem, was Sie essen, nicht besonders viel sind. Mehr sollte es aber eben auch nicht sein.

Ein Plädoyer für echten Genuss: Essen, um sich wohlzufühlen

Lassen Sie mich auf meine Frage zurückkommen: Wie möchten Sie sich fühlen?

Sehen Sie es so: Nahrung wirkt wie Medizin. Es ist eine Tatsache: Essen macht gesund, es schenkt Ihnen Leben. Vorausgesetzt, Sie essen das Richtige. Wenn Sie von Essen krank werden, stimmt etwas nicht. Wenn Sie Glutenunverträglichkeit haben und viele Nudeln und Croissants essen, dann provozieren Sie damit einen Entzündungsschub – das ist keine sinnvolle Ernährung. Aber wenn Sie wirklich einmal Lust auf ein Cookie mit Schokostücken haben und Sie vertragen Gluten (es gibt aber auch köstliche glutenfreie Schoko-Cookies), haben keinen Diabetes und werden nicht direkt krank davon – dann gönnen Sie sie sich das doch einfach ohne jede Reue. (Ich halte Schuldgefühle für genauso gesundheitsschädlich wie Zucker.)

Wenn Sie ab jetzt glücklich aus dem Füllhorn leben, ohne Reue genießen und dabei gesund bleiben wollen, dann gibt es nur eine einzige Hauptregel zu beachten: *Essen Sie, um sich gesättigt und wohlzu-
fühlen.* Das hört sich banal an, weil man sich fragt: Ja, was denn sonst?
Aber es geht um mehr. Fragen Sie sich jedes Mal, wenn Sie Lust auf
Essen haben, ganz bewusst: »*Was sättigt und erfüllt mich jetzt am besten?*« Dann sieht die Sache nämlich etwas anders aus. Wodurch und
wie wir satt werden, hängt jeweils von verschiedenen Umständen ab:
der Tageszeit, der Betriebsamkeit um Sie herum, davon, wie viel Energie Sie in nächster Zeit brauchen, und ähnlichen Faktoren. Stellen Sie
sich einfach die Frage, *was Sie jetzt wirklich satt und zufrieden macht*,
und nehmen Sie sich eine halbe Minute Zeit, darauf die passende
Antwort zu finden. Das ist für Ihre Gesundheit keine verschwendete,
sondern ganz wertvolle Zeit. Wenn Sie kurz in sich hineinhören, welche Antwort Ihnen Ihr Körper jeweils gibt, und sich daran halten,
dann haben Sie die »Aus dem Füllhorn«-Lebensweise wirklich verinnerlicht.

Hauptzweck dieser Ernährungsweise ist es, Ihnen wieder Freude
am Essen, an nahrhaftem, qualitätsvollem Essen zu geben. Keine ge-
brochene, konfliktreiche Beziehung zu einer hastigen Nahrungsaufnahme von Junkfood mit schlechtem Gewissen. Denn in dem Fall
stimmt ja alles nicht: die mangelnde Qualität des Essens und die innere Einstellung dazu – kein Wunder, wenn man davon krank wird.
Ich möchte Ihnen vermitteln, wie wunderbar und wohlschmeckend
es ist, gut und gesund zu essen. Das kann etwas ganz Simples sein –
ein einfaches, ehrliches, gutes Essen genügt. Aber keine Riesenpor-
tion, bitte.

Manchmal passieren merkwürdige Dinge: Manche Frauen haben
gerade dann, wenn sie zum ersten Mal eine Verbesserung ihrer Gesundheit, also einen Erfolg ihrer neuen Lebensweise spüren, einen
Hang zur Selbstsabotage, nach dem Motto: Es ist zu schön, um wahr
zu sein. Ich habe im fünften Kapitel (Neuausrichtung) schon von
der inneren Einstellung gesprochen. Wenn Sie lange daran gewöhnt
sind, dass »sich gut fühlen« die Ausnahme ist und ein schlechter ge-

sundheitlicher Zustand die Regel, dann fremdeln manche Frauen mit dem ungewohnten Wohlgefühl und klammern sich instinktiv noch eine Zeit lang an das Altbekannte. Falls das bei Ihnen auch so sein sollte, dann ist jetzt wirklich der Zeitpunkt gekommen, sich zu fragen, wie Sie sich denn gern fühlen wollen. Steuern Sie im Kopf bewusst um und sagen Sie sich:»Ich bin eine erwachsene Frau, die weiß, was sie will. Und wenn ich die Wahl habe, wie ich mich fühlen will, dann möchte ich mich natürlich großartig und unbeschwert fühlen.« Schreien Sie es in das Universum hinaus. Ich meine es ernst. Na los: Schreien Sie jetzt!

Wenn Sie es ein bisschen eingeübt und sich daran gewöhnt haben, dann wird Ihnen diese neue Art, so gut und genussreich zu essen, dass Sie sich auf die richtige Weise gesättigt fühlen, zur zweiten Natur. Dann leben Sie auf einer glücklichen Insel der guten Ernährung. Leider ist dies eine ziemlich einsame Insel inmitten eines Ozeans von Junkfood (jedenfalls in Amerika). Überlegen Sie mal, warum das so ist. Lassen Sie sich nicht weiter zur Geisel einer Nahrungsmittelindustrie und einer Systemgastronomie machen, die nichts anderes im Sinn haben, als Sie mit Zucker, schlechtem Fett und künstlichen Aromen in eine Abhängigkeit zu treiben, von der Sie nichts anderes zu erwarten haben als lebenslangen Diabetes, vielfache andere Beschwerden und einen frühen Tod. Wenn Sie sich das immer mal wieder vor Augen halten und sich in Erinnerung rufen, warum Sie diesen neuen Weg der Ernährung gewählt haben, dann fällt es auch leichter, sich allen Versuchungen von »billig und bequem« zu widersetzen. Denn Sie haben sich für Genuss *und* Gesundheit entschieden.

Das und nichts anderes ist die Ernährungsrebellion, die in unserer Zeit so dringend nötig ist und an der teilzunehmen und sie zu verwirklichen ich Sie herzlich einlade.

Essen Sie einfach immer nur echte Lebens-Mittel. Im Grunde gilt: Je einfacher, je weniger Zutaten, desto besser. Je mehr ein Essen so aussieht, wie das jeweilige Nahrungsmittel in der Natur, desto besser und gesünder ist es. Vergnügen Sie sich zu möglichst 100 Prozent mit wirklich nahrhaftem Essen statt mit hohlen, gezuckerten Kalorienbomben, wie wir sie alle zur Genüge kennen, und von denen wir im Grunde wissen, dass sie uns krank machen. Warum wollen Sie das zulassen? Ein ganz leichter Trick, sich das »richtige« Essen auszusuchen, besteht darin, im Vorratsschrank und im Kühlschrank nur Lebensmittel zu haben, für die ein einziger Begriff auf dem Etikett zur Kennzeichnung genügt. Mit anderen Worten: Wo Tomate draufsteht, sollte Tomate drin sein und nicht noch soundso viele Konservierungsstoffe, Aromen oder »E«s. Das Einfachste ist eine frische Bio-Tomate. Stellen Sie sich auch die Frage: Welche Art von Information vermittelt dieses Nahrungsmittel meinem Körper? Das ist eine gute, folgenreiche Frage und mittlerweile haben Sie so viele Kenntnisse über richtige Ernährung, dass Sie sich diese Frage selbst beantworten können. Sie wissen, dass eine bunte Gemüsemischung mit Kichererbsen oder ein leckerer Bio-Quinoa-Salat dem Körper die Botschaft »Energieausgleich« übermittelt; dass eine Schale mit dunklen, saftigen Waldbeeren »optimale Entgiftung« bedeutet und dass die Aussage einer kleinen Portion Süßkartoffel oder Vollkorn am Abend lautet: »Ruhe und Abflachen der Cortisolkurve«. Und bedenken Sie andererseits: Was kommunizieren Sie Ihrem Körper mit einer XXL-»Diät«-Cola und einer Tüte Chips vor dem Fernseher?

Eigenliebe ist die wichtigste Zutat

Eine gute Prise Eigenliebe ist eine Zutat, die ich bei vielen sogenannten Diäten schmerzlich vermisse. Vielleicht ist das ein Grund, warum so viele »Diäten« scheitern. Wohlverstandene Eigenliebe ist bei Ihrem neuen »Aus dem Füllhorn«-Ernährungsstil sogar eine Hauptzutat. Der wichtigste Bestandteil zu einer Art Zaubertrank, der Ihnen Wohlbefinden und Erfolg beschert und Sie wieder nach den Sternen greifen lässt. Ein bisschen Neurowissenschaft spielt auch mit rein: die kleine Belohnung zwischendurch. Sorgen Sie deswegen dafür, dass Sie Eigenliebe nicht nur zu Hause immer etwas griffbereit haben, sondern auch in Ihrer Handtasche und in Ihrer Schreibtischschublade im Büro. Streuen Sie etwas davon in jeden Kochtopf, über jede Salatschüssel und in jeden Smoothie. Schwelgen Sie darin wie in feinster Bitterschokolade.

Es ist höchste Zeit für uns Frauen, aus der Schuldfalle herauszukommen. Das gilt für jede von uns. Wir verschwenden zu viel Zeit und Mühe darauf, unseren Körper zu kasteien (falsche Diäten, nicht immer sinnvolles Training), machen uns runter und glauben, nicht gut genug zu sein. Durch Selbstquälerei erzeugen wir aber nur neuen SOS-Stress, der neue Exzesse wahrscheinlich macht. Ich kann nur hoffen, dass Sie sich am Ende dieses Buches zu einer anderen, ganz neuen Lebensweise durchgerungen haben, auch wenn ich weiß, dass alte Denk- und Verhaltensmuster nur schwer auszurotten sind. Zur Erinnerung also noch einmal:

Wie möchten Sie sich fühlen? Ich bin mir absolut sicher, dass die Antwort lautet:»Ich will mich vital und unbeschwert fühlen und meinen Körper und mein Leben genießen.« Dann sprechen Sie es aus. Machen Sie es zu Ihrem neuen Lebensmotto. Essen Sie sinnvoll und bewusst, essen Sie mit Genuss, um lange gesund zu bleiben. Vergessen Sie nicht, immer mit Selbstbewusstsein, Selbstachtung und Eigenliebe zu würzen – das nährt und erfüllt Sie. Das haben Sie verdient.

Vierte Woche: Neues Leben, Tag für Tag

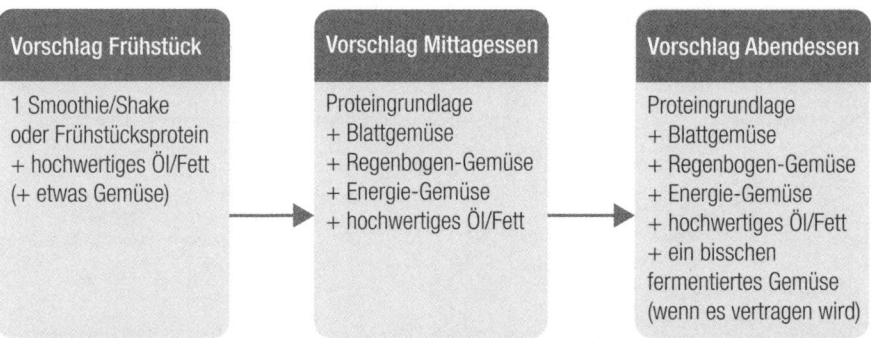

Vorschlag Frühstück

1 Smoothie/Shake
oder Frühstücksprotein
+ hochwertiges Öl/Fett
(+ etwas Gemüse)

Vorschlag Mittagessen

Proteingrundlage
+ Blattgemüse
+ Regenbogen-Gemüse
+ Energie-Gemüse
+ hochwertiges Öl/Fett

Vorschlag Abendessen

Proteingrundlage
+ Blattgemüse
+ Regenbogen-Gemüse
+ Energie-Gemüse
+ hochwertiges Öl/Fett
+ ein bisschen
fermentiertes Gemüse
(wenn es vertragen wird)

4. Woche – Menüvorschläge und Tagesablauf

	22. Tag	23. Tag	24. Tag
Zum Start in den Tag	Kurzmeditation (s. S. 266)	Trockenmassage mit der Bürste unter der Dusche (s. S. 302)	Fünf Minuten Tiefenatmung (s. S. 253) und Stretching
Der erste Schluck	Ein Glas Wasser (Zimmertemperatur oder warm) mit frisch gepresster Zitrone trinken.		
Frühstück + Ihre persönliche Tagesration Nahrungsergänzung	Smoothie	Frittata + gemischte Blattgemüse mit Olivenöl-Zitronen-Dressing	Smoothie
Vormittagssnack	Hippie Mix (Rezept s. S. 448)	Kokosjoghurt mit Kakaobohnenbruchstücken und Waldbeeren oder Olivenöl-Granola-Müsli	½ Apfel mit einem Esslöffel Mandelbutter
Achtsames Mittagessen + Ihre personalisierten SOS-Ergänzungsmittel	Mediterrane Platte + evtl. Reste vom Vortag	Wrap nach Belieben	Restliche Frittata + Salat nach eigenem Gusto
Nachmittagssnack	Gekochtes Ei mit etwas Himalajasalz	Guacamole mit Gemüse	Hippie Mix
Cortisoljustierung	Versuchen Sie täglich, am frühen Abend 15 Minuten lang mit einer beliebigen Entspannungspraktik Ihren Cortisolspiegel runterzubringen		
Abendessen + Ihre personalisierten SOS-Ergänzungsmittel	Gebackenes Huhn in Walnusskruste + Grünkohlsalat	mit Miso glasierter Lachs mit Frühlingszwiebeln und Sesam + grüne Knoblauchbohnen	Griechischer Luxussalat mit gegrilltem, scharfen Hühnchen, optional: Mediterraner Quinoasalat oder Rosmarin-Knoblauch-Kartöffelchen
Zum Tagesabschluss: Selbstpflege	Wohlfühl-Wannenbad	Tagebuch: Was war heute gut, was war schlecht?	Digital-Detox: Zeitung oder Buch lesen

4. Woche – Menüvorschläge und Tagesablauf				
	25. Tag	26. Tag	27. Tag	28. Tag + Ende!
Zum Start in den Tag	Kurzmeditation	Trockenmassage mit der Bürste unter der Dusche	Fünf Minuten Tiefenatmung und Stretching	Digital-Detox: Ein Tag offline
Der erste Schluck	Ein Glas Wasser (Zimmertemperatur oder warm) mit frisch gepresster Zitrone trinken.			
Frühstück + Ihre persönliche Tagesration Nahrungsergänzung	Rührei oder Omelett + optional gemischte Blattgemüse mit Olivenöl-Zitronen-Dressing	Smoothie	Rührei oder Omelett + optional gemischte Blattgemüse mit Olivenöl-Zitronen-Dressing	Power Parfait Smoothie optional mit Olivenöl-Granola-Müsli
Vormittagssnack	Handvoll geröstete Mandeln	Kokos-Kefir oder Power-Parfait Smoothie	Muffin oder Energiebällchen	Gekochtes Ei mit etwas Himalajasalz
Achtsames Mittagessen + Ihre personalisierten SOS-Ergänzungsmittel	Buddha-Bowl Ihrer Wahl	Pariser Lachssalat + gemischter grüner Salat mit -Zitronen-Dressing	Herzhafte Rinderbrühe + Grünkohl oder Blattsalat	Wrap nach Belieben
Nachmittagssnack	Zwei Stückchen dunkle Schokolade + Handvoll Mandeln	Hummus mit Gemüse	Handvoll Mandeln mit getoasteten Noriblättern	Hippie Mix
Cortisoljustierung	Versuchen Sie täglich, am frühen Abend 15 Minuten lang mit einer beliebigen Entspannungspraktik Ihren Cortisolspiegel runterzubringen			
Abendessen + Ihre personalisierten SOS-Ergänzungsmittel	Thai-Steak-Salat oder als vegane Variante: Shiitakepilze mit Rutenkohl	Frittata mit Grünkohl-Quinoa-Salat	Kokos-Kichererbsen-Curry + grüner Salat mit Koriander-Limetten-Dressing + ½ Tasse gekochtes Getreide nach Wahl	Scharfe Sushi-Bowl
Zum Tagesabschluss: Selbstpflege	Tagebuch: Was war heute gut, was war schlecht?	Digital-Detox: Zeitung oder Buch lesen	Wohlfühl-Wannenbad	Tagebuch: Was war heute gut, was war schlecht?

ZUM SCHLUSS: GENIESSEN SIE IHR LEBEN AUS DEM FÜLLHORN

Wenn es etwas gibt, von dem ich hoffe, dass Sie es nach der Lektüre dieses Buches verinnerlicht haben, dann dies: Sie verdienen es, ein erfülltes Leben zu genießen. Es darf nicht sein, dass Sie sich abrackern, bis Sie vollkommen und dauerhaft ausgepowert sind und Ihre Nebennieren und Ihre Schilddrüse derart überlastet, dass ihre Funktionen nachhaltig gestört werden.

Auf den eigenen Körper zu achten, sich auszuruhen und ihn zu pflegen ist kein Luxus, sondern eine Grundvoraussetzung, um gesund zu bleiben. Pochen Sie auf Ihr Recht, die entsprechende Taste zu drücken, wenn Sie das Gefühl haben, dass Sie eine Pause brauchen. Für Ihre Gesundheit ist es von grundlegender Bedeutung, dem Körper Zeit und Gelegenheit zu geben, seine Selbstheilungskräfte zu mobilisieren. Sie dürfen es einfach nicht übertreiben: Weder müssen Sie auf sämtlichen Hochzeiten tanzen, noch müssen Sie sämtliche Rollen perfekt ausfüllen, und Sie müssen sich auch nicht um alles und jeden kümmern. Teilen Sie Ihre Kräfte ein. Nur dann kann Ihnen auch alles gelingen. Hüten Sie sich vor einem Lebensstil, der Sie wieder in den SOS-Modus zurückwirft – auch als Frau mit einer supererfolgreichen

Karriere. Sie brauchen Zeit für sich selbst, Zeit, um auf Ihren Körper zu achten und auf ihn zu hören; Zeit für gutes, gesundes Essen, Zeit für ausreichend Schlaf und Zeit, sich eine Umgebung zu schaffen, die möglichst frei von schädlichen Umwelteinflüssen ist. Nur so können Sie, kann Ihr Körper es schaffen, einen gesunden Cortisolrhythmus zu etablieren, Entzündungen in Schach zu halten, nicht mit ungezügelter Gier, sondern mit gesundem Appetit zu essen, den Hormonhaushalt im Gleichgewicht zu halten und klar im Kopf zu sein.

Um das zu erreichen, haben Sie nun wirkungsvolle Mittel und Maßnahmen kennengelernt. Ich freue mich, dass ich Ihnen solche starken Mittel an die Hand geben konnte. Mit ihnen können Sie nun einen Neustart wagen, bei dem Sie sich innerlich erneuern und neue Kraft und neue Lebensperspektiven gewinnen. Sie wissen jetzt, wo und wie und wann Sie an sich selbst denken und auf die Stressüberreaktion mit einer bewussten Entspannungsreaktion antworten müssen. Sie haben die Möglichkeit, Ihr Leben genussvoll zu gestalten. Es geht nur noch darum, diese Mittel und Maßnahmen für eine nachhaltig gesunde Lebensweise auch gezielt so einzusetzen, dass Sie nicht mehr im SOS-Modus landen.

Am Anfang steht immer die Frage: Wie möchte ich mich fühlen? Mit dieser Frage hat vor einigen Wochen alles angefangen. Diese Frage können Sie sich nur selbst beantworten, indem Sie in sich und in Ihren Körper hineinhorchen. Wenn Ihr körperlicher Zustand nicht so ist, wie Sie ihn gern haben möchten, dann müssen Sie ihn neu justieren. Ihr Körper ist, wie jeder Organismus, ein dynamisches System; es gibt nicht das perfekte Gleichgewicht, in dem er dann für immer bleibt. So ein lebendiger Organismus muss immer wieder beobachtet und neu austariert werden – nichts anderes haben wir während der vergangenen vier Wochen gemacht, und nun kennen Sie die Mittel und Maßnahmen, wie Sie damit auch in der Zukunft umgehen.

Dazu gehört auch, stets im engen Kontakt mit anderen Menschen zu bleiben, auch das bildet ein Gegengewicht zu dem unvermeidlichen Stress des Alltags und auch zu größeren Belastungen, so sie denn auf Sie zukommen sollten. Kontakt zu anderen Menschen hat man natürlich in der Familie und unter Freunden, ergibt sich aber auch in der Kirchengemeinde, bei Freizeitaktivitäten, im Fitness-, Yoga- oder Meditationsstudio und heutzutage natürlich auch in sozialen Netzwerken im Internet. Es ist immer interessant, zu hören, was andere Menschen umtreibt, und es tut gut, sich gegenseitig zu unterstützen, Probleme, Sorgen, aber natürlich auch Erfolge und Freude miteinander zu teilen.

Indem Sie sich mit diesem Buch beschäftigt haben, haben Sie schon einen Riesenschritt nach vorn gemacht – es ist ein Zeichen der Hoffnung und des Glaubens daran, dass sich die Dinge ändern und verbessern lassen, insbesondere Ihr Gesundheitszustand und damit Ihr ganzes Leben. Ihr wunderbares, kostbares Leben sollten Sie wirklich in jeder Hinsicht gut leben und im besten Sinne genießen. Diese Fähigkeit, das Füllhorn des Lebens anzunehmen und auch sinnvoll auszuschöpfen, sollte ein ganzes Leben lang praktiziert und reflektiert werden. Die Fähigkeit zu einer sinnvollen, gesunden Lebensführung wird uns leider nicht in der Schule gelehrt und wir kennen sie auch nicht von unseren Müttern, Tanten oder älteren Schwestern, weil sie dies auch nicht mehr gelernt haben. Selbst unsere Ärzte und Ärztinnen können uns diesbezüglich meist nicht weiterhelfen. Bestimmt ist es so, dass Sie, wie die meisten Frauen, nach bestem Wissen und Gewissen und mit allen zur Verfügung stehenden Kräften immer nur das Beste wollen – bis Sie herausfinden, wie Sie es noch besser machen können. Wenn Sie wissen, was Sie besser machen können, dann sollten Sie es auch wirklich tun. Jetzt sind Sie in der Lage, dieses Wissen über ein gutes und gesundes Leben »aus der Fülle« an andere, die Sie lieben und die Ihnen nahestehen, denen Sie vielleicht ein Beispiel und ein Vorbild sind, weiterzugeben und mit ihnen zu teilen. Möglicherweise gelingt es Ihnen, auch noch das Leben von vielen anderen zu verändern und zu verbessern.

Ich wünsche Ihnen ein erfülltes Leben.
Von Herzen,
Dr. Aviva Romm

REZEPTE FÜR EIN ERFÜLLTES LEBEN

In diesem Kapitel lernen Sie viele Gerichte kennen, die für einen Neustart in Sachen Ernährung besonders geeignet und leicht zuzubereiten sind. Auf den dreiwöchigen Neustart folgt eine sanfte Überleitung zu Ihrer neuen, vollwertigen, gesunden Ernährungsweise, die Sie idealerweise beibehalten und mit Spaß und Freude am Selbstkochen weiter sinnvoll ausbauen oder variieren können und sollen. Alle Rezepte stammen aus meiner eigenen Küche: Ich bediene mich selbst täglich aus dieser Sammlung und Sie können mir glauben, dass alles leicht von der Hand geht und immer gelingt. Sämtliche Gerichte sind gluten- und laktosefrei. Bei dem einen oder anderen Rezept nehme ich Feta oder Ziegenkäse als Zutat, um dem Ganzen einen anderen Akzent zu geben; wenn Sie wollen, können Sie in dem Fall auch Molkereiprodukte verwenden, aber bitte erst nach dem dreiwöchigen Neustart im engeren Sinn. Mit Ausnahme der für die Smoothies verwendeten frischen Früchte und etwas Rohrzucker in einigen Desserts sind alle Rezepte auch zuckerfrei.

Ich habe die Rezepte zu Gruppen zusammengefasst (Smoothies, Wraps, Salate etc.). Am Anfang steht meist ein Grundrezept für die jeweilige Gruppe. Wenn Sie Ihre Gerichte variieren oder ein wenig erweitern wollen, nehmen Sie einfach Zutaten aus den anschließenden Tabellen entsprechend den dortigen Mengenangaben und sonstigen Anweisungen. Auf diese Weise können Sie auch Gerichte in den Wochen-Menüvorschlägen ohne Weiteres ersetzen. Falls Sie englisch sprechen, finden Sie auf meiner Homepage www.avivaromm.com auch Kochvideos und weitere Rezepte. Selbst wenn Sie bis jetzt noch keine oder wenig Erfahrung mit dem Selberkochen haben, haben Sie nach drei Wochen den Dreh raus. Und wenn Sie bereits eine erfahrene Köchin sind, werden Sie an den einfachen und zugleich raffinierten Zubereitungen Ihre helle Freude haben. Eine Mahlzeit selbst zu kochen macht Spaß und es ist immer wieder eine schöne Erfahrung und Bestätigung eigenen Könnens. Sie bringen es sicher bald zu professioneller Meisterschaft! Und diese Freude am Selberkochen verstärkt sich schnell, wenn Sie spüren, wie Ihre Vitalität zunimmt, während gleichzeitig der Bauchumfang abnimmt und auch eine Menge Beschwerden nach und nach einfach verschwinden. Eigener Herd ist Goldes Wert – auch in dem Sinne, dass selbst zubereitetes, frisches Essen eine tragende Säule lang anhaltender Gesundheit bildet.

Die Einkaufsliste

Hier folgt eine umfassende Auflistung von Lebensmitteln, die Sie generell bevorraten können, ohne dass dies im engeren Sinne an die Rezepte und Zutaten in diesem Teil des Buches gebunden ist. Dadurch bekommen Sie auch ein Gefühl dafür, was sonst noch alles machbar ist, wie Sie Rezepte variieren können. Es ist nicht notwendig, alle diese Dinge sofort zu kaufen. Praktischer ist es, sich anhand dieser Übersicht alle Zutaten für eine Woche zusammenzustellen, und mit dieser Wocheneinkaufsliste in den Supermarkt zu gehen. Ein weiterer Tipp: Schreiben Sie sich zu jedem Posten die benötigte Menge gleich dazu.

Fleisch, Geflügel und Fisch

(nach Möglichkeit Bioware, also von Weidetieren oder aus Wildfang)

- ✔ Garnelen
- ✔ Hähnchenbrust
- ✔ Jakobsmuscheln
- ✔ Lachs
- ✔ Makrele
- ✔ Muscheln, frische
- ✔ Putenbrust
- ✔ Rindfleisch
- ✔ Sardinen
- ✔ Tilapia
- ✔ Viktoriabarsch

Bohnen und Hülsenfrüchte

- ✔ Bohnen, weiß oder schwarz
- ✔ Bohnenmus, vegetarisch
- ✔ Erbsenproteinpulver (für Smoothies)
- ✔ grüne Gartenbohnen
- ✔ Kichererbsen
- ✔ Kidneybohnen
- ✔ Limabohnen
- ✔ Linsen
- ✔ Pintobohnen
- ✔ Reissprossenpulver (für Smoothies)
- ✔ Schälerbsen
- ✔ Tofu (bio)

Getreide (glutenfrei)

- ✔ Buchweizen
- ✔ Hafer(flocken)
- ✔ Hirse
- ✔ Mais-Tortillas (aus gekeimtem Korn)
- ✔ Quinoa
- ✔ Reis (Natur- oder Vollkorn-)
- ✔ Reisnudeln
- ✔ Wildreis

Nüsse, Kerne, Samen

✔ Cashewnüsse
✔ Chiasamen
✔ Kürbiskerne
✔ Leinsamen
✔ Mandeln und Mandelbutter
✔ Nussbutter, verschiedene
  Sorten
✔ Paranüsse

✔ Pecannüsse
✔ Pinienkerne
✔ Sesamkerne
✔ Sonnenblumenkerne (Butter
  von Sonnenblumenkernen)
✔ Tahini (Sesampaste)
✔ Walnüsse

Energie-Gemüse

✔ Karotten
✔ Kartoffeln
✔ Kürbis (alle Sorten)
✔ Pastinaken

✔ Pilze (alle Sorten)
✔ Rote Bete
✔ Spinat
✔ Süßkartoffeln

Blattgemüse und grüne Gemüse

✔ Biomais (gefroren)
✔ Blattkohl (alle Sorten)
✔ Blattsalat (alle Sorten)
✔ brauner Senf (Rutenkohl)
  Brokkoli (frisch oder
  tiefgefroren)
✔ Blumenkohl (frisch oder
  tiefgefroren)
✔ Endiviensalat
✔ Grünkohl
✔ Mangold

✔ Löwenzahnblätter
✔ Pak-Choi (Senfkohl)
✔ Rosenkohl
✔ Rübstiel (Rapini)
✔ Rucola
✔ Spinat (frisch oder
  tiefgefroren)
✔ Zuckererbsen

Regenbogen-Gemüse

- ✔ Algen
- ✔ Artischocken
- ✔ Auberginen
- ✔ Chilischoten
- ✔ Erbsen
- ✔ Gurken
- ✔ Jalapeño
- ✔ Karotten
- ✔ Lauch
- ✔ Paprika (alle Farben)
- ✔ Pilze (Shiitake, Champignon)
- ✔ Rettiche und Radieschen
- ✔ Schalotten
- ✔ Sellerie
- ✔ Spargel
- ✔ Tomaten
- ✔ Winterrettich (Daikon)
- ✔ Zucchini
- ✔ Zwiebeln

Obst

- ✔ Äpfel (alle Sorten)
- ✔ Aprikosen
- ✔ Avocados
- ✔ Bananen
- ✔ Birnen (alle Sorten)
- ✔ Blaubeeren/Heidelbeeren (frisch oder gefroren)
- ✔ Brombeeren (frisch oder gefroren)
- ✔ Cranberries
- ✔ Erdbeeren (frisch oder gefroren)
- ✔ Feigen (frisch)
- ✔ Granatapfel
- ✔ Grapefruit
- ✔ Himbeeren (frisch oder gefroren)
- ✔ Kirschen
- ✔ Kiwis
- ✔ Kokosnuss
- ✔ Limetten
- ✔ Mandarinen
- ✔ Mango
- ✔ Nektarinen
- ✔ Orangen
- ✔ Pfirsiche (frisch oder gefroren)
- ✔ Pflaumen
- ✔ Rosinen
- ✔ Trauben
- ✔ Zitronen

Öle und Fette

- ✔ Avocadoöl
- ✔ Ghee (oder Butterfett)
- ✔ Kokosnussbutter/-öl
- ✔ Mandelöl
- ✔ Oliven (grün und schwarz)

- ✔ Olivenöl (extra vergine)
- ✔ Sesamöl
- ✔ Sonnenblumenöl
- ✔ Walnussöl

Getränke

- ✔ Grüner Tee

- ✔ Kräutertees

Alternativen zu Milchprodukten (oder optionale Milchprodukte)

- ✔ Bio-Fetakäse (von der Schafsmilch)
- ✔ Kokoskefir
- ✔ Kokosmilch

- ✔ Kokosjoghurt
- ✔ Mandelmilch (ungesüßt oder selbst gemacht)

Frische oder getrocknete, ganze oder gemahlene Kräuter und Gewürze

- ✔ Basilikum
- ✔ Cayennepfeffer
- ✔ Chili (Pulver oder Flocken)
- ✔ Currypulver
- ✔ Dill
- ✔ Ingwer
- ✔ Kardamom

- ✔ Koriander (frisch)
- ✔ Kreuzkümmel (Cumin)
- ✔ Knoblauch (frisch oder als Pulver)
- ✔ Kurkuma
- ✔ Lorbeerblätter
- ✔ Minze

✔ Oregano
✔ Paprikapulver
✔ Petersilie
✔ Pfeffer, schwarz

✔ Rosmarin
✔ Salz (Meersalz, Himalajasalz)
✔ Thymian
✔ Zimt

Besondere Zutaten

✔ Ahornsirup
✔ Apfelessig
✔ Balsamico
✔ Champagneressig
✔ Dosentomaten
✔ dunkle Schokolade (ab 72 Prozent Kakaoanteil; falls gewünscht)
✔ Miso

✔ Fonds von Hühnchen, Rindfleisch oder Gemüse (oder selbst gemacht)
✔ Kakaopulver (roh) oder Kakaobruchstücke
✔ Reisessig
✔ Senf
✔ Tamari (glutenfreie Sojasoße) oder Aminos (ohne Soja)

Fermentierte Lebensmittel

✔ Kimchi

✔ Sauerkraut

Die Rezepte

Smoothies

Smoothies eignen sich bestens als vollwertiges Frühstück, auch zum Mitnehmen oder für nachmittags zwischendurch. Seinen Smoothie selbst herzustellen ist denkbar einfach, wenn man sich einmal damit vertraut gemacht hat. Alle Smoothies enthalten eine Proteingrundlage, eine gesunde Flüssigkeit, mit der man zusätzlich Proteine und/oder gesunde Fette zuführt, außerdem natürlich Früchte oder Gemüse und gesunde Extras.

Zubereitung:
Folgende Zutaten in den Mixer geben:
1 Esslöffel pflanzliches Proteinpulver
1–2 TL gesundes Fett, z. B. Nussbutter, die auch Protein enthält
½ Tasse gemischte Früchte (gefrorenes Obst macht einen Smoothie viel cremiger und schmackhafter, aber man kann auch frisches Obst verwenden)
¾–1 Tasse Flüssigkeit nach Wahl: z. B. gekühlte Mandelmilch, Kokosmilch, Kokoskefir oder Ziegenmilch (sofern man Milchprodukte zu sich nimmt); Menge je nachdem, wie flüssig man es mag
Auf Wunsch Ergänzungsstoffe hinzufügen.

1 Portion, Vor- und Zubereitungszeit: 3 Minuten

Smoothies selbst zubereiten

Bezeichnung	Protein	Hochwertiges Fett	Obst/Gemüse	Flüssigkeit	Das gewisse Extra
Detox Tee-liziös (antientzündlich + entgiftend)	1 Portion pflanzliches Proteinpulver	1 EL Mandelbutter	1 gefrorene Banane optional 1 Tasse Spinat	Kokosmilch	1 TL Kurkumapulver (oder 2–3 cm Kurkumawurzel) ½ TL frisch geraspelter Ingwer ¼ TL zerdrückte Kardamomsamen
Mamas Super Smoothie (besonders hormonfreundlich und zur Unterstützung der Nebennieren))	1 Portion pflanzliches Proteinpulver 1 EL Hanfsamen	1 EL Kokosöl	½–1 gefrorene Banane ½ Tasse gefrorene Schwarzkirschen; 1 entkernte Dattel (falls Sie es etwas süßer haben wollen)	ungesüßte Mandelmilch	1–2 TL Macapulver 1 EL Kakaopulver entölt optional ½ TL Bienenpollen
Omega Gehirn-Power (Super antioxidante und antientzündliche Wirkung fürs Gehirn))	1 Portion pflanzliches Proteinpulver	1 EL Kokosöl als Hirnnahrung optional etwas MCT-Öl zugeben	1 Tasse Beeren oder Beerenmischung (Erdbeeren, Heidelbeeren, Himbeeren)	ungesüßte Mandelmilch	1 EL eingeweichte Chiasamen 1 TLHanfsamen 1 TL frisch zerdrückte Leinsamen optional 1TL Omega-3-Fischöl
Grüner Traum (antioxidant + antientzündlich))	1 Portion pflanzliches Proteinpulver 1 EL gemahlene Leinsamen	½ reife Avocado	1 gefrorene Banane ½ Tasse Babyspinat	Kokoswasser	etwas Zitronensaft; Ingwer, fein geraspelt
Beeren-Glück	2 EL gemahlene Leinsamen	2 EL Walnüsse	1 gefrorene Banane 1 Tasse Blaubeeren oder Waldbeerenmischung	Mandelmilch	1EL Ingwer, fein geraspelt
Mandelbutter-Copa (antioxidant, besonders vitalisierend und köstlich))	1 EL eingeweichte Chia-Samen	2 EL Mandelbutter	½ Avocado	Mandelmilch	1 EL rohes Kakaopulver
Tropen-Erfrischung	½ Tasse Kokosjoghurt oder ungesüßter Biojoghurt (nach dem Neustart) oder 1 Portion Reis-Proteinpulver	1 EL Kokosöl	1 Tasse tiefgekühlte gemischte tropische Früchte (Ananas, Mango, Kiwi)	1 Tasse Kokos- oder Mandelmilch	1 EL gemahlene Leinsamen 1 TL Kurkumapulver oder Kurkuma, frisch geraspelt Ingwer, frisch geraspelt
Grüner Smoothie mit Schoko und Kirsch (Rezept von Alexandra Jamieson, Ernährungsberaterin und Psychologin))	1 Portion pflanzliches Proteinpulver	1EL Kokosöl oder ½ Avocado	1 Tasse frischer Spinat 1 Tasse gefrorene Kirschen ½ Banane	Mandel- oder Kokosmilch	½ TL Zimt 1 EL Kakaopulver entölt
Power-Parfait Das Sahnetörtchen unter den Smoothies. Am besten einfach den Joghurt in einen Becher oder eine Schale geben und die Zutaten obendrauf. Dann löffeln statt trinken.)	½ Tasse Kokosjoghurt oder Biojoghurt (erst nach dem Neustart und falls Sie laktosetolerant sind)	2 EL Mandelbutter	Im Sommer: 1 Tasse Blau-, Brom- oder Himbeeren (oder eine Mischung); Im Winter: ½ Apfel, kleingeschnitten	zusätzliche Flüssigkeit ist hier nicht erforderlich.	Extras zur Garnierung: ¼ Tasse gehackte, geröstete Mandeln und/oder Walnüsse 2 TL geröstete und gemahlene Leinsamen 2 TL Kakaobohnenbruchstücke 1 TL Honig oder Ahornsirup

Eier oder Tofumix zum Frühstück

Zubereitung: 1 EL Öl Ihrer Wahl in eine Pfanne geben und auf mittlerer Hitze erwärmen.

Etwa ½ Tasse gemischtes Gemüse andünsten. Falls Sie Zwiebeln dabei haben möchten, diese zuerst für etwa 2 Minuten andünsten, bis sie glasig werden, danach das übrige Gemüse dazugeben. Das Ganze etwa 3 bis 5 Minuten dünsten; mehrmals umrühren. Das Gemüse mit Kräutern und Gewürzen abschmecken.

Falls Sie Eier verwenden, diese einfach aufschlagen, mit der Gabel verquirlen und mit etwas Salz und Pfeffer und/oder Kräutern oder Gewürzen abschmecken.

Falls Sie keine Eier verwenden, jetzt den Tofu zum Gemüse geben und sanft verrühren.

Wenn Sie Eier verwenden, nun das Gemüse aus der Pfanne entnehmen, die Eier in der Pfanne bei mittlerer bis kleiner Hitze stocken lassen und sanft verrühren; sobald die Eier fertig sind, das Gemüse wieder zurück in die Pfanne geben und vorsichtig mit dem Rührei vermengen.

Das ergibt ein kräftiges Frühstück bzw. eine komplette leichte Mahlzeit. Falls Sie Rührei als Mittag- oder Abendessen haben wollen, einfach eine Portion Reisnudeln, Quinoa oder Getreide dazugeben.

Zubereitung Omelett oder Spiegelei:

Alle Schritte wie zuvor beschrieben; zuerst Gemüse dünsten. Statt die Eier zu verrühren, die Eier diesmal einfach aufschlagen und für Omelett sanft direkt in der Pfanne verrühren und nach wenigen Minuten in der Pfanne wenden oder für Spiegelei einfach in der Pfanne anbraten, dann wenden: Das Eigelb sollte auf beiden Seiten nicht mehr verlaufen. Die Eier auf einen Teller geben und dann das gedünstete Gemüse darauf geben.

1 Portion, Vor- und Zubereitungszeit: 12 Minuten

Eier oder Tofumix-Varianten selbst zubereiten					
Bezeichnung	Protein	Gemüsebeigabe	Ölsorte zum Erhitzen	Würzzutaten und Extras	Optional: Kleine Stärkebeilage
Asia-Frühstück	¼ von einem Tofu-Brocken oder 2 Eier	½ Tasse einer Mischung aus gedünsteten Schalotten oder 1 fein gewürfelte Zwiebel Shiitake-Pilze fein geschnittener Chinakohl und Brokkoli falls sie Nachtschattengewächse gut vertragen, fügen Sie noch roten Paprika hinzu	1 EL Kokos- oder Sesamöl, leicht erwärmen	1 EL glutenfreie Tamari-Sojasoße Sesamsamen	½ kleine Süßkartoffel oder ¼ Tasse Wildreis oder Naturreis
Hippie-Tofu	¼ von einem Tofu-Brocken	2 Tassen Babyspinat ¼ Tasse angerösteter oder frischer roter Paprika ¼ Tasse Zuckermais und Frühlingszwiebeln	1 EL Oliven- oder Kokosöl leicht erwärmen	1 TL Kurkumapulver ½ TL frisch gemahlener Kreuzkümmel Pfeffer und Salz zum Abschmecken	¼ Tasse Quinoa-Taboulé gebratene Süßkartoffelscheiben oder Röstkartoffeln mit Rosmarin
Mexikanische Eierpfanne	2 Eier	¼ Tasse roter Paprika 1 Tasse Babyspinat ¼ Tasse fein gewürfelte rote Zwiebel optional 2 EL schwarze Oliven	1 EL Olivenöl leicht erwärmen	gehackter Koriander ¼–½ Avocado frische Salsa	½ kleine Süßkartoffel oder ¼ geröstete Süßkartoffelscheiben oder -würfel
Spargel-Zwiebel-Omelett	2 Eier	½ gewürfelte Zwiebel 1 Tasse Babyspinat 8 Stangen Spargel – nur die oberen zwei Drittel	1 EL Olivenöl leicht erwärmen	frischer, klein geschnittener Schnittlauch.	Röstkartoffeln mit Rosmarin

Frittata: Schnell gemacht, schnell satt

Zutaten:
10 Eier aus Freilandhaltung
4 Tassen gemischtes Gemüse nach Wahl – hierbei können Sie frei variieren
1 EL Olivenöl zum Andünsten
Gewürze nach Wahl
½ TL Salz und ein bisschen Pfeffer oder Cayennepfeffer

Optional ergänzen mit herzhaften Zutaten:
¼ Tasse gehackten Räucherlachs
6 Scheiben Schinkenspeck, zunächst gebacken, dann zerstoßen
½ Tasse Fetakäse oder ¼ Tasse Parmesan, wenn man Milchprodukte isst, aber erst nach dem Neustart

Zubereitung:
Den Ofen auf 180–200° vorheizen. Das Gemüse und frische Gewürze (Knoblauch, Ingwer) im Olivenöl 3 bis 5 Minuten lang dünsten, bis es glänzt und anfängt, weich zu werden; dann die Hitze abstellen. Ich dünste mein Gemüse in einer großen Eisenpfanne und backe anschließend alles auch darin. Das geht natürlich nur, weil meine Pfanne auch Eisengriffe hat – bitte niemals eine Pfanne mit Plastik- oder Holzgriffen in den heißen Backofen stellen! Wer keine solche Eisenpfanne zur Hand hat, dünstet in einer üblichen Pfanne und backt dann alles in einer Auflaufform.

Die Eier in einer Schüssel aufschlagen und zusammen mit den Gewürzen 30 Sekunden lang mit der Gabel verquirlen.

Falls Sie alles in einer Eisenpfanne (mit Metallgriffen!) zubereiten, jetzt den Fetakäse (sofern man will) über dem Gemüse zerbröseln. Dann, mit oder ohne Feta, die geschlagenen Eier über das Gemüse gießen. Falls Sie eine Auflaufform verwenden, das Gemüse mit den Eiern und dem Feta (optional) mischen und in eine dünn eingeölte Auflaufform geben.

Frittatas selbst zubereiten

Bezeichnung	Protein	Gemüsebeigabe (nehmen Sie 2 oder 3 davon)	Ölsorte zum Erhitzen (eine auswählen)	Kräuter und Gewürze	Proteinzugabe (optional)	Salatunterlage
Paleo-Frittata-Pfanne	10 Eier	½ Bund gehackter Grünkohl ½ Tasse klein gewürfelte Zucchini 1 gewürfelte rote Zwiebel	Olivenöl (oder ausgelassenes Fett von Schinkenspeck)	2 Knoblauchzehen Salz und Pfeffer	6 Scheiben ausgelassenen Schinkenspeck in die Eimasse gekrümelt oder etwas angebratenes Hackfleisch bzw. Hühnchenfleisch; ¼ Tasse frischen Feta (nur nach Abschluss der Neustart-Phase)	auf Rucola oder gemischtem grünen Salat servieren
Frittata italiana	10 Eier	1 Zwiebel, gehackt 2 Tassen Tiefkühlspinat oder 1 Bund grüner Spargel, in mundgerechte Stücke geschnitten 1 rote Paprika, gewürfelt;	Olivenöl	1 Tasse frische Basilikumblätter, gehackt, oder 1 TL getrocknetes Basilikum ½ TL Oregano ¼ TL Chiliflocken; Pfeffer und Salz	¼ Tasse Parmesan, frisch gerieben (erst nach dem Neustart!)	auf Rucola oder gemischtem grünen Salat servieren
Latino-Frittata	10 Eier ½ Tasse gekochte schwarze Bohnen	½ Tasse gebratene Süßkartoffelstücke ½ Bund gehackter Koriander 1 klein geschnittene Zwiebel 1 klein geschnittener grüner Paprika ½ Tasse Tiefkühlmais (nach dem Neustart)	Olivenöl	½ TL Chipotle Chilipulver ½ TL Kreuzkümmel Meersalz; schwarzer Pfeffer	keine	kann mit Avocado oder Guacamole gereicht werden; evtl. noch etwas Koriander darüber streuen, auf Wunsch noch Salsa
Asia-Frittata	10 Eier aus Freilandhaltung verquirlen	2 Tassen voll Brokkoli-Röschen 1 Tasse Shiitake-Pilze, geschnitten 1 kleines Bündel Frühlingszwiebeln, gehackt 1 rote Paprika, gewürfelt	Kokosöl oder Sesamöl oder Ghee (Butterfett)	2TL Ingwer, frisch gerieben 2 Knoblauchzehen, zerdrückt ¼ TL schwarzer Pfeffer 2 EL Tamari oder 1 TL Salz	Reisessig darübersprenkeln Sojasprossen	auf gemischtem Salat oder einem Bett aus gedünstetem Gemüse servieren; Mit frischen Frühlingszwiebelringen oder Sriracha-Soße (scharfe Chilisoße aus Thailand) abrunden

Die Pfanne oder Auflaufform in den Ofen stellen. Backzeit ca. 25 Minuten, bis die Frittata an der Oberfläche leicht braun und knusprig ist.

Einfach so servieren oder auch eine scharfe Soße dazu reichen.

für 6–10 Portionen, Vor- und Zubereitungszeit: 35 Minuten

Platten: Schön arrangiert, mittags oder abends

Manchmal bereite ich mir mein Mittagessen – oder auch eine Zwischenmahlzeit am späten Nachmittag – auf einem schönen Echtholzbrett oder einer schönen Platte an auch wenn ich zum Essen allein zu Hause bin. Die ästhetische Präsentation der Speisen entfaltet ihre ganz eigene Wirkung: Das Auge isst mit. Es geht nicht nur um den Duft in der Nase und den Geschmacksreiz auf der Zunge. Tatsächlich aktiviert das Gehirn den Verdauungsprozess bereits dann, wenn man nur an Essen denkt oder schön präsentiertes Essen sieht. Sofort läuft uns das sprichwörtliche Wasser im Munde zusammen. Wenn ich mich zu Hause genauso wie im Restaurant mit einem ansprechend arrangierten Gericht zu Tisch setze, entwickelt sich automatisch auch ein anderes Gefühl für Zeit und Raum, für Anmut und Eleganz. Allein das wirkt entschleunigend, die Achtsamkeit für das, was ich zu mir nehme, wird erhöht. Man schlingt sein Essen nicht einfach hinunter, sondern Sie genießen das, was Sie sich mit kleinem Aufwand selbst zubereitet haben, viel mehr. Außerdem kaut man ordentlich, was ebenfalls viel gesünder ist. Und Sie gewinnen die Zeit, in sich hineinzuhören, ob Sie vielleicht schon satt sind. Auch dadurch erhöht sich wie von selbst die Chance, weniger zu essen. In meinen Augen ist es auch Teil der Ess- und Tischkultur, ein wenig in Dinge wie schönes Geschirr, Besteck und Tassen zu investieren. Ich beschenke mich selbst gern mit hübschen Küchenutensilien, etwa zum Geburtstag.

Nachstehend finden Sie Vorschläge für gemischte Antipasti-/Tapas-Teller, wie Sie wahrscheinlich von Ihren Urlaubsreisen oder von entsprechenden Lokalen her kennen. Der Fantasie und den Variationsmöglichkeiten sind dabei kaum Grenzen gesetzt. Solche Zusammenstellungen eignen sich hervorragend als Sommermahlzeit, aber auch im Winter zusammen mit einer Suppe, einem Eintopf oder einem Chili bzw. Gulasch. Und wenn Sie Gäste haben, lassen sich leicht mehrere, abwechslungsreiche Antipasti-/Tapas-Teller vorbereiten und ganz einfach bereitstellen. Nehmen Sie diese Vorschläge als Anregung für eigene Ideen.

für 2 Personen, Vor- und Zubereitungszeit: 20 Minuten

Verschiedene Platten selbst zubereiten					
Bezeichnung	Hauptbestandteile	Häppchen	Gemüsebeilagen	Dips	Kleines Extra
Orientalische Platte	eine Portion Hummus 2 Falafel-Bällchen ¼ -½ Tasse Quinoa-Taboulé	Kopfsalatblätter; glutenfreie Cracker Rohgemüsestückchen	Oliven in einer kleinen Schale	Olivenöl mit einer Prise Salz oder Tahinisoße	kleine Schüssel mit gerösteten, ungesalzenen Pistazien oder Mandeln
Mediterrane Platte	Tomaten-Oregano-Hummus Toskana-Grünkohlsalat Toskanischer Nudelsalat	glutenfreie Cracker	gegrillte Kirschtomaten 1 kleine Schüssel Oliven Artischockenherzen geröstete Kartoffelscheiben blanchierte grüne Bohnen oder Zuckererbsen und/oder grüner Spargel	frisches Pesto	kleine Schüssel mit gerösteten, ungesalzenen Pistazien oder Mandeln; evtl. Ziegenkäse (falls Sie das mögen und erst nach dem Neustart)
Räucherlachs-Platte	Räucherlachs oder geräucherte Forelle Tomaten-Oregano-Hummus geröstete Rosmarinkartoffeln	Tomatenscheiben Zwiebelringe glutenfreie Cracker	Kapern süß-sauer eingelegtes Gemüse Kimchi Kokosjoghurt mit einer Prise Salz und ein wenig frischem oder getrockneten Dill	alles auf einem Salatbett mit einem Spritzer Apfelessig oder frisch gepresster Zitrone servieren	

Buddha-Bowls: Kunstvoll zusammengestellt

Ein Buddha-Bowl enthält typischerweise:
gekochtes Getreide – zum Beispiel Reis, Wildreis, Quinoa, Hirse oder Reisnudeln – darauf geben Sie …
eine Portion gedünstetes oder gegrilltes Protein – zum Beispiel Rindfleisch, Hühnchen, Tofu, Linsen- oder Kichererbsen-Dhal – darauf geben Sie …
jede Menge Gemüse – etwa 2 Tassen pro Bowl – entweder gedämpft, gedünstet oder gebacken (oder eine Kombination davon).

Obendrauf kommen:
einige EL einer Soße und …
einige EL klein gehacktes rohes Gemüse – zum Beispiel Mungobohnensprossen oder gehackter Koriander

Zusätzlich einige EL eingelegtes Gemüse, sofern es dazu passt – zum Beispiel, Sauerkraut, oder Kimchi – aber getrennt serviert (passt nicht zu den indischen Bowls, beispielsweise nicht zu Dhal).

Zubereitung:

1 Tasse Getreide oder 2 Portionen asiatische Reisnudeln kochen (dauert 30 Minuten für das Getreide, 10 Minuten für die Reisnudeln). Das Fleisch oder Tofu dünsten bzw. ein Dhal vorbereiten (dauert 10 Minuten für Fleisch oder Tofu, 20 bis 30 Minuten für das Dhal). Das Gemüse dämpfen, backen oder dünsten. Die Soße anrühren. Das rohe Gemüse in die gewünschte Größe zerkleinern. Zusammenstellen wie zuvor beschrieben. Gemeinsam mit eingelegtem Gemüse servieren.

für 2 Personen, Vor- und Zubereitungszeit: 35 Minuten

Zubereitung Dhal-Buddha-Bowl

Linsenzubereitung: 1 kleine geschnittene Zwiebel mit einem gehäuften EL Kokosfett/-öl andünsten. Darauf 2 TL Currypulver geben und 30 Sekunden dünsten lassen. 1 Tasse rote Linsen zugeben und weitere 30 Sekunden dünsten lassen. 3 Tassen Wasser auffüllen, zudecken und 25 Minuten simmern lassen. Gelegentlich umrühren, damit es nicht zusammenpappt. Zum Schluss ½ TL Salz einrühren.

Gemüsezubereitung: 2 Süßkartoffeln in Würfel schneiden, auf einem Backblech verteilen und Olivenöl darüber spritzen. Bei 200 Grad etwa 25 Minuten im Ofen backen. 1 kleinen Kopf Brokkoli in kleine Röschen schneiden (den Strunk für ein anderes Gericht aufheben) und für die letzten 10 Minuten zu den Süßkartoffeln im Ofen dazugeben. 3 Tassen geschnittenen Weißkohl für 6 bis 8 Minuten in einem Dampfgarer dämpfen.

Zum Anrichten: Wenn alle Zutaten fertig sind, ½ Tasse gekochten Reis in eine Schale geben, eine gute Handvoll rote Linsen dazu, darüber den Weißkohl legen, dann die gerösteten Süßkartoffeln mit dem Brokkoli. Salz und schwarzen Pfeffer darüberstreuen.

Wenn Sie möchten, können Sie das noch mit Mungobohnenkeimlingen oder 1 TL gehackten Koriander toppen.

Für 2 Personen als Hauptspeise oder für 4 als Beilage
Vor- und Zubereitungszeit: 40 Minuten

Buddha-Bowls selbst zubereiten

Buddha-Bowl	Langsam verbrennende Kohlenhydrate (Kochen Sie zuerst Ihr Getreide oder die Stärkequelle und füllen Sie sie zuunterst in die Schale)	Protein (folgt als nächste Schicht)	Gemüsemix (bildet die dritte Schicht)	Zum Dünsten oder Darübersprenkeln	Zum Abschmecken und Abrunden
Brokkoli-Sesam-Nudel-Bowl	Reis oder Soba-Nudeln	Gebratene Hühnchenbruststücke aus einem der folgenden Rezepte	4 Tassen Gemüsemischung aus Brokkoli, Paprika, Bohnensprossen, Zuckererbsen	1–2 EL Kokosöl	Ingwer, Tamari, Knoblauch, Sesam
Scharfe Sushi-Bowl	Quinoa, Vollwertreis, rosa Reis oder Reisnudeln	mit Miso glasierter Lachs	Grünkohl, Shiitake-Pilze	Sesamöl	Gehackte Schalotten und frische Avocadoscheiben zur Garnierung
Japanische Teriyaki-Steak-Bowl	Jasminreis oder Reisnudeln	Rindfleisch, Hühnchen, oder Tofu in Teriyaki-Zubereitung oder nehmen Sie Tahini (Sesampaste) als Proteinzutat	Chinakohl, Shiitake-Pilze, Brokkoli, Chilischoten	Kokosöl	Basilikum, gehackte Schalotte, Knoblauch, Tamari und dazu etwas Kimchi oder Sauerkraut
Asia-Bowl	Quinoa, Reisnudeln, geröstete Süßkartoffel oder Hirse	Tofu (in Miso- oder Tamari-Marinade gebacken)	Gebackene Brokkoli, fein geschnittener Chinakohlsalat	Kokosöl	Miso, Tamari, geröstete Kürbis- oder Sonnenblumenkerne; Extraportion etwas Kimchi oder Sauerkraut im Schälchen
Schwarzbohnen-Süßkartoffel-Bowl	Quinoa, geröstete Süßkartoffel- und Kürbisstücke oder glutenfreie Biotortilla (aber kein Mais in der Neustart-Phase)	1 Tasse gekochte mexikanische Schwarzbohnen (oder Pinto-Bohnen) mit ¼ Tasse Kreuzkümmel, Chilipulver, Salz und Pfeffer abschmecken	1 Tasse geschnittener Romanasalat; 1 gewürfelte Tomate (aber nicht, wenn Sie keine Nachtschattengewächse essen); 1 fein geschnittene rote Zwiebel	1 in dünne Scheiben geschnittene, reife Avocado oder Guacamole	Geröstete Kürbiskerne (1 EL pro Schale), ¼ Tasse gehackter Koriander pro Schale; Saft aus einer ¼ Limette pro Schale; optional: ¼ TL frisch geschnittene Jalapeño oder Habanero-Chilis darüberstreuen
Grüne Göttin-Linsen-Bowl	1 Tasse Basmati-Naturreis	1 Tasse Dhal von grünen oder roten Linsen oder Kokos-Kichererbsen-Curry (auf Wunsch mit etwas Hühnchen)	Gerösteter Brokkoli; gerösteter Blumenkohl	Übergießen mit 1–2 EL Kokosöl oder Ghee	Frisch gehackter Koriander; frische Gurkenstückchen; frisch geschnittene rote Zwiebel; ½ TL geriebener Ingwer; etwas Kokosjoghurt (oder Bio-Joghurt nach dem Neustart)

Aufstriche, Dips und Pestos

für 2–4 Personen, Vor- und Zubereitungszeit: 10 Minuten

Aufstriche, Dips und Pestos selbst zubereiten					
Bezeichnung	Grundlage	Öl	Flüssigkeit	Würze	Zum Abschmecken und Abrunden
Klassischer Hummus (eignet sich besonders für orientalische und mediterrane Gerichte); Zubereitung: Alle Zutaten in einem Mixer geben und auf hoher Stufe mixen bis eine glatte Konsistenz entsteht	1 Tasse gekochte Kichererbsen	¼ Tasse Tahini 2 EL Olivenöl	1–2 EL Wasser, je nachdem wie geschmeidig die Paste sein soll	¼ Tasse frisch gepresster Zitronensaft	¼ TL Paprikapulver und/ oder ein wenig Kreuzkümmel; mit einem kleinen Spritzer Olivenöl und einer Prise Paprika servieren
Guacamole (Avocado-Dip, passt sehr gut zu mexikanischer/ karibischer/lateinamerikanischer Küche); Die Avocado zuerst in einer Schüssel zu einer homogenen Masse zerdrücken, dann die anderen Zutaten mit der Gabel untermischen.	1 reife Avocado	Die Avocado enthält selbst genug Öl	Zitronensaft	1–2 EL frisch gepresster Zitronensaft	1 kleine durchgepresste Knoblauchzehe 2 EL frischer, gehackter Koriander 2 EL gehackte frische Tomaten 2 TL feingeschnittene Schalotte Salz zum Abschmecken
Walnuss-Basilikum-Pesto (passt zu Gerichten der italienischen und mediterranen Küche); Alle Zutaten in einen Mixer geben und auf hoher Stufe verquirlen bis eine sämige Substanz entsteht.	1 Tasse Walnüsse	½ Tasse Olivenöl	Keine	Keine	1 Tasse frische Basilikumblätter, von den Stielen gezupft 2 Knoblauchzehen, durchgepresst ½ TL Salz (zum Abschmecken) ¼ Tasse geriebener Parmesan (falls Sie Käse essen und erst nach dem Neustart)

Sonnengetrockneter Tomaten-Oregano-Hummus

Dieses Rezept stammt von Amie Valpone, der Betreiberin der Webseite TheHealthyApple.com.

Zutaten:
1 Tasse weiße Cannellini-Bohnen
4 TL Salz
½ TL getrockneter Oregano
1 EL frisch gepresster Zitronensaft
½ EL gehackter Knoblauch
2 EL sonnengetrocknete Biotomaten in Öl

Zubereitung:
Alle Zutaten in einem Mixer fein pürieren, bis die Masse cremig wird. In eine Servierschüssel geben. Dazu glutenfreie Vollkornkräcker oder Avocadotoast reichen oder zu einer Buddha-Bowl dazugeben. Sofern etwas übrig bleibt, kann man es in einem geschlossenen Behälter bis zu 3 Tage im Kühlschrank aufbewahren.

für 2 Personen, Vor- und Zubereitungszeit: 15 Minuten

Salate: Bunt gemischt

für 2 Personen, Vor- und Zubereitungszeit: 10–35 Minuten (abhängig davon, ob vorher noch Beilagen aus Getreiden oder Proteinen gemacht werden, wie etwa Thai-Beef oder Hühnchen.

Salate selbst zubereiten					
Bezeichnung	Salat-Grundlage	Gemüsezutaten	Protein	Fette oder Öle	Salatdressing
Chinakohl-Zitrus-Rohkostsalat	1 kleiner Chinakohlkopf, sehr fein geschnitten	2 geraspelte Karotten 4 geschnittene Schalotten 1 fein gehackte rote Paprika 1 Tasse frisch gehacktes Basilikum ¼ Tasse frisch gehackter Koriander ¼ Tasse Sojasprossen	Saté-Fleisch vom Rind, Hühnchen oder Tofu	Kokosöl zum anbraten	Grapefruit-Ingwer-Limetten-Koriander-Dressing oder scharfes Thai-Dressing
Nicht-Mutters-Krautsalat	Je ½ Kopf Weißkohl und Rotkohl, sehr fein geschnitten	2 geschälte und geraspelte Karotten 2 EL fein geschnittene rote Zwiebeln ½ fein geschnittene Jalapeño 1 Bund fein geschnittener Koriander	Weißfisch (z. B. Kabeljau oder Tilapia)	Avocadoscheiben	Saft einer Limette oder Koriander-Limetten-Dressing
Mexikanischer Schwarzbohnen-Salat	1 Kopf Romana-Salat	1 klein geschnittene Schalotte ¼ Tasse gehackte Tomate frischer Koriander falls gerade zur Hand, können Sie auch ¼ –½ Tasse geröstete Süßkartoffelstückchen dazugeben	½ Tasse Schwarzbohnen ½ Tasse kurz gebratene Hühnchenfleischstücke	Avocadoscheiben	Koriander-Limetten-Dressing
Der wahre griechische Luxus-Salat	3 Tassen gemischte grüne Salatblätter oder 1 großer Kopf Romana-Salat Blätter großzügig zerschneiden	2 gewürfelte Gurken ½ Tasse Kirschtomaten 1 rote Paprikaschote in mundgerechte Stücke geschnitten ¼-½ kleine rote Zwiebel, fein geschnitten	1 Dose Kichererbsen	Auf Wunsch ein paar Oliven ¼ Tasse Fetakäse (falls Sie wollen und nur nach dem Neustart) oder Avocadoscheiben	Olivenöl-Zitronen-Dressing auf Wunsch mit etwas Oregano vermischen

Salate selbst zubereiten					
Bezeichnung	Salat-Grundlage	Gemüsezutaten	Protein	Fette oder Öle	Salatdressing
Toskanischer Grünkohl-Salat	1 Bund Grünkohl, Blätter klein schneiden und 2 Minutenmit frisch gepressten Zitronensaft, einige Prisen Salz und 1 EL Oliven einreiben	1 Tasse Kirschtomaten, optional	1 Tasse Kichererbsen und/oder gegrilltes Hühnchenfleisch	¼ Tasse Pinienkerne	Olivenöl-Zitronen-Dressing ein paar Umdrehungen schwarzer Pfeffer aus der Mühle 1 durchgepresste Knoblauchzehe
Thai-Steak-Salat	1 großer Kopfsalat oder 1 kleiner Chinakohl Blätter in dünne Streifen schneiden	1 Tasse Sojasprossen 1 gewürfelte Gurke 1 klein geschnittener roter Paprika Handvoll gehackter Koriander oder Basilikum	200–250 g gegrillte Filetspitzen oder kross gebratene Rindfleischspießchen (kurz gebratenes Hühnchenfleisch oder Tofu geht natürlich auch)	¼ Tasse geröstete Cashew-Kerne (oder Erdnüsse, aber erst nach dem Neustart und nur, wenn Sie darauf nicht allergisch sind)	scharfes Thai-Dressing
Grünkohl-Quinoa-Salat	1 Bündel Grünkohl nach Wahl, Blattgrün vom Stängel befreien und klein schneiden und 2 Minuten mit frisch gepresstem Zitronensaft, einige Prisen Salz und 1 EL Olivenöl einreiben	1 Tasse geröstete Süßkartoffel- oder Kürbisstücke	1 Tasse gekochtes Quinoa	⅓ Tasse geröstete Walnüsse	Olivenöl-Zitronen-Dressing

Pariser Lachssalat

Zutaten:
2 Portionen Lachsscheiben
2 TL Dijon-Senf
4 TL Olivenöl
2 TL Weißweinessig
Salz und Pfeffer
2 Tassen glutenfreie Pasta (z. B. Reisnudeln)
2 Tassen Rucola

Zubereitung:
In einer mittelgroßen Schüssel den Lachs, Senf, Olivenöl und Essig mit einer Gabel gut durchmischen. Mit Salz und Pfeffer abschmecken. Die gekochten Nudeln und den Rucola darunterheben.

für 2 Personen, Vor- und Zubereitungszeit: 10 Minuten

Veganes Quinoa-Taboulé

Dieses Taboulé ergibt zusammen mit Falafelbällchen (s. S. 327) auf einem grünen Salatbett und mit ein paar frischen Oliven eine leichte sommerliche Mahlzeit. Wer es etwas herzhafter mag, kann gern auch Hummus und Fladenbrot oder glutenfreie Kräcker, gegrilltes Sommergemüse, sogar auch Lachs dazutun.

Die Zubereitung nimmt etwa 30 Minuten in Anspruch – ist aber einfach zu machen und das Ergebnis ist beeindruckend!

Zutaten:
1 Tasse trockene Quinoa
¼ Tasse frisch gepresster Zitronensaft
1 bis 2 frisch gepresste Knoblauchzehen

¼ Tasse extra vergine Olivenöl
1 EL frisch geschnittene oder 1 TL getrocknete Pfefferminzblätter
3 EL fein gehackte Schalotten oder rote Zwiebel
2 mittelgroße gewürfelte Tomaten
1 gewürfelte Gurke
1 ½ TL Salz
frisch gemahlener schwarzer Pfeffer
1 Tasse frisch geschnittene Petersilie

Zubereitung:

Die Quinoa 2 Minuten lang unter fließendem Wasser waschen und in einen Topf mit 2 großen Tassen Wasser geben. Aufkochen lassen und dann auf kleiner Flamme bei geschlossenem Deckel eine Viertelstunde simmern lassen. Dann Herd ausschalten und bei geschlossenem Deckel noch 5 Minuten ziehen lassen. Anschließend mit einer Gabel lockern und beiseitestellen. Zitronensaft, Knoblauch, Öl und Pfefferminze zusammen gut durchmischen. Dann Zwiebeln, Tomaten und Gurken dazugeben. Sobald die Quinoa etwas abgekühlt ist, das Gemüse und die Gewürze dazugeben. Wenn man es gut durchgekühlt haben möchte, kann man die Schüssel in den Kühlschrank stellen, solange die Falafelbällchen zubereitet werden.

für 4 Personen, Vor- und Zubereitungszeit: 25 Minuten

Mediterraner Quinoa-Salat – eine echte Sensation

Zutaten und Zubereitung:

2 Tassen Quinoa waschen und kochen.

2 größere oder 3 kleinere Bund grüner Spargel anrösten. Dazu die Spargel dritteln, auf ein Backblech legen, dann Olivenöl darüberspritzen, etwas Salz dazu und bei 200 Grad etwa 15 Minuten »grillen«.

½ Tasse Pinienkerne anbräunen.

1 Tasse Kirschtomaten halbieren.

Sobald die Quinoa und der Spargel weich sind, beides in eine große Schüssel geben. Dazu kommen die Pinienkerne und die Kirschtomaten. Dann ⅓ Tasse Rosinen dazu und, falls gewünscht, ⅓ Tasse Fetakäse. (Bei veganer Zubereitung den Fetakäse weglassen.)

Reichlich Olivenöl und ein paar Spritzer Rotweinessig sowie Salz und Pfeffer dazumischen.

Kann warm, bei Zimmertemperatur oder kalt serviert werden.

für 4–6 Personen, Vor- und Zubereitungszeit: 30 Minuten

Toskanischer Nudelsalat

Zutaten:

½ Packung vorgekochte Reisnudeln (Ich bevorzuge Rotini, also Spiralnudeln, oder Penne; Sie können den Salat auch mit Reisspaghetti zubereiten)

4 Tassen gerösteter Brokkoli

½ Tasse gehackte rote Paprika

½ Tasse halbierte Kirschtomaten

1 ½ Tassen gekochte Kichererbsen

1 ½ Tassen gekochte rote Kidneybohnen

½ Tasse angebräunte Pinienkerne

1 gepresste Knoblauchzehe

1 Tasse frisch geschnittene Basilikumblätter
¼ TL Chiliflocken
¼ TL frisch gemahlener schwarzer Pfeffer
⅓ Tasse Balsamico-Schalotten-Vinaigrette (s. S. 308)
Optional: ⅓ Tasse grüne oder schwarze Oliven, entkernt und gehackt

Zubereitung:

Alle Zutaten in eine große Schüssel geben und gut durchmischen. Allenfalls mit etwas Salz abschmecken. Warm, bei Zimmertemperatur oder kalt servieren.

für 4 Personen, Vor- und Zubereitungszeit: 25 Minuten

Salatdressings und Soßen

Zubereitung:

Zutaten stets in einen Mixer geben und etwa 1 Minute auf hoher Stufe mixen, bis die Soße homogen und glatt ist. Dieses Verfahren gilt für alle genannten Soßen und Dressings; deswegen werden unten lediglich die Zutaten genannt. Salatsoßen können in einem geschlossenen Glasbehältnis gut 3 Tage lang im Kühlschrank gelagert werden. Dass sich dabei das Öl und andere Zutaten absetzen, ist normal – einfach vor Gebrauch noch einmal gut durchschütteln. Hier finden Sie meine bevorzugten Rezepte. Man kann sie alternativ bei den verschiedensten Salaten verwenden, aber auch als Dip zum Mittagsbrot. Einige kann man auch für Buddha-Bowls oder Wraps verwenden.

für 2–4 Personen, Vor- und Zubereitungszeit: 5 Minuten

Salatdressings und -soßen selbst zubereiten

Bezeichnung	Öl	Frische Kräuter und Gewürze	Würzzutat	Sonstige Zutaten
Grüne-Göttin-Dressing	⅓ Tasse Olivenöl oder ½ Avocado mit 2 EL Wasser	½ Tasse Korianderblätter 1 klein geschnittene Knoblauchzehe	3 EL frisch gepresster Limettensaft	¼ TL Salz zum Abschmecken
Olivenöl-Zitronen-Dressing	⅓ Tasse Olivenöl	nach Belieben 1 EL frischen oder 1 TL getrockneten Rosmarin und/oder Oregano zugeben	3 EL frisch gepresster Zitronensaft	Salz und Pfeffer zum Abschmecken
Koriander-Limetten-Dressing	⅓ Tasse Olivenöl	1 Bündel Koriander Stiele entfernen	Saft von 2 Limetten, frisch gepresst	¼ TL Salz zum Abschmecken nach Belieben 1 TL klein geschnittene Jalapeño oder ¼ TL Chiliflocken dazugeben.
Honig-Senf-Dressing	⅓ Tasse Olivenöl	Keine	1 EL Rotweinessig 1EL Dijon-Senf	1–2 EL Honig Prise Salz zum Abschmecken
Schalotten-Vinaigrette	⅓ Tasse Olivenöl	1 Schalotte, fein geschnitten	3 EL Balsamico-Essig	Prise Salz und Pfeffer zum Abschmecken
Scharfes Thai-Dressing	⅓ Tasse geröstetes Sesamöl	½ bis 1 ganze Chilischote fein geschnitten, je nachdem wie scharf Sie das Dressing haben wollen ½ Tasse frische Basilikumblätter, grob geschnitten	3 EL frisch gepresster Limettensaft 2 EL Tamari-Sojasoße	Salz und Pfeffer zum Abschmecken nach Belieben noch 1 TL Honig beigeben
Tahini-Soße	½ Tasse Tahini (Sesampaste)	1 frisch gepresste Knoblauchzehe	¼ Tasse frisch gepresster Zitronensaft 2 EL Wasser	Salz und Pfeffer zum Abschmecken
Scharfe Tahini-Soße	½ Tasse Tahini (Sesampaste)	2 frisch gepresste Knoblauchzehen	¼ Tasse frisch gepresster Zitronensaft 2 EL Wasser ¼ TL Cayennepfeffer	Salz und Pfeffer zum Abschmecken
Grapefruit-Ingwer-Koriander-Dressing	⅓ Tasse Olivenöl	¼ Tasse frische Korianderblätter 1½ cm Ingwer, geraspelt Prise Cayennepfeffer	¼ Tasse frisch gepresster Grapefruitsaft (von der rosa Pampelmuse)	Salz und Pfeffer zum Abschmecken
Basilikum-Vinaigrette	⅓ Tasse Olivenöl	¼ Bund Basilikum 1 Knoblauchzehe, fein geschnitten	¼ Tasse Rotweinessig	Salz und Pfeffer zum Abschmecken
Cremiges Cashew-Dressing	⅓ Tasse Olivenöl ⅓ Tasse Cashewkerne	1 frisch gepresste Knoblauchzehe	⅓ Tasse Wasser ¼ Tasse Zitronensaft 1 TL Senf	keine

Wraps

für 1 Portion, Vor- und Zubereitungszeit: 5–35 Minuten, abhängig davon, ob Sie schon Protein- oder Getreidebeilagen vorbereitet haben

Wraps selbst zubereiten				
Bezeichnung	Hülle zum Einwickeln	Protein	Gemüse	Hochwertiges Fett an Würzsoße
Cajun-Limette-Fisch-Taco	Mehrere Kopfsalatblätter (nach dem Neustart können Sie auch eine Maistortilla verwenden)	Filetstück von Weißfisch (oder Tofu oder Ackerbohnen oder schwarze Bohnen, falls Sie Veganerin sind)	Nicht-Mutters-Krautsalat (s. o.)	2 EL Guacamole pro Taco Limettensaft darübersprenkeln ein wenig scharfe Salsa – das ist richtig gut!
Hühnchen-Fajita-Taco	Mehrere Kopfsalatblätter (nach dem Neustart können Sie auch eine Maistortilla verwenden)	Hühnchenfleisch grillen oder braten und anschließend in feine Streifen schneiden (Veganer nehmen wieder Bohnen)	Salatmischung aus klein gewürfelter Paprikaschote, roter Zwiebel und ein paar Blättern Romana-Salat	Avocado, Koriander, Kreuzkümmel, Jalapeño dazugeben.
Thai-Salat-Wrap	Mehrere Kopfsalat- oder Chinakohlblätter	Teriyaki-Steak-Buddha-Bowl	¼ Tasse Shiitake-Pilze, gedünstet ½ Tasse Mungobohnensprossen, frischer Koriander, Karottenstifte und Frühlingszwiebelringe	Sesamöl zum Dünsten scharfes Thai-Dressing
Hummus-Wrap	Glutenfreier Maisfladen oder mehrere Kopfsalat- oder gedämpfte Kohlblätter	Hummus dazu nach Belieben 1–2 gehäufte Esslöffel Blumenkohlröschen oder veganes Quinoa Taboulé (s. o.) oder ein Falafel-Bällchen	Mischung aus klein geschnittener Gurke, Tomate, roter Zwiebel, Kalamata-Oliven und ein paar Sprossen	Tahini-Soße oder scharfe Tahini-Soße darüber sprenkeln
Nori-Reis-Wrap	geröstete Nori-Blätter	Naturreis oder gekochte Quinoa mit Chinakohl-Zitrus-Rohkostsalat mit Tofu	Mungbohnensprossen, Kimchi	Koriander-Limetten-Dressing oder Grapefruit-Ingwer-Koriander-Dressing oder scharfes Thai-Dressing
Truthahn-Wrap »Russisch«	Mehrere Kopfsalat- oder Romanasalatblätter	Dünne Scheiben Bio-Truthahnfleisch	Sauerkraut	Avocado-Dressing oder Grüne-Göttin-Dressing darübersprenkeln

Grünes Gemüse und Regenbogen-Gemüse

Gedünsteter Grünkohl mit gerösteten Walnüssen

Falls Sie noch Grünkohlneuling sind, nehmen Sie dieses Rezept als eine lockere Einführung. Dieses Gericht mag jeder. Es funktioniert, gleich ob Ihre Gäste Veganer sind, die Paleo-Diät, Makrobiotik-Diät oder eine mediterrane Diät bevorzugen, weil alle darin übereinstimmen: Gemüse tut uns gut!

Es gibt nur 5 Zutaten. Es geht einfach und schnell (15 bis 20 Minuten) und sättigt gut.

Zutaten:
2 EL extra vergine Olivenöl
2 Bündel gewaschener und geschnittener Grünkohl (falls Sie den Kohl selbst waschen und schneiden, wie ich es mache, rechnen Sie noch 5 Minuten bei der Vorbereitungszeit dazu)
2 fein gehackte Knoblauchzehen
⅓ Tasse angeröstete fein geschnittene Walnüsse
1 EL Tamari (glutenfreie Sojasoße) oder andere ähnliche salzige Würzsoßen

Zubereitung:
Das Öl in einer großen Pfanne oder einem Wok erhitzen. Den Grünkohl etwa 5 bis 7 Minuten dünsten, bis er glänzend, schön grün und weich geworden ist. Jetzt den Knoblauch dazu und beides für weitere 1 bis 2 Minuten dünsten lassen. Dann die Walnüsse und das Tamari (o. a.) dazugeben und alles noch mal 1 Minute dünsten.

für 2 Personen, Vor- und Zubereitungszeit: 15 Minuten

Gerösteter Brokkoli

Zutaten:
3 Tassen Brokkoliröschen, klein geschnitten
1 EL Olivenöl
½ TL Salz
Optional eine Prise Knoblauchpulver

Zubereitung:
Den Ofen auf 220 Grad vorheizen. Den Brokkoli auf ein Backblech geben, mit Olivenöl besprengen und Salz darüber streuen. 10 Minuten rösten lassen. Brokkoli wenden und weitere 5 bis 10 Minuten rösten lassen, bis die Oberfläche etwas knusprig wird. Optional: das Knoblauchpulver darüber verteilen und rühren. Heiß servieren.

für 2 Personen, Vor- und Zubereitungszeit: 25 Minuten

Gerösteter Rosenkohl

Zutaten:
4 Tassen Rosenkohl
2 EL Olivenöl
½ TL Salz
Messerspitze Chiliflocken
2 TL Balsamico

Zubereitung:
Den Ofen auf 220 Grad vorheizen. Die Röschen säubern und halbieren, dann auf ein Backblech oder eine große Pfanne verteilen. Olivenöl darüberspritzen und Salz daraufstreuen. 15 Minuten rösten,

dann wenden. Weitere 5 Minuten rösten und dann dem Ofen entnehmen. Die verbleibenden Gewürze darübergeben und umrühren. Heiß oder lauwarm servieren.

für 2 Personen, Vor- und Zubereitungszeit: 30 Minuten

Ingwer-Limetten-Grünkohl

Zutaten:
1 EL Kokosöl
1 Zehe Knoblauch, feinst gehackt
1 EL frischer Ingwer, gehackt
¼ TL frisch gehackter Jalapeño oder eine Prise Chiliflocken
1 Bündel Grünkohl; die Stielansätze entfernen und die Blätter in bissgroße Stücke schneiden
¼ Tasse Kokosmilch (vollfett)
¼ TL Salz
2 EL frischer Limettensaft

Zubereitung:
Das Kokosfett in einer Pfanne zum Schmelzen bringen. Knoblauch, Ingwer und, falls verwendet, den frischen Jalapeño 1 Minute lang dünsten. Dann den Kohl dazugeben und weitere 3 Minuten dünsten. Darauf die Kokosmilch und weitere 5 Minuten dünsten lassen. Schließlich den Limettensaft und Chiliflocken/Jalapeño zugeben. Heiß servieren.

für 2 Personen, Vor- und Zubereitungszeit: 20 Minuten

Gedünsteter Spinat (oder Löwenzahnblätter) mit Pinienkernen

Zutaten:
1 EL Olivenöl
1 kleine rote Zwiebel, dünn geschnitten
8 Tassen frischer Spinat (oder dieselbe Menge frische Löwenzahnblätter, gewaschen und in etwa 2,5 Zentimeter breite Streifen geschnitten, mit einem etwas bitteren Geschmack, gut für die Entgiftung der Leber)
¼ Tasse Pinienkerne, etwa 1 Minute geröstet
½ TL Salz (oder Tamari)

Zubereitung:
Das Olivenöl leicht in einer Pfanne erhitzen. Die Zwiebeln dünsten, bis sie leicht glasig sind, das Grünzeug dazugeben und etwa 3 Minuten dünsten, bis es weich geworden ist. Die gerösteten Pinienkerne und Salz (oder Tamari) dazugeben. Heiß servieren.

für 2 Personen, Vor- und Zubereitungszeit: 10 Minuten

Süßkartoffeln und Grünkohlsalat

Zutaten:
4 Süßkartoffeln, geschält und in mundgerechte Stücke geschnitten
extra vergine Olivenöl
1 TL geräuchertes Paprikapulver
Salz und Pfeffer
1 Büschel Grünkohl
Saft von ½ Zitrone
½ Tasse gefrorener Biomais (weglassen, falls eine Maisintoleranz besteht oder der Neustart noch nicht beendet ist)
1 TL Honig (optional)

Zubereitung:

Den Ofen auf 200 Grad vorheizen. Die Süßkartoffeln auf ein Backblech legen und mit Olivenöl beträufeln, Paprika, Salz und Pfeffer darüberstreuen. 35 bis 40 Minuten backen, bis die Kartoffeln innen weich und außen leicht knusprig sind. Stielansätze des Grünkohls entfernen und die Blätter in mundgerechte Stücke schneiden. In eine Schüssel geben, den Zitronensaft und eine Messerspitze Salz darüber und dann den Kohl etwa 3 Minuten lang mit den Händen durchmischen, damit er weich wird. Eine Pfanne aufheizen, den Mais hineingeben und leicht braun werden lassen, dabei gelegentlich umrühren. Dann zum Kohl dazugeben. Auch die fertig gerösteten Süßkartoffeln hineinmischen. Falls gewünscht, den Honig darüberträufeln und dann servieren. Sollten Reste übrig bleiben, schmecken sie am nächsten Tag auch noch gut. Ich serviere dazu vegetarische Chili und Avocadoscheiben.

für 4–6 Personen, Vor- und Zubereitungszeit: 50 Minuten

Blumenkohl-Taboulé

Zutaten:

1 Blumenkohlkopf (rund 750 g)
1 mittelgroße gewürfelte Biotomate oder ½ Tasse halbierte Kirschtomaten
½ Biogurke, geschält und gewürfelt
½–1 Tasse fein geschnittene glatte Petersilie
1–2 EL fein geschnittene frische Minze
¼ Tasse Olivenöl
¼ Tasse Zitronensaft
2 EL Sesampaste (Tahini)
1 frisch gepresste Knoblauchzehe (falls Sie mögen)
Salz zum Abschmecken

Zubereitung:

Den Blumenkohl in Röschen schneiden und in einen Dampfgarer geben. Für 5 bis 8 Minuten dampfgaren und dann im Topf erkalten lassen. Etwa die Hälfte der Blumenkohlröschen in einen Mixer geben und etwa 10- bis 15-mal pulsieren lassen, bis sie eine krümelige Konsistenz haben. In eine Schüssel geben. Ebenso mit der anderen Hälfte des Blumenkohls vorgehen und auch in die Schüssel geben. Etwa 10 Minuten abkühlen lassen. Die restlichen Zutaten hinzufügen. Gut mischen, kühlen und dann servieren.

für 4–6 Personen, Vor- und Zubereitungszeit: 20 Minuten

Shiitakepilze mit Rutenkohl (Brauner Senf)

Zutaten:
3 Tassen Shiitakepilze, abhängig von der Größe gehälftet oder geviertelt
2 EL Olivenöl
1 Bündel frischer Rutenkohl, nicht zu klein geschnitten
4 Zehen frischer Knoblauch, gehackt
Tamari oder Salz
Reisweinessig

Zubereitung:

Die Shiitakepilze 2 Minuten lang in Olivenöl anbraten und dabei oft wenden. Dann den Rutenkohl und den Knoblauch dazugeben. 5 Minuten dünsten. Ein paar Spritzer Tamari (oder einige Messerspitzen Salz, falls sie keine Sojasoße verwenden) und ein bisschen Reisweinessig oder einen anderen leichten Essig darübergeben. Heiß servieren.

für 2 Personen, Vor- und Zubereitungszeit: 10 Minuten

Blumenkohlpopcorn mit Currygeschmack

Zutaten:
2 EL Kokosöl
4 klein gehackte Knoblauchzehen
¼ kleine rote Zwiebel, fein geschnitten
2 EL Currypulver
1 TL gemahlener Cumin
1 Blumenkohlkopf, in kleine, popkorngroße Stücke geschnitten
¼ Tasse grob geschnittener Koriander
Saft von einer Limette
Salz zum Abschmecken

Zubereitung:
In einer großen Bratpfanne das Öl mittelstark erhitzen, dann den Knoblauch, die Zwiebeln, den Curry und Kreuzkümmel hineingeben. Etwa 2 Minuten erhitzen, bis alles leicht braun wird. Den Blumenkohl dazu und alles laufend wenden, bis der Blumenkohl durch und goldbraun ist. Zum Schluss den Koriander, Limettensaft und Salz dazugeben.

für 2 Personen, Vor- und Zubereitungszeit: 10 Minuten

Grüne Bohnen mit Knoblauch und gerösteten Mandeln

Zutaten:
1 Pfund grüne Bohnen, die Enden abschneiden
1 EL Olivenöl
2 Knoblauchzehen, fein gehackt
Salz
¼ Tasse gehackte und geröstete Mandeln (s. S. 334 in »Snacks und Süßigkeiten«)

Zubereitung:

Die grünen Bohnen 5 Minuten lang dampfgaren. Das Olivenöl, den gehackten Knoblauch und die Mandeln darüber verteilen. Eine Messerspitze Salz. Statt die Bohnen dampfzugaren, können Sie sie auch in Öl dünsten.

für 2 Personen, Vor- und Zubereitungszeit: 10 Minuten

Energie-Gemüse: Kraft pur

Gebratene Orangen-Ingwer-Karotten

Zutaten:
1 EL Kokosöl
1 EL geraspelter frischer Ingwer
4 Karotten, geschält und geraspelt
2 EL frisch gepresster Orangensaft
Messerspitze Salz

Zubereitung:

Das Kokosfett in einer Pfanne schmelzen, den Ingwer 1 Minute lang anbraten. Die Karotten dazugeben und 3 Minuten dünsten. Dann den Orangensaft darübergeben und die Pfanne zudecken. 2 Minuten köcheln lassen. Zum Schluss etwas Salz dazugeben. Heiß servieren.

für 2–4 Personen, Vor- und Zubereitungszeit: 10 Minuten

Unschlagbare Rote Beten

Zutaten:
4 mittelgroße Rote Beten
4 mittelgroße Tomaten von einer alten Sorte
1 Bündel frischer Koriander
2 bis 4 EL extra-vergines Olivenöl
Salz und Pfeffer zum Abschmecken
4 EL Ziegenfrischkäse (pur oder eine Sorte mit Knoblauch- oder Schnittlauch-
geschmack: Falls Sie laktoseintolerant sind oder die Neustart-Phase noch nicht
beendet haben, weglassen)
Einige EL frischen Dill oder 1 TL getrocknete Dillsamen

Zubereitung:

Den Ofen auf 200 Grad vorheizen. Die Roten Beten abwaschen, oben und unten beschneiden, in Folie wickeln, auf ein Backblech legen und 75 Minuten lang garen. Inzwischen die Tomaten waschen, in Scheiben schneiden und auf einen Servierteller legen. Den Koriander klein hacken. Sobald die Roten Beten gar sind, aus der Folie nehmen und unter laufendem Wasser abkühlen. Anschließend vorsichtig die Haut abrubbeln. Sie sollte sich einfach ablösen. Die Roten Beten in dünne Scheiben schneiden und über die Tomaten legen. Das Olivenöl darüberträufeln und den Koriander über die Tomaten und Roten Bete verteilen, zum Abschmecken Salz und Pfeffer darüberstreuen und darüber den Ziegenkäse und den Dill verteilen. Es kann gekühlt oder sofort serviert werden.

für 4 Personen, Vor- und Zubereitungszeit: 85 Minuten

Ofengemüse

Zutaten:
4 Tassen verschiedene Wurzelgemüse
buntes Gemüse
Oliven- oder Kokosöl
Salz und schwarzer Pfeffer
Nach Belieben weitere Kräuter

Zubereitung:
Das Gemüse in 2,5 bis 5 cm große Würfel schneiden. Kürbis in »Ringe« schneiden oder halbieren. In einer Schüssel alles mit Olivenöl, Salz und Gewürzen vermengen. Das Gemüse auf ein Backblech legen (die Kürbisringe oder -hälften mit der Rinde nach oben) und das Ganze bei 200 Grad 40 Minuten lang im Ofen backen. Außer bei Süßkartoffeln und Rosmarinkartoffeln decke ich das Backblech die ersten 30 Minuten ab und lasse das Gemüse die restlichen 10 Minuten unbedeckt backen. Das Gemüse sollte weich, aber nicht matschig sein. Wenn Sie das Gemüse trockener mögen, empfiehlt es sich, die Mischung eher auf zwei statt einem Backblech zu verteilen.

für 4 Personen, Vor- und Zubereitungszeit: 50 Minuten

Ofengemüse selbst zubereiten

Bezeichnung	Wurzelgemüse	Regenbo-gen-Gemüse	Öl	Würzzutaten
Pommes frites von Süßkartof- feln	4 Süßkartoffeln in Stäb- chen schneiden	keine	2 EL Olivenöl darü- bersprenkeln	Salz nach Belieben weitere Ge- würze: Paprika, Rosmarin, Knoblauch, Cayennepfeffer
Rosmarin- Wurzelge- müse	4 Tassen gemischte Wurzelgemüse nach Wahl: Süßkartoffel, Pastinaken, Karotten, kleine Kartoffeln, Rote Beten – alles in ca. 5 cm lange Stücke schneiden	je 1 rote Zwiebel und Gemü- sezwiebel vierteln	2 EL Olivenöl darü- bersprenkeln	Prise Salz zum Abschme- cken ¼ TL getrockneten Rosmarin darüberstreuen (falls Sie frischen Rosmarin haben, 2 oder 3 Zweige gleich im Ofen mitschmoren
Rosmarin- Knoblauch Kartöffel- chen	1 Pfund kleine, längliche Kartoffeln ganz oder halbiert	von 1 Knob- lauchknolle die Zehen ablösen und schälen	2 EL Olivenöl darü- bersprenkeln	Prise Salz zum Abschme- cken ½ TL getrockneten Rosmarin darübersprenkeln (falls Sie frischen Rosmarin haben, 2 oder 3 Zweige gleich im Ofen mitschmoren
Kürbis- Ahorn-Rösti	Aus 2 mittelgroßen Delicata-Kürbissen oder 1 mittelgroßen Butternut- Kürbis die Kerne und das Netzwerk entfernen (Delicata kreuzweise in fingerdicke Ringe schnei- den, Butternut längs schneiden)	keine	Bei Delicata: die Ringe mit Olivenöl beträufeln, dazu nach Wunsch 2 TL Ahornsirup darüber und eine Prise Zimt bei Butternut: die Stücke komplett mit Olivenöl einreiben, dann Ahornsirup und Zimt darüber 5 Minuten backen	Salz Zimt Ahornsirup (nur nach dem Neustart)

Suppen: Eine heiße Angelegenheit

Wenn wir meine Großmutter, eine typisch jüdische Großmama, besuchen, steht immer ein Suppentopf bereit. Das kann Gemüsesuppe sein oder Gerstensuppe, Erbsensuppe oder – ich traue mich, es zu sagen –, die klassische Hühnersuppe. Suppen sind so sehr Teil meines Lebens und meiner frühesten Kindheitserinnerungen, dass ich immer ein geradezu instinktives Verlangen danach habe. Irgendwie vermitteln Suppen mir ein Gefühl von Geborgenheit und großem Wohlbehagen. In der kälteren Jahreszeit setze ich üblicherweise einmal pro Woche eine Suppe an. Immer in Gedanken an meine Großmama.

Suppen sind so toll, weil:

- man eine gute Suppe aus nahezu allem machen kann, was man im Kühlschrank oder sonst vorrätig hat
- man viele Leute damit satt machen kann
- man mehrere Tage lang davon essen kann
- es sich im Sinne des Wortes um ein Ein-Topf-Gericht handelt, das schnell und einfach zubereitet ist
- sie einen so wunderbar wärmen, dabei ein wohliges Gefühl verbreiten und außerdem so angenehm satt machen
- sie so variantenreich sind. Hin und wieder koche ich nach einem neuen Suppenrezept, wenn ich etwas Neues ausprobieren möchte, aber meistens improvisiere ich einfach.

Detox-Gemüsebrühe

Kalium- und mineralhaltige Brühen helfen dem Körper zu entsäuern und bieten lebenswichtige Elektrolyte, die den Zellen guttun und Ihnen Energie zuführen, während Sie sich entgiften.

Die Brühe ist einfach zu machen und überdies preiswert. Wenn Sie sie mit Kurkuma und Rosmarin würzen, verstärkt sich die antioxidante Wirkung und unterstützt die Leber noch mehr. Das Rezept ist für 6 bis 8 Portionen gedacht. Bereiten Sie die Brühe einfach am Tag, bevor Sie mit dem Neustart oder mit der Entgiftung beginnen. Sie hält sich ohne Weiteres bis zu fünf Tage im Kühlschrank und Sie können sie auch einfrieren. Falls der kleine Hunger zwischendurch kommt, gönnen Sie sich einen zusätzlichen Teller Brühe!

Zutaten:

4 mittelgroße helle Biokartoffeln, gewaschen, aber nicht geschält

6 große Biokarotten, gewaschen aber nicht geschält

2 große Biozwiebeln

6 Stangen Biosellerie

1 Tasse gehackte frische Biopetersilie

1 EL Kurkumapulver

1 TL getrockneter Rosmarin

2 TL qualitativ hochwertiges Salz

2 Liter Wasser

Zubereitung:

Sämtliche Gemüse in mittelgroße Würfel schneiden und zusammen mit der Petersilie, Kurkuma und dem Rosmarin in einen großen Kochtopf geben. Salz dazu. Mit Wasser auffüllen, zum Kochen bringen, dann 1 Stunde lang simmern lassen. Die Brühe abseihen und in einen Krug oder eine Flasche füllen. Das Gemüse kann weggeworfen werden. 1 bis 2 Tassen täglich davon trinken.

für 6–8 Portionen, Vor- und Zubereitungszeit: 80 Minuten

Kürbis-Curry-Kokos-Suppe

Zutaten:

1 ½ EL Olivenöl
¾ Tasse geschnittene Schalotten
1 EL gehackter oder geriebener frischer Ingwer
1 Knoblauchzehe, gehackt
1 ½ Kilo geschälter und in Würfel geschnittener Butternut-Kürbis
½ l Hühner- oder Gemüsebrühe
½ TL Salz, plus etwas mehr zum Abschmecken
1 TL thailändische rote Currypaste
¾ Tasse leichte Kokosmilch
2 TL frischer Zitronensaft

Zubereitung:

Das Olivenöl in einem großen Topf bei mittlerer Hitze erwärmen. Die Schalotten dazugeben und 2 bis 3 Minuten dünsten, bis sie weich werden. Ingwer und Knoblauch dazugeben und etwa 1 Minute erhitzen, bis es gut duftet, aber nicht anbräunt. Dann die Kürbiswürfel, die Brühe und ½ TL Salz dazugeben, die Hitze aufdrehen und kurz aufkochen. Das Feuer zurücknehmen, bis alles nur noch simmert, Deckel drauf und etwa 20 Minuten köcheln, bis ein Gabeltest zeigt, dass der Kürbis weich ist. Langsam abkühlen lassen. Die Currypaste in eine Schüssel geben und gründlich mit der Kokosmilch verrühren. Dann wird die Suppe (evtl. in zwei bis drei Tranchen) im Mixer passiert, bis die Masse eine glatte Konsistenz hat. Dann die Suppe zurück in den Topf geben und die Curry-Kokos-Mischung einrühren. Die Suppe aufwärmen, bis sie gerade heiß geworden ist, dann den Zitronensaft einrühren und alles mit Salz abschmecken. Die Suppe in Schüsseln abschöpfen und sofort servieren.

für 4 Portionen, Vor- und Zubereitungszeit: 40 Minuten

Bohnensuppe mit Rosmarin

Zutaten:
2 EL Olivenöl
2 Zwiebeln, geschnitten
2 Karotten, geschnitten
3 Selleriestangen, geschnitten
½ rote Paprikaschote, geschnitten
4 Knoblauchzehen, geschnitten
1 kleiner Brokkoli, in Röschen geschnitten
1 Handvoll Spinat
500 g Tomatenstücke aus der Dose
1 l Wasser
1 frischer Zweig Rosmarin, oder ½ TL getrockneter Rosmarin
500 g Kidneybohnen aus dem Glas
500 g Kichererbsen aus dem Glas
¼ TL Chiliflocken
Salz und Pfeffer zum Abschmecken

Zubereitung:
Das Olivenöl in einem großen Kochtopf bei mittlerer Hitze erwärmen und die Zwiebeln dünsten, bis sie leicht glasig werden. Karotten, Sellerie, Paprika, Knoblauch und Brokkoli dazugeben und etwa 3 Minuten dünsten lassen. Tomaten aus der Dose sowie Wasser und Rosmarin hinzufügen. Alles aufkochen, dann die Hitze reduzieren und 30 Minuten kräftig simmern lassen. Hin und wieder umrühren. Dann die Bohnen und Kräuter dazu. Weitere 10 Minuten kochen lassen. Das war schon alles! Ganz köstlich.

für 6–8 Portionen, Vor- und Zubereitungszeit: 80 Minuten

Suppen selbst zubereiten					
Bezeichnung	Flüssigkeit	Gemüse	Protein	Öl	Würzzutaten
Tortilla-Suppe	2 Tassen Hühnerbrühe 1 Dose Tomatenstücke	1 rote Paprika, 1½ Tassen Mais, 1 Jalapeño, 1 Zwiebel	1 Pfund zerkleinertes Hühnchenfleisch, 1 Dose schwarze Bohnen	4 EL Oliven- oder Kokosöl	Kreuzkümmel, Knoblauch, Chilipulver nach Belieben, klein geschnittene Korianderblätter
Herzhafte Rinderbrühe	4 Tassen Rinderbrühe oder Knochenbrühe	4 mittelgroße Kartoffeln, 2 Selleriestangen, 2 Karotten, 1 Zwiebel, 1 Tasse Erbsen (tiefgekühlt)	1 Pfund Biorindfleisch, in Würfel geschnitten	2 EL Olivenöl	Thymian, 1 Lorbeerblatt, 2 EL Tomatenmark Salz und Pfeffer zum Abschmecken

Bohnen – und andere Hülsenfrüchte

Marokkanischer Spinat, Paprika und Kichererbsen

Zutaten:
1 EL Kokosöl
1 TL fein geriebener Ingwer
2 zerstoßene Knoblauchzehen
1 gehackte Schalotte
1 rote Paprikaschote, in dünne Steifen geschnitten
½ TL Kurkuma, gemahlen
1 TL Kreuzkümmel, gemahlen
¼ TL Zimt, gemahlen
2 EL pürierte Tomaten
1 Tasse Wasser
500 g Spinatblätter
350 g abgetropfte Kichererbsen aus dem Glas
Salz zum Abschmecken

Zubereitung:
Das Öl in einer Pfanne bei mittlerer Hitze erwärmen. Ingwer und Knoblauch hineingeben und ½ Minute in der Pfanne rühren. Schalotten und den Paprika dazugeben und 5 bis 6 Minuten rühren, bis sie weich werden. Dann die Gewürze und das Tomatenpüree einrühren. 2 bis 3 Minuten dünsten lassen. Das Wasser hinzugießen und alles aufkochen. Dann den Spinat und die Kichererbsen dazugeben und 5 bis 6 Minuten köcheln lassen oder bis die Spinatblätter zusammenfallen. Mit Salz abschmecken.

für 4 Portionen, Vor- und Zubereitungszeit: 15 Minuten

Mexikanischer Bohneneintopf

Zutaten:

2 EL Olivenöl

1 Zwiebel, geschnitten

1 rote Paprikaschote, geschnitten

1 Bündel frischer Koriander, ohne Stängel, Blätter geschnitten

½ Tasse gefrorener Mais (optional)

½ bis 1 Jalapeño, gehackt (optional)

2 Knoblauchzehen, klein geschnitten

1 TL Kreuzkümmelpulver

1 TL Chilipulver

Salz zum Abschmecken

2 Tassen vorgekochte schwarze Bohnen (oder Pintobohnen oder Kidneybohnen oder ähnliche)

Zubereitung:

Das Öl in einer Pfanne erwärmen. Zwiebelklein 1 Minute andünsten. Die übrigen Gewürze und das Gemüse dazugeben, 3 Minuten lang dünsten. Dann die vorgekochten Bohnen dazugeben und 3 Minuten dünsten.

für 4 Personen, Vor- und Zubereitungszeit: 12 Minuten

Kokos-Kichererbsen-Curry

Zutaten:
2 EL Kokosöl
1 große Zwiebel, gewürfelt
3 Knoblauchzehen, geschnitten
2,5 cm Ingwer, geschält und gehackt
je 1 TL gemahlener Kreuzkümmel, Kurkuma und Garam Masala
500 g Kichererbsen aus der Dose, gewaschen und abgetropft (oder 1 ½ Tassen gekochte Kichererbsen)
450 g gewürfelte Dosentomaten
1 Dose Kokosmilch, vollfett (von mir bevorzugt) oder fettreduziert
½ großer Blumenkohlkopf, die Röschen herausgelöst
Salz zum Abschmecken
¼ Tasse geschnittener Koriander

Zubereitung:

Das Kokosöl in einem mittelgroßen Topf erwärmen. Zwiebel, Knoblauch und Ingwer 2 bis 3 Minuten dünsten, bis sie weich geworden sind. Alle Gewürze dazugeben und etwa 1 Minute umrühren. Dann die Kichererbsen, Tomaten, die Kokosmilch und den Blumenkohl dazugeben. Das Ganze aufkochen, dann die Hitze zurücknehmen und alles 25 Minuten simmern lassen. Vorsicht beim Kochen, denn es kann leicht anbrennen, daher immer wieder umrühren. Mit Salz abschmecken. Kann auf Vollkornreis serviert werden, mit etwas Koriander darüber.

Dazu passt auch sehr gut angebratenes Hähnchenfleisch.

für 4 Portionen, Vor- und Zubereitungszeit: 15 Minuten

Gebackene Falafel

Zutaten:

4 Tassen vorgekochte Kichererbsen (aus dem Glas) oder 2 Tassen getrocknete Kichererbsen, eingeweicht und vorgekocht

3 Knoblauchzehen, zerstoßen

½ Tasse Frühlingszwiebeln, fein gehackt

½ Tasse Sellerie, fein gehackt

2 Eier geschlagen

3 EL Tahini (Sesampaste)

½ TL gemahlener Cumin

½ TL Kurkuma

1 ½ TL Salz

¼ TL Cayennepfeffer

Zubereitung:

Die Kichererbsen mit allen anderen Zutaten gut vermischen. Ich mache das in der Küchenmaschine, damit es wirklich gut durchmischt ist; es geht aber auch per Hand. Im Kühlschrank eine halbe Stunde abkühlen lassen. Den Ofen auf 200 Grad vorheizen. Mit feuchten Händen die Masse zu etwa 2 ½ cm großen Bällchen formen und auf ein gut eingeöltes Backblech legen. Gut 30 Minuten backen – die Bällchen sollen schön rund und leicht braun auf der Oberfläche sein. Keine Bange: Sie werden fester, sobald sie aus dem Ofen kommen und abkühlen. Zusammen mit der Tahinisoße (s. Rezept S. 416) reichen oder in einem Hummus-Wrap oder als Bestandteil der mediterranen Platte.

für 4 Personen, Vor- und Zubereitungszeit: 80 Minuten (einschließlich der Abkühlzeit)

Fisch und Fleisch: Tierische Kraftquellen

Fiesta-Fisch-Tacos

Zutaten:
4 Filets Weißfisch (Seelachs, Viktoriabarsch, Tilapia, Flunder)
1 EL Olivenöl
Cajun-Gewürz (nehmen Sie ein Produkt ohne Glutamat, Backtriebmittel oder Zucker)

Zubereitung:
Den Ofen auf 200 Grad vorheizen. Die Fischfilets beidseitig mit Olivenöl bestreichen, dann gründlich beidseitig das Cajun-Gewürz auftragen und auf Backpapier legen. 20 Minuten lang im Ofen garen. Zusammen mit »Nicht-Mutters-Krautsalat« (s. S. 410) und Guacamole (s. S. 408) anrichten.

für 2–4 Personen, Vor- und Zubereitungszeit: 25 Minuten

Mit Miso glasierter Lachs, Schalotten und Sesam

Zutaten:
2 Lachsfilets (je etwa 200 g)
2 EL weiße süße Misopaste
1 EL geröstetes Sesamöl
1 TL Honig oder Ahornsirup
Sesam
Frühlingszwiebeln oder Schalotten

Zubereitung:

Den Ofen auf 225 Grad vorheizen. Den Lachs auf ein Backpapier legen. In einer kleinen Schüssel den Miso, das geröstete Sesamöl sowie Honig oder Ahornsirup verquirlen. Davon eine dünne Schicht auf jedes Lachsfilet auftragen und die Sesamsamen darüberstreuen. Im Ofen 15 bis 20 Minuten backen. Mit dünnen Zwiebelringen garnieren.

für 2 Personen, Vor- und Zubereitungszeit: 30 Minuten

Hühnchen-(oder Fisch-)Basilikum-Kokos-Curry Tajine

Dieses Gericht ist unglaublich einfach, besonders schmackhaft und jede Zutat ist eine Wohltat – vom leichten, proteinhaltigen Geflügel über den für das Herz besonders gesunden Fisch bis zu den antioxidativen, immunanregenden und cholesterinreduzierenden Gewürzen (und es ist glutenfrei!).

Zutaten:

1 EL Olivenöl
1 Zwiebel
½ rote Paprika, in mittelgroße Stücke geschnitten
3 Knoblauchzehen, geschnitten
3 kräftige Scheiben Ingwer (ca. 2 cm)
½ frische Chilischote, gehackt
4 Hühnerbrüste (oder 4 Filets Weißfisch)
½ Tasse frisch geschnittene Basilikumblätter
¾ Tasse Kirschtomaten, halbiert
1 TL Currypulver
Salz zum Abschmecken
180 ml Kokosmilch
1 Stange frisches Zitronengras

Zubereitung:

In einer Pfanne das Olivenöl anwärmen und die Zwiebeln etwa 1 Minute dünsten; Paprika, Knoblauch, die Ingwerscheiben und die Chilischote dazugeben. 1 bis 2 Minuten dünsten und dabei umrühren. Darauf die Hühnerbrüste oder die Fischfilets legen, diese mit dem Basilikum und den Tomaten bedecken. Das Currypulver und Salz in einem Messbecher in der Kokosmilch auflösen und alles in die Pfanne gießen. Das Zitronengrass obendrauf legen und die Pfanne zudecken. 20 Minuten simmern lassen. Heiß servieren. Ich reiche zum Fisch gedämpften zarten Kürbis, in schöne Ringe geschnitten, und gedünsteten Spinat mit Knoblauch.

für 2–4 Personen, Vor- und Zubereitungszeit: 35 Minuten

Ein ganzes gebackenes Zitronen-Rosmarin-Hühnchen

Zutaten:
1 ganzes Biohühnchen
1 TL Salz
½ TL Pfeffer
1 Zitrone
2 frische Rosmarinzweige

Zubereitung:

Den Ofen auf 200 Grad vorheizen. Den Bauchraum des Hühnchens auswaschen und alle Innereien entfernen. Das Hühnchen ordentlich waschen und dann trocken tupfen. Mit der Oberseite auf eine Grillpfanne, eine Eisenpfanne oder ein Backblech legen und großzügig innen und außen mit Salz und Pfeffer bestreuen. Eine Zitrone außen abwaschen und mit einer Gabel oder einem Chopstick überall kleine Löcher hineinstechen. Die Zitrone und die Rosmarinzweige in die Bauchhöhle stecken. So kommt das Hühnchen in den Ofen. Nach einer Stunde mit einem Fleischthermometer prüfen, ob es durchgegart ist. Solange an den dickeren Fleischteilen wie etwa den Schenkeln beim Einstechen noch Blut austritt, das Backen fortsetzen und alle 10 Minuten die Temperatur kontrollieren.

für 4 Personen, Vor- und Zubereitungszeit: ca. 85 Minuten

Mediterranes Koriander-Hühnchen

Zutaten:
4 halbe Hühnerbrüste (zusammen etwa 750 bis 1 000 g)
1 EL Olivenöl
1 große Zwiebel, in dünne Scheiben geschnitten
2 Tassen Kirschtomaten, halbiert oder ganz
⅓ Tasse entkernte grüne Oliven, halbiert (optional)
1 Tasse frischer Koriander, nur die Blätter, geschnitten
Saft 1 Zitrone
Salz und Pfeffer zum Abschmecken

Zubereitung:
Die Hühnerbrüste beidseitig mit Salz und Pfeffer einreiben, das Öl in einer großen Pfanne bei mittlerer Hitze erwärmen und die Hühnchen vorsichtig nicht zu heiß braten, bis sie leicht braun und gerade durch sind – einmal wenden. Das sollte 10 bis 15 Minuten dauern. Die Hühnerbrüste auf einem Teller ablegen. Den Herd auf mittlere Hitze bringen und die Zwiebeln 5 bis 7 Minuten dünsten, bis sie weich sind. Dann die Tomaten und Oliven (falls Sie sie verwenden) dazugeben und 1 bis 2 Minuten weiterdünsten, bis die Tomaten

ihre Flüssigkeit verlieren. Dann die Hühnerbrüste in die Pfanne legen und das Gemüse daraufhäufeln. Mit Koriander und Zitronensaft, Salz und Pfeffer würzen, vorsichtig in das Gemüse einrühren.

für 2 Personen, Vor- und Zubereitungszeit: 30 Minuten

Gegrilltes, scharfes Hühnchen

Zutaten:
4 EL Olivenöl
2 EL Balsamico und 1 TL Senf oder 4 EL Zitronensaft
Salz und Pfeffer
2 Hühnerbrüste mit einem Schmetterlingsschnitt aufgeklappt (Sie können Ihren Metzger bitten, das für sie zu tun)

Zubereitung:
In einer mittelgroßen Schüssel das Olivenöl, den Balsamico und den Senf (oder den Zitronensaft) vermischen mit einer Prise Salz und Pfeffer. Die Hühnerbrüste ganz in die Marinade eintauchen. Mindestens eine Stunde (oder über Nacht) im Kühlschrank aufbewahren. Im Grill bei mittlerer Grilltemperatur beide Seiten jeweils etwa 6 Minuten grillen, oder bei 200 Grad im Ofen 25 Minuten lang garen.

für 2 Personen, Vor- und Zubereitungszeit: 20 Minuten, plus 1 Stunde zum Marinieren

Gebackenes Huhn in Walnusskruste

Zutaten:
¾ Tasse Walnüsse
½ TL Salz
1 Prise Pfeffer
2 Hühnerbrüste mit einem Schmetterlingsschnitt aufgeklappt (Sie können Ihren Metzger bitten, das für Sie zu tun)
2 EL Olivenöl

Zubereitung:
Den Ofen auf 200 Grad vorheizen. Die Walnüsse zusammen mit Salz und Pfeffer in einen Mixer geben. Mixen, bis eine mehlige Konsistenz erreicht ist. Auf eine flache Platte geben. Die Hühnerbrüste leicht mit Olivenöl einreiben und so lange in der Walnussmixtur schwenken, bis sie damit völlig bedeckt sind. Auf ein Backblech legen und 30 Minuten im Ofen braten.

für 2 Personen, Vor- und Zubereitungszeit: 45 Minuten

Satay aus Hühnchen, Rindfleisch oder Tofu mit scharfer Tahinisoße

Zutaten:
500 g enthäutete Hühnerbrüste, kreuzweise in passende Stücke für die Spießchen geschnitten (oder Fleisch aus Hühnerschenkeln); Rindfleisch oder Tofu entsprechend zuschneiden

Für die Marinade:
¼ Tasse frisch gepressten Zitronensaft
1 EL glutenfreie Tamari-Sojasoße
1 EL gehackter frischer Ingwer
½ TL Chiliflocken
4 gehackte Knoblauchzehen
Optional: 1 kleiner Jalapeño, gehackt
Optional nach dem Neustart: 1 EL Honig oder Ahornsirup
Scharfe Tahinisoße (s. S. 416)

Zubereitung:
Die Fleischwürfel in eine flache Schüssel legen. Alle Zutaten für die Marinade miteinander verquirlen und über die Fleischwürfel gießen. Zudecken und zum Marinieren 1 bis 4 Stunden in den Kühlschrank stellen. Anschließend die Fleischteile auf Spieße stecken und jede Seite etwa 4 Minuten lang grillen oder in 2 EL Kokosöl dünsten.

Das Satay auf einem Thaisalat, in einer Buddha-Bowl oder in einem Wrap mit scharfer Tahinisoße (oder nach dem Neustart und falls Sie nicht allergisch sind: mit Erdnusssoße).

Mengenangaben für 2 Personen

Vor- und Zubereitungszeit: 20 Minuten, plus 1 bis 4 Stunden zum Marinieren

Snacks und Süßigkeiten: Für zwischendurch

Pikante Nüsse und Samen geröstet

Natürlich kann man geröstete Nüsse und Kerne auch kaufen. Es ist aber viel einfacher, sie selbst zu rösten; so sind sie dann auch viel frischer.

Zutaten:
Je 1 Tasse oder auch mehr der folgenden Sorten: Mandeln, Walnüsse,
Sonnenblumen- oder Kürbiskerne
und nach persönlichem Geschmack (je ½ TL):
Knoblauchpulver
Currypulver
Zwiebelpulver
1 geröstetes Algenblatt, in bissgroße Stücke zerrieben
oder ¼ Tasse geröstete Rotalgenstücke

Zubereitung:
Den Ofen auf ca. 175 Grad vorheizen. Die Nüsse oder Samen in einer dünnen Schicht auf ein Backpapier legen. 10 Minuten erhitzen. Gewürz nach eigenem Geschmack darüberstreuen. Auf Zimmertemperatur abkühlen lassen und in einem Glasbehälter oder einer Dose aufbewahren.

für ca. 4 Portionen, Vor- und Zubereitungszeit: 12 Minuten

Hippie Mix

Stellen Sie sich nach eigenem Geschmack zusammen:
Ca. ½ Tasse Nussmischung
Ca. ½ Tasse verschiedene Kerne
Ca. ¼ Tasse verschiedenes Trockenobst oder Schokolade

Dazu einige Vorschläge:

trocken geröstete oder rohe	Rosinen
Cashewnüsse	dunkle Schokoladenchips oder
trocken geröstete oder rohe Mandeln	gehackte dunkle Schokolade
Pecannüsse	(70 Prozent Kakaoanteil oder
Walnüsse	dunkler)
Sonnenblumenkerne	Kokoschips
Kürbiskerne	Kakaobohnenbruchstücke
Gojibeeren	ungesüßte getrocknete
Jujubedatteln	Kirschen
Maulbeeren	ungesüßte getrocknete Mango

Dazu eine Auswahl von Gewürzen, die Sie nach persönlicher Vorliebe und Geschmack einsetzen:

Cayennepfeffer	Messerspitze Salz
Zimt	

Zubereitung:

Mischen Sie Ihre Lieblingsauswahl zusammen und genießen Sie einfach! Bei Zimmertemperatur kann man den Mix wochenlang in einer Dose aufbewahren, daher lohnt es sich, eine größere Menge zu machen. So hat man immer etwas greifbar.

für 4–6 Portionen, Vor- und Zubereitungszeit: 5 Minuten

Olivenöl-Granola-Müsli

Zutaten:
3 Tassen Haferflocken
1 Tasse rohe Mandeln, gehackt oder ganz
3 EL Leinsamen
½ Tasse Kokosraspeln
1 TL Salz
¼ Tasse hochwertiges extra-vergines Olivenöl
¾ Tasse Ahornsirup
1 EL Zimt
2 gehäufte EL Kakaopulver

Zubereitung:
Den Ofen auf 175 Grad vorheizen. Die Haferflocken, Mandeln, Leinsamen, Kokosraspeln und Salz in einer großen Schüssel gleichmäßig vermischen. Olivenöl und Ahornsirup in einem Becher verquirlen. Die Flüssigkeit über die Trockenzutaten schütten und so lange vermischen, bis alles gleichmäßig bedeckt ist. Dann Zimt und Kakaopulver darüberstreuen und endgültig mischen. Die Müslimasse auf ein großes Backpapier verteilen und mit einem Backpapier abdecken. Etwa 10 Minuten lang backen, dann mit einem Spachtel gut rütteln und weitere 10 Minuten backen oder bis alles eine schöne goldbraune Farbe annimmt. Sobald es fertig gebacken ist, das Backblech aus dem Ofen nehmen, und vollständig auskühlen lassen. In einem großen Vorratsglas aufbewahren.

für 8 Portionen, Vor- und Zubereitungszeit: 30 Minuten

Frühstücksmuffins

Zutaten:
5 Eier
½ Tasse Kokos-, Walnuss- oder Sonnenblumenöl
2 TL Vanilleextrakt
2 Tassen Reismehl
¾ Tasse brauner Biorohrzucker
1 Tasse Haferflocken
1 Tasse Kokosraspeln
1 Tasse Rosinen
1 geraspelter Apfel
2 Tassen geraspelte Karotten
½ Tasse gehackte Walnüsse
2 TL gemahlener Zimt
2 TL Backpulver
2 TL Backnatron
1 bisschen Salz

Zubereitung:
Den Ofen auf 175 Grad vorheizen. Muffinblech mit Muffinformen auslegen. Alle Zutaten so lange vermischen, bis die sehr dicke Teigmasse feucht ist. Die Muffinformen zu ¾ befüllen. 25 Minuten backen, bis sie gleichmäßig braun geröstet sind. Zunächst im Muffinblech, später auf einem Gestell abkühlen lassen.

für 12–16 Muffins, Vor- und Zubereitungszeit: 40 Minuten

Beeren-Schokolade-Schüssel (antioxidativ)

Zutaten:

2 Päckchen frische gemischte Beeren (ich nehme Brombeeren, Blaubeeren und Erdbeeren, welche ich viertele)

½ Tafel dunkle Schokolade mindestens 72 Prozent Kakaoanteil oder mehr, in kleine Stücke gehackt, Paleo-Style: mit Kakaokernbruch

1 Handvoll frische Minzeblätter, gehackt

Zubereitung:
In einer Schüssel vermischen und darreichen. Ehrlich, das war's. Viel Spaß damit!

für 2–4 Portionen, Vor- und Zubereitungszeit: keine

Energiebällchen

Energiebällchen sind eine Art zu Kugeln gerollte Plätzchen, die aber nicht gebacken, sondern nur mit den Händen geformt werden. Die in den Nüssen und anderen Zutaten enthaltenen Öle und die Mandelbutter halten sie hinreichend gut zusammen. Stellen Sie einfach aus den Zutaten unten Ihre Lieblingsmischung zusammen. Alles so lange mixen, bis eine zähflüssige, teigartige Masse entsteht. Nehmen Sie davon jeweils ungefähr 1 gehäuften EL und formen ihn zu Bällchen. Können im Kühlschrank bis zu einer Woche aufbewahrt werden.

Energiebällchen selbst zubereiten				
Nusssorten	Trockenfrüchte (entkernt)	Protein / Fett	Protein-Zusatz	Extras
insgesamt 1 Tasse, 1 oder 2 Nusssorten auswählen: Mandeln, Pecan-, Walnüsse	insgesamt 1 Tasse, 1 oder 2 Sorten auswählen aus: Aprikosen, Gojibeeren, Datteln, Rosinen, Pflaumen	4 EL Mandelbutter (oder die bevorzugte Nussbutter), Tahini	gemahlene Leinsamen, Chiasamen, Sonnenblumenkerne, gerösteter Sesam	insgesamt ¼ Tasse 1 oder 2 Sorten auswählen aus: geriebenem Kokos, Kakaopulver, Zimt, Vanilleextrakt, Bienenpollen, Spirulinapulver

Schokoladenchip-Kokos-Plätzchen

Zutaten:
1 ½ Tassen ungesüßte Kokosraspeln
¾ Tasse Mandelmehl
½ TL Backpulver
¼ TL Salz
1 Ei
⅓ Tasse Ahornsirup
2 gehäufte EL nicht raffiniertes Kokosöl
1 TL Vanilleextrakt
¼ Tasse fein gehackte dunkle Schokolade (70 Prozent Kakaoanteil oder dunkler)

Zubereitung:

Den Ofen auf 175 Grad vorheizen. In einer mittelgroßen Schüssel die Kokosraspeln, das Mandelmehl, Backpulver und Salz vermischen. In einer kleinen Schüssel das Ei mit Ahornsirup, Kokosöl (zimmertemperiert) und Vanilleextrakt verquirlen. Die Flüssigkeit über die Trockenmasse gießen und vermengen. Dann die Schokolade dazu und alles gleichmäßig verrühren. 2 EL der Masse pro Plätzchen auf ein Backblech häufeln, mit etwa 4 cm Abstand. 15 Minuten lang backen oder bis sie goldbraun sind. Aufpassen – die Plätzchen können sehr schnell anbrennen.

für 8 Portionen, Vor- und Zubereitungszeit: 25 Minuten

Chiapudding: unglaublich lecker!

Zutaten:

½ Tasse Chiasamen

1 Tasse Cashewnüsse, die 2 bis 8 Stunden in Wasser eingeweicht wurden, plus
4 Tassen Wasser (oder durch 150 ml ungesüßte Mandelmilch oder ungesüßte
Kokosmilch ersetzen)

7 entkernte Datteln

Messerspitze Salz

¼ TL Zimt

1 EL Kokosbutter (lasse ich immer weg, macht den Pudding aber sicher noch
cremiger!)

4 TL Vanilleextrakt

1 Vanilleschote (optional)

frische Beeren zum Garnieren

Honig oder Ahornsirup zum Garnieren

Zubereitung:

Die Chiasamen in eine mittelgroße Schüssel geben und beiseitestellen. Die Cashews gut waschen und säubern. Die 4 Tassen Wasser in einen Mixer geben, dazu die Datteln, Salz, Zimt, Kokosbutter (falls Sie sie verwenden) und Vanilleextrakt. Die Vanille aus der Schote quetschen (falls verwendet) und in den Mixer geben; die Schote in die Schüssel mit den Chiasamen legen. Im Mixer alles 2 Minuten lang bei hoher Umdrehung verquirlen und in die Schüssel mit den Chiasamen und der Vanilleschote füllen, gut vermischen. Die Mischung 10 bis 15 Minuten stehen lassen, dabei alle paar Minuten umrühren, damit die Chiasamen nicht verklumpen; der Pudding wird schnell fest. Im Kühlschrank 1 Stunde abkühlen lassen. Danach noch einmal verrühren und dabei gegebenenfalls die Vanilleschote entnehmen, in Servierschälchen füllen und nach Belieben mit Beeren und Spritzern von Honig oder Ahornsirup dekorieren – Letzteres aber erst nach dem Neustart.

für 8 Portionen, Vor- und Zubereitungszeit: 90 Minuten, inklusive der
Abkühlzeit im Kühlschrank

Bananen-Kokos-Softeis

Zutaten:
4 gefrorene Bananen (geschält und mindestens 1 Tag vorher in einem frostsicheren Glasbehälter tiefgefroren)
4 EL vollfette Kokosmilch

Optional:
1 Tasse gefrorene Früchte (ich mag gefrorene Erdbeeren, Schwarzkirschen oder gemischte tropische Früchte inklusive Mangos)
Kakaonussstücke oder dunkle Schokoladenchips
1 TL frische Minzeblätter
Vanilleextrakt
Kokosraspeln

Zubereitung:
Jeweils die Hälfte der Bananen und der Kokosmilch pro Durchgang in den Mixer geben und bei hoher Umdrehung so lange mixen, bis es cremig wird. Dann nach Wunsch die übrigen Zutaten dazu und noch einmal 30 Sekunden quirlen. Den Mix zurück in das Glasbehältnis und 30 Minuten lang frieren lassen. Falls Sie die Masse länger frieren lassen, vor dem Servieren bei Zimmertemperatur etwas auftauen.
Kombinationsbeispiele:
Bananen-Mango-Kokos
Bananen-Schokoladenchips
Minzechips
Schokoladen-Kirschen-Stücke

für 2–4 Portionen, Vor- und Zubereitungszeit: 35 Minuten

Mehlfreier, cremiger Schokoladenkuchen

»Ich bin mir ziemlich sicher, dass dir ein Schokoladenkuchen guttun wird«, sagte meine Tochter, die dieses Rezept entwickelt hat, »jedenfalls ab und zu mal.« Obwohl es ein wenig Zucker enthält, habe ich das Rezept aufgenommen, falls Sie mal anlässlich einer Geburtstagsparty oder sonst einer besonderen Gelegenheit während der Neustart-Phase einen Kuchen auf den Tisch bringen möchten, der mit Ihrem Gesundheitsplan noch vereinbar ist und gleichzeitig den Gästen nicht das Gefühl vermittelt, sie seien zu einer Art Diät verdonnert.

Dieser Kuchen ist glutenfrei, wird statt mit Butter mit Kokosöl gemacht und kommt mit sechs einfachen Zutaten aus. Es kann warm serviert und mit griechischem Joghurt garniert werden, der mit etwas Honig und Tupfern der Vanilleschote oder mit dem Bananen-Kokos-Eis (siehe vorherige Seite) leicht gesüßt wurde. Der Kuchen schmeckt auf jeden Fall ganz köstlich.

Zutaten:

Ungesüßtes Kokospuder zum Bestäuben

6 Bioeier

½ Tasse Kokosöl

350 g Bitterschokolade (Sie können auch Halbbitterschokolade verwenden, falls Sie einen etwas süßeren Kuchen bevorzugen)

1 EL Vanilleextrakt

¼ Tasse Zucker

Zubereitung:

Den Ofen auf 175 Grad vorheizen. Eine Springform einfetten und mit dem ungesüßten Kokospuder bestreuen. Beiseitestellen. Das Eigelb und das Eiweiß in zwei Schüsseln abtrennen. Das Kokosöl in einem mittelgroßen Topf auf kleiner Flamme erwärmen. Die Schokolade dazugeben und verrühren, bis sie ganz geschmolzen ist und alles glatt und cremig geworden ist. Ein paar Minuten abkühlen lassen. Dann die Eigelbe und die Vanille einrühren, bis die Masse ganz homogen ist.

Das Eiweiß mit einem Handmixer quirlen und langsam den Zucker dazugeben, bis alles steif geworden ist. Die Hälfte des Eiweißes unter die Schokolademasse heben, dann den Rest dazugeben und vorsichtig unterrühren. Die Teigmasse in die Springform gießen und 25 Minuten backen. Anschließend 5 bis 10 Minuten abkühlen lassen.

In 200 g griechischen Joghurt 1 EL Honig und den Extrakt einer halben Vanilleschote (oder nehmen Sie ½ TL Fairtrade Vanilleextrakt) zuerst einrühren und dann ½ Minute mit dem Handmixer schlagen.

für 6–8 Personen, Vor- und Zubereitungszeit: 45 Minuten

Getränke: Lecker und gesund

Kräutertee: Sie sollten immer eine ordentliche Menge Kräutertee in Krug oder Kanne griffbereit haben. Heiß und mit Zitronensaft oder als Eistee sind Kräutertees eine gesunde Alternative zum Kaffee.

Ingwer-Zitronen-Tee: Übergießen Sie 1 TL frisch geriebenen Ingwer mit kochendem Wasser und lassen Sie es 5 Minuten ziehen. Abseihen und mit Zitronensaft heiß trinken. Dieser Tee wirkt sehr verdauungsfördernd, ist sehr zu empfehlen bei Erkältungssymptomen sowie gegen Schmerzen, weil er entzündungshemmend wirkt.

Ingwer-Zitronen-»Limo«: Den Saft von geriebenem und frisch gepresstem Ingwer und ½ Zitrone in Sprudelwasser geben. Umrühren. Fertig. Eventuell mit Eis servieren.

Bitter Tonic für die Leber: Mischen Sie etwas von den auf Seite 215 erwähnten Kräuterbittern oder Angostura in ein Glas Sprudel, eventuell mit Eis. Zur Entgiftung der Leber oder als Digestiv nach dem Essen.

Chai Golden Milk: Siehe Seite 210. Entweder als Heißgetränk oder geeist mit Mandel- oder Kokosmilch.

Granatapfel-Spritzer: Ein paar EL Granatapfelkonzentrat in einem großen Glas Sprudelwasser sind ein wirkungsvolles Antioxidans.

Klarer grüner Mojito: 1 EL frisch gehackte Minzeblätter und den Saft einer halben Limette in ein großes Glas geben. Am besten auf Eis.

Zitronen-Himbeer-Basilikum-(oder Gurken-Basilikum-)Cooler: Einige frische Basilikumblätter und 4 frische oder gefrorene Himbeeren mit Sprudelwasser übergießen, den Saft einer Zitrone dazugeben und umrühren. Auf Eis servieren. Falls Sie lieber eine Erfrischung auf Gurkenbasis mögen, ein Viertel einer Gurke und ein kleines Glas Wasser mixen, abseihen und die Flüssigkeit mit Basilikum und Zitronensaft in ein größeres Glas Sprudelwasser füllen.

Anhang

LABORTESTS IM ZUSAMMENHANG MIT SOS

Für Ihren Erfolg mit dem SOS-Programm müssen Sie sich keineswegs unbedingt testen lassen. Meistens reicht es vollkommen aus, sich konsequent an den Plan zu halten. Sollten Sie allerdings aufgrund Ihrer Ergebnisse in den Fragebögen in diesem Anhang gelandet sein oder weil Sie gerne genauer Bescheid wüssten und deswegen Interesse an Tests haben, stelle ich Ihnen auf den folgenden Seiten diejenigen Tests vor, die in meiner Praxis am häufigsten vorgenommen werden, um die Grundursachen für SOS bei meinen Patientinnen besser eingrenzen zu können. Sollten Sie nach drei Monaten in Ihrem neuen Ernährungs- und Lebensstil noch irgendwelche Symptome oder Beschwerden feststellen, dann empfehle ich Ihnen, zur Sicherheit doch die infrage kommenden der hier erwähnten Laboruntersuchungen durchführen zu lassen. Es könnte sein, dass Ihnen Ihr ganzheitlich arbeitender Arzt oder Heilpraktiker noch weitere Tests empfiehlt. Die Normwerte dienen nur als ungefähre Orientierung, da sie von Alter und Geschlecht des Patienten sowie von dem untersuchenden Labor abhängig sind.

Tests auf Ernährungsmängel

Hämoglobin und Ferritin (Depoteisen): Starke, dauerhafte Erschöpfung, Ernährungsmangelerscheinungen und Verdacht auf Zöliakie (die wegen schlechter Aufnahme von Nährstoffen im Darm Ursache für Ernährungsmängel sein kann) legen allesamt nahe, einen Hämoglobintest durchführen zu lassen, was meistens im Rahmen eines großen Blutbilds gemacht wird. Ein Hämoglobinwert unter 12 g/dl lässt Anämie vermuten. (Nur bei Sportlern, die intensiv trainieren, kann der Wert unbeschadet niedriger liegen und immer noch »normal« sein; bei Menschen, die in großen Höhen leben, ist ein höherer Wert »normal«.) Wenn der Wert unterhalb der genannten Grenze liegt, sollte unbedingt auch der Wert für Serum-Ferritin bestimmt werden, das sogenannte Depoteisen. Die Normalwerte für Ferritin liegen zwischen 50 und 100 µg/l. Wenn er niedrig ist, ist das ein Zeichen für chronischen Eisenmangel. Wenn der Marker hoch ist, ist es ein Hinweis auf chronische Entzündungen und damit ein deutliches Warnzeichen für SOS.

Vitamin D: Vitamin-D-Mangel kommt häufig vor. Deswegen lasse ich diesen Marker routinemäßig immer testen. Der optimale 25(OH)-Vitamin-D3-Level liegt zwischen 50 und 80 ng/mL. Wenn Ihr Vitamin-D-Wert zu niedrig sein sollte (<50 ng/ml), dann ist es sicher hilfreich und nützlich, öfter in die Sonne zu gehen, aber das reicht nicht aus. Selbst wenn Sie in südlichen Ländern leben würden, geht es bei so niedrigen Werten nicht so schnell, wieder in den optimalen Bereich zu gelangen; deswegen ist es richtig, Nahrungsergänzungsmittel einzunehmen (s. S. 222). Es ist sinnvoll, den Vitamin-D-Wert zwölf Wochen nach dem Beginn der Einnahme des Ergänzungsmittels erneut zu testen, um zu kontrollieren, ob die Einnahme ausreicht. Falls nicht, können Sie die Dosis erhöhen und nach zwölf Wochen wieder testen und so weiter, bis das Vitamin-D-Optimum erreicht ist.

Vitamin B$_{12}$- und Folsäure-Mangel: Wenn Sie Taubheit oder Kribbeln in irgendeinem Körperteil oder im Gesicht spüren, wenn Sie ge-

Test-Bezeichnung	Erläuterung	Soll-Werte
Ferritin	Depot-Eisen: Speicherstoff für Eisen	50–200 µg/l
Folsäure	Folat bzw. in der synthetisierten Form Folsäure genannt, ist ein Vitamin aus dem B-Komplex, das in Blattgemüse und anderen Nahrungsmitteln vorkommt. Es ist wichtig für die DNS-Replikation, bei der Zellteilung und anderen wichtigen Körperfunktionen.	>4 ng/ml
Hämoglobin	Bindet den Sauerstoff an die roten Blutkörperchen.	12–15,5 g/dl
Methylmalonsäure	Entsteht bei Vitamin-B12-Mangel (Stoffwechselprodukt Metabolit) und fungiert bei Bluttests als zuverlässiger Anzeiger für B12 und Folsäure.	70–270 nmol/l
25(OH)-Vitamin-D3	Es handelt sich streng genommen um ein Hormon, wird aber aus historischen Gründen als Vitamin bezeichnet, weil wir es von außen mit der Nahrung zuführen müssen. Vitamin D spielt bei einer großen Vielzahl von biologischen Prozessen im Körper eine Rolle. Ganz besonders wichtig für die Knochen, die Stimmung und ein intaktes Immunsystem.	50–80 ng/ml
Vitamin B12	Ein wasserlösliches Vitamin aus dem B-Komplex, das besonders für das Funktionieren des Nervensystems von Bedeutung ist.	450–800 pg/ml

nerell unterernährt sind, seit mindestens zwei Jahren vegan oder vegetarisch leben, wenn Sie seit mindestens einem halben Jahr regelmäßig Medikamente gegen Sodbrennen einnehmen oder wenn große rote Blutkörperchen in Ihrem großen Blutbild festgestellt wurden, dann empfehle ich einen Test auf Vitamin B_{12}. Da Vitamin B_{12}- und Folsäure-Mangel oftmals zusammen auftreten und nur schwer voneinander zu unterscheiden sind, empfiehlt es sich, gleich beide zu testen. Ein gesunder B_{12}-Wert liegt über 450 pg/ml; diese Angabe liegt höher als der untere Grenzwert auf den Laborskalen, denn dieser Wert ist zu niedrig für eine gute Gesundheit. Der Normalwert für die Folsäurekonzentration liegt bei >4 ng/ml. Weil die Vitamin-B_{12}-Werte beim Blutbild bekanntermaßen ungenau sind und bei bis zu 5 Prozent aller Getesteten mit einem echten Mangel gleichwohl als normal erscheinen, lasse ich gleichzeitig auch immer auf typische Stoffwechselprodukte von Vitamin B_{12} und Folsäure testen, die sich bei diesen Mangelerscheinungen häufen können und genauere Ergebnisse liefern. Dabei handelt es sich um Methylmalonsäure (MMS) und um Homocystein (s. dazu mehr in der Tabelle). Ein erhöhter Homocystein-

Wert deutet klar auf Vitamin-B_{12}-Mangel, und wenn die Folsäure-Werte auch nicht im Normbereich liegen, ist das ein eindeutiger Indikator für Vitamin-B_{12}-Mangel, auch wenn man es am Vitamin-B_{12}-Wert (noch) nicht sieht. Sie können dann einige Monate lang entsprechende Vitamin-B_{12}-Präparate nehmen und beobachten, ob sich die Werte wieder normalisieren.

Test-Bezeichnung	Erläuterung	Soll-Werte
Ferritin	Depot-Eisen: Speicherstoff für Eisen	50–200 µg/l
Folsäure	Folat bzw. in der synthetisierten Form Folsäure genannt, ist ein Vitamin aus dem B-Komplex, das in Blattgemüse und anderen Nahrungsmitteln vorkommt. Es ist wichtig für die DNS-Replikation, bei der Zellteilung und anderen wichtigen Körperfunktionen.	>4 ng/ml
Hämoglobin	Bindet den Sauerstoff an die roten Blutkörperchen.	12–15,5 g/dl
Methylmalonsäure	Entsteht bei Vitamin-B_{12}-Mangel (Stoffwechselprodukt Metabolit) und fungiert bei Bluttests als zuverlässiger Anzeiger für B_{12} und Folsäure.	70–270 nmol/l
25(OH)-Vitamin-D3	Es handelt sich streng genommen um ein Hormon, wird aber aus historischen Gründen als Vitamin bezeichnet, weil wir es von außen mit der Nahrung zuführen müssen. Vitamin D spielt bei einer großen Vielzahl von biologischen Prozessen im Körper eine Rolle. Ganz besonders wichtig für die Knochen, die Stimmung und ein intaktes Immunsystem.	50–80 ng/ml
Vitamin B12	Ein wasserlösliches Vitamin aus dem B-Komplex, das besonders für das Funktionieren des Nervensystems von Bedeutung ist.	450–800 pg/ml

Tests auf Entzündungen

Test-Bezeichnung	Erläuterung	Soll-Werte
hochsensitives C-reaktives Protein	Als Reaktion auf entzündliche Prozesse bildet die Leber hs-CRP. Es gehört zu den Eiweißen, deren Konzentrationen im Blut im Rahmen entzündlicher Prozesse schnell ansteigen, und ist ein wichtiger Entzündungsparameter.	<1mg/l
Homocystein	eine natürlich im Körper vorkommende Aminosäure, die als Stoffwechselprodukt durch Demethylierung entsteht wichtig für die Methylierung der DNA und die Entgiftung. Hohe Homocysteinwerte sind Alarmzeichen, weil sie auf schwerwiegende Probleme während einer Schwangerschaft (erhöhtes Fehlgeburtsrisiko, Bluthochdruck aufgrund der Schwangerschaft, Plazentaabriss, Schwangerschaftsdiabetes), Autoimmunkrankheiten, erhöhte Risiken für Herz-Kreislauf-Erkrankungen und Alzheimerdemenz hinweisen. Dabei ist das Homocystein weniger der Verursacher dieser Probleme, sondern vielmehr ein Marker für niedrige Folsäurewerte (sowie Vitamin-B$_{12}$-Mangel)	<10,0 µmol/dl
MTHFR-Mutation	Es gibt ein Gen, das ein Enzym für den Stoffwechsel der Folsäure und von Vitamin B$_{12}$ bildet. Das ist wichtig für die DNA-Methylierung, Entgiftung und den Schutz von Zellen und der DNA vor oxidativem Stress. Die relevanten Mutationen (»SNPs«) werden als C677T und A1298c-Varianten bezeichnet. Diese SNPs sind sehr weit verbreitet – ungefähr 30 Prozent der Bevölkerung haben mindestens eine und bei mindestens 10 Prozent findet sich eine wesentlich komplexere Kombination der beiden. Diese Genvariationen erhöhen Ihr Risiko für sämtliche gesundheitlichen Probleme, die ich eben schon bei Homocystein angesprochen habe, da diese Genmutation zu einem erhöhten Homocysteinspiegel führt.	Die meisten Menschen haben Varianten in diesen Genen.

Blutzuckertest

Test-Bezeichnung	Erläuterung	Soll-Werte
Nüchternglukose	Hierbei wird der Nüchternblutzucker gemessen, der sichere Hinweise auf den Blutzuckerspiegel, Entzündungen und Gesundheitsrisiken liefert.	70–85 mg/dl
Nüchterninsulin	Hierbei wird der Insulinspiegel Ihres Körpers gemessen, der sichere Hinweise auf die Insulinresistenz, Entzündungen und Gesundheitsrisiken liefert.	2–5 µIU/dl
HDL	High-density lipoprotein (Lipoprotein hoher Dichte) gehört zu den »guten« Cholesterinen mit Schutzfunktion.	>60 mg/dl
Hämoglobin A1c	Dieser sogenannte Langzeit-Blutzuckerspiegel gibt Auskunft über die Auswirkungen des Blutzuckers der letzten drei Monate auf Ihre roten Blutkörperchen.	<5, 2 %

Tests für den Darm

Zöliakie (Darmschleimhautentzündung aufgrund von Glutenunverträglichkeit, Anm. d. Ü.): Ich empfehle den Test nur, wenn sich der Gesundheitszustand nach einer Glutenabstinenz verbessert hat, ich die Patientin aber nicht auf andere Weise davon überzeugen kann, sich auch künftig glutenfrei zu ernähren. Der ultimative Test wäre eine Endoskopie mit Gewebeentnahme (Biopsie), aber das ist ein erheblicher Eingriff und meistens unnötig. Laboruntersuchungen des Blutes sind in der Regel auch aussagekräftig genug. Wenn sich dabei Zöliakie-Antikörper nachweisen lassen, ist das Vorliegen einer Zöliakie-Erkrankung so gut wie sicher. Umgekehrt bedeuten fehlende Antikörper allerdings nicht, dass keine Zöliakie vorliegt. Dafür eignen sich aber Gentests sehr gut. Die meisten Zöliakiepatienten sind Träger des HLA DQ2 oder DQ8-Gens. Wenn bei einem auf Gluten empfindlichen Patienten eine Anzahl entsprechender Symptome oder eine Autoimmunkrankheit vorliegen und diese Gene nachgewiesen sind, ist das für mich ausreichend, diesem dringend nahezulegen, auf Dauer unbedingt auf glutenhaltige Lebensmittel zu verzichten. Andererseits ist es aber so, dass keineswegs alle Menschen mit dieser genetischen Veranlagung Zöliakie entwickeln; daher sollte man sich vor voreiligen Schlussfolgerungen hüten! Man muss es allerdings auch nicht herausfordern, sondern Sie können ganz pragmatisch vorgehen: Wenn Sie das Gefühl haben, dass es Ihnen mit einer glutenfreien Diät besser geht, dann lassen Sie Gluten einfach weg. Im 8. Kapitel finden Sie noch mehr Informationen darüber, ob und wann es sinnvoll wäre, nach dem Neustart glutenhaltige Nahrungsmittel wieder zu sich zu nehmen.

Leaky-Gut-Syndrom (durchlässige Darmwand): Man braucht hier keine Labortests. Wenn die Symptome dafür vorliegen, ist es das Beste, sich bei der Ernährung an das SOS-Programm zu halten und vor allem auf die Darmheilung zu achten. Es gibt allerdings auch ein Testverfahren, den Lactulose-Mannitol-Test, bei dem man nüchtern diese beiden Zucker einnimmt, die im Dünndarm nicht verstoffwechselt werden. Man misst dann im Urin, ob und wie viel davon wieder ausgeschieden wird. (Lactulose ist ein größeres Molekül, das die Darmschleimhaut normalerweise nicht durchqueren kann und auch kaum im Urin nachweisbar ist. Ist die Darmschleimhaut undicht, lassen sich hingegen größere Mengen nachweisen. Auch bei Mannitol ändert sich die Resorptionsmenge. Anm. d. Ü.) Ein hoher Lactulose-Anteil ist ein sicherer Hinweis auf LGS.

Dünndarmfehlbesiedlung (DDFB, engl. SIBO): Dabei handelt es sich um einen Atemgastest, bei dem ein Lactulosepräparat getrunken wird; anschließend wird die Konzentration des Wasserstoffs (H_2) in der Ausatemluft gemessen. Dieser kann nur durch bakterielle Zersetzung entstehen. Der Test zeigt an, ob entsprechende Bakterien im Dünndarm vorhanden sind oder nicht. (Normalerweise sollten sie dort nicht sein, sondern nur im Dickdarm.) Ich setze diesen Test nur ein, wenn nach der Kur mit dem SOS-Programm immer noch Symptome vorhanden sind, die sich anders nicht erklären lassen. Falls Sie laktoseempfindlich sind, kann es sein, dass dieser Milchzuckertrunk für den Test Ihre Symptome verschlimmert; also handelt es sich nicht um die beste Lösung.

Tests auf verborgene Infektionen

Epstein-Barr-Virus (EBV) und Cytomegalovirus (CMV): Es sollte auf Antikörper gegen akute und chronische EBV-Infektionen sowie gegen CMV getestet werden. Das Vorliegen einer akuten Infektion wird durch erhöhte IgM-Antikörper-Titer angezeigt.

Lyme-Borreliose: Die Tests für diese Infektion sind schwierig und umstritten. Ich wende als Tests nacheinander den sogenannten ELISA, Western Blot, Lyme-PCR sowie den Test auf Antikörper gegen Co-Infektionen an. Bei positiven Ergebnissen müssen Sie Ihren Hausarzt oder Facharzt wegen einer Behandlung mit Antibiotika konsultieren.

Helicobacter pylori: Dieses weitverbreitete Bakterium ruft bei den meisten der davon befallenen Menschen keine Symptome hervor und muss daher auch nicht behandelt werden, außer wenn sich Beschwerden einstellen. Sollten Sie jedoch unter Hashimoto leiden oder eine bekannte Vorgeschichte einer Helicobacter-Infektion oder häufige Verdauungsstörungen haben, dann empfiehlt sich ein Atemtest, durch den der Keim mit hoher Wahrscheinlichkeit nachgewiesen werden kann.

Nebennieren-/SOS-Tests

Cortisol im Serum: Je nachdem, wie schwerwiegend Ihre Symptome sind, empfiehlt sich ein Test auf Nebenniereninsuffizienz oder was sonst Rückschlüsse auf die Nebennieren oder die Hypophyse zulässt. Der Test von Cortisol im Serum sollte morgens vor 9 Uhr gemacht werden. Wenn die um diese Zeit abgenommenen Werte bei 10 bis 15 µg/dl liegen, sind sie normal (bei Frauen über 50 können sie auch etwas höher liegen). Bei erhöhten Werten ist medizinische Behandlung angezeigt, am besten gemeinsam mit dem SOS-Programm.

Cortisolverlauf: Der 24-Stunden-Cortisol-Speicheltest wird von ganzheitlich praktizierenden Ärzten empfohlen. Man kann ihn leicht zu Hause durchführen. Dabei werden im Laufe von 24 Stunden viermal zu verschiedenen Tageszeiten Speichelproben entnommen. Wie beim ohnehin zirkadian schwankenden Cortisolspiegel zu erwarten, fallen die Testergebnisse sehr unterschiedlich aus, denn die Cortisolausschüttung unterliegt auch äußeren Faktoren wie Stress, subjektiv wahrgenommenem Stress, vielleicht einer momentan durchgeführten Diät oder anderen Faktoren, die gerade auf Sie einwirken. Die Testergebnisse können daher immer nur eine Momentaufnahme sein und ergeben keinen definitiven Befund oder ein Langzeitmuster. Sie können die Werte evaluieren, indem Sie sie mit der Cortisol-Normalkurve vergleichen, die neben Ihrem Testergebnis abgebildet ist.

DANKSAGUNG

Auf den ersten Blick scheint das Schreiben, insbesondere das Schreiben eines Buches, ein einsames Geschäft zu sein, aber in Wirklichkeit arbeiten viele mit und es sind viele betroffen. Allen, die mich dabei unterstützt haben, bin ich zutiefst dankbar: In erster Linie Tracy Romm, der seit zweiunddreißig Jahren mein Ehemann ist. Er akzeptierte, dass ich monatelang quasi mit einem Schild »Bitte nicht stören« auf der Stirn herumlief. In dieser ganzen Zeit des Schreibens hielt er alles rings um mich herum am Laufen. Außerdem war er so nett, meine Tippgeräusche im Bett als sehr beruhigend, als eine Art Wiegenlied, zu betrachten, weil es für ihn bedeutete, dass ich in der Nähe war. Er unterzog dann auch jedes einzelne Wort einer Rechtschreibprüfung.

Meine Tochter Mima ließ mich an ihren Einsichten und Erkenntnissen teilhaben, ermutigte und ermunterte mich mit jeder Menge guter Laune, las mein Buch gegen und gab mir wertvolle Rückmeldungen zu vielen Aspekten. Sie half mir, mich zu fokussieren und bei der Sache zu bleiben. Die Zusammenarbeit mit dir war der schönste Teil der Arbeit.

Meinen lieben Freunden und Kollegen, Dr. med. Jeff Jump und Robin Gellman, L.Ac. (Licensed Acupuncturist), die gesagt hatten, »Aber sehr gerne« – und es auch so meinten –, als ich sie fragte, ob sie trotz ihres geschäftigen Berufslebens mein Manuskript gegenlesen würden, gebührt ebenfalls höchster Dank. Eine tiefe Verbeugung auch vor Megan Liebmann und Amanda Swan, die bei der Onlineberatung und in der Praxis die Stellung hielten, während ich nur noch mit Schreiben beschäftigt war.

Ein großer und ganz besonderer Dank geht an das »Team hinter dem Buch«: Alisa Bowman verstand es fabelhaft, mich in die Grundzüge des Bücherschreibens einzuweisen, vor allem, indem sie mich stets ermutigte, meinen Instinkten zu vertrauen; meine Agentin Celeste Fine; ihren Assistenten John Maas und JJ Virgin für den Kontakt zu Celeste. Meinem Lektor Gideon Weil (!), der mir stets mit Rat und Tat zur Seite stand, sowie seine kluge und großherzige Assistentin Sydney Rogers beim Verlag HarperOne – weil sie stets zutiefst davon überzeugt waren, dass dieses Buch in die Hände von Frauen gehört; sie haben wesentlich zum Gelingen beigetragen.

Mein Dank geht auch an Kollegen im erweiterten Kreis der Ärzteschaft, die wie ich der Überzeugung sind, dass es für jeden von uns möglich und nützlich ist, sich Gehör zu verschaffen; auf die eine oder andere Weise habe ich in dieser Hinsicht besonders viel Unterstützung erfahren von Pilar Gerasimo, Gabrielle Bernstein, Kris Carr, Dr. med. Kelly Brogan, Dr. med. Lisa Rankin, Dr. Isabella Wentz, Terri Cole, Jonathan Fields, Michael Wentz sowie Michael Fishman, um nur einige besonders herausragende Namen zu nennen.

Ich danke meinen Kindern Iyah, Yemima, Forest und Naomi, weil sie so prächtige erwachsene Menschen geworden sind, mit denen ich über wichtige Themen sprechen kann; das ist für mich immer eine Herausforderung und eine Inspiration. Ihr seid Fundament und Quell meiner Lebenskraft. Mein Dank geht auch an Sylvia und Eric, die so viel Gutes und Liebes für unsere Familie und meine Enkel getan haben; eurem Humor und Zartgefühl verdanke ich es, dass mir das Schicksal, in SOS zu geraten, erspart geblieben ist. Ganz genauso an Michelle Collins, die mir wie eine Schwester vertraut ist, die mich immer in gute Laune versetzt, weil sie so witzig ist. Du bist für mich die beste Medizin.

Und schließlich noch ein großes, tief empfundenes Dankeschön an alle Patientinnen in meiner Praxis, meine Kursteilnehmerinnen und die Frauen in der Onlinewelt da draußen, die meinem Leben durch ihre Anteilnahme und ihr Interesse einen besonderen Sinn verleihen, meiner Arbeit einen höheren Zweck, mein Herz mit Dankbarkeit erfüllen und die mich immer wieder inspirieren. Dieses Buch habe ich für euch geschrieben und dabei stets an euch gedacht.

HINWEISE ZU DEN ONLINE-MATERIALIEN

Folgende Materialien können Sie auf unserer Homepage (www.beltz.de) herunterladen.

- alle SOS-Fragebögen,
- die Negativ-Liste der Nahrungsmittel,
- alle SOS-Rezepte,
- die Menüvorschläge für Ihr 4-Wochen Programm,
- die Vorlage für Ihr Wochenprotokoll
- sowie alle in Tabellen geschriebenen Rezepte.

Sie kommen zu den Materialien, indem Sie auf die Seite des Titels gehen, den Link zu den Materialien anklicken und dann folgendes Passwort eingeben: »ARomm2018«. Dann können Sie die gewünschten Arbeitsmaterialien öffnen und ggf. die pdf-Dateien über die Druckfunktion des Browsers ausdrucken. Da die Online-Materialien nur so lange zur Verfügung stehen, wie das Buch lieferbar ist, empfehlen wir Ihnen, sich die gesamten Materialien herunterzuladen.

Auf der Internetseite der Autorin www.avivaromm.com/adrenal-thyroid-revolution finden Sie alle diese Downloads im englischen Original.

LITERATURLISTE

Adam, T. C. & E. S. Epel. 2007. »Stress, eating and the reward system.« *Physiology & Behavior* 91 (4): 449–58.

Ader, R., N. Cohen & D. Felten. 1995. »Psychoneuroimmunology: Interactions between the nervous system and the immune system.« *Lancet* 345 (8942): 99–103.

Alcock, J., C. C. Maley & C. A. Aktipis. 2014. »Is eating behavior manipulated by the gastrointestinal microbiota? Evolutionary pressures and potential mechanisms.« *BioEssays* 36 (10): 940–49.

American Psychological Association. 2013. *Stress in America: Missing the Healthcare Connection.* Aufgerufen am 13. Oktober 2014. https://www.apa.org/news/press/releases/stress/2012/full-report.pdf.

Anderson, S., K. M. Pedersen, N. H. Bruun & P. Laurberg. 2002. »Narrow individual variations in the serum T(4) and T(3) in normal subjects: A clue to the understanding of subclinical thyroid disease.« *Journal of Clinical Endocrinology & Metabolism* 87 (3): 1068–72.

Aoki, Y., R. M. Belin, R. Clickner, R. Jeffries, L. Phillips & K. R. Mahaffey. 2007. »Serum TSH and total T4 in the United States population and their association with participant characteristics: National Health and Nutrition Examination Survey (NHANES 1999–2002).« *Thyroid* 17 (12): 1211–23.

Aschbacher, K., S. Kornfield, M. Picard, et al. 2014. »Chronic stress increases vulnerability to diet-related abdominal fat, oxidative stress, and metabolic risk.« *Psychoneuroendocrinology* 46: 14–22. Aufgerufen am 16. August, 2016.

Aschbacher, K., A. O'Donovan, O. M. Wolkowitz, F. S. Dhabhar, Y. Su & E. Epel. 2013. »Good stress, bad stress and oxidative stress: Insights from anticipatory cortisol reactivity.« *Psychoneuroendocrinology* 38 (9): 1698–1708. AdrenalThyroid_9780062476340_9p.indd 359 12/4/16 5:19 PM 360 References

Aschbacher, K., M. Rodriguez-Fernandez, H. V. Wietmarschen, et al. 2014. »The hypothalamic-pituitary-adrenal-leptin axis and metabolic health: A systems approach to resilience, robustness and control.« *Interface Focus* 4 (5): 20140020.

Astin, J. A., S. L. Shapiro, D. M. Eisenberg & K. L. Forys. 2003. »Mind-body medicine: State of the science, implications for practice.« *Journal of the American Board of Family Medicine* 16 (2): 131–47.

Backhaus, J., K. Junghanns & F. Hohagen. 2004. »Sleep disturbances are correlated with decreased morning awakening salivary cortisol.« *Psychoneuroendocrinology* 29 (9): 1184–91.

Barzilai, O., Y. Sherer, M. Ram, D. Izhaky, J. Anaya & Y. Shoenfeld. 2007. »Epstein Barr virus and cytomegalovirus in autoimmune diseases: Are they truly notorious? A preliminary report.« *Annals of the New York Academy of Sciences* 1108 (1): 567–77.

Bischoff, S. C., G. Barbara, W. Buurman et al. 2014. »Intestinal permeability: A new target for disease prevention and therapy.« *BMC Gastroenterology* 14: 189.

Black, P. H. 2006. »The inflammatory consequences of psychologic stress: Relationship to insulin resistance, obesity, atherosclerosis and diabetes mellitus, type II.« *Medical Hypotheses* 67 (4): 879–91.

Camilleri, M., K. Madsen, R. Spiller, B. G. Meerveld & G. N. Verne. 2012. »Intestinal barrier function in health and gastrointestinal disease.« *Neurogastroenterology & Motility* 24 (6): 503–12.

Ch'ng, C. L., M. K. Jones & J. G. Kingham. 2007. »Celiac disease and autoimmune thyroid disease.« *Clinical Medicine & Research* 5 (3): 184–92.

Chrousos, G. 2005. »Stress and disorders of the stress system.« *Nature Reviews Endocrinology* 5 (Juli): 374–81.

Clarke, S. F., E. F. Murphy, K. Nilaweera et al. 2012. »The gut microbiota and its relationship to diet and obesity.« *Gut Microbes* 3 (3): 186–202.

Cohen, S., D. Janicki-Deverts & G. E. Miller. 2007. »Psychological stress and disease.« *Journal of the American Medical Association* 298 (14): 1685–87.

Diamanti-Kandarakis, E., J. P. Bourguignon, L. C. Giudice et al. 2009. »Endocrine-disrupting chemicals: An Endocrine Society scientific statement.« *Endocrine Reviews* 30 (4): 293–342.

Dinan, T. G. & J. F. Cryan. 2012. »Regulation of the stress response by the gut microbiota: Implications for psychoneuroendocrinology.« *Psychoneuroendocrinology* 37 (9): 1369–78.

Duntas, L. H. 2008. »Environmental factors and autoimmune thyroiditis.« *Nature Clinical Practice Endocrinology & Metabolism* 4 (8): 454–60.

Dusenbery, M. 2015. »Is medicine's gender bias killing young women?« *Pacific Standard,* 23.03. Aufgerufen am 10. August 2016. https://psmag.com/is-medicine-s-gender-bias-killing-young-women-4cab6946ab5c#.tf4y6osaq.

Elks, C. M. & J. Francis. 2010. »Central adiposity, systemic inflammation, and the metabolic syndrome.« *Current Hypertension Reports* 12: 99–104.

Emami, A., R. Nazem & M. Hedayati. 2014. »Is association between thyroid hormones and gut peptides, ghrelin and obestatin, able to suggest new regulatory relation between the HPT axis and gut?« *Regulatory Peptides* 189: 17–21.

Epel, E., J. Daubenmier, J. T. Moskowitz, S. Folkman & E. Blackburn. 2009.

»Can meditation slow rate of cellular aging? Cognitive stress, mindfulness, and telomeres.« *Annals of the New York Academy of Sciences* 1172 (1): 34–53.

Fasano, A. 2011. »Leaky gut and autoimmune diseases.« *Clinical Reviews in Allergy & Immunology* 42 (1): 71–78. AdrenalThyroid_9780062476340_9p. indd 360 12/4/16 5:19 PM References 361

Fujinami, R. S., M. G. Herrath, U. Christen & J. L. Whitton. 2006. »Molecular mimicry, bystander activation, or viral persistence: Infections and autoimmune disease.« *Clinical Microbiology Reviews* 19 (1): 80–94.

García-Bueno, B., J. R. Caso & J. C. Leza. 2008. »Stress as a neuroinflammatory condition in brain: Damaging and protective mechanisms.« *Neuroscience & Biobehavioral Reviews* 32 (6): 1136–51.

García-Prieto, M. D., F. J. Tébar, F. Nicolás, E. Larqué, S. Zamora & M. Garaulet. 2007. »Cortisol secretary pattern and glucocorticoid feedback sensitivity in women from a Mediterranean area: Relationship with anthropometric characteristics, dietary intake and plasma fatty acid profile.« *Clinical Endocrinology* (Oxford) 66 (2): 185–91.

Glaser, R. 2005. »Stress-associated immune dysregulation and its importance for human health: A personal history of psychoneuroimmunology.« *Brain, Behavior, and Immunity* 19 (1): 3–11.

Goichot, B. & S. H. Pearce. 2012. »Subclinical thyroid disease: Time to enter the age of evidence-based medicine.« *Thyroid* 22 (8): 765–68.

Hadhazy, A. 2010. »Think twice: How the gut's ›second brain‹ influences mood and well-being.« *Scientific American,* February 12, 2010. Accessed September 6, 2016. http://www.scientificamerican.com/article/gut-second-brain.

Haentjens, P., A. Van Meerhaeghe, K. Poppe & B. Velkeniers. 2008. »Subclinical thyroid dysfunction and mortality: An estimate of relative and absolute excess all-cause mortality based on time-to-Event data from cohort studies.« *European Journal of Endocrinology* 159 (3): 329–41.

Helfand, M. 2004. »Screening for subclinical thyroid dysfunction in nonpregnant adults: A summary of the evidence for the U.S. Preventive Services Task Force.« *Annals of Internal Medicine* 140 (2): 128–41. doi:10.7326/0003–4819–140–2–200401200–00015.

Hennig, B., L. Ormsbee, C. J. McClain et al. 2012. »Nutrition can modulate the toxicity of environmental pollutants: Implications in risk assessment and human health.« *Environmental Health Perspectives* 120 (6): 771–74.

Iwata, M., K. T. Ota & R. S. Duman. 2013. »The inflammasome: Pathways linking psychological stress, depression, and systemic illnesses.« *Brain, Behavior, and Immunity* 31: 105–14.

Jacobs, E. J., C. C. Newton, Y. Wang et al. 2010. »Waist circumference and all-cause mortality in a large US cohort.« *Archives of Internal Medicine* 170: 1293.

Jin, C. & R. A. Flavell. 2013. »Innate sensors of pathogen and stress: Linking inflammation to obesity.« *Journal of Allergy and Clinical Immunology* 132 (2): 287–94.

Kalantaridou, S., A. Makrigiannakis, E. Zoumakis & G. Chrousos. 2004. »Stress and the female reproductive system.« *Journal of Reproductive Immunology* 62 (1–2): 61–68.

Kau, A. L., P. P. Ahern, N. W. Griffin, A. L. Goodman & J. I. Gordon.» Human nutrition, the gut microbiome and the immune system.« *Nature* 474: 327–36.

Knutson, K. L., K. Spiegel, P. Penev & E. Van Cauter. 2007.»The metabolic consequences of sleep deprivation.« *Sleep Medicine Reviews* 11 (3): 163–78.

Korte, S. M., J. M. Koolhaas, J. C. Wingfield & B. S. McEwen. 2005.»The Darwinian concept of stress: Benefits of allostasis and costs of allostatic load and the trade-offs in health and disease.« *Neuroscience & Biobehavioral Reviews* 29 (1): 3–38.

Koster, A., M. F. Leitzmann, A. Schatzkin, et al. 2008.»Waist circumference and mortality.« *American Journal of Epidemiology* 167: 1465. AdrenalThyroid_9780062476340_9p.indd 361 12/4/16 5:19 PM 362 References

Kris-Etherton, P., R. H. Eckel, B. V. Howard, S. S. Jeor & T. L. Bazzarre. 2001. »Lyon Diet heart study: Benefits of a Mediterranean-style, National Cholesterol Education Program/ American Heart Association Step I dietary pattern on cardiovascular disease.« *Circulation* 103 (13): 1823–25.

Lustig, R. H., L. A. Schmidt & C. D. Brindis. 2012.»Public health: The toxic truth about sugar.« *Nature* 482 (7383): 27–29.

McDermott, M. T. & E. C. Ridgway. 2001.»Subclinical hypothyroidism is mild thyroid failure and should be treated.« *Journal of Clinical Endocrinology & Metabolism* 86 (10): 4585–90.

McEwen, B. S. & P. J. Gianaros. 2011.»Stress-and allostasis-induced brain plasticity.« *Annual Review of Medicine* 62 (1): 431–45.

Mechiel, S. M., J. M. Koolhaas, J. C. Wingfield & B. S. McEwen. 2005.»The Darwinian concept of stress: Benefits of allostasis and costs of allostatic load and the trade-offs in health and disease.« *Neuroscience & Biobehavioral Reviews* 29 (1): 3–38. doi:10.1016/j.neubiorev.2004.08.009.

Miller, G. E., S. Cohen & A. K. Ritchey. 2002.»Chronic psychological stress and the regulation of pro-inflammatory cytokines: A glucocorticoid-resistance model.« *Health Psychology* 21 (6): 531–41. doi:10.1037/0278–6133.21.6.531.

Miller, M. D., K. M. Crofton, D. C. Rice & R. T. Zoeller. 2009.»Thyroid-disrupting chemicals: Interpreting upstream biomarkers of adverse outcomes.« *Environmental Health Perspectives* 117 (7): 1033–41.

Montgomery, J. 2012.»Survival mode and evolutionary mismatch.« Aufgerufen am 12. Mai 2016. *Psychology Today.* https://www.psychologytoday.com/blog/ the-embodied-mind/201212/survival-mode-and-evolutionary-mismatch.

Morris, Z. S., S. Wooding & J. Grant. 2011.»The answer is 17 years, what is the question: Understanding time lags in translational research.« *Journal of the Royal Society of Medicine* 104 (12): 510–20.

Nabi, H., M. Kivimaki, G. D. Batty et al. 2013.»Increased risk of coronary heart disease among individuals reporting adverse impact of stress on their health: The Whitehall II prospective cohort study.« *European Heart Journal* 34 (34): 2697–705.

Neeland, I. J., C. R. Ayers, A. K. Rohatgi et al. 2013.»Associations of visceral and abdominal subcutaneous adipose tissue with markers of cardiac and metabolic risk in obese adults.« *Obesity* (9): E439–47.

O'Connor, D., H. Hendrickx, T. Dadd et al. 2009. »Cortisol awakening rise in middle-aged women in relation to psychological stress.« *Psychoneuroendocrinology* 34 (10): 1486–94.

Raison, C. L., L. Capuron & A. H. Miller. 2006. »Cytokines sing the blues: Inflammation and the pathogenesis of depression.« *Trends in Immunology* 27 (1): 24–31.

Raison, C. L. & A. H. Miller. 2013. »Malaise, melancholia and madness: The evolutionary legacy of an inflammatory bias.« *Brain, Behavior, and Immunity* 31: 1–8.

Rodondi, N., W. P. den Elzen, D. C. Bauer et al. 2010. »Subclinical hypothyroidism and the risk of coronary heart disease and mortality.« *Journal of the American Medical Association* 304 (12): 1365–74.

Ros, E., M. A. Martínez-González, R. Estruch et al. 2014. »Mediterranean diet and cardiovascular health: Teachings of the PREDIMED study.« *Advances in Nutrition* 5 (3): 330S–336S.

Rutters, F., S. L. Fleur, S. Lemmens, J. Born, M. Martens & T. Adam. 2012. »The hypothalamic-pituitary-adrenal axis, obesity, and chronic stress exposure: Foods and HPA axis.« *Current Obesity Reports* 1 (4): 199–207. AdrenalThyroid_9780062476340_9p.indd 362 12/4/16 5:19 PM References 363

Seeman, T. E., L. F. Berkman, P. A. Charpentier, D. G. Blazer, M. S. Albert & M. E. Tinetti. 1995. »Behavioral and psychosocial predictors of physical performance: MacArthur Studies of Successful Aging.« *Journals of Gerontology Series A: Biological Sciences and Medical Sciences* 50 (4): M177–83.

Segerstrom, S. & G. Miller. 2004. »Psychological stress and the human immune system: A meta-analytic study of 30 years of inquiry.« *Psychological Bulletin* 130 (4): 601–30.

Spiegel, K., E. Tasali, R. Leproult & E. V. Cauter. 2009. »Effects of poor and short sleep on glucose metabolism and obesity risk.« *Nature Reviews Endocrinology* 5 (5): 253–61.

Taylor, S., L. C. Klein, B. P. Lewis, T. L. Gruenewald, R. A. Gurung & J. A. Updegraff. 2000. »Biobehavioral responses to stress in females: Tend-and-befriend, not fight-or-flight.« *Psychological Review* 107 (3): 411–29.

Valls-Pedret, C., A. Sala-Vila, M. Serra-Mir et al. 2015. »Mediterranean diet and age-related cognitive decline.« *JAMA Internal Medicine* 175 (7): 1094–103.

Walsh, S. & L. Rau. 2000. »Autoimmune diseases: A leading cause of death among young and middle-aged women in the United States.« *American Journal of Public Health* 90 (9): 1463–66.

Wartofsky, L. & R. A. Dickey. 2005. »The evidence for a narrower thyrotropin reference range is compelling.« *Journal of Clinical Endocrinology & Metabolism* 90 (9): 5483–88.

Weiss, G., L. T. Goldsmith, R. N. Taylor, D. Bellet & H. S. Taylor. 2009. »Inflammation in reproductive disorders.« *Reproductive Sciences* 16 (2): 216–29.

Zellner, D. A., S. Loaiza, Z. Gonzalez et al. 2006. »Food selection changes under stress.« *Physiology & Behavior* 87 (4): 789–93.

REGISTER